얼굴과 입의 기형에 대한 포괄적 관리

두개안면기형의 포괄적 관리: 교정 치료를 중심으로

얼굴과 입의 기형에 대한 포괄적 관리

두개안면기형의 포괄적 관리: 교정 치료를 중심으로

초판 1쇄 발행 2021년 12월 1일

지은이 손우성·김성훈

표지 디자인 배영미
내지 편집 박지현

펴낸이 차정인
펴낸곳 부산대학교 출판문화원
출판등록 제1983-000001호 1983. 11. 10.
주소 부산광역시 금정구 부산대학로63번길 2
전화 (051) 510-1932, 1933
전송 (051) 512-7812
메일 pnupress@pusan.ac.kr
홈페이지 https://press.pusan.ac.kr/

* 잘못된 책은 구입처에서 교환해 드립니다.

값 50,000원

ISBN 978-89-7316-727-2 93510

이 연구는 부산대학교 기본연구 지원사업(2년)의 지원으로 이루어졌습니다.

Comprehensive management of
Craniofacial anomalies

얼굴과 입의 기형에 대한 포괄적 관리

두개안면기형의 포괄적 관리: 교정 치료를 중심으로

손우성 · 김성훈 지음
(부산대학교 치의학전문대학원)

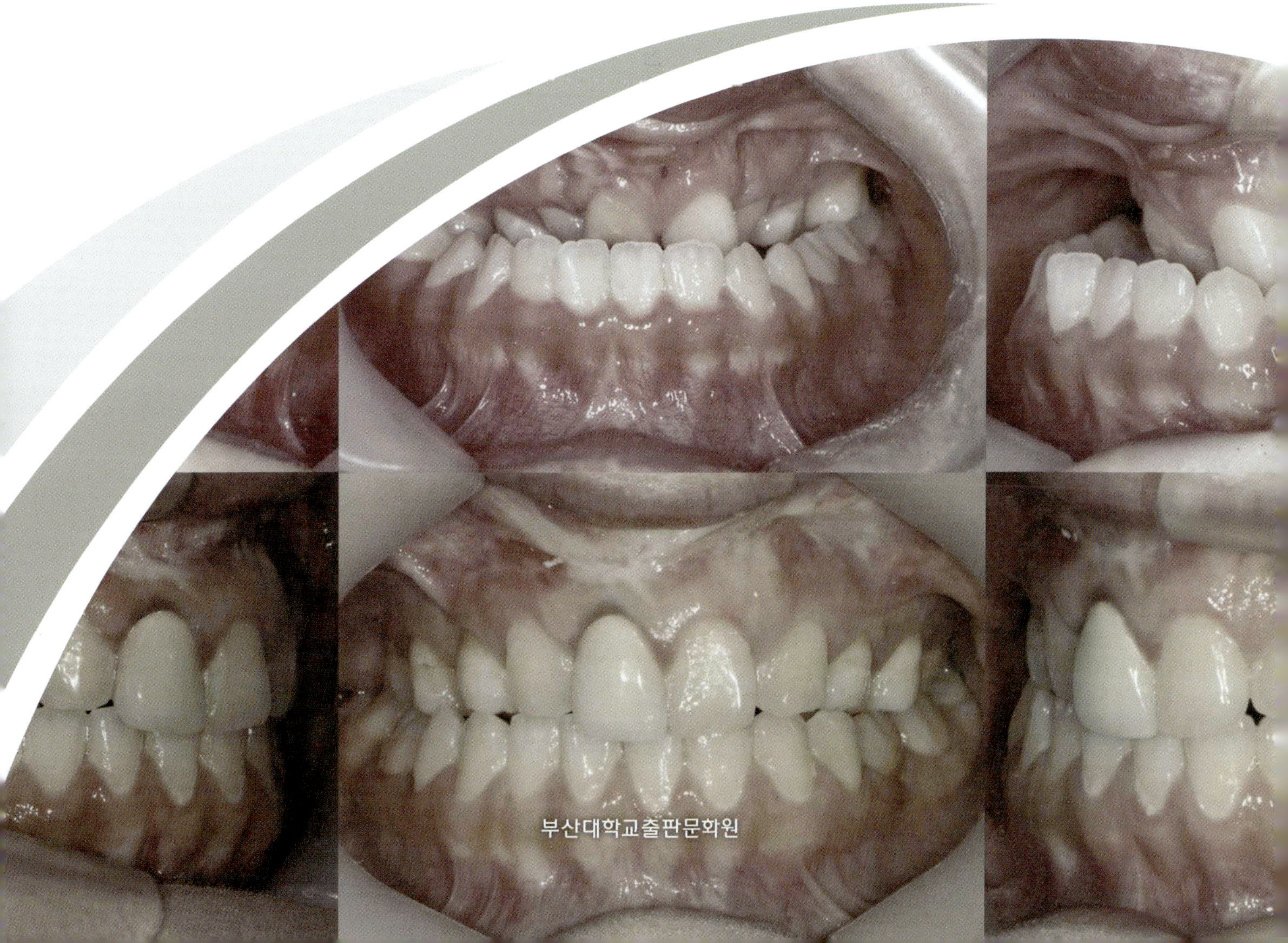

부산대학교출판문화원

목차

Ⅰ.

머리글

1. 사람의 얼굴과 입의 중요성

I 머리글

부산대학교 치과병원 교정과에서 30여 년간 일하면서 두개안면부의 기형을 가진 환자들을 많이 만났습니다. 두개안면기형은 매우 복잡하고, 다양할 뿐만 아니라 성장하면서 기형을 가진 환자의 얼굴과 구강, 교합 상태에서 복잡한 문제들이 더욱 심해집니다. 단순히 얼굴과 구강의 형태적인 이상뿐만 아니라 전신적인 문제의 일부분인 경우도 많고, 내분비, 대사 장애 등 치아 이동에 심각한 영향을 미치는 경우도 있으며, 환자와 부모가 사회심리학적으로 문제를 지닌 경우도 흔히 있습니다. 그래서 좋은 치료 결과를 위해서는 어릴 때부터 여러 분야의 능력 있는 전문가들이 협력하여 포괄적이고 조직적으로 관리하는 것이 필요합니다.

제가 처음 치료를 시작한 1980년대 초반의 우리나라에서는 그러한 다학제 협진 체계(Multidisciplinary team system)가 구성되지 않았고 각 분야의 의료인들도 지식과 경험이 많이 부족하였습니다. 이 분야에 대하여 전공의 시절부터 관심이 많아 석사 학위 논문을 구순구개열자의 상악치열궁 형태에 대하여 작성하였는데 그 당시에는 Cooper 등이 Lancaster Cleft Palate Clinic에서 치료한 경험을 소개한 “Cleft Palate and Cleft Lip: A Team approach to Clinical management and Rehabilitation of the Patient”라는 책을 위주로 공부를 했습니다.

1987년에 부산대학교병원에 오니 제법 많은 환자들이 있었습니다. 몇몇 분들은 도저히 감당되지 않는 상태라 혼자 문헌들도 찾아보고 궁리를 해보니 교정과에 오기 전의 초기 치료들에서 개선해야 할 점이 많은 것 같았습니다. 우연히 접한 “Cleft Lip and Palate: A system of management”라는 책을 보고 저자 중 치과교정과 전문의 Rosenstein 선생님께 편지를 보냈습니다. 고맙게도 견학을 허락해 주셔서 1989년 겨울에 Chicago Children’s Memorial Hospital에 연수를 갔습니다. 신생아 악정형장치에 대하여 자료를 수집하고 실제 환자 진료하는 것도 많이 보고 왔습니다. Rosenstein 선생님과 Cooley 선생님께서 참 고맙게 많이 가르쳐 주셨습니다. 1992년 초에는 그 당시에도 구순구개열 치료에 의료보험이 실시되고 있던 일본의 큐슈대학에 연수를 갈 수 있었습니다. 교정과와 구강외과를 오가며 많은 것을 배울 수 있었고 그 때 인연을 맺은 Suzuki 선생님과는 지금도 좋은 관계가 이어지고 있습니다.

1992년에 부산대학교 구순구개열팀을 조직하여 2009년 양산으로 이전하기 전까지 운영하였습니다. 구강악안면외과 김종렬 교수, 성형외과 배용찬 교수, 보철과 정창모 교수, 소아치과 정태성 교수, 언어치료실 권순복 선생, 사회사업실 문시욱 선생이 어려운 여건에서도 마음을 열고 참여하였습니다. 그리고 이비인후과, 소아과, 치과의 여러 전공의 선생님들도 많이 도와주셨습니다. 다분야협동치료(Interdisciplinary team approach)를 위한 통합 관리를 누가 조정할 것인가도 중요한 문제인데 외과의사에 비해서는 덜 바쁘고 장기간 치료에 관여하는 교정치과의사가 하는 것이 무난하다고 생각합니다. 어려운 여건에서도 오랫동안 이어온 부산대학교병원 구순구개열팀이 치과병원의 2009년 양산이전으로 중단된 것이 못내 아쉽습니다.

희귀 질환을 치료하는 의료인은 환자가 찾아오면 비로소 그 질환에 관심을 가지고 자료를 수집하여 기존의 지식에 그 환자의 특별한 상황을 고려하여 조심스럽게 관리할 수밖에 없는데, 자주 접하는 경우가 아니므로 경험도 부족하고 당장 치료가 급하여 충분한 준비없이 치료하다 보니 미안하고 후회스러운 일이 적지 않았습니다.

대부분의 기형 환자들은 다른 전신적인 문제의 한 부분으로 머리, 얼굴 구강 영역에서도 문제가 발견되는데 의과 분야에서는 치과의사가 관리해야 할 구강과 치아에는 관심이 적고 특히 교정치료에 대한 경험과 지침에 대한 정보는 거의 없는 실정입니다.

이 책은 두개안면기형에 대한 지식을 집대성한 것이 아니며, 치료를 성공적으로 수행한 후 그 결과를 보고하고 이론을 정립한 것이 아닙니다. 다만 제가 만난 두개안면 기형의 치아와 구강의 문제들을 보고하고 치료 과정에서 경험한 어려움과 한계, 시행착오에 대하여 기록을 남긴 부족한 자료집의 성격입니다. 가능하면 선학들의 자료를 찾아 근거를 마련하고자 하였으나 치과 영역, 특히 실제 교정치료에 대한 기록은 찾기가 힘들어 단순히 저의 생각이나 주장을 기술한 부분도 많아졌습니다.

머리글에서는 얼굴, 구강, 치아의 중요성과 두개안면기형에 대한 사회의 역사적 인식을, 총론에서는 두개안면기형에 대한 개요를, 각론에서는 증례를 중심으로 서술하면서 직접 만나 보지 못한 두개안면기형이나, 본원에 내원하였으나 관찰만 한 사람들의 자료도 간단히 소개하였습니다. 머리와 얼굴의 기형에 대한 책이라 당연히 얼굴 사진이 필수적입니다. 그러나 환자들의 개인정보 보호에 대해 많이 고심하다가 가능한 식별이 되지 않도록 X-ray를 주로 이용하고 꼭 필요한 부분에서는 얼굴의 아랫 부분만 남긴 사진을 이용하였습니다. 후학들이 시행착오를 줄이고 한 걸음 더 진전된 좋은 치료를 하는데 조금이라도 도움이 되기를 희망하며 앞으로 내용이 보완되기를 희망합니다.

감사드려야 할 분들이 많습니다. 부족한 저를 받아주시고 가르쳐 주신 서울대학교 치과대학 교정학교실의 서정훈, 양원식, 남동석, 장영일 네 분 교수님, 재주없는 후배 손잡아 가르쳐 주신 정운남, 차경석, 김철수, 현성욱 선배님, 저를 부산대학으로 올 수 있도록 인도하신 이병태교수님께 존경과 감사를 올립니다. 치료를 받느라 고생한 환자들과 보호자, 함께 치료를 한 부산대학교병원의 여러 전문 분야의 선생님들, 특히 가장 중요한 수술을 잘 해주신 성형외과 배용찬 교수, 구강악안면외과 김종렬, 김용덕 교수님께 각별한 감사를 드립니다. 함께 교정치료를 하고 자료를 정리한 교정과의 동료 교수와 전공의들께도 고마운 마음을 전합니다. 저에게 이 흥미로운 역할을 할 수 있도록 지원해 주신 부산대학교병원, 소중한 자료를 사용할 수 있도록 허락해 주신 다른 대학의 교정과 교수님들과 대한치과교정학회, 대한구순구개열학회에도 감사를 드립니다.

2021년 12월 1일

손우성

1. 사람의 얼굴과 입의 중요성

사람을 겉모습으로 판단하는 것이 얼마나 믿을만한 지에 대해서는 많은 논란이 있지만, 우리는 살아가는 동안 수많은 사람을 만나면서 짧은 순간에 상대를 평가하고 내면의 성격까지 유추하여 중요한 결정을 내리고는 '그러면 그렇지 생긴 대로 행동한다', '그렇게 안 보았는데' 등의 말을 합니다.

사람의 외모에는 차림새, 체형, 걸음걸이, 이런저런 행동과 뒷모습 등도 참고가 되지만 무엇보다 얼굴 모습이 결정적인 역할을 합니다. 오랫동안 교정치료를 하면서 사람의 얼굴은 참으로 오묘하고 신기하다고 감탄합니다. 얼굴 모습은 세상 모든 사람이 다 다르고 같은 사람에게서도 시시각각 변합니다. 좁은 얼굴에 무려 20개의 근육(양쪽으로는 40개)이 있다고 하는데(참고로 같은 포유류인 개의 안면 근육은 11쌍이라고 합니다), 이 중 여러 개는 표정을 만드는 근육입니다. 이 근육들을 이용하여 다양한 표정들을 나타내어 자신의 속마음을 전달합니다. 그리고 정확한 근거도 없이 사람의 얼굴에 대하여 '예쁘다', '못났다' 구분을 합니다. 그런데 이 판단의 기준은 의외로 다들 비슷한 경향, 즉 객관적인 기준이 있습니다. 그래서 주걱턱이나 돌출입을 간절히 고치고자 하는 사람들도 많이 있습니다.

얼굴의 중간 아랫부분에 뚫린 입이라는 것도 참으로 묘합니다. 하나밖에 없는 입으로 얼마나 많은 기능을 하는지? 먹고, 말하고, 숨을 쉬는 것만이 아니라 애정을 주고받기도 합니다. 그리고 입속에는 인체에서 가장 단단한 치아가 있고, 아주 특이한 여러 근육들의 집합체인 혀가 있습니다. 사랑니(제 3대구치)까지 계산하면 위아래 모두 32개의 치아들은 상악궁과 하악궁에 아름다운 현수선의 모양으로 배열되어 윗니와 아랫니들이 조화롭게 맞물리고 있는데 워낙 수도 많고 모양도 다양하다 보니 조물주도 가끔 실수를 하여 상당수의 사람들은 꽤 심한 부정교합 상태이기도 합니다. 부정교합(不正交合, Malocclusion)은 치아들의 상태에 대한 것이고 턱뼈에 대한 용어로는 악안면변형증(顎顔面變形症, Facial deformity)이라는 말이 쓰이며, 그 정도가 지나치게 심하면 조심스럽게 두개안면기형(頭蓋顔面畸形, Craniofacial anomaly)이라는 용어를 쓰고 있습니다.

두개안면기형은 아이와 부모 모두에게 충격적인 영향을 줍니다. 치아, 구강. 턱뼈와 주위 근육을 포함하는 악구강계(stomatognathic system)는 호흡, 저작, 연하, 발음 등의 주요한 기능을 수행하므로 중대한 기능적 장애를 유발할 수 있으며, 의복으로 가려지지 않는 얼굴의 모양이 비정상적이어서 정신·사회적인 문제도 일으킵니다. 환자뿐만 아니라 가족들의 심리적 상태와 사회생활에도 지대한 영향을 미쳐 삶의 질을 떨어뜨리는 것으로 알려져 있습니다.

'한'입에 대한 성찰

들어오는 것 절제 못해 내 몸 상하지 말라고

나가는 것 절제 못해 남의 맘 상하지 말라고

드나드는 것 절제 못해 함께 망하지 말라고

입은 하나만 주셨나 보다.

(한상석의 얼굴 특강, Messages from Face)

스무 살의 얼굴은 자연의 선물이고,

쉰 살의 얼굴은 당신의 공적이다.

(프랑스 디자이너, 샤넬)

사람의 얼굴은 하나의 풍경이요, 한 권의 책이다.

(프랑스 소설가, 발자크)

인간이 자신을 드러내고 의사소통을 나누는 '얼굴'은 가장 인간적이고 정치적인 장소이다.

(이탈리아 철학자, 조르조 아감벤)

병을 앓거나, 상처를 입거나, 혹은 불구나 기형으로 특이한 외형을 갖추면, 숨기거나 바로잡아야 하는 혐오나 동경의 대상 혹은 불가사의한 대상으로 여겨지기도 했다. 고대 스파르타에서는 불구로 태어난 아이들을 산에 버려 죽게 했지만, 아즈텍 사람들에게는 기형아를 특별히 책임지는 신 매틀라토난이 있었다. 남미에 살던 올멕 사람들은 다운 증후군을 앓고 있는 아이들을 재규어 신의 현신으로 받들었다. 아이의 선천적 기형을 엄마의 부정으로 간주하거나, 또는 부모 중 한 명, 심지어는 조상이 지은 죄악을 나타내는 것으로 생각했던 때도 있었다.

중세(16세기)에는 포용보다는 불관용이 널리 퍼져있었다. 미셸 드 몽테뉴는 "하느님은 자신의 피조물에 부여한 탁월함 속에서 그들이 무한한 가능성을 펼치기를 바라는 분이다. 따라서 우리가 기형이라고 부르는 사람들은 하느님의 뜻과 함께하는 사람들이 아니다."라고 했다. 앙브루아즈 파레는 그의 저서 "괴물과 기묘한 것들(monsters and marvels)"에서 선천적인 기형에 대한 관찰과 그 원인에 대하여 설명을 하였다. 파레는 하느님의 은총 또는 분노, 너무 많거나 적은 씨앗(정자), 오염된 씨앗, 뒤섞인 씨앗, 엄마의 나쁜 행실, 엄마가 입은 상처, 엄마의 공상, 너무 좁은 산도 그리고 악령의 영향 등과 같은 원인을 들며 기형을 설명했다.

아직도 선천적 기형을 축복이나 저주로 생각하는 지역이 있다. 인도에서는 2005년에 4개의 팔과 4개의 다리를 가지고 태어난 아이(의학적으로는 샴 쌍둥이로 추정)를 라크슈미 여신의 환생이라고 생각했다. 육체적으로 다른 사람을 괴물이나 심지어 기적이라고 이름 붙이면서 스스로는 정상이라고 생각하는 사람들은 폐쇄적인 집단을 형성한다. 그들이 갖게 된 '우리'와 '그들'이라는 편견은 '그들'을 험하게 대하는 허가증처럼 작용했다. 최악의 경우, 병에 걸린 사람과 건강한 사람, 특이한 사람과 정상적인 사람으로 가르는 극단적인 태도는 유전자 풀을 제한하고, 열등하다고 여기는 사람들을 '제거'하려는 우생학의 실현으로 이어질 수 있다. 현대의 산전 선별검사와 체외수정을 통한 태아의 선택은 우생학의 망령을 부활시키는 것이라고 걱정하는 사람들이 있다.

역사상 처음으로 인류는 정상적인 인체나 완벽한 인체에 대한 통념에 따라서 미래의 인체를 규정할 수 있는 능력을 갖추게 되었다. 이러한 능력은 쉽게 남용될 수 있으며, 그로 인해 인간성의 소중함과 다양성을 잃어버릴 수도 있다. 하지만 이는 동시에 미래의 세대들이 쇠약해지거나 불구가 되는 것에서 구해 낼 수 있는 능력이기도 하다. 이러한 능력을 적절하게 활용하거나, 혹은 폐기하는 것은 신중한 판단과 논의를 거쳐 결정하여야 할 것이다.

(완벽한 신체에 대한 혼란스러운 이미지: 특이한 신체는 어떻게 관찰되었는가?, Anne Rooney, 최석진 역, pp.66-70, 돋을새김, 2014)

Ⅱ.

총론

1. 두개안면기형의 정의, 원인, 명칭과 분류, 유병률, 관련된 장애
2. 선천성 두개안면기형의 발생학적 고찰
3. 두개안면기형과 유전
4. 기형아 출산의 예방
5. 두개안면기형 환자의 사회심리적 고려 사항
6. 두개안면기형의 포괄적 관리의 개요와 원칙

Ⅱ 총론

1. 두개안면기형의 정의, 원인, 명칭과 분류, 유병률, 관련된 장애

가. 두개안면기형의 정의

기형(anomaly)은 사전에는 변칙, 이례, 이상, 이형(異形)으로 설명되고 있다. 즉 형태적으로 고르지 않음(irregularity) 혹은 정상과 다름(different from normal)을 의미한다. 이와 연관된 용어들로 abnormality(이상, 변칙, 변태), malformation(볼꼴 사나움, 불구, 기형, 이형성, 발생될 때 잘못된 것)이 때로는 혼용되어 쓰이는데 약간의 의미 차이가 있다, 두개안면기형(Craniofacial Anomalies, CFA)은 머리와 얼굴의 형태 이상이 있는 다양한 군을 지칭한다.

두개안면기형이라는 용어는 치과교정과에서 주로 다루는 부정교합(malocclusion)이나 악안면변형증(dentofacial deformity)보다 정도가 훨씬 심하고 복합적인 요인에 의한 것에 국한해 사용되어야 한다고 생각한다. 그러나 때로는 그 경계가 분명하지 않다. 또 치과 영역에서는 구강안면기형(orofacial deformity)이라는 용어로도 많이 사용하고 있다. 이러한 기형은 크게 선천적, 후천적 기형으로 나누어지는데 출생 때부터 존재하는 선천적 기형이라도 반드시 유전적인 것은 아니며 또 유전과 관계가 있다고 해도 많은 경우 당대에 돌연변이를 일으켜 발생될 수도 있기에 아주 다양하다.

기형학(畸形學)은 유전적 혹은 환경적 요인에 의한 선천적 기형을 다루는 학문이다. 고대에는 기형을 신의 계시로 여겼다. 이런 까닭에 종교계를 중심으로 기형으로부터 신의 뜻을 찾아 해석하는 것이 기형에 대한 연구이었다. 이를 초기 기형학의 모습이라 할 수 있다. 그러나 르네상스와 계몽주의를 지나 질병을 자연 현상으로 간주하여 과학적으로 이해하고 치료하려고 하면서 큰 발전을 이루었고, 근대와 현대의 의학의 눈부신 발전, 특히 최근의 유전학의 발전 등에 의하여 그 실체가 많이 규명되고 있으며 치료에서도 획기적인 진전이 이루어졌다.

두개안면기형은 복잡한 원인과 여러 해부학적 구조가 관련되며 여러 전문분야의 협력이 필요하기에 관리하기가 매우 복잡하여 팀을 이루어 표준화된 치료를 제공하는 것이 필요하다.

악골과 치아의 이상으로 인해 심미적 및 기능적 문제를 야기하게 되어 치과치료, 특히 구강악안면외과와 교정과의 협력 치료도 필요하다. 두개안면기형 중 가장 대표적인 것은 구순구개열이며, 이외에도 후천적인 외상이나 심한 골격성 부정교합, 여러 가지의 증후군들이 이에 해당한다.

나. 두개안면기형의 원인

질환의 원인을 밝히고 분류하는 것은 효과적인 예방과 치료를 위해서 대단히 중요하다. 그러나 두개안면기형은 머리와 얼굴 부분에 형태적 이상이 있는 다양한 상태를 지칭하는 용어이므로 그 외의 공통점은 없고, 원인이나 양상이 다양하다.

두개안면의 성장과 치열발육이 진행되는 과정에 유전과 환경으로 구분되는 여러 인자들이 복합적으로 영향을 주어 발현되므로 그 원인을 명확히 알아내기가 쉽지 않다. 또한 어떤 원인으로 추정되는 요소가 일차적(primary)이고 직접적인 것인지 단순히 공존하는(symbiotic) 요소이거나 관련성만을 갖는 전혀 다른 요소인지를 판별하기가 쉽지 않다. 특정 증후군에서 관련 유전자를 비교적 명확히 찾아낸 경우도 있지만 이 경우에도 그 개입 시기나 정도에 따라 표현되는 양상이 다양하여 진단을 어렵게 한다. 따라서 원인 요소들을 분류하고 상호 관련성을 알아내는 것도 쉽지 않다.

대표적인 선천성 두개안면기형인 구순구개열의 경우에도 약 30% 정도는 유전이 원인 요소로 추정되고 그 외에 기형유발인자(teratogen)인 산모의 흡연, 임신 초기의 약물 복용, 비타민이나 엽산 결핍, 바이러스 등의 환경 요소가 관여하는 것으로 알려져 있어 같은 결과라도 원인이 다를 수 있다. 학자들에 따라 유전적 원인과 환경적 원인, 선천적 원인과 후천적 원인, 직접적 원인과 간접적 원인, 전신적 요인과 국소적 원인으로 크게 구분하여 설명하고 있지만 어느 경우에나 잘 적용할 수 있는 완벽한 분류는 없으며 아직도 원인이 불분명한 경우도 많다. 그럼에도 불구하고 두개안면기형의 원인을 규명하려는 노력은 대단히 중요하다.

다. 두개안면기형의 명칭과 분류

두개안면기형은 워낙 다양하여 그 명칭들을 전부 열거하기는 불가능하다. 두개안면기형에 해당하는 상태의 명칭을 살펴보면 Treacher Collins syndrome, Marfan syndrome, Stickler syndrome, Kawasaki disease 등과 같이 최초의 보고자에 의한 명칭이 많이 사용되고 있고, 구순구개열(cleft lip and palate), 반안면왜소증(hemifacial microsomia), 두개골유합증(craniosynostosis) 등과 같이 해부학적 부위의 특징적인 이상에 따른 명칭도 사용되며, 최근에는 유전자의 결함에 따른 22q11.2 deletion syndrome(DiGeorge syndrome), 18번 염색체 단완 결실 증후군 등의 명칭도 사용되고 있어 혼란이 있다. 따라서 어떤 관점에서 접근하는 지에 따라 병명이나 분류가 달라진다. 해당 기형의 이해와 치료와의 연관을 위해서는 가능한 질병의 원인과 발현 부위에 기초한 명칭을 사용하는 것이 바람직할 것 같으나 관행상 많이 쓰고 있는 명칭도 아는 것이 필요하겠다. 그 중 가장 대표적인 것은 구순구개열이며, 그 다음 흔한 것은 반안면왜소증이다. 이 외에도 후천적인 외상이나 심한 골격성 부정교합, 여러 가지의 증후군들이 이에 해당한다.

두개안면기형은 머리와 얼굴 뼈의 형태 이상이 있는 다양한 군을 지칭한다. 때로는 원인, 발생부위, 형태적 특징, 발병 시기, 정도 등이 각 기형의 명칭에 혼재되어 사용되고 있고 아직도 그 원인

등에 대해 명백히 밝혀지지 않은 부분도 많이 있어 이를 완벽하게 분류하기는 힘들다. 이 책에서는 편의상 아래의 분류를 따라 서술하고자 한다.

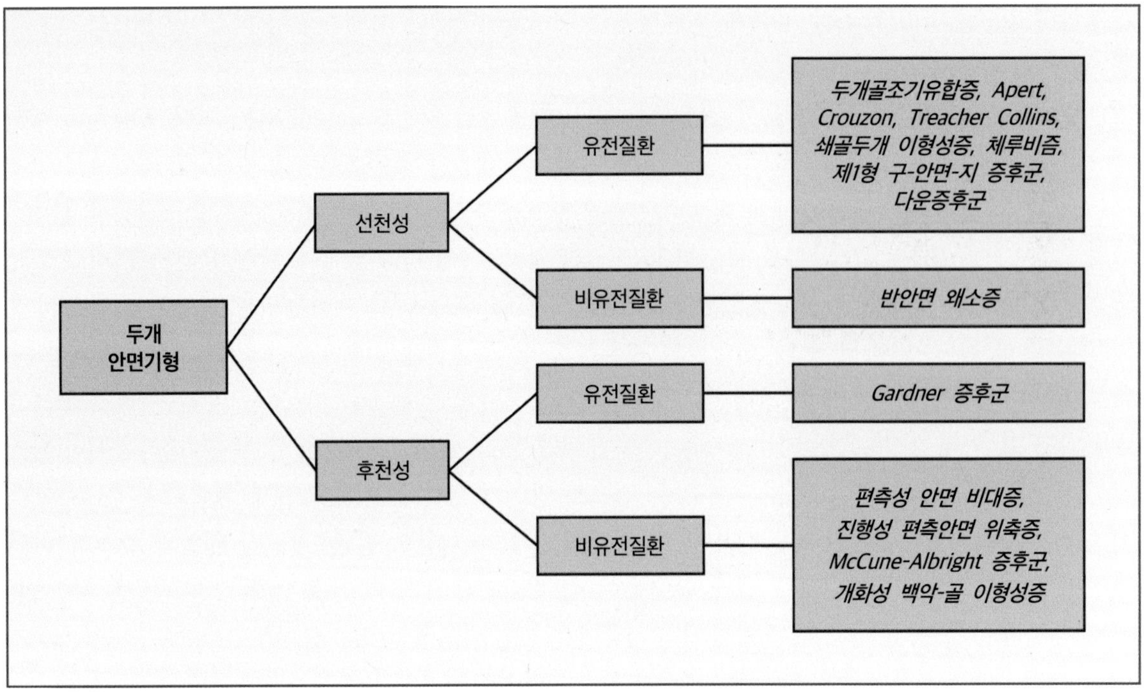

Figure Ⅱ-1-1. Classification of craniofacial anomalies (치과교정학 제4판, p.448에서)

그 외에도 많이 사용되고 있는 분류로서 다음과 같은 것들이 있다.

A. 한국표준질병·사인 분류

Q18.0 아가미 틈새의 동, 누공 및 낭
Q18.0 아가미흔적
Q18.1 귓바퀴앞 동 및 낭
Q18.1 선천성 귓바퀴누공
Q18.1 목귀 누공
Q18.1 이주전 동 및 낭
Q18.2 기타 아가미틈새 기형
Q18.2 아가미틈새 기형 NOS
Q18.2 목귓바퀴
Q18.2 이두증
Q18.3 갈퀴목
Q18.3 군날개

Q18.4 대구증(大口症)
Q18.5 소구증(小口症)
Q18.6 대순증(大脣症)
Q18.6 선천성 입술의 비대
Q18.7 소순증(小脣症)
Q18.8 기타 명시된 얼굴 및 목의 선천기형
Q18.8 얼굴 및 목의 내측낭
Q18.8 얼굴 및 목의 내측누공
Q18.8 얼굴 및 목의 내측동
Q18.9 상세불명의 얼굴 및 목의 선천기형
Q18.9 얼굴 및 목의 선천기형 NOS

B. 두개안면기형의 병인에 따른 분류

- 유전적 영향에 의한 선천성 기형
- 기형 유발 인자에 의한 선천성 기형
- 환경적 영향에 의한 선천성 기형
- 신경능에서 유래한 세포의 이상 발달
  - 하악안면이골증(Mandibulofacial dysostosis)
  - 반안면왜소증(Craniofacial microsomia)
  - 팔로의 4징후(Tetralogy of Fallot)
  - 열(Cleft) : 구순열, 구개열, 안면열
  - 두개유합증후군(Craniosynostosis syndromes)
- 태아 형성(Fetal molding)과 출생 손상
  - 작은 하악골 : Pierre-Robin sequences, Stickler syndrome

C. 두개안면기형의 증상에 따른 분류

- 치아 조기 탈락
  - 저인산증(Hypophosphatasia)
  - 조기 발병 치주염(Early onset periodontitis)
  - Papillion-Lefevre, Haim-Munk syndrome
  - Singleton-Merten 증후군
  - Hahdu-Cheney 증후군
  - Lhlers-Danlos 증후군
  - X-linked hypophosphatemic rickets

- Coffin-Lowry 증후군
- Down 증후군
- Chediak-Higashi 증후군
- Cherubism(가족섬유형성이상증)

- 과잉치와 치아결손
  - 쇄골두개이형성증(Cleido-cranial dysplasia, CCD)
  - Nance-Horan 증후군
  - 연골외배엽이형성증(Elis-van creveld syndrome)
  - Gardner 증후군(가족성샘증폴립증)
  - Fabry disease
  - 색소실조증(Incontinentia pigmental, Bloch-Sulzberger syndrome)
  - 증후군성 치아결손(Syndromic hypoplasia)
- 단일 정중 상악 절치(Single median maxillary incisor)
  - Aarskog 증후군
- 과잉치 또는 치아결손 그리고 암
  - Gardner 증후군
  - 부분 무치증-결장직장암 증후군
  - 치아 결손과 상피성 난소암
- 치아 맹출 장애
  - Primary eruption failure
  - 치아섬유종증
- 연조직과 경조직 비대칭
  - 반안면왜소증(Hemifacial microsomia)
  - Parry-Romberg 증후군
  - Saethre-Chotzen 증후군
- 상악열성장
  - 비상악이형성증(Maxillonasal dysplasia, Binder syndrome)
  - Fragile X syndrome(여린 X 증후군, Martin-Bell증후군)
  - 기저세포모반(Nevus basal cell carcinoma)
  - Craniosynostosis(두개유합증)
- 기능적 신경근 비대칭
  - 근육퇴행 위축
  - Moebius 연쇄

- 하악후퇴증(Mandibular retrognathism)
  - 피에르 로뱅 연쇄(Pierre Robin sequence)
  - 구개안면심장증후군(Shprintzen syndrome, del 22q11 syndrome)
  - Hallerman-Strieff syndrome
- 결체조직 이형성(Connective tissue dysplasia)
  - Ehlers-Danlos 증후군
  - 불완전 골형성증(Osteogenesis imperfecta)
  - Marfan 증후군
  - Stickler 증후군
  - Treacher-Collins 증후군
- 구순열과 구개열
  - 관련된 증후군 300개 이상 보고됨
  - Van der Woude 증후군

두개안면기형에서 많은 부분을 차지하는 선천성기형(先天性畸形, Congenital anomaly)은 태아가 발육하는 과정에서 유전자의 이상이나 모체를 통한 약물, 감염 등에 의해 발육이 저지, 장애를 받거나 과잉 발육, 분리되어 비정상적인 형태를 나타내는 것을 말한다. 한 장기에 대한 것도 있고 복잡하게 많은 장기에 설치는 것, 태아 전체에 나타나는 것까지 있다. 태어날 때 기형이 있다고 해서 반드시 유전적인 것은 아니며 반안면왜소증이나 피에르 로뱅 연쇄 등에서와 같이 유전이 되는 기형도 반드시 부모가 유전적 소인이 있어야 발현되는 것이 아니고 당대에 일어난 유전자의 돌연변이에 의한 경우도 있으니 설명할 때 주의를 기울여야 한다.

라. 기형아 유병률

정도가 심한 기형의 경우 유산되는 경우가 많다고 하며, 살아서 태어나는 신생아 1백명 가운데 4명이 크고 작은 선천성 기형을 타고난다고 한다. 산모의 연령이 높을수록 선천성 이상아를 출산할 확률이 높은 것으로 보고된다. 보건복지부 조사에 따르면 산모가 35세 이상일 경우의 선천성 기형 유병률이 25세 미만일 때보다 50% 가량 높은 것으로 나타났다.

기형출생아 유병률은 심장 관련 질환이 45%로 가장 많았고 근육골격 계통, 소화기 계통, 비뇨기 계통이 그 뒤를 이었다. 이 중 두개안면기형의 비율에 대한 정확한 보고는 조사가 되지 않았는데 두개안면기형의 종류가 다양하고 다른 신체 부위에도 문제가 있어 어디까지를 포함시킬 것인가가 명확하지 않기 때문인 것으로 추측된다. 구순구개열이 가장 흔한 선천성 기형(약 600명에 한명 꼴)이며 그 다음으로 귀-얼굴-형태 이상(약 3,500명에 한명 꼴)이 비교적 흔히 발생되는 것으로 보고되고 있고 그 외의 기형들의 유병률은 비교적 낮은 것으로 알려져 있다.

따라서 이 책에서는 구순구개열을 비롯한 얼굴의 열(裂, Cleft)과 반안면왜소증에 대해서 자세히 서술하고, 그 외의 두개안면기형에 대해서는 저자가 경험한 증례들을 위주로 보고하고자 한다.

마. 두개안면기형에 관련된 장애

두개안면기형은 아이와 부모 모두에게 충격적인 영향을 준다. 치아, 구강, 턱뼈와 주위 근육을 포함하는 악구강계(Stomatognathic system)는 호흡, 저작, 연하, 발음 등의 주요한 기능을 수행하므로 중대한 기능적 장애를 유발할 수 있으며, 얼굴은 의복으로 가려지지 않는 부분이어서 주위 사람들의 놀림이나 눈치 때문에 정신·사회적인 문제도 일으킨다. 환자뿐만 아니라 가족들의 심리적 상태와 사회생활에도 지대한 영향을 미쳐 삶의 질을 저하시키는 것으로 알려져 있다. 즉 생물학적인 측면 외에도 타인의 시선과 그에 따른 환아 본인과 가족들의 사회심리적 측면도 고려되어야 한다.

2. 선천성 두개안면기형의 발생학적 고찰

두개안면기형은 성장과 치열의 발육이 진행되는 과정에 여러 인자들이 복잡한 영향을 주어 발현되는데 이러한 원인은 크게 출생 전의 선천적 결함과 출생 후 외상 등의 특정한 원인에 의한 성장 장애의 두 가지로 나누어진다.

출생 시에 나타나는 선천성 이상(Congenital abnormality)은 형태적 이상인 선천성 기형과 기능 이상인 선천성 대사 이상으로 나눌 수 있다. 이 양자는 같이 나타날 수도 있고, 따로 나타날 수도 있으나 실제로는 구별이 쉽지 않은 경우도 있다. 선천성 이상 중 구강악안면 영역의 이상(악안면 기형)이 많은 비율을 차지하고 있어서 선천성 이상의 진단에 있어서 교정치과의사의 역할도 큰 부분을 차지한다.

선천성 이상의 원인별 발생빈도는 특정 유전자에 의한 것이 20%, 염색체 이상 3~5%, 환경요인 5~8%, 유전 및 환경요인이 65~70%로 보고되며 전체 선천성 이상의 반 이상이 유전과 환경이 복잡하게 얽혀 나타나므로 특정 원인에 의한 것으로 한정하기가 어렵다. 예로 들면 구순구개열의 경우 유전성으로 인한 경우도 있고, 모체의 흡연 등의 환경적 요인에 의해서 발생하기도 한다. 이러한 선천성 이상은 초래할 수 있는 원인도 다양하고 복합적인 문제이므로 치료가 매우 힘들고 한계가 있지만 최근에는 수술-교정 병행 치료가 급속히 발달하여 많은 도움이 되고 있다.

선천성 이상을 분류하는 여러 가지 방법이 있지만 두경부의 발생 과정에 따라 분류하는 방법이 정상적인 성장 과정, 특성 원인 요소가 악골과 치아발육에 미치는 영향, 악골 성장의 기전에 대한 정보 등을 알 수 있어 유용하다. 그러므로 두경부 발생 과정에 따라 나타나는 선천성 이상 질환에 대해 알아본다.

두경부 발생 과정은 다음의 5단계로 구분될 수 있다.

A. 배엽층(Germ layer)의 형성과 두개안면 구조의 초기 분화(Initial organization)
B. 신경관(Neural tube)의 형성과 구강인두(Oropharynx)의 초기 형성
C. 세포군(Cell population)의 기원, 이동, 상호작용
D. 기관(Organ system)의 형성(인두궁, 일차 구개, 이차 구개)
E. 조직의 최종 분화 및 봉합 폐쇄

A. 배엽층(Germ Layer)의 형성과 두개안면 구조의 초기 분화(Initial Organization)

정자와 난자가 만나 배아가 되고 배아가 분열하여 중배엽, 내배엽, 외배엽의 배엽층이 형성된다. 외배엽에서는 신경, 피부, 치아 법랑질 등이 형성되며 내배엽에서는 소화기관의 상피 등이 만들어지고 중배엽에서는 근육, 뼈, 치아의 상아질, 백악질, 치수, 치주 인대 등이 만들어 진다.

이 단계에서 발생하는 질환으로는 태아알콜증후군(Fetal alcohol syndrome, FAS)과 가드너 증후

군(Gardner syndrome)이 있다. 가드너 증후군은 APC gene(5q21)의 이상으로 중배엽의 발육에 방해를 받아 발생하며 임상적 증상으로는 중배엽 발육 방해와 연관되어 다발성 골종, 다발성 치아종, 과잉치, 피부의 유표 피낭, 섬유종 등이 있으며 특히 직장에 다발성 용종이 생길 수 있다. 치과의사는 파노라마 x-ray에서 다발성 골종, 치아종이 있으면 반드시 내시경 등의 검사를 받아보도록 의뢰해야 한다.

B. 신경관(Neural Tube)의 형성과 구강인두(Oropharynx)의 초기 형성

배아의 등쪽 부위에서 신경관이 형성되어 신경능 세포(Neural crest cell)가 이동할 경로를 만든다. 신경관의 형성은 척삭동물에서 굉장히 중요한 단계다. 여러 중배엽성 기관들의 형성이 신경의 통제하에 발생하기 때문이다. 신경관은 척삭(notochord)의 유도에 의해 외배엽의 일부분인 신경판이 표피 내부로 함입되어 형성되며, 중추신경계(Central nervous system)를 구성한다. 말초신경계(Peripheral nervous system)의 형성은 신경관을 만들면서 주변에 떨어져 나온 외배엽 유래 세포들인 신경능 세포에서 발생한다.

C. 세포군(Cell Population)의 기원, 이동, 상호작용

두경부 조직은 거의 대부분 중배엽에서 분화된 신경능 세포에서 발생된다. 이 신경능 세포가 신경관을 타고 두경부 쪽으로 이동하면서 구강인두를 만들게 된다.

이 단계에서는 retinoic acid와 thalidomide에 의한 기형, 반안면왜소증(Hemifacial microsomia), Treacher Collins syndrome(하악안면이골증, Mandibulofacial dysostosis) 등이 발생된다. Treacher Collins syndrome은 TCOF1(5q31.3-32) 유전자의 돌연변이로 발생되는데 신경능 세포의 전구물질인 당밀 단백질(Treacle protein)에 이상이 발생하여 신경능 세포로 만들어지는 제 1, 2인두궁으로부터 유래한 조직의 비정상적인 발육이 생기게 된다. 임상적 특징으로는 인두궁 이상과 연관되어 하악 저성장, 구개열, 귀 이상, 눈꼬리 쳐진 좁은 얼굴, 물고기 모양 얼굴 등이 있다.

반안면왜소증(Hemifacial microsomia)의 유전적 원인은 알려지지 않았으며 제 1, 2인두궁에 혈액을 공급하는 등골 혈관(Stapedial artery)의 손상 때문에 생긴다는 주장이 현재로서는 가장 많이 지지를 받고 있다. 하악안면이골증에서는 관련 증상이 좌, 우 양측에서 같이 발생한다면 이 질환은 한쪽에서만 발생한다고 할 수 있다.

D. 기관(Organ System)의 형성(인두궁, 일차 구개, 이차 구개)

1차 구개와 2차 구개가 형성되는 단계로 구순구개열이 발생한다. 구순구개열은 두개안면의 선천기형 중 발생빈도가 가장 높아 인구 600명에 한 명 정도로 나타나는 것으로 보고되고 있으며, 발생학적, 원인론적, 역학적으로 차이가 있는 구순열(Cleft lip), 악순열(Cleft lip and alveolus), 구개열

(Cleft palate only), 편측성 구순구개열(Unilateral cleft lip and palate), 양측성 구순구개열(Bilateral cleft lip and palate), 안면열(Facial cleft) 등의 다양한 형태로 나타난다.

대부분의 구순구개열이 단독으로 나타나지만 다른 부위의 장애와 함께(16%) 또는 증후군의 한 증상으로(7%) 나타나는 경우도 적지 않으므로 출생 후 이른 시기에 전문가의 체계적인 평가를 받는 것이 필요하다. 이 중 발생 빈도가 높고 치과적 문제를 많이 초래하는 것은 완전 편측성 구순구개열과 양측성 구순구개열이다.

구순구개열을 초래할 수 있는 것으로 알려진 것은 유전, 어머니의 나이(고령), 영양부족, 정신적인 긴장(stress), 약물(스테로이드 등), 방사선 조사, 바이러스 감염(풍진 등), 저산소증, 태내 자세의 불량 등이 있다.

E. 조직의 최종 분화 및 봉합 폐쇄

이 단계에서는 두개 및 안면골 봉합부의 조기융합(craniosynostosis), 쇄골두개이형성증(Cleidocranial dysplasia)이 발생한다. 안면골 봉합부의 조기융합은 크루즌 증후군(Crouzon syndrome)과 에이퍼트 증후군(Apert syndrome)이 있다.

크루즌 증후군은 FGFR2,3 gene(10p26)의 7번 축삭돌기(axon)의 돌연변이로 발생하며 모든 두개 봉합의 조기 폐쇄가 일어난다. 임상 증상으로는 두개 봉합의 조기 유합으로 인해 두개, 관골, 상악골의 발육부전이 초래되어, III급 부정교합, 안구 돌출, 양안 격리, 호흡 곤란 등이 발생한다.

에이퍼트 증후군은 FGFR2,3 gene(10p26)의 9번 축삭돌기(axon)의 돌연변이로 발생하며 모든 두개 봉합의 조기 폐쇄가 되는 크루즌 증후군과 다르게 관상 봉합의 조기 폐쇄가 나타난다. 임상적 특징으로는 첨두형 및 단두형 두개 기형, 손가락 유착, 치아 맹출 지연, 구개열, 눈꼬리 처짐, 중안면부 형성 부전 등이 있다.

쇄골두개이형성증은 CBFA1(6q21) gene의 돌연변이로 발생하며 CBFA1 gene은 줄기 세포(Stem cell)가 osteoblast로 분화할 때 관여하는 유전자이다. 임상 증상으로는 조골 세포(Osteoblast)의 분화 장애로 인하여 주로 정중선 부위에 있는 골들의 형성에 문제를 일으켜 쇄골, 상악, 비골, 치골의 저형성이나 무형성을 일으킨다. 쇄골두개이형성증은 치아 맹출시 주위골을 흡수시키지 못하여 치아의 다발성 매복을 일으키는 것으로 알려져 있다. 치아의 맹출력은 남아 있어 과잉치를 제거하면 치아가 나기도 하지만 교정력을 가하여도 실패할 가능성도 있다.

두개안면기형을 발생학과 관련하여 평가해 보면 두경부 전방부의 조직은 거의 대부분 중배엽에서 분화된 신경능세포(Neural crest cell)에서 발생된다. 첫 번째 단계의 이상으로 태아알코올증후군(Fetal alcohol syndrome, FAS)이 발생되며, 세 번째 단계에서 Retinoic acid와 탈리도마이드(Thalidomide)에 의한 기형, 반안면왜소증(Hemifacial microsomia), 하악안면이골증(Mandibulofacial dysostosis)이 발생되며, 구개열, 연골무형성증(Achondroplasia), 두개 및 안면골 봉합부의 조기융합(Craniosynostosis syndrome) 같은 것은 네 번째와 다섯 번째 단계에서 야기된다.

[참고문헌]

1. Valentine G. Incidence of Chromosome Disorders. Canadian Family Physician. 1979; 25:937.
2. Luthardt FW, Keitges E. Chromosomal syndromes and genetic disease. eLS. 2001.
3. Sperber GH, Sperber SM. Embyology of orofacial clefting in Losee JE, Kirshner RE (eds): Comprehensive Cleft Care, The McGraw-Hill Companies, 2009.
4. Panjwani S, Bagewadi A, Keluskar V, et al. Gardner's syndrome. Journal of clinical imaging science. 2011;1.
5. Trainor PA, Dixon J, Dixon MJ. Treacher Collins syndrome: etiology, pathogenesis and prevention. European Journal of human genetics. 2009;17:275-283.
6. Vento AR, Richard AL, John BM. The OMENS classification of hemifacial microsomia. The Cleft Palate-Craniofacial Journal. 1991;28:68-77.
7. Pruzansky S. Not all dwarfed mandibles are alike. Birth Defects. 1969;1:120-129.

3. 두개안면기형과 유전

두개안면기형을 가지고 태어나는 아기의 많은 경우가 유전과 연관이 있다. 특정 유전자의 변이는 전신적 증상과 동반되는 두개안면부의 변형을 가져오며 멘델의 유전법칙을 따라 질환의 유, 무가 결정된다. 이들 증후군은 전신적 증상과 더불어 특징적으로 하악 왜소증 혹은 결핍증(Table II-3-1)을 동반하거나 반대로 하악 전돌증 혹은 하악골 성장 과다(Table II-3-2)를 동반하기도 하고 전체적인 안면 비대칭(Table II-3-3)과 함께 나타나기도 한다.

Table II-3-1. Syndrome with Mandibular Retrognathism

피에르 로뱅 연쇄
트리쳐 콜린스 증후군
나제 사지 안면골 형성부전증
빌더방크-스미스 증후군
편측성 안면 소체증(골덴하르 증후군)
뫼비우스 증후군
할러만-스트라이프 증후군

Table II-3-2. Syndrome with Mandibular Prognathism

기저 세포모반 증후군(골린 증후군)
클라인펠터 증후군
말판 증후군
골형성부전증
바르덴부르그 증후군

Table II-3-3. Syndrome with Facial Asymmetry

골덴하르 증후군(편측성 안면 소체증)
편측성 비대증
신경섬유종증
롬베르그 증후군(편측 안면 위축증)

유전은 두개안면과 구강 조직에 지대한 영향을 주며, 많은 선천성 증후군들이 유전에 의한 것으로 밝혀졌다. 교정치과의사는 가끔 진단되지 않은 증후군을 만나게 되는데 치과의사가 직접 판단하기는 힘들다. 따라서 어떤 경우에 임상유전학자에게 의뢰해야 하며, 어떤 정보를 제공하여야 하는지를 알고 그러한 유전적 상황이 교정치료에 어떠한 영향을 미치는지를 파악하는 것이 중요하다. 최근의 임상 유전학의 발전으로 희귀한 증상을 임상유전학자와 상의함으로써 진단과 치료에 많은 도움을 받을 수 있게 되었다.

치아의 조기 탈락, 맹출 지연, 치아 결손, 과잉치, 우상치(Taurodontism), 심한 하악 열성장, 하악의 과도한 성장, 구순구개열, 중안면 결핍, 법랑질 형성의 이상, 상아질 형성의 이상, 양안격리증(Hypertelorism) 등이 증후군을 암시하는 양상이다.

Q. 교정과에서는 언제 임상 유전학자에게 의뢰하여야 하나?

1. 중증 기형
2. 경미한 기형이라도 3개 이상의 기형이 동시에 있는 경우
3. 외상이나 심한 우식이 없는데도 5세 이하에서 유치가 조기 탈락된 경우
4. 조기 발병 치은염(구강 위생 상태가 나쁘지 않음에도)
5. 치아의 발육과 맹출이 심하게 지연된 경우
6. 키가 특별히 작은 경우(성인이 되어 남자 150cm, 여자 145cm 미만)
7. 단일 정중 상악 절치
8. 다수 치아의 결손치, 과잉치가 있는 경우

Q. 어떻게 의뢰해야 하나?

환자에게 임상 유전학자를 만나게 하는 것은 환자나 보호자에게 불안감을 줄 수 있다. 지나치게 단정적으로 말하지 말고 가능성에 대해 평가를 받아 보는 것의 장점을 잘 설명하여 평가를 받아 보도록 권유해야 한다. 그리고 임상 유전학자에게는 무엇 때문에 의뢰를 하며 앞으로 교정치료를 할 때 어떤 어려움이 예상되어 의뢰하는 지도 알려야 한다. 병력 청취와 임상 검사를 한 정보를 함께 제공하여야 한다. 필요하면 특징적인 임상 소견이나 X-ray 등도 환자를 통해 보내거나 사전에 제공할 수도 있다.

개인정보의 보호에 각별히 유의해야 한다. 환자가 임상 유전학자를 방문함으로써 가족력, 의학 병력, 검사, 토의, 감별 진단, 유전적 조언 등이 포함된 답신을 받을 수 있어야 한다.

Q. 임상(의학) 유전학 전문의 제도는?

1980년에 미국에 의학 유전 전문의(The American Board of Medical Genetics, ABMG)가 설립되었다. 초창기의 구성원 중에 구강병리학자로 유명한 Robert J Golrin(1923~2006)이 있었고 David Bixler(1929~2005)가 두개안면유전학회 첫 회장을 맡아 유전학 수련 프로그램을 만들었다. 임상 유

전 전문의는 포괄적인 유전 진단, 관리, 치료, 상담 서비스를 제공할 수 있는 능력이 있어야 한다. 현재 치과의사는 이 분야의 전문의가 될 수 없다.

ABMG(www.abmg.org)나 GeneTests(www.ncbi.nlm.nih.gov/sites/GeneTests)에서 유전학 클리닉과 유전학자를 찾을 수 있다고 하는데 우리나라에서는 대학병원의 소아과에 이 역할을 할 수 있는 전문의가 있으므로 미리 알아 본 후 환자에게 정보를 제공해 주어야 하겠다.

우리나라에서는 특정 병을 앓고 있는 인구가 2만명이 안되면 희귀질환으로 분류된다. 국내에서는 100만 명 정도의 환자들이 1,200여 종의 희귀질환을 앓고 있다. 이 중 많은 경우가 유전자 관련 질환인데 소아 희귀질환은 영유아의 사망을 야기하며, 조기 진단을 놓칠 경우 성장 과정에서 삶의 질이 현격히 떨어지기 때문에 영유아기에 이를 조기 진단하는 것이 매우 중요하다. 그러나 미진단된 희귀질환을 찾아내는 것은 '퍼즐 맞추기'에 비유될 정도로 어려움이 많다. 이 퍼즐을 풀고자 전 세계의 희귀질환 전문가들은 새로운 질환 발견·연구를 위해 국제 미진단 희귀질환 네트워크(UDNI, Undiagnosed Disease Network International)을 설립하여 매년 국제회의를 통해 국가별 미진단 프로그램 현황 및 진단 사례, 데이터 등 활용방안 등을 공유하고 있다.

환자 사례가 적어서 원인과 증상을 명확하게 규명하기 어렵고, 진단하더라도 치료제 개발까지 상당한 시간이 소요되며 희귀질환 특성상 치료법에 불신을 갖는 환자들이 이곳, 저곳 병원을 전전하는 것이 현실이다. 실제 희귀질환 진단까지 소요시간은 64.3%가 1년 미만, 10년 이상도 6.1%이며, 최종 진단까지 16.4%의 환자가 4개 이상의 병원을 다닌 것으로 조사되었다. 이에 따라 수도권 대형병원 쏠림 현상도 발생되었다.

그러므로 질병 진단기간을 단축하고 지방 등 권역별로 치료가 더 잘 이루어지는 것이 절실하여 질병관리본부는 2019년부터 본격적으로 미진단 희귀질환 연구 지원사업을 시행하고 있다. 질병관리본부는 2020년 2월 희귀질환 권역별 거점센터를 기존 4곳(대구·경북, 부산·경남, 충청, 호남)에서 11곳(중앙 1곳, 권역 10곳)으로 늘리고, 신생아 선별검사 항목 확대 필요성도 제기하고 있다. 양산부산대병원의 희귀질환센터(어린이병원 소아내분비클리닉, 전종근교수)가 2020년 6월 '국가 바이오 빅데이터 구축사업' 협력 기관으로 지정받은 후 최근 국내 거점센터로는 처음으로 첫 환자 등록을 마쳤다. '국가 바이오 빅데이터 구축사업'은 희귀질환 환자의 임상 정보와 유전자 데이터 등을 수집해 질병을 규명하고 치료법 등을 연구하는 국가사업이다. 2020년부터 2년간 시범사업을 통해 바이오 빅데이터 구축의 토대를 마련할 예정이며, 희귀질환 환자를 대상으로 데이터를 수집한다. 시범사업 기간 양산부산대병원은 희귀질환 환자를 모집(400명)해 임상 정보·유전체 데이터를 구축할 계획이다.

전체 희귀질환 중 치료제가 개발된 질환은 약 10%이며, 치료제가 있더라도 대부분 비급여다. 치료를 받지 못하는 환자들도 허다하다 보니 환자 치료 접근성을 높일 수 있는 제도 개선도 여전한 숙제로 남아 있다.

교정치과의사가 환자의 유전적 질환을 이해하는 것은 정확한 진단, 두개안면의 성장 예측, 치료에 대한 반응 예측, 위험을 감소시키는 치료적 접근에 도움이 된다. 앞으로 임상 유전학이 유전에 의한 선천성 두개안면 기형의 예방과 근본적인 치료로 발전하기를 희망한다.

4. 기형아 출산의 예방

태어나는 아기 100명 가운데 4명이 크고 작은 선천성 기형을 타고난다고 한다. 과학이 발달함에도 불구하고 기형아 출산율은 여전히 줄어들지 않고 있다. 그 원인이 매우 다양한데다 갈수록 심해지고 있는 환경오염도 그 중 중요한 요인으로 작용하기 때문이다. 어떻게 해야 안심하고 아기를 낳을 수 있을까?

기형아는 수 만개에 이르는 유전인자가 서로 조합을 이루는 과정에서 이상이 생겨 발생한다. 정상인의 각 세포에는 23쌍으로 이루어진 46개의 염색체가 있으며, 염색체에는 수 만개의 유전인자가 내포되어 있다. 유전인자란 부모에게서 이어받은 특징적인 형질을 말하는 것으로 반드시 한 쌍으로 이루어져야 형질을 나타낼 수 있게 된다. 유전인자에는 우성 유전인자와 열성 유전인자가 있다. 우성 유전인자는 거의 변하지 않고 태아에게 전달되는 유전형질, 즉 대를 이어 그대로 유전되는 형질을 말한다. 이와는 반대로 열성 유전인자는 유전 형질이 잠복해 있다가 양쪽 부모가 모두 같은 열성 유전인자를 갖고 있으면 서로 만나 태아에게 기형을 일으키게 된다. 부모 가운데 한쪽만 열성 유전인자를 지니고 있는 경우에는 태아에게 기형을 유발하지 않는다.

기형아의 발생 원인과 빈도를 살펴보면 지금까지 기형을 유발하는 원인으로 밝혀진 것은 40% 정도이며 원인불명이 60%나 된다. 원인이 알려진 것 중 다인자성 유전질환(유전과 환경요인) 20%, 단일 유전인자 질환(우성, 열성, 반성) 7.5%, 염색체 숫자나 구조적인 이상 6%, 임신부 질환 3%, 임신부 감염 2%, 약물 복용과 방사선 노출이 1.5%를 차지한다.

워싱턴에 있는 미국의약연구소는 기형아 출산을 예방하기 위해 가임 여성들이 엽산 섭취량을 늘려야 한다고 권고한 적이 있다. 남녀를 불문하고 하루 400㎍의 엽산을 섭취하는 것이 추천되며 임신 직전이나 임신 초기 여성들은 엽산 섭취량을 이보다 더 늘리는 것이 좋다. 엽산은 세포 생성을 촉진하는 작용을 하기 때문에 특히 임신 초기 단계에 뇌와 척추 등에서 발생하는 신경계통의 기형을 줄여준다. 엽산은 수용성 비타민의 하나로 콩이나 푸른색 채소, 동물의 간에 많다. 무뇌아 출생을 막으려면 기초 체온을 재면서 임신 전부터 엽산을 복용하는 것이 좋다.

과다하게 복용하면 오히려 해로운 비타민도 있다. 임신부가 비타민A를 하루 1만 IU이상 장기간 복용하면 기형아를 낳을 위험성이 있는 것으로 알려져 있다. 시중에 판매되는 종합비타민 제품에는 비타민A가 3천~5천IU 포함되어 있으며 비타민 결핍증 치료용 제품에는 8천IU까지도 들어 있다. 임신부는 비타민A를 하루 5천IU 이상 복용하지 않는 것이 바람직하다고 한다.

임신한 줄을 모르고 약을 먹었다며 안절부절하다가 낙태를 고집하는 경우가 있다. 약물 복용은 마지막으로 생리가 시작된 날부터 30~70일 동안이 가장 위험하다. 난자와 정자가 만나 수정이 이루어지면 스스로 세포분열을 하기 시작하고, 수정란이 자궁에 착상된 뒤에 비로소 태아는 모체로부터 혈액을 공급받는다. 예전에는 가장 예민한 시기인 배란기에 약을 먹었다고 해서 임신 중절 수술을 하는 경우가 많았으나 요즈음에는 임신 1개월, 다시 말해서 수정란이 착상되기 전에 복용한 약물은 태아에게 영향을 주지 않는 것으로 판단해 임신 상태를 유지하도록 한다.

임신부가 뜨거운 햇빛에 배를 드러내고 썬탠을 하면 태아에게 시력 장애가 생길 수 있으며 뜨거운 열기 속에서 사우나를 하면 무뇌아를 낳을 수 있으므로 주의해야 한다. 당뇨병 증세가 심한 임신부의 경우, 대사물질인 케톤이 태반을 통과해 무뇌아나 척추파열증 같은 기형을 유발할 수 있으므로 적절한 치료를 받아야 한다.

부모가 모두 정상이 아니라고 해서 반드시 기형아가 태어나는 것도 아니며, 반대로 멀쩡한 부부 사이에서도 기형아는 태어날 수 있다. 실제로 대표적인 염색체 이상 질환인 다운 증후군의 경우 20%만이 부모로부터 유전되고, 나머지 80%는 부모의 몸에서 난자와 정자가 생성되는 과정에서 이상이 생겨 뜻하지 않게 발생한다. 건강한 부부일지라도 잘못된 정자나 난자가 만들어지는 것을 피할 수는 없다. 자연유산이라는 섭리를 통해 대부분의 비정상적인 임신은 사라지게 되지만, 임신 상태가 지속되어 태어나는 기형아도 적지 않다. 따라서 임신을 하면 누구나 산전 검진을 받아야 한다. 염색체 이상 말고도 산전 검사를 통해 무뇌아나 척추이분증 같은 몇 가지 선천성 기형을 알아낼 수 있다.

5. 두개안면기형 환자의 사회·심리적 고려사항

두개안면기형이 있는 아기의 출생은 부모에게 충격을 준다. 특히 어머니는 죄의식, 자책감, 부정 등의 감정을 느낀다고 한다. 아이를 양육하고 치료하는 과정에서 미안한 감정을 가지는 경우 지나치게 과보호하거나 아이의 주장에 휘둘려 버릇없는 아이를 만들기도 한다. 이러한 결과가 반드시 부모의 잘못이 아니며 교통사고처럼 잘못하지 않아도 일어날 수 있으며 앞으로 전문적인 팀에서 잘 관리하면 비교적 양호한 결과를 얻을 수 있음을 반복적으로 설명하여 위로하고 용기를 북돋아 주어야 한다. 의료진보다 같은 처지의 환아 가족 모임에서 더 많은 위로와 치료에 대한 정보를 얻기도 한다.

아이는 성장하면서 저작과 발음 같은 육체적인 장애뿐만 아니라 외모 불량에 따른 사회생활이나 정신건강에서 많은 문제가 생긴다. 특히 사춘기에 타인과 비교하거나 남으로부터 받은 괴롭힘이나 따돌림에 의해 자존감에 상처를 입어 사회생활에 어려움을 겪기도 한다. 실제로 두개안면기형을 가진 사람에게 거리를 두거나 혐오하는 시선을 보내는 사람이 많으며 이것이 인지, 정서 그리고 행동적 반응에 영향을 미친다. 일반적으로는 형태의 이상이 심할수록 부정적인 반응이 나타난다고 하나, 특이하게도 경미한, 즉 스스로가 정상에 가깝다고 생각하는 환자들이 심각한 기형을 가진 환자들보다 더 큰 스트레스를 받는다는 주장도 있다.

치료 중에 자신의 역할을 포기하고 부모에게 미루거나 협조를 하지 않는 경우도 많이 있다. 끊임없이 격려하고 존중하면서도 잘못된 행동은 지적하여 시정하도록 해야 하는데 참으로 어려운 일이다. 치과의사로서 두개안면기형 환자의 치료계획을 수립하는 경우, 환자가 가진 질환을 정확하게 평가하고 진단하는 것뿐만 아니라 환자와 보호자의 정서적 스트레스도 이해해야 한다.

얼굴은 생물학적 기관(Biological organ)과 정체성의 기관(Organ of identify)으로서 이중의 역할을 한다. 먼저, 생물학적 기관으로서 얼굴은 신체의 다른 장기와 마찬가지로 고유의 해부학적·생리학적 특징을 가진다. 안면 피부는 해부학적인 장벽으로 수분을 유지하고 온도를 조절한다. 특정한 기능을 수행하는 눈꺼풀, 코, 입술 등이 존재하며, 많은 자율신경 말단을 포함하고 있어 중요한 감각기관의 역할을 한다. 정체성의 기관으로서 얼굴은 자아개념 확립에 중요한 역할을 한다. 자아개념이란, 자기 자신에 대한 능력, 태도, 느낌 등을 모두 포괄하는 주관적인 자기 자신에 대한 견해이다. 타인에게 자신의 존재가 인식되는 것, 그리고 자신을 표현하고 감정을 나타내어 상호작용을 하면서 자아 개념이 확립된다. 따라서 얼굴은 신체 이미지와 자기 가치 확립에 주요 구성요소로 정체성의 기관 역할을 한다.

많은 영역에서 사람들은 외모에 의존하여 타인을 판단하는 경향을 보인다. Eagly(1991)은 매력적인 얼굴을 가진 사람일수록 많은 사랑을 받고 자라며, 사교성이 뛰어나고 인기가 많을 것으로 추측된다고 하였다. 또한 타인에게 신뢰감을 주고 업무 효율도 높을 것이라 예상된다고 하였다.

얼굴은 생물학적 역할과 함께 사회활동에도 많은 영향을 줄 수 있다는 것을 알 수 있다. 따라서, 이를 바탕으로 안면기형 환자의 사회심리적 특징에 대해 접근해야 할 것이다.

가. 심리적 기능

심리적 기능이란 외부세계와 내면세계를 지각하고 이해하기 위한 사고, 감정, 직관, 감각 등을 의미하며, 어떤 기능을 우선시하는가에 따라서 개인의 기본적인 성격이 결정된다. 두개안면기형 환자가 겪을 수 있는 심리적 기능 장애에는 불안과 우울, 자존감 저하, 행동문제 등이 있다.

A. 불안과 우울

두개안면기형 환자는 정상인에 비해 더 깊은 불안과 우울을 경험한다고 한다(Thompson과 Kent, 2001). 또 두개안면기형 환자가 불안감과 우울증을 겪는 비율이 정상인에 비해 2배 이상 높으며, 이는 높은 자살률에도 영향을 미친다고 하였다.

B. 자존감 저하

자존감이란 자신의 능력과 가치에 대한 전반적인 평가와 태도를 의미하는 것으로 자기, 타인, 상황이라는 3가지 요소에 의해 결정된다. 타인은 다른 사람과의 관계에서 느끼는 동질성, 이질성, 상호작용에 대한 것이며, 상황은 가족이나 부모의 가정환경을 의미한다. Straus와 Broder(1989)의 보고에 따르면 두개안면기형 환자의 경우 낮은 자존감을 가지는 경우가 많다고 하였다. 하지만 자신의 외형을 인정하고 받아들인 경우에는 높은 자존감을 보였다. 이와는 다르게 비정상적으로 높은 자존감을 보인 경우도 있는데, 기형을 인지하였으나 긍정적인 이미지를 제공하기 위한 의도적 행위가 반복되면서 스스로를 왜곡시켜 발생한 결과로 추정된다.

C. 행동문제

행동문제는 내면화 행동문제와 외현화 행동문제로 세분화할 수 있다.

내면화 행동문제는 신체화 장애, 불안장애, 사회적 억제 등을 포함한다. 신체화 장애란 심리적인 갈등이 신체를 통해 병이나 증상 등의 형태로 전환되는 것이며, 사회적 억제는 사회적 관계에서 구성원들이 거부감을 가질 수 있는 행동이나 절차를 스스로 의식하거나 혹은 무의식적으로 제한하는 것을 말한다.

외현화 행동문제에는 공격성, 과잉 행동, 비행, 반항 등이 있다. 두개안면기형 환자의 경우 이러한 내면화·외현화 행동문제를 보이는 경우가 많다. 이는 장애의 유무에 영향을 받으며, 장애 심도와의 관련성은 뚜렷하게 나타나지 않는다.

나. 사회적 기능

사회적 기능이란, 개인이 자신의 환경과 상호작용하고 업무, 사회활동,가족과의 관계와 같은 환경에서 자신의 역할을 수행할 수 있는 능력을 말한다. 주로 대인관계, 사회활동과 결혼, 대인관계, 학업 성취도 등으로 평가할 수 있다.

A. 사회활동과 결혼

두개안면기형 환자는 신체적·감정적 문제로 인해 제한적인 사회활동을 하며, 높은 실업률을 나타냈다. 또한 낮은 결혼율과 늦은 결혼시기 및 저출산 경향을 보였다.

B. 대인관계

새로운 관계 형성에 어려움을 느끼며, 좁은 대인관계를 형성한다. 괴롭힘과 따돌림의 경험은 정상인이 22%인 반면, 안면기형환자의 경우 62%로 나타났다. 괴롭힘과 따돌림을 당한 경우 더 심한 우울감과 행동장애를 나타내고, 연령이 증가하더라도 치유되지 않고 영향을 미치는 것으로 확인되었다.

C. 학업 성취도

학업 성취도는 같은 학년 동기들에 비해 낮았으나, 형제·자매와 비슷한 수준을 보였다. 퇴학이나 자퇴의 비율이 정상인에 비해 높으며, 더 나은 교육에 대한 열망이 낮았다고 한다. 그러나 구순구개열 등 대부분의 두개안면기형 어린이들의 지능은 정상인과 큰 차이가 없으며 언어적 문제에 따른 소통의 결여, 심리적 위축이 더 큰 원인으로 지적되고 있다.

다. 삶의 질(Quality of Life)

Quality of life는 개인이 살고 있는 사회에서 자신의 위치에 대한 인식을 말한다(WHO). 1978년 Giddon이 정의한 구강 건강과 관련된 삶의 질은 음식섭취나 말하기와 같은 기능과 관련된 요소, 동통과 불편함에 관한 요소, 구강과 관련된 결함으로 인해 자신이 느끼는 심리적인 부분·사회경제적인 측면을 모두 고려한 것이다.

두개안면기형 환자의 삶의 질을 평가한 문헌에서 후천적 두개안면기형 환자가 선천적 두개안면기형 환자에 비해 부정적으로 생각하는 경향이 강하게 나타났다. 선천적으로 기형을 가진 환자는 태어날 때부터 자신에게 주어진 안모를 받아들이고 적응하게 되나, 화상이나 외상과 같은 후천적인 사고로 인한 경우 심리학적·사회학적으로 자신의 변화된 안모에 적응하는데 시간이 더 필요하기 때문으로 생각된다.

라. 부모의 사회심리적 특징

부모는 가족의 심리와 사회적 균형을 유지하는데 중요한 역할을 한다. 부모는 아이에게, 아이는 부모에게 영향을 준다. 예를 들어, 긍정적인 부모를 둔 아이는 긍정적인 사고와 높은 자존감을 가지는 경우가 많다.

아이의 질병은 가족관계와 상호작용에 심각한 영향을 줄 수 있다. 두개안면기형을 가진 아이들이 장애를 극복해 나가는 것에는 부모의 긍정적인 역할이 중요하다. 하지만 부모도 아이의 영향을 받기 때문에 아이들의 외모·의사소통 장애가 부모의 경제적·사회적 문제 및 정서적·심리적 문제를 유발할 수 있다. 특히 이러한 스트레스는 어머니에게서 많이 나타나는데, 스트레스가 심한 경우 공격적이고 위협적인 육아로 이어질 수 있어 아이에게 부정적인 영향을 미치는 악순환이 반복되게 된다. 따라서 아이와 함께 부모의 심리치료도 같이 이루어지는 것이 바람직할 것이다.

마. 두개안면기형 환자의 교정 치료와 심리

두개안면기형 환자의 심리적·사회적 특징은 외모에 가장 큰 영향을 받는다. 특히 호기심이 왕성한 시기인 청소년기에 가장 많이 영향을 받게 된다. 이 시기에 외모, 능력과 관련하여 동료 집단과 차이를 느끼게 되면 자아 인식에 문제가 생기게 된다. 이를 통해 사회적 환경에 민감하게 반응하게 되고 내면화 및 외현화 행동 문제를 증가시킨다. 또한 삶의 많은 부분이 운명 또는 타인에 의해 결정된다고 생각하여 수동적인 삶을 살게 된다.

이러한 문제가 적절한 시기에 해결되지 않고 성인이 된 경우, 개인의 고통이 더 심해진다. 교정치료의 주된 동기가 사회적으로 받아들여지는 외모를 만들어 주어 삶의 질을 개선하는 것에 있으므로 교정치료를 받으려는 동기의 파악이 중요하고, 장기간에 걸쳐 진행될 힘든 치료에 순응하고 협조를 하는 것이 반드시 필요하다. 두개안면기형을 가진 아이들을 치료함에 있어서 심리상담도 병행한다면 아이들의 건강한 사회심리적 기능 형성에 도움이 될 것이다. 환자와 부모에 대한 긍정적 지지 외에도 사회에서 두개안면기형을 포함한 장애를 가진 사람에 대한 편견이나 차별을 줄여가는 것이 필요하겠다.

[참고문헌]

1. Rifkin WJ, et al. Facial disfigurement and identity: A review of the literature and implications for facial transplantation. AMA journal of ethics, 2018;20(4):309-323.
2. Eagly AH, et al. What is beautiful is good, but…: A meta-analytic review of research on the physical attractiveness stereotype. Psychological bulletin, 1991;110(1):109.
3. Thompson A, et al. Adjusting to disfigurement: processes involved in dealing with being visibly different. Clinical psychology review, 2001;21(5)663-682.
4. Hunt O, et al. The psychosocial effects of cleft lip and palate: a systematic review. European journal of orthodontics, 2005;27(3)274-285.
5. Broder H, et al. Self-concept of early primary school age children with visible or invisible defects. The Cleft palate journal, 1989;26(2):114-117.
6. Richman LC, et al. Neuropsychological, behavioral, and academic sequelae of cleft: early developmental, school age, and adolescent/young adult outcomes. The Cleft palate-craniofacial journal, 2012;49(4):387-396.
7. Hunt O, et al. Self-reports of psychosocial functioning among children and young adults with cleft lip and palate. The Cleft palate-craniofacial journal, 2006;43(5):598-605.

6. 두개안면기형의 포괄적 관리의 개요와 원칙

두개안면기형이 있는 사람들은 저작과 발음 같은 육체적인 장애뿐만 아니라 외모불량에 따른 사회생활이나 정신건강에서 많은 문제가 있다. 이러한 기형을 초래할 수 있는 원인은 다양하고 문제가 복합적이므로 치료가 매우 힘들고 많은 한계가 있다. 그러나 최근에 수술-교정 병행치료가 급속히 발달하여 많은 도움이 되고 있다. 또한 중증 기형이나 증후군은 유전과 관계된 경우가 많으므로 임상유전학의 도움을 받는 것이 필요하다. 두개안면기형, 특히 두개안면증후군(Craniofacial syndrome)의 발생과정을 이해함으로써 정상적인 성장과 발육의 과정, 특정 원인요소가 악골과 치아발육에 미치는 영향, 악골성장의 기전에 대한 소중한 정보 등이 수립되었다.

가. 두개안면기형 팀의 다학제 협력 치료

두개안면기형은 그 종류가 매우 다양하며, 병인도 분명하지 않은 경우가 있고, 신체의 여러 부위에 걸쳐 복잡한 문제를 가지고 있을 뿐만 아니라 같은 병명의 사람 내에서도 두개, 안면, 구강 상태에 많은 차이가 있다. 이들은 원래 정상적인 해부학적 구조를 가졌는데 어떠한 사건에 의해 손상된 것이 아니라 태어날 때부터 원래 존재하지 않았던 것을 정상에 가깝게 회복해야 하므로 매우 어렵고 치료의 한계가 있다. 따라서 태어날 때부터 성인이 될 때까지 여러 분야의 전문가들이 협력하여 조직적으로 관리하여야 양호한 결과를 얻을 수 있다.

두개안면기형 팀의 구성원은 각 분야에서 정규적인 교육을 받고 경험이 있는 사람으로서 두개안면기형이 있는 환자의 진단, 치료계획 수립, 실제적인 치료, 장기간의 추적 관찰에 참여한 경험이 있는 사람이 바람직하다. 단순히 여러 분야의 전문가들을 모아 둔다고 해서 제대로 작동하는 팀이 되는 것이 아니며 정기적인 모임을 통하여 다른 분야에 대해 이해하고 함께 환자를 진단하고 치료하기 위해 논의한 경험이 쌓여야 비로소 진정한 팀이 된다. 실제적으로는 많은 기관에서 가장 발생빈도가 높은 구순구개열 팀이 운영되고 있다. 우리나라에도 조속히 몇 개의 제대로 된 두개안면기형 팀이 만들어져 잘 작동되기를 희망한다.

근래에는 대부분의 선진국에서는 임신 중일 때부터 산전관리 중 자궁 내 초음파검사나 유전 상담 등을 통하여 예상하고 대비하는 경우가 많다. 출생 직후 아기의 상태가 좋지 않을 수 있으므로 소아청소년과 의사가 먼저 보게 되고, 부모의 정신적인 충격을 위로하고 완화하기 위하여 심리학적 상담을 제공하고 조직적인 팀에서 잘 관리할 것이라고 설명하는 것이 필요하다.

의료진 외에 가족지원 그룹을 만나게 하는 것이 필요하다고 알려져 있는데 비슷한 경험을 한 부모들과 논의하고 치료 전,후의 기록을 같이 검토함으로써 심리적으로 위로를 받고 불안을 줄이며, 앞으로의 치료 과정에서 적극적으로 참여할 수 있도록 하는 데 큰 도움이 되는 것으로 알려져 있다.

그 후 다수의 의학, 치의학의 전문가들이 환자의 치료 과정에 관여한다. 일차적으로는 아기는 숨을 쉬고 먹게 해야 하며, 부모는 위로를 받고 앞으로의 길고 험난한 과정에 용기를 내어 적극적으로 참여할 수 있게 하는 것이 가장 중요하다. 초기의 긴박한 요구는 신생아 담당 소아청소년과 의사, 신경외과 의사, 소아외과 의사와 특수 간호팀에서 담당하지만 구강악안면외과나 치과교정과의 참여가 필요한 경우도 있다. 그 후 특정 시기에 관련된 전문가들이 자신의 역할을 수행하게 되는데 상호 이해와 전문적 지식에 기반을 둔 소통이 좋은 치료의 근간이 된다.

의학적 문제와 성장 발달의 이상을 평가하고 대처를 위하여 소아과, 유전적 요인의 개입이 많으므로 임상 유전학, 치아이동에 영향을 미치는 호르몬과 대사장애에 대한 평가를 위해 내분비내과, 시력과 청력 이상의 조기 발견과 관리를 위한 안과와 이비인후과, 언어치료사, 성장기의 구강병 평가와 치료를 위한 소아치과, 치아의 결손과 형태 이상의 최종적 치료를 위한 보철과 전문가들도 적절한 시기에 참여하여야 한다. 이러한 의학과 치의학 전문가들의 활동을 제도적, 경제적으로 뒷받침하기 위하여 사회복지사의 참여도 필요하다.

나. 두개안면기형을 지닌 사람의 교정치료를 위한 진단과 치료

두개안면기형 환자들은 대부분 악안면의 심각한 변형과 부정교합을 동반한다. 따라서 턱뼈의 수술과 교정치료를 필요로 하게 되는데, 각 기형의 특성을 고려하여 진단, 치료 계획 수립, 수술 전 교정치료, 수술, 수술 후 교정치료, 치료 결과의 유지를 위한 조처가 이루어져야 한다. 특히 관념적으로 이상적인 치료 목표에만 집착하지 말고 각 개인에서 달성 가능한 치료 목표를 정하는 것에서 치료 계획이 출발해야 한다. 기형이 없는 다른 환자들에서와 동일한 진단과 치료 계획 수립 과정을 수행한 후, 치아이동의 어려움, 치료의 복잡함과 위험, 치료 기간 등을 고려하여 수정하는 과정이 반드시 필요하다.

대부분의 두개안면기형 환자들은 치과교정과에 내원하기 전에 이미 다른 여러 전문분야에서 필요한 치료를 하고 기형의 세부적인 병명을 알고 내원한다. 그러나 가끔은 얼굴, 머리, 구강과 치아의 심각한 형태적 이상이 있는데도 아직 현재의 상태와 병명을 모르고 내원하는 어린이도 드물게 있기 때문에 치과의사도 이러한 특이한 문제를 간과하지 않고 식별하여 필요한 경우 소아청소년과나 임상유전학 분야에 의뢰할 수 있어야 한다. 얼굴의 비대칭, 특이한 외모, 치아의 형태 이상과 결손 등이 여기에 해당한다.

환자의 병명을 알아내고 분류하여 형태적인 특징만이 아니라 내분비와 면역 시스템 등의 생물학적으로 특별한 사항도 고려해야 한다. 개개 두개안면기형의 양상이 워낙 특이하지만 같은 병명의 기형 환자들 간에도 그 유전적 배경과 발육 과정의 차이 때문에 세부적인 사항들을 자세히 평가하면 개개인 간에 상당한 차이가 있으므로 교정치료를 담당할 치과의사는 진단 과정에서 기형에 해당하지 않는 다른 환자에서와 마찬가지로 부정교합과 안면 변형의 범위와 정도를 세밀하게 평가해야 한다.

치과교정학은 생물학과 역학의 결합이며, 기형을 수반한 많은 환자에서 치아이동과 골조직의 반응이 다를 수 있으므로 이런 점도 고려해야 하나, 이런 부분에 대해서는 아직까지 정보가 충분하지 않다. 그러므로 불확실한 부분이 많은 상태에서 치료를 진행하는 경우 발치와 같은 비가역적이고 상당한 문제를 초래할 수 있는 결정은 조심스럽게 치아이동을 시도해 그 반응을 주의해서 살펴본 후에 하는 것이 안전하겠다. 대부분의 환자가 비교적 어린 나이에 처음 치과교정과에 내원하므로 두부 안면의 성장과 발달을 평가해야 하고 담당의료진은 조기 수술과 같은 요인들의 영향을 예측하여 치료 시기와 방법의 결정 등에 조언을 해야 하는데 환자 고유의 생물학적인 문제와 치료와 수술이나 복용하고 있는 약 같은 외부 요소들의 복잡한 상호 작용을 정확히 이해하고 최상의 결정을 내리기는 참으로 어렵다. 결국 다른 전문가들과의 긴밀한 교류를 통하여 최선이라고 장담할 수는 없지만 합의된 치료를 진행하며 그 과정에서 실제적인 경험을 축적해 나가야 하겠다. 또 현재의 외모, 그동안 받아온 힘든 치료 과정 때문에 심리적인 상태도 보통 사람들과 매우 다를 수 있음을 주의하여야 한다. 환자 개개인의 가치관과 기대와 요구를 수용하여 치료의 방법과 순서를 결정하게 된다. 항상 기형이나 부정교합 자체가 아닌 그런 문제를 지닌 사람을 치료한다는 생각을 잊지 말아야 하겠다. 이것이 환자와 치과의사의 관계를 잘 유지하여 협력적인 치료가 가능하게 하는 관건이다.

두개안면기형 환자의 교정치료에서의 진단은 그 환자의 기형을 알아내는 것만이 아니다. 기형을 가진 환자의 치아와 안면의 부조화에 대한 진단을 하게 되므로 통상의 부정교합과 악안면변형증 환자에서의 진단 자료와 분석법이 적용된다. 여기에 각 기형의 생물학적 특성이 고려되어야 한다. 보통의 교정 환자를 치료할 때와 같은 진단 자료와 분석 항목도 당연히 필요하고 특히 삼차원 영상의 이용이 필요한 경우가 많으며 디지털 영상으로 교정치료나 수술을 시뮬레이션해 볼 필요도 있다. 근래에는 비용도 상대적으로 저렴하고 방사선 조사량도 적은 치과용 Cone Beam Computed Tomography(CBCT)가 개발되어 많이 사용되고 있는데 이는 두개안면기형의 정밀한 삼차원적 진단에도 큰 도움이 될 뿐만 아니라, CAD-CAM기술과 결합하여 실제적인 치료에도 매우 유용하게 사용되고 있다.

Proffit 등이 제시한 교정치료를 위한 기본적인 진단 과정을 밟은 후 팀을 이루는 여러 전문 분야가 함께 평가하고 치료 계획을 의논하는 것이 바람직하다. 최근의 정보기술을 이용하여 원격 화상회의를 하는 것도 한 대안이 될 수 있겠다. 두개안면기형을 지닌 사람의 포괄적 치료의 한 부분으로서의 교정 치료를 위해서는 보다 넓은 시각으로 문제에 접근하는 것이 필요하다.

1) 교정치료를 위한 진단 과정

a. 환자와의 첫 번째 교류

의학적 병력이 매우 중요하므로 필요하면 첫 내원 전에 전화를 통하여 필요한 자료들을 준비해오도록 안내하고, 이메일 등으로 관련 분야의 전문가와 자료를 교환하고 의견을 청취하는 것도 필요하다. 두개안면기형이 있는 환자는 교정적 문제만을 갖고 있지 않다는 점을 명심해야 한다.

첫 만남에서 인터뷰를 통해 환자와 보호자의 문제에 대한 인식 정도, 기대치에 대해서 파악해야 하며 환자의 심리학적인 평가도 수행하는 것이 필요하다. 특히 현재 불편한 점이 있는지, 환자의 진정한 치료 동기가 무엇인지를 파악하기 위하여 잘 묻고 잘 들어야 한다. 첫 번째 검진은 문제에 대해 최대한 넓게 전체적으로 보는 과정이다. 임상 검사를 통하여 현재의 상태를 파악하고, 필요한 진단 자료들을 추가적으로 확보하는데 특히 심미적인 문제와 기능적인 문제의 평가에는 다른 어떤 자료보다 임상 검사가 중요함을 잊지 말아야 한다. 특정 기형의 양상에 압도되지 말고 치과의사로서 평가해야 할 구강 내의 소견, 얼굴 모습, 기능을 할 때의 특이한 점들을 세심하게 파악하여야 한다. 골격과 외모뿐만 아니라 구강과 치아의 상태도 세밀하게 평가해야 하며, 교정치료를 시작하기 전에 관리되어야 할 구강 질환도 파악하여야 한다.

b. 진단 자료의 수집

보통의 부정교합의 교정치료를 위한 X-ray, 석고 모형(최근에는 스캔한 디지털 모형도 가능), 임상 사진 등은 당연히 필요하다. 문진과 임상 검사를 통해 추가할 진단 자료를 판단한다. 두개안면기형을 가진 사람에게서는 골격 형태의 삼차원적 평가나 치아 매복 상태 등을 평가하기 위해 CT 혹은 CBCT를 채득할 필요성이 증가한다. 각 기형에서 교정치료와 관계되어 문제를 초래할 수 있는 상황이 있으면 해당 전문의와 상담하는 것이 당연히 필요하다. 그러나 다른 분야에서는 치과교정치료에 대하여 잘 모르는 경우도 많이 있으므로 구체적으로 어떤 부분이 염려되고, 무엇을 알고 싶은지를 자세히 전달하여야 한다.

c. 문제 목록의 작성과 가능한 치료 방법들의 모색

수집된 진단 자료를 평가할 때는 통상의 분석법이 적절히 이용될 수 있으나 두개저의 형태 이상, 턱수술의 필요한 경우 등의 특이한 문제가 있을 경우 이에 적절한 분석법을 채택해야 하고, 각 분석법의 한계를 고려하여 평가해야 한다. 문제들을 열거하고 분류하여 문제 목록을 작성한 후 이를 해결할 수 있는 방안들을 열거한다. 형태적인 특징이 주로 고려된 치료 계획을 수립한 후 치아 이동에 대한 반응과 근신경계의 특이한 점들이 고려되어야 한다. 즉 쇄골두개이형성증(Cleidocranial dysplasia) 환자에서는 매복되어 있는 치아의 맹출이 현저히 느리거나 불가능한 것, 내분비의 문제가 있는 경우, 뇌성마비와 같은 근신경계의 문제, 발달 장애 환자에서의 협조를 얻기 불가능한 점 등을 검토하여 최종 치료 계획이 수립되어야 한다.

d. 치료계획의 수립(Treatment Planning)

두개안면기형의 교정치료 계획은 환자의 문제에서 출발하여 달성 가능한 치료 목표를 고려해 세워져야 한다. 단순히 어떤 문제가 있으니 이런 방법도 해 볼 수 있겠다는 차원을 넘어서 치료의 효율, 환자의 부담, 불확실성 등도 함께 고려해야 하겠다. 무리한 치료 목표와 치료 계획은 치과의사와 환자를 지치고 좌절하게 하므로 달성 가능한 치료 목표를 설정하여 효율적이고 효과적인 치료 계획을 수립하여야 하는데, 흔하지 않은 증례에서 처음에 계획한 치료를 변경하지 않고 진행하기는 거의 불가능하므로 항상 주의 깊게 치료의 진행 과정을 모니터링하여 필요한 경우 재평가하여 수정해 가면서 진행할 수밖에 없는 것 같다.

교정치료와 수술을 통해서 해결해야 할 발육과 형태의 문제가 아닌 구강 내의 병적인 상태들은 대부분 교정치료 시행 전에 조절되어야 한다. 가능한 치료 방법들을 조합하여 가급적 단순하고 위험이 적은 조합을 만들고 치료의 순서도 결정하여야 한다. 특히 두개안면기형의 치료에서는 통상의 교정 치료와는 결과가 다르게 진행될 수 있기 때문에 어느 단계와 어떤 문제가 인지될 때 재평가를 할 것인지를 미리 생각해 두는 것이 좋겠다.

e. 환자와의 상의를 통한 치료 계획의 잠정적 확정

두개안면기형을 가진 사람들은 그동안 많은 치료를 받으며 자신의 질병과 상태에 대해 비교적 많은 지식을 가지고 있다. 그러나 치과교정치료에 대해서는 여전히 잘 모르는 경우가 많으므로 환자가 이해할 수 있도록 설명하고 필요한 보충 설명을 해야 한다. 환자가 설명한 내용을 어느 정도 이해하고 있는지를 파악하기 위한 노력도 필요하다. 설명은 아무리해도 부족하며, 치과의사가 설명한 내용을 환자가 정확히 이해하기는 참으로 힘든 것 같다. 따라서 중요한 문제에 대해서는 질문을 통해 확인하고, 매 치료 단계마다 다시 설명하고, 환자가 편안하게 물어 볼 수 있는 분위기를 조성하는 것도 중요하다고 생각된다.

치과의사가 생각하는 문제와 치료 방침을 환자가 이해하고 받아들이면 서면으로 동의를 받고 치료를 진행하게 되는데, 원래 진단은 잠정적인 진단이며 치료를 진행해 가면서 진단과 치료 방침이 변경될 수 있다는 것을 반드시 설명하여야 한다. 치료 방법을 설명하고 동의를 받을 때 다른 치료 방법이 가능하면 그 장점과 단점에 대해서도 설명을 하여 환자의 선택을 존중하는 것이 필요하나 지나치게 산만하게 설명하여 환자를 혼란의 바다에 밀어 넣지 않도록 주의하여야 하겠다.

지속적으로 활동하는 팀에서 환자를 같이 평가하고 진단과 치료 계획 수립을 하는 것이 이상적이지만 대부분의 두개안면기형의 치료는 수술과 함께 이루어지기 때문에 최소한 교정전문의가 수립한 치료 계획을 수술을 담당할 외과의사와 미리 상의한 후 환자에게 설명하는 것이 바람직하다.

2) 두개안면기형의 교정 치료

두개안면기형을 가진 사람의 교정치료는 보통의 부정교합을 가진 사람이나 턱수술을 할 사람의 교정치료와 같은 것인가, 다른 특별한 것인가? 다르다면 어떤 점들이 특별한가? 두개안면기형은 매우 복잡하고 이 기형이 있는 사람의 두개, 안면, 구강과 치열 상태는 다양하다. 선천성 두개안면기형을 가진 사람은 대체로 문제가 심하고 조기에 발견이 된다. 때로는 호흡의 곤란이나 뇌의 이상이 진행될 수 있어 불가피하게 이른 시기에 필요한 수술을 하고 교정과에 내원하기도 한다.

턱수술의 기본 원칙은 과성장은 성장이 종료된 후 시행하고, 열성장은 기능의 회복과 성장 억제 요인의 제거를 위해 조기에 시행할 수 있다는 것이다. 대부분의 두개안면기형에서는 태어날 때부터 특정 부위의 크기가 작고 성장 잠재력이 적을 것으로 예상된다. 교정치과의사는 이러한 비정상적인 상황에서 앞으로의 악골 성장과 교합의 발육을 예측하고 관리하게 된다. 실제적인 교정치료는 악교정수술이 필요한 경우가 대부분이므로 수술 전 교정치료와 수술 후 교정치료로 나누어 진행되는 경우가 많다. 또 수술이 외과의가 책임지고 수행하는 일이라도 수술을 용이하게 할 수 있도록 준비하고, 수술 계획의 결정에 참여하고, 수술 직후에 결과를 평가하여 미진한 부분을 신속히 보완하는 일에도 소홀해서는 안 된다고 생각한다. 수술 후 적절한 회복기를 거쳐 대체로 일반적인 악교정수술과 비슷한 과정과 방법으로 목표한 교합으로 마무리하게 되는데, 이상적인 교합의 달성이 불가능한 경우가 흔히 있으므로 어느 정도까지 교정치료를 지속할 것인지를 판단하는 일이 쉽지 않은 것 같다. 교합은 단순히 심미적 측면과 저작 기능에만 관여하는 것이 아니라 악간 관계의 유지와 치료 후의 안정성에 영향을 미치므로 상당한 수준까지는 달성하는 것이 필요하나 실제적으로는 많이 미흡한 상태에서 치료를 종결할 수밖에 없는 경우도 흔히 겪게 되는 것 같다.

골신장술이나 악교정수술을 먼저 하게 되는 경우 교합의 변화에 따른 저작 불편 등을 완화하기 위하여 개입하게 되는데 이런 경우 오랜 기간에 걸친 여러 단계의 치료가 필요하므로 환자가 너무 지치지 않도록 꼭 필요한 치료만 하고 정밀한 교합의 형성은 최종 교정치료 단계에서 달성하는 것으로 계획하는 것이 좋겠다. 악기능장치나 치아 맹출의 차등적 유도 등이 유치열기나 혼합치열기에 필요한 대표적인 치료이다. 치아의 매복이나 과잉치, 결손치를 동반하는 경우도 많은데 어떤 시점에서 어느 정도 개입할 것인지를 결정하는 것도 쉬운 일이 아니다. 신경과 근육의 기능 이상이 있거나 치아이동이 잘 되지 않는 증후군들도 상당히 있으므로 치료를 시작하기 전에 이러한 점들도 미리 알아보고, 조심스럽게 치료를 진행하여야 한다. 무엇보다도 치료의 어려움과 한계를 인식하고 각 단계의 명확한 치료 목표를 설정하고 치료를 진행하여야 한다.

교정치과의사는 각 환자에서 앞으로 진행될 성장과 발육에 대하여 예측하여 외과의사 등에게 치료의 시기와 예상되는 결과를 조언하고 직접적인 치료로는 유아기에 수술 전 악정형치료, 혼합치열기에 치아의 맹출과 기능적 장애의 제거와 성장 조절을 위한 악정형치료, 청소년기와 성인기의 교정치료, 악교정수술을 위한 술전, 술후 교정치료, 결손 치아의 보철을 위한 공간 재배열 등을 담당한다.

두개안면기형, 특히 두개안면증후군(Craniofacial syndrome)의 거의 모두에서 악골 기형과 심각한 부정교합이 동반되므로, 특히 구강악안면외과 혹은 두개안면외과(Craniofacial surgeon)와 교정과의 협력 치료가 필요하게 된다. 2009년 뉴욕대학의 Santiago와 Grayson은 두개안면외과의사인 McCarthy와 오랫동안 협업을 한 경험을 토대로 두개안면기형 환자들의 교정치료를 효과적으로 수행하는 두개안면교정학(Craniofacial orthodontics)을 소개하였다. 반안면왜소증과 피에르 로뱅 연쇄 같이 열성장에 의한 호흡곤란이 있는 경우에는 불가피하게 조기에 골신장술을 시행하기도 하는데 이때 변화된 교합에서도 저작을 가능하게 하고, 조직 치유 시의 수축에 의한 재발을 방지하고 부작용을 감소시키기 위하여 bite block이나 hybrid appliance 또는 기능성 장치를 이용한 치료가 도움이 된다. 기능성 장치의 사용 목적은 결여된 구조물을 대체하고, 구강악계의 기능을 자극하여 차등적인 성장을 도모하고, 수술에 의해 변화된 새로운 위치에 근신경계가 적응할 수 있게 하기 위함이다.

3) 치료 후의 유지 프로그램과 재발 관리

저명한 교정치과의사인 Howe는 "내가 치료한 환자의 재발을 책임져 준다면, 받은 치료비의 반을 기꺼이 주겠다."는 말을 한 적이 있다고 한다. 교정치료 후의 결과를 잘 유지하기가 그만큼 어렵다는 공감이 가는 말이다. 사실 교정치료 후의 안정성에 영향을 미치는 요인들과 이에 대한 확실한 대응에 관해서는 아직도 명확한 근거가 부족하며, 각 임상가 나름의 주장이나 책임회피를 위한 과도하고 장기적인 유지 방침이 적용되기도 하는 것 같다. 보통의 교정 환자에서도 이러하니 두개안면기형 환자에서는 치료 후 상당히 심한 변화를 경험하기도 한다. 재발을 비롯한 바람직하지 못한 변화를 관리하기 위해서는 적극적인 치료를 시작하기 전부터 근기능 훈련과 호흡 양상의 개선 등이 필요하며, 피할 수 없는 변화를 고려하여 치료 목표를 설정하고, 환자 측에 미리 설명하는 것이 바람직한 것 같다.

4) 성장기에 이루어지는 조기 수술과 관련한 교정치료

반안면왜소증이나 피에르 로뱅 연쇄 등에서는 생명의 유지, 악골 성장의 패턴 개선, 심미적 결함에 따른 사회심리적 요인으로 조기 수술이 권장되고 있다. 근래에는 골신장술(Distraction osteogenesis)이 많이 이용되고 있는데 치과교정전문의는 골절단부와 신장시키는 방향, 개선량의 결정 등에 참여하며 골신장이 끝난 후에는 대부분의 환자에서 조기 접촉되는 부분과 치아가 닿지 않는 부분이 생기게 되므로 bite block을 포함한 기능성 장치를 장착시켜 수술 결과를 유지하면서, 신속히 많은 치아가 교합에 참여하도록 정출시키는 것이 필요하다. 그 외에도 조기 수술을 용이하게 하고 결과를 양호하게 유지하기 위하여 교정치과의사가 관여하게 되는데 아직 치아의 맹출과 악골성장이 진행 중인 상태여서 정밀한 교합의 달성보다는 짧은 치료기간 동안에 그 시점에서의 목표만 달성하고, 성장이 종료된 후 평가하여 또 다른 수술과 교정치료가 필요할 수 있음을 설명하고 주기적으로 관찰하는 것이 바람직하다.

Ⅲ.

각론: 진단과 치료

1. 열(裂, Cleft, 찢어짐)
2. 선천성 유전 질환
3. 선천성 비유전 질환:
4. 후천성 유전 질환
5. 후천성 비유전 질환
6. 사고

Ⅲ 각론: 진단과 치료

1. 열(裂, Cleft, 찢어짐)

얼굴과 구강에 생기는 열(Cleft)은 발생 과정에서 붙어야 하는 돌기들이 태내에서 유합(癒合: 상처가 아물어 붙는 것)되는 것이 실패하여 초래되는 것으로 원인도 다양하고 형태도 다양한 양상으로 나타난다.

가. 구순구개열(Cleft Lip and Palate)

구순구개열은 가장 빈번히 발생하는 두개안면기형으로 구순열, 구순치조열, 편측성 구순구개열, 양측성 구순구개열, 구개열이 있으며, 증후군의 한 증상으로 나타나는 경우도 있고, 독자적인 열에 해당하는 경우도 있다. 20~30%는 증후군과 연관된 것으로 추정되며 이 경우는 유전이 되는 경우가 많다. 파열의 부위와 정도도 아주 다양하여 때로는 상세한 분류법에서도 적용이 되지 않는 경우도 있다. 이들의 치료는 파열의 유형, 정도, 고유의 유전적 배경, 수술의 영향 등을 고려하여 현재의 상태만이 아닌 성장하면서 어떻게 될 것인지를 예측하며 진행해야 한다.

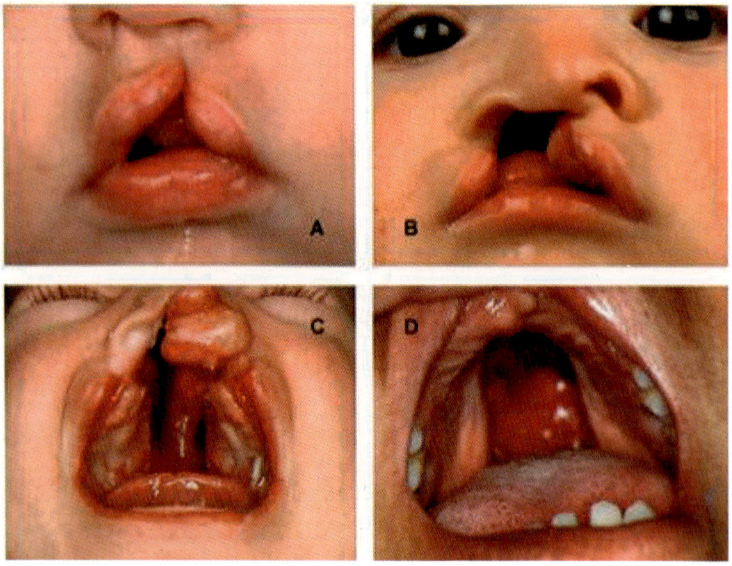

Figure Ⅲ-1-1. Cleft lip and palate(A. unilateral incomplete cleft lip, B. unilateral complete cleft lip, C. bilateral complete cleft lip, D. cleft palate)

1) 구순구개열의 문제들과 장기 치료 계획

a. 출생 직후(입술과 구개의 수술 전)의 문제와 대처

구순구개열 아기가 태어나면 부모는 매우 놀라고 충격을 받게 된다. 또 태어난 아기는 입술과 구개가 갈라져(裂, Cleft) 빨고 삼키는 기능에 문제가 있어 모유 수유가 힘들다. 그래서 아기가 태어나면 제일 먼저 할 일은 부모를 위로하고, 아기에게 영양을 공급하는 것이다. 전문 의료인의 역할도 중요하지만, 근래에는 구순구개열 아기들의 부모 모임이 여러 개 있으며, SNS로 활발히 소통하고 필요한 조언을 해주기도 하므로, 같은 일을 겪은 입장에서 진정한 위안이 되기도 하고, 치료 과정과 부모의 역할에 실제적인 도움을 줄 수 있으므로 이를 알려주는 것도 좋을 것 같다.

직접적인 모유 수유가 어려운 경우가 많으므로(Figure Ⅲ-1-2) 특수 젖병(Figure Ⅲ-1-3)을 이용하여 모유나 우유를 공급해야 하는데 이것을 구할 수 있는 곳을 알려주고 특별한 수유 방법을 알려 주는 것이 필요하다. 생후 3개월 전후로 입술 봉합술(Cheiloplasty)을 시행하게 되는데 체중과 헤모글로빈의 수치가 전신 마취의 조건에 포함되므로 적절한 영양관리가 중요하다.

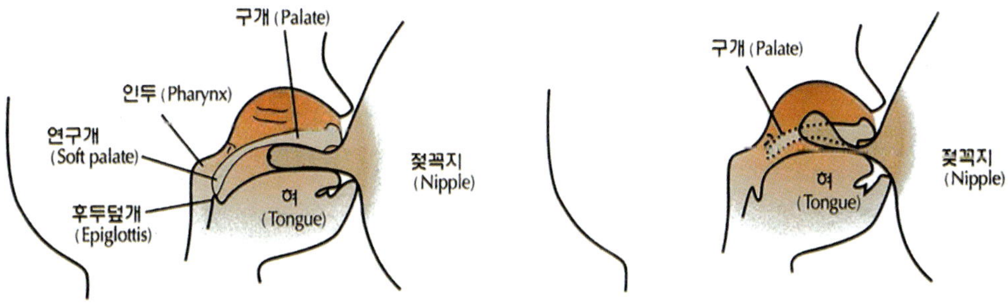

Figure Ⅲ-1-2. Breast-feed (Left: normal person, Right: CLP patient)

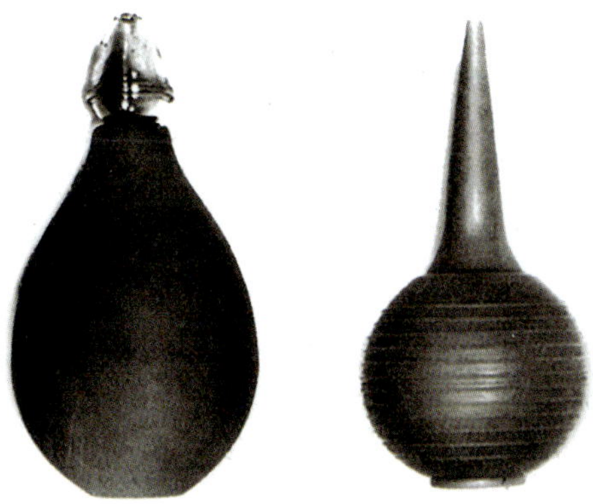

Figure Ⅲ-1-3. Squeezable bottle with a soft, long, cross-hole nipple

b. 입술과 구개의 수술 후의 문제들과 그 대응책들(치과교정학 제4판, pp.447-472참조)

i. 조직의 결손과 전위

구순구개열자의 특징 중 하나는 조직의 결손이다(Figure Ⅲ-1-4). 구순과 구개의 성형수술 후에도 구강과 비강 사이가 개통되어(Oro-nasal fistula) 있는 경우가 흔히 있으며 열(Cleft)에 인접한 치아는 회전 및 경사, 치아의 결손, 치아 맹출장애 등의 문제가 초래되므로 자가골 이식(Autogenous bone graft)이 필요하다. 또 파열부의 치아 선천결손, 과잉치, 기형치의 발생률도 높은데 특히 파열부의 상악 측절치뿐 아니라 소구치 등의 다른 치아의 선천결손의 비율도 정상인에 비하여 매우 높은 것으로 보고되고 있다.

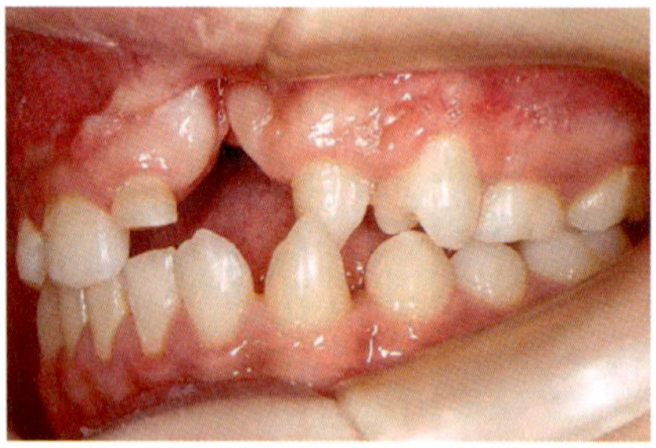

Figure Ⅲ-1-4. Tissue defect

ii. 치궁의 협착과 치열궁 확대

상악골의 성장이라는 측면에서만 생각하면 구순과 구개의 수술을 가능한 늦게 시행하는 것이 바람직하지만 부모의 심리적 충격, 수유와 발음의 문제 때문에 조기에 성형수술을 시행하게 된다(구순의 수술은 생후 3개월 전후, 구개의 수술은 12~18개월경 하게 됨). 특별한 고려 없이 수술을 시행하면 대부분의 경우 치궁의 협착이 초래되는데 협착의 원인은 구순성형술에 의해 연속성이 회복된 근육의 활동이라는 주장과 구개성형수술에 의한 반흔조직의 영향이라는 주장이 있다(Figure Ⅲ-1-5). 상악 치궁의 협착은 측방치군의 반대교합뿐 아니라 상악골의 열성장에 의한 전치부 반대교합, 교합간섭과 혀위치 변화에 의한 하악골 형태 변화를 야기하게 되므로 가능한 조기에 개선되어야 한다. 구순구개열자의 치열궁 형태는 제 1대구치 부위는 거의 정상적인 폭경을 가지나 견치와 소구치의 폭경이 현저하게 감소되어 있으므로 차등 확대가 필요하게 된다.

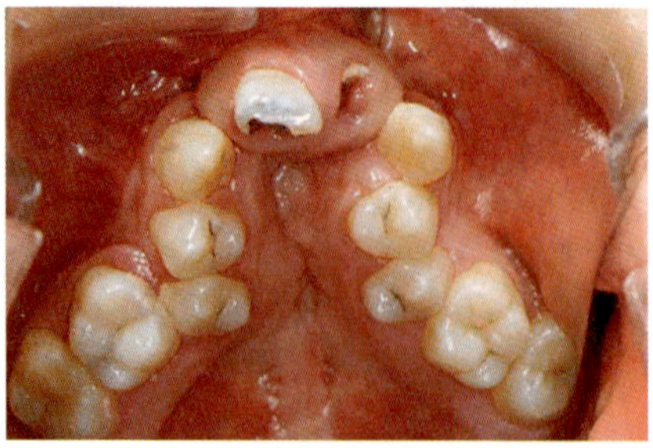

Figure Ⅲ-1-5. Constriction of arch form

iii. 상악골 성장의 장애

구순구개열자가 연령증가와 함께 중안모의 함몰경향이 악화되는 원인에 대해서는 내적 요인인 조직의 결손과 전위라는 요소보다 수술의 시기와 방법의 잘못에 의하여 초래되는 외적 요인의 영향이 크다는 견해가 지배적이다(Figure Ⅲ-1-6). Graber는 수술 받지 않은 구순구개열자의 안모와 교합이 정상인과 크게 차이가 나지 않는다고 보고하여 수술의 후유증이 상악골 성장부전의 주된 원인이라고 주장하였다. Ricketts는 수술 시의 신경과 혈관의 절단과 반흔조직이 구순구개열자의 상악골 발육장애의 원인이라고 지적하였다. 따라서 수술 시 광범위한 절개와 박리(undermining)를 동반하는 수술방법은 피해야 하며 성장 중인 환자에서 한 번의 수술로 복잡한 문제들을 한꺼번에 치료하려는 시도도 재고해야 할 사항이다. 구순구개열자의 상악골 발육장애가 일어나는 주된 부위는 파열부에 인접한 치조골과 상악결절부위(Maxillary tuberosity)로 알려져 있다.

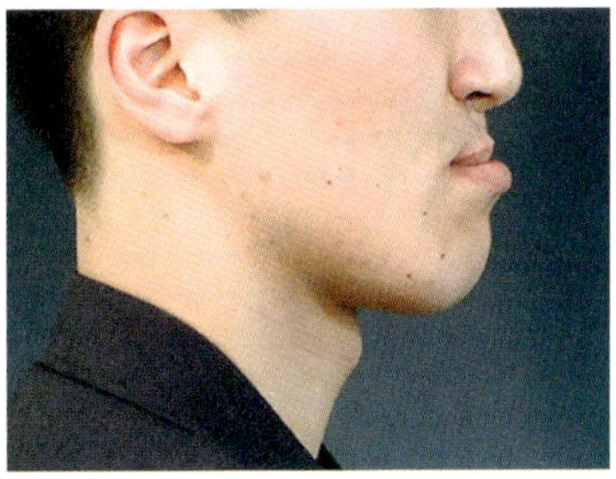

Figure Ⅲ-1-6. Hypoplasia of Nasomaxillary complex

iv. 불규칙한 치아의 배열

구순구개열자의 치아 배열이 불량한 원인으로는 상악 치궁의 협착에 따른 공간부족 외에도 파열부의 골결손과 연조직 이상에 따른 전치의 회전과 경사, 구개성형술 시행 때 치조돌기에 가까운 부위의 골조직이 노출되며 이 부위가 치유되면서 생긴 반흔조직이 근접한 치아의 치주인대와 유착되어 치아의 맹출과 치조골 성장에 영향을 미치는 것을 들 수 있다. 특히 전치와 제 2소구치가 치열궁에서 이탈된 정도가 심하다(Figure Ⅲ-1-7).

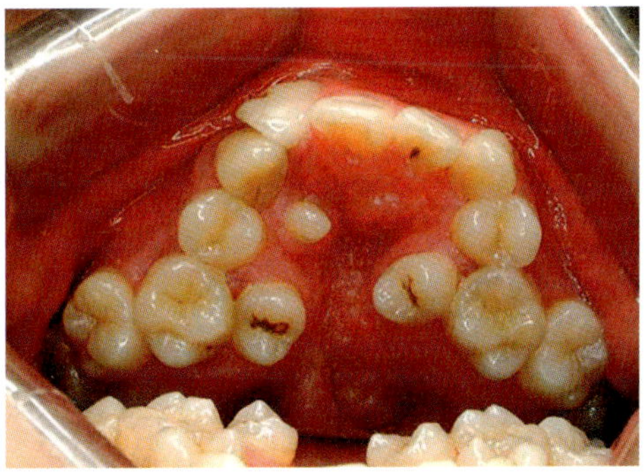

Figure Ⅲ-1-7. Irregular tooth

2) 구순구개열 치료의 원칙과 교정전문치과의사의 역할

구순구개열은 파열의 부위와 정도가 다양하여 일률적인 치료 방침을 적용하기에는 무리가 있다. 그러나 문제가 심각하고 발생빈도가 높은 완전 편측성 구순구개열과 양측성 구순구개열의 치료를 위주로 설명하고, 이보다 문제가 덜 심각한 경우에는 적용하지 않으면 큰 무리가 없을 것으로 생각된다. 구순구개열자의 입술과 구개의 성형 수술 전 형태적 문제는 조직의 결손과 전위이나 수술 후에는 반흔조직(Scar)의 영향으로 치열궁의 협착, 중안면 함몰이 초래된다. 그러므로 수술을 비롯한 여러 치료의 시기와 순서, 방법이 대단히 큰 영향을 미친다. 여러 분야의 전문가들이 협력하여 치료하게 되지만 실제적으로는 여러 차례 하게 되는 수술이 가장 중요하고, 수술을 더 좋은 조건에서 할 수 있게 하고, 그 결과를 관리하며 교합을 이루어주는 수술전 교정치료도 필요하다.

교정치과의사, 나아가 전문화된 두개안면기형 전문 교정치과의사(Craniofacial orthodontist)는 실제적인 교정치료 뿐만 아니라 다른 치료의 결과를 장기간에 걸쳐 평가하여 치료의 지침(protocol)을 확립하고 개선하며, 다른 전문가들에게 조언을 하는 역할을 하게 된다. 유럽에서는 대표적인 구순구개열 팀의 장기적인 치료 결과를 평가하여 공개해 왔다(The Eurocleft Project 1996~2000: overview).

우리나라에서는 오래 전부터 입술과 구개의 성형수술에 건강보험이 적용되어 왔고, 다행히 턱수술(2007년 4월 27일부터)과 교정치료(2019년 3월 25일부터)도 건강보험의 혜택을 받게 되어 경제적인 부담이 줄어들고 치료를 표준화하게 되었다.

3) 구순구개열의 교정치료

구순구개열자의 특징적인 문제점을 해소하기 위해서는 여러 단계의 교정치료가 필요하게 된다 (Figure Ⅲ-1-8). 구순구개열자는 교정과의 가장 어린 환자로서 장기간에 걸쳐 관리되어야 하므로 각 치료단계의 목표를 명확히 설정하여야 한다. 악골성장과 교합의 상태가 연령의 증가와 더불어 악화되는 점진성(progressiveness)이 있기에 성장 잠재력을 최대한 이용하기 위하여 적절한 조기 치료의 개입이 필요하다.

그러나 일단 치료해 놓은 결과는 반흔조직의 영향 등으로 재발의 가능성이 크고 잔여 성장에 의한 악골 관계의 변화가 예상되므로 치료가 장기간에 걸쳐 행해지게 된다. 지속적인 교정치료는 환자를 지치게 하며 구강위생관리의 어려움 등으로 심각한 후유증을 초래할 수 있다. 따라서 구순구개열자의 교정치료는 가능한 짧은 기간 동안의 적극적인 치료와 큰 부담이 되지 않는 장기간의 휴지기로 구성된 여러 단계의 치료로 진행되어야 한다. 이는 여러 단계의 수술과 연계되어 진행되며 현재 부산대학교 치과병원에서는 아래의 지침에 따라 치료를 진행하고 있다.

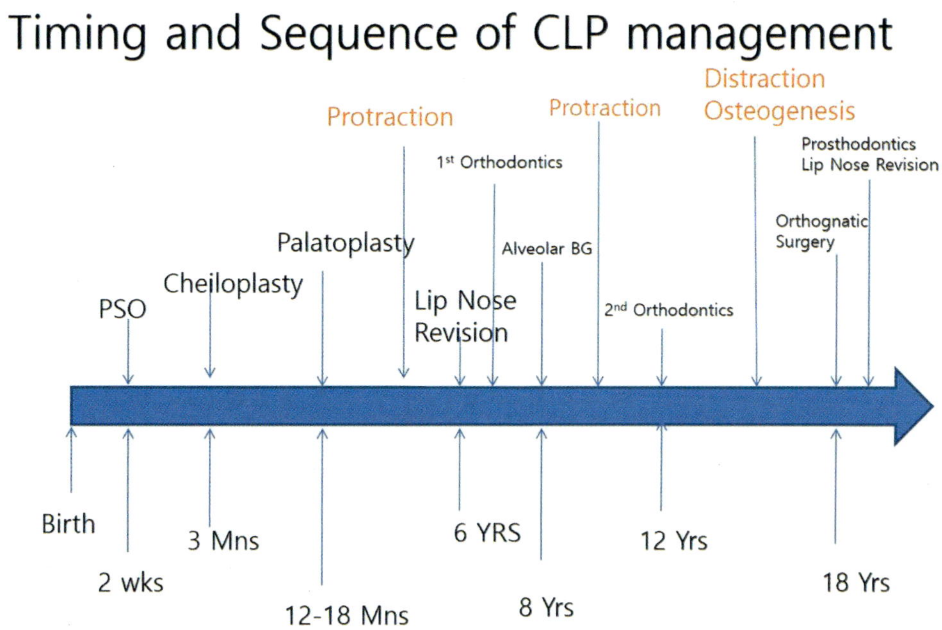

Figure Ⅲ-1-8. Treatment stage and timing in the CLP patients

교정치료는 다음과 같은 단계로 이루어진다.

a. 유아기 악정형술(Presurgical Orthopedics, PSO)

b. 초기 혼합치열기

c. 초기 영구치열기(청소년기 교정치료)

d. 성장종료 후의 악교정수술과 관련된 치료

a. 유아기 악정형술

치과의사가 구순구개열의 치료에 적극적으로 참여함으로써 종래의 외과적인 시술만으로 치료한 경우보다 기능적 및 심미적으로 양호한 결과가 가능하게 되었다. 외과의사 단독으로 수술을 시행한 후 내원하는 환자 중 교정치료가 극히 힘들고 치료결과가 불만족스러운 경우가 있는데 이러한 환자들은 대체로 조기에 광범위한 수술을 시행하고 어린 나이에 치료결과가 불량하여 반복적인 수술을 시행 받았으며, 심한 반흔조직이 만들어져 악궁의 형태와 상악골 성장이 불량하였다. 따라서 신생아 때부터 적절한 술전 치조골 정형술(Presurgical orthopedics)을 시행하여 수술 조건을 개선하고 장기적인 치료결과를 염두에 둔 협동 치료(Team approach)가 시행되어야 할 것이다.

생후 3개월경에 입술 봉합 수술을 하는데, 파열부의 폭경이 너무 넓으면 입술수술에 어려움이 있으며 이 경우 예후가 극히 불량해지므로 수술 전에 유아 악정형장치(Figure Ⅲ-1-9)를 이용하여 떨어진 치조 분절(Alveolar segment)들을 근접시키는 것이 필요한 경우가 있다, 특히 양측성 구순구개열의 경우 앞으로 튀어 나온 전상악골(Premaxilla) 때문에 입술 수술을 하기 힘든 경우가 많은데 유아 악정형장치와 함께 탄력 붕대로 이를 후퇴시켜 배열해 주면 수술 결과가 양호해 진다(Figure Ⅲ-1-10). 또 코가 많이 변형된 경우 수술 후에도 보기가 싫고 심하면 숨쉬기에도 불편하므로 코의 모양을 개선해주는 비치조성형장치(Nasoalveolar molding appliance)를 사용할 수 있는데 유아 악정형장치를 만들고 관리하는 데는 인상채득부터 특별한 어려움이 있고, 주기적인 조절이 필요하므로 시술자의 능력은 물론 보호자의 각별한 협력이 필요하다(Figure Ⅲ-1-11). 입술수술 후에는 정기적으로 내원하게 하여 특별한 문제가 없는지 살피고, 유치열기부터 구강위생 관리를 잘하도록 지도하여야 한다. 시카고 어린이병원의 Rosenstein과 Kernahan team에서는 생후 6개월에서 12개월 사이에 결손된 치조골 부위에 갈비뼈를 이용한 일차골이식을 시행하였는데 턱뼈 성장에 대한 악영향 논란이 있고 시술이 힘들어서인지 널리 시행되고 있지는 않다.

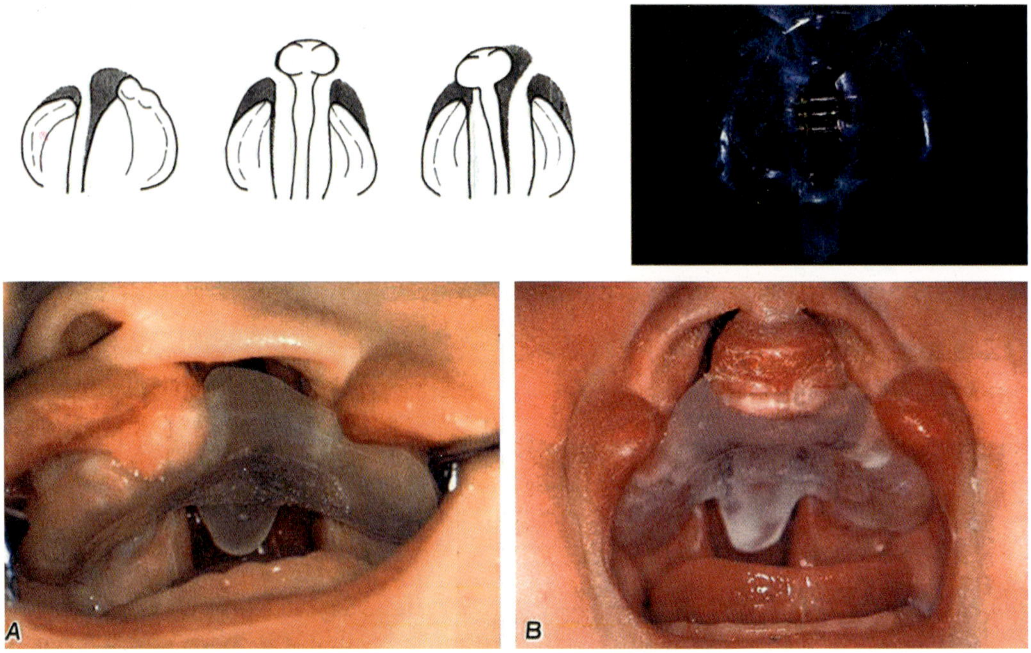

Figure Ⅲ-1-9. Presurgical orthopedic appliance

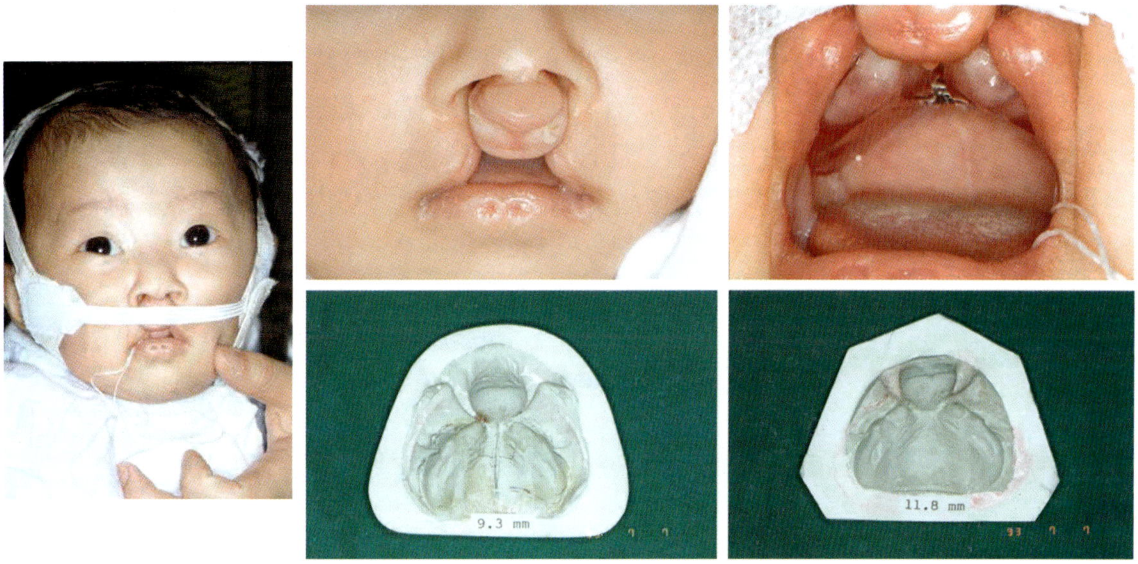

Figure Ⅲ-1-10. Orthopedic appliance using elastic bandage

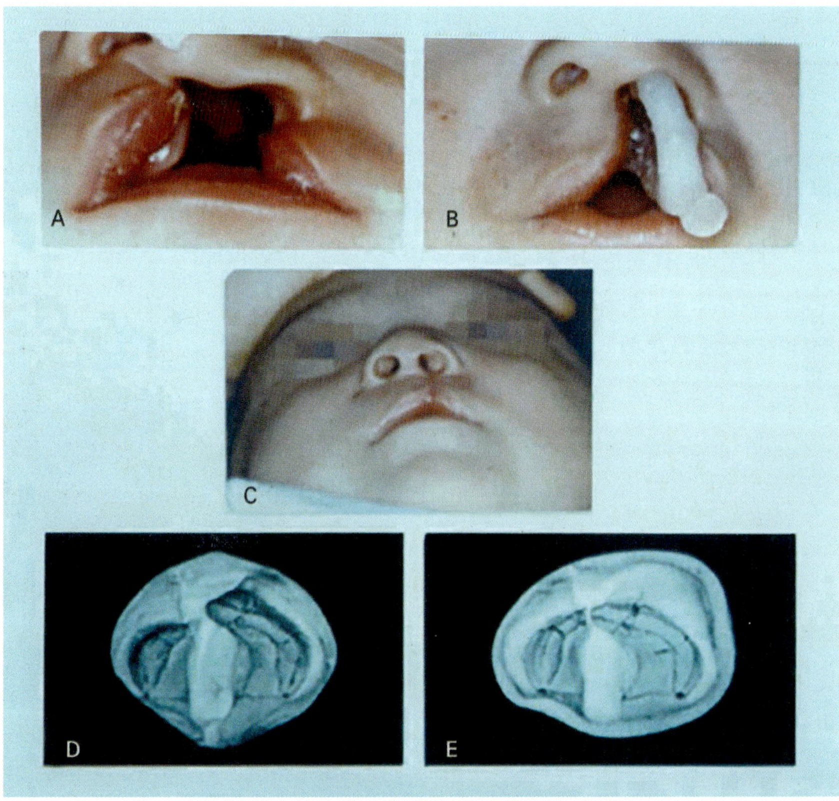

Figure Ⅲ-1-11. Nasoalveolar molding appliance

b. 초기 혼합치열기

ⅰ. 상악 전치부 배열을 위한 일차 교정치료

교정전문의가 반드시 보아야 하는 다음 시점은 상악중절치가 맹출하는 시점이다. 많은 경우 파열부에 인접한 상악중절치가 회전되어 맹출하는데 치아가 조기 접촉되면 입을 다물 때 턱을 편위시키거나 치아의 교모가 초래될 수 있고, 수술한 입술에 의해 전치의 반대교합이 초래될 수 있으므로 이를 개선하기 위한 일차 교정치료(상악 전치부 배열)이 필요한 경우가 많기 때문이다(Figure Ⅲ-1-12, Ⅲ-1-13).

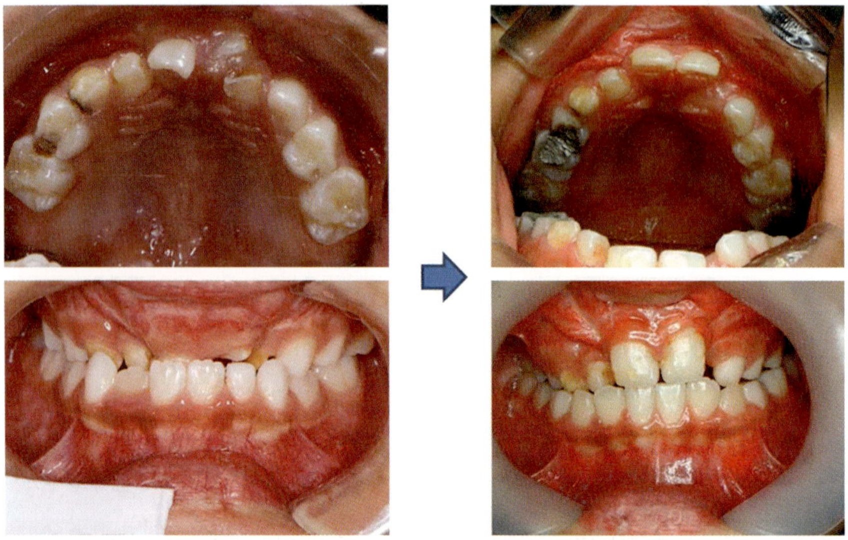

Figure Ⅲ-1-12. Primary orthodontic treatment for maxillary anterior teeth arrangement

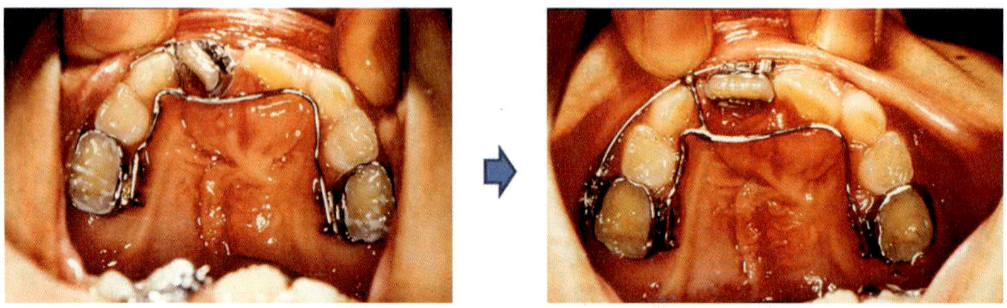

Figure Ⅲ-1-13. Primary orthodontic treatment for correction of rotated teeth
(Kyushu 대학 Suzuki선생님 자료)

ⅱ. 중안면 함몰의 개선을 위한 상악골 전방 견인

전치부의 반대교합을 조기에 치료하는 것이 바람직한 지에 대해서는 다소 논란이 있다. 그러나 골격적인 문제가 심하지 않은 경우에도 이를 방치하면 진성 골격성 III급 부정교합으로 진전될 수 있다는 주장도 설득력이 있으며, 비록 골격적인 문제라고 해도 어린 나이에 비상악복합체에 정형력을 가하여 전방으로 당겨내면 상당한 효과를 볼 수 있기 때문에 혼합치열 초기에 이를 시도할 것인지를 잘 판단하여야 한다. 즉 전치부 반대교합이 구개성형술의 영향에 따른 중안면부(상악골을 포함한)의 열성장으로 추정되면 그 정도와 앞으로의 성장을 예상하여 상악골 전방견인을 할 것인지, 비상악복합체의 골신장술을 할 것인지, 성장이 종료된 후 턱수술을 할 것인지를 판단해야 한다. 수술을 하지 않고 상악골 전방견인만을 시행하는 것은 구강내 고정원으로 쓸 수 있는 치아가 마땅하지 않고, 견인에 의해 치아의 동요가 심해지고 전방으로 이동되는 단점이 있었으나(Figure Ⅲ-1-14), 근래에는 광대뼈에 금속판을 심어 전방견인 하는 방법(골고정원을 이용한 상악골 전방견인술)이 고안되어 상당한 부조화를 개선할 수 있다. 벨기에의 Hugo de Clerck는 하악에도 골고정원을 식립하여 구강외 장치를 사용하지 않고도 골격 관계를 개선하는 술식을 소개하였다(Figure Ⅲ-1-15, Ⅲ-1-16). 성장 중에 치료하여 일시적으로 좋은 결과를 얻더라도 잔여 성장에 의해 다시 골격적인 부조화가 될 수 있으므로 환자 보호자에게 이 점을 설명하고 반드시 기록을 남겨야 한다(고지 후 동의, Informed consent). 한때는 골신장술이 구순구개열 중안면 함몰에 복음으로 생각되었으나 이 방법도 하악골의 잔여 성장에 의해 성장 종료 후 턱수술을 하게 되는 경우도 많았다. 하지만 아주 심한 열성장의 경우 턱수술로 좋은 결과를 얻기 힘든데 골신장술로 부조화를 경감시킨 것은 차후에 턱수술을 할 때 도움이 된다.

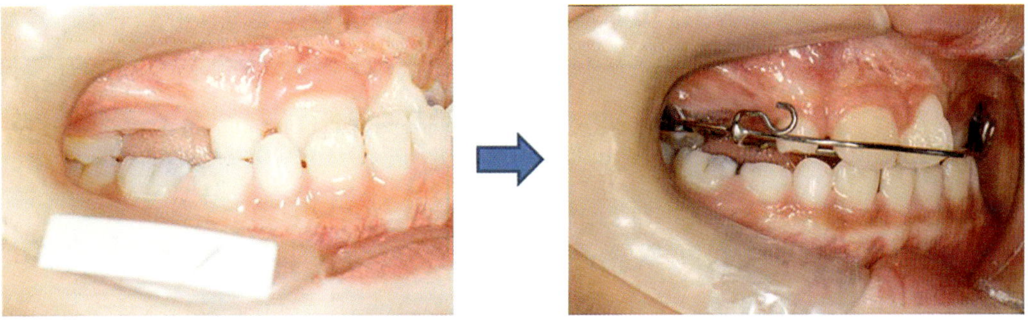

Figure Ⅲ-1-14. Maxillary protraction using tooth anchor

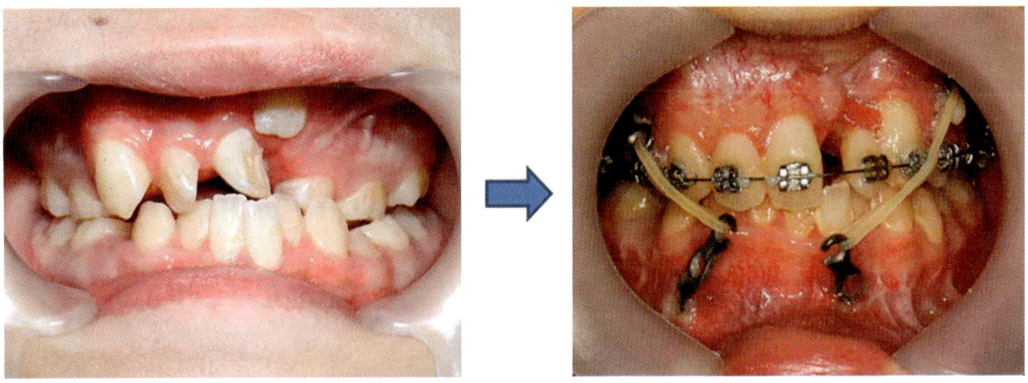

Figure Ⅲ-1-15. Maxillary protraction using bone anchor

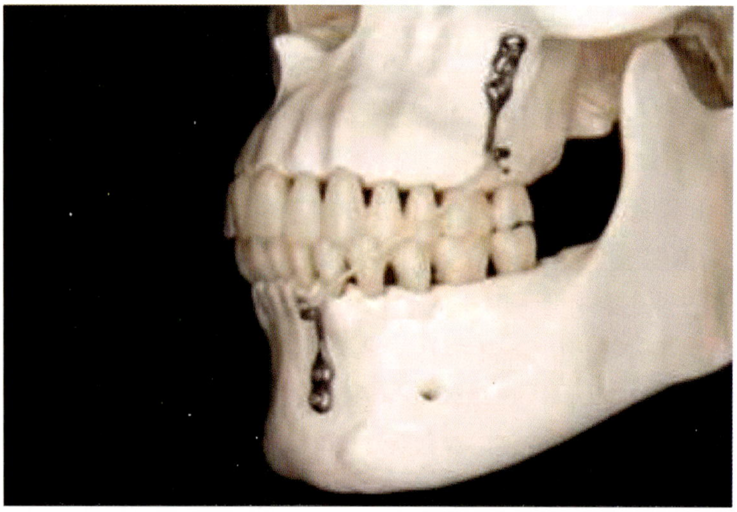

Figure Ⅲ-1-16. Maxillary protraction using bone anchor by Hugo de Clerck

iii. **결손된 치조골 부위의 2차 골이식**

치조골 부위의 골이식은 치궁 협착을 방지하고 치아의 배열을 가능하게 하여 긴 보철물에 의한 수복의 필요성을 줄이며 상부 연조직을 지지하여 외모를 개선시키므로 구순구개열 치료에서 필수적인 과정으로 인정되고 있다. 그러나 골이식의 시기와 방법에 대해서는 아직 논란이 많은데 Jacobson과 Rosenstein은 신생아에서 상장치(Combination orthopedic appliance)를 장착한 후 구순성형술(Cheiloplasty)을 시행하여 근육의 연속성을 회복하고 이에 따라 치조골이 근접되면 생후 4~5개월경에 늑골이식(Rib grafting)을 하는 조기 골이식(Primary bone grafting)을 권장하고 있다. 그러나 이것이 상악골 성장을 지연시킨다고 반대하는 사람이 많으며, 현재는 견치치근이 1/2에서 2/3 정도 형성되었을 때 장골(Iliac cancellous bone)을 이식하는 2차 골이식(Secondary bone grafting)이 주로 시행되고 있다. 치조골 이식 후의 골가교(Bony bridge) 형성은 비교적 양호하나 치조골 높이(Marginal bone level)를 유지하기 위해서는 견치가 맹출하기 전에 시행하고 골이식부로 치아가 이동하기를 기다리는 것이 바람직하다(Figure Ⅲ-1-17). 파열부가 너무 넓어 골이식이 어려운 경우 구강내 장치를 사용하여 치조골을 이동시키고 파열부를 근접시킨 후 골이식을 시행하기도 한다(Figure Ⅲ-1-18). 이 시기를 놓쳐 늦은 나이에 골이식을 시행하면 대체로 결과가 좋지 않으므로 현재는 2차 골이식이 추천되고 있다.

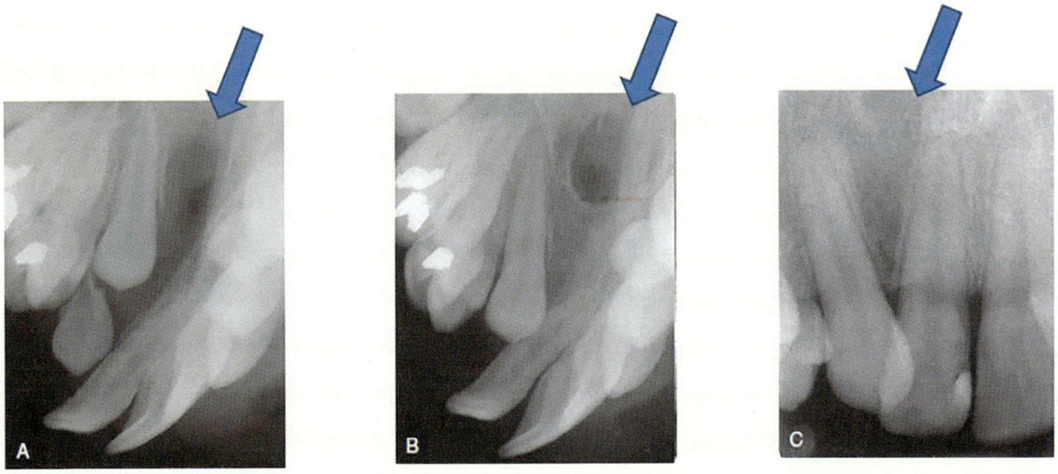

Figure Ⅲ-1-17. Alveolar bone changes after 2ndary bone graft

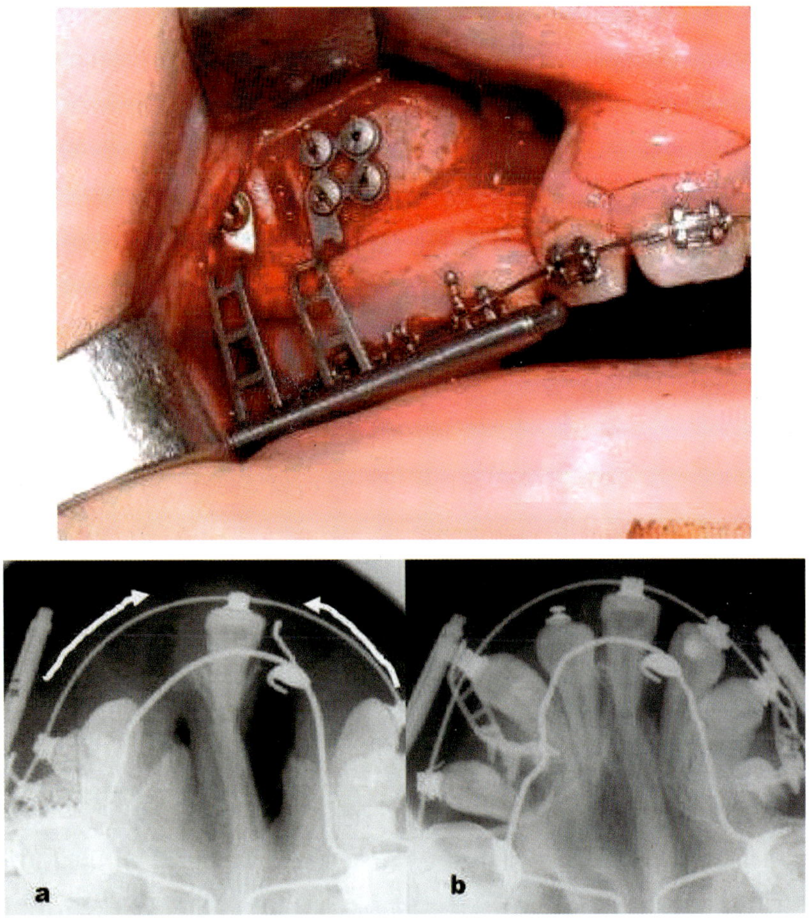

Figure Ⅲ-1-18. Alveolar distraction device by Eric Liou

c. 초기 영구치열기의 교정치료

이 시기에는 보통의 교정치료와 같은 치료들이 시행된다. 그러나 치열궁의 협착, 치아 배열이 극히 불량한 경우도 있으며, 이 시기에 비교적 양호한 결과를 얻었어도 잔여 성장이 진행되면서 중안면 함몰이 초래될 수 있으므로 반드시 환자에게 하악이 많이 자라면 턱수술을 할 수도 있다고 이야기를 해야 한다.

ⅰ. 상악골 급속확대

상악 치궁의 협착은 구치부의 반대교합 뿐만 아니라 공간 부족에 의한 불량한 치아배열을 초래하고 혀의 위치를 저하시켜 교합과 상·하악골의 관계를 악화시키기 때문에 가능하면 조기에 해결되어야 한다. 구순구개열자에서는 정중구개봉합이 존재하지 않으므로 비교적 약한 힘으로도 측방확대가 가능하다. 가철식 장치도 가능하나 어린 환자의 협조가 의심되므로 가급적 고정식 장치를 사용하게 되는데 Hyrax와 같은 확대 스크류(Expansion screw)를 이용하거나 quad-helix와 같이 굵은 호선만을 이용하는 방법이 가능하다(Figure Ⅲ-1-19). 장치의 선정을 위해서는 치열궁의 형태가 평가되어야 하는데 대부분의 편측성 구순구개열의 치열궁 형태는 구치부에서는 폭경이 정상적이나 소구치 전방의 폭경이 감소되어 있으며, 구개의 작은 부분(small segment)이 큰 부분(large segment)의 안쪽으로 전위되어 있으므로 좌·우 대칭적인 확대보다는 비대칭적인 확대가 요구된다. 이러한 차등 확대의 목적으로 부채꼴 모양의 확대 스크류(Fan type expansion screw)가 흔히 사용된다(Figure Ⅲ-1-20).

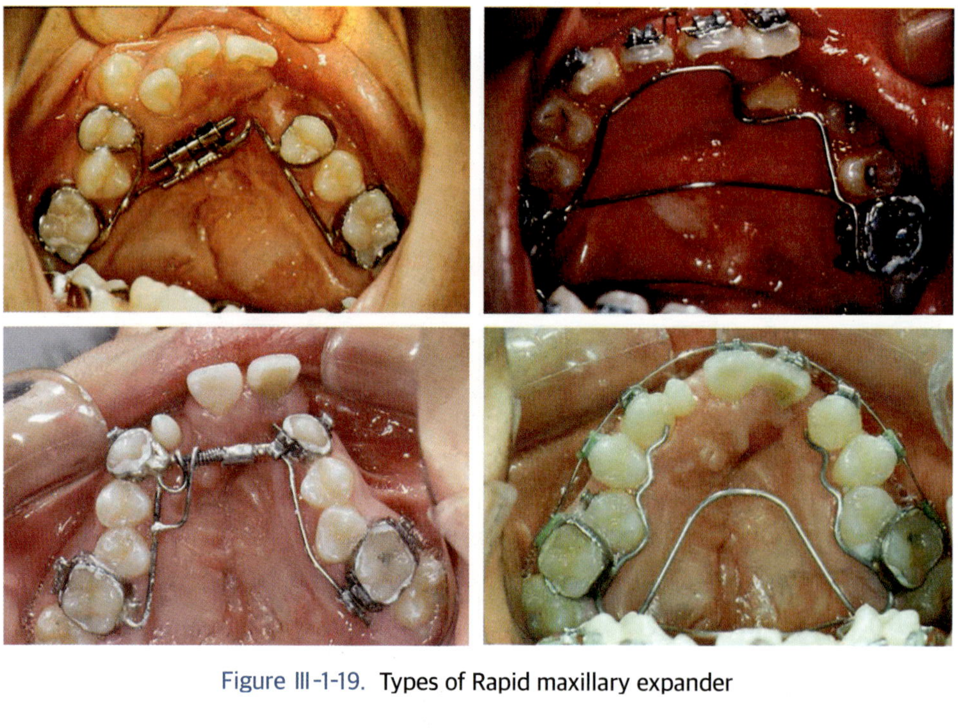

Figure Ⅲ-1-19. Types of Rapid maxillary expander

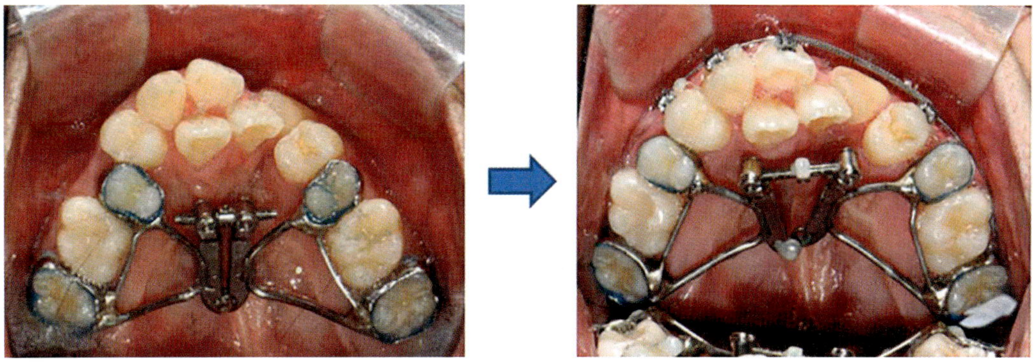

Figure Ⅲ-1-20. Fan type maxillary expander

ii. 치아의 배열

치아의 배열은 보통의 교정치료와 큰 차이점은 없다(Figure Ⅲ-1-21). 파열부의 측절치가 선천 결손된 경우에는 가능하면 후방치아들을 앞으로 당겨와 배열하는 것이 이식한 치조골의 유지와 치주조직의 건강에 유리한 것 같다.

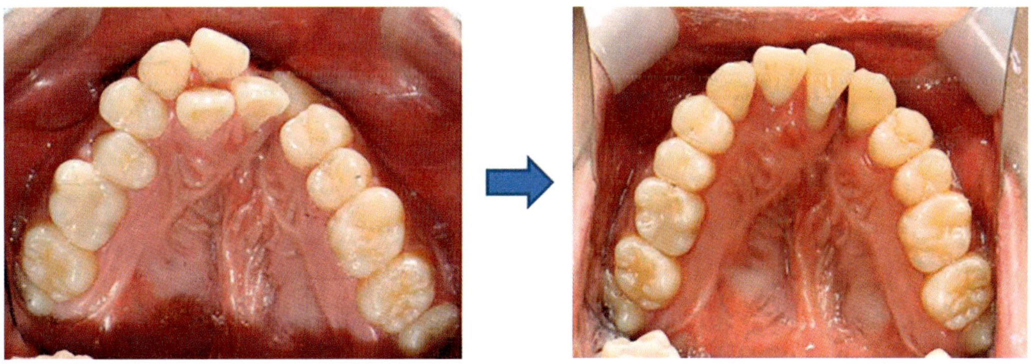

Figure Ⅲ-1-21. Tooth alignment

iii. 보정

구순구개열 치료에 흔히 포함되는 상악급속확대, 회전치(Rotated tooth)의 개선 등은 특히 재발 경향이 높은 치료이다. 또한 구순구개열 환자의 구순과 구개부의 반흔조직은 보정을 더욱 힘들게 한다. 따라서 가급적이면 고정식의 반영구적인 보정장치가 요구되는데 접착식 보철물, 탄력성이 있는 호선을 순측에서 접착하는 방법, 설측 호선 등이 효과적으로 이용될 수 있다(Figure Ⅲ-1-22).

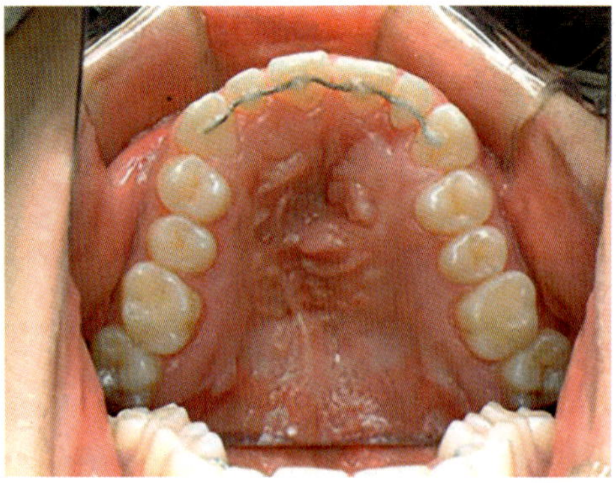

Figure Ⅲ-1-22. Lingual fixed retainer

d. 성장종료 후의 악교정수술과 관련된 치료

구순구개열을 가진 사람은 상당히 많은 경우 상악골 혹은 비상악복합체의 결핍으로 악교정수술을 하게 된다. 보고자들에 따라서 14%에서 75%로 그 비율이 많이 차이가 나는데 완전 파열에서 부분 파열보다, 편측성보다 양측성 구순구개열의 경우 수술을 필요로 하는 경우가 더 많고, 수술 전 파열의 크기와 구개의 반흔 조직(scar)이 큰 영향을 미친다.

구순구개열자의 악교정수술은 다른 사람들의 악교정수술보다 더 어렵고 힘들며, 결과가 좋지 못한 경우가 많다. 그 이유는 구순구개열자의 대부분은 3차원적으로 변형이 있어 수술이 복잡해지고, 반흔조직과 발음 문제 때문에 상악골의 전방이동이 한계가 있고, 재발 비율도 높으며, 교합이 잘 개선되어도 안모의 개선이 미흡한 경우가 많으며, 수술 도중에도 혈행의 장애로 합병증이 발생할 가능성이 높고 적절한 시기에 치조골 이식을 하지 않았으면 상악골이 분절되어 조절하기가 힘들기 때문이다.

근래에는 수술 기법과 이를 지원하는 마취과의 획기적 발전, 3차원 영상의 진단과 치료에의 활용 등으로 치료 결과가 많이 좋아지고 예측성이 높아졌으나 아직도 부족한 부분이 많다고 생각한다. 1990년대 이후 두개안면 영역에서도 골신장술이 적용되어 구순구개열자의 치료에서 많이 적용되고 있으나 이 또한 아직은 많은 문제가 해결되지 않았다.

성인이 된 구순구개열자가 심한 전후방 부조화가 있는 경우에는 악교정수술을 할 것인지 골신장술을 할 것인지, 악교정 수술은 상악을 전방으로 이동시킬 것인지, 상악과 하악의 양악 수술을 할 것인지, 먼저 골신장술을 적용하고 추후에 악교정수술을 한 번 더 할 것인지를 신중하게 판단하여야 한다. 단순히 전후방 부조화만이 아닌 수직적, 수평적 문제는 물론 정중선의 불일치(yawing), 골격과 교합의 경사(canting), 상악과 하악골의 비대칭, 상순과 하순, 코의 연조직 등도 고려해야 한다. 따라서 더 좋은 결과를 얻기 위해서는 더 광범위하고 복잡한 수술이 필요하게 된다. 종래에는 보상적인 방법으로 하악골의 후방이동이 주로 시행되었으나 근래에는 상악골에 대한 수술기법의 발달과 고정성 골간고정(Rigid fixation)의 이용으로 상악골의 전방이동도 가능하게 되었다. 그러나 반흔조직 때문에 상악골의 전방이동이 제한되며 수술 후 상악골편의 협착(collapse)에 각별한 주의를 기울여야 하고 상악골의 전방이동으로 인두와의 거리가 멀어져 발음에 심각한 장애를 초래할 수 있으므로 유의하여야 한다. 이러한 환자의 악교정수술은 2007년부터 건강보험이 적용되어 수술 증례가 늘어나고 있다(Figure Ⅲ-1-23). 최근에는 성인에서도 견인골 신장술을 시행하여 좋은 결과를 얻고 있다(Figure Ⅲ-1-24).

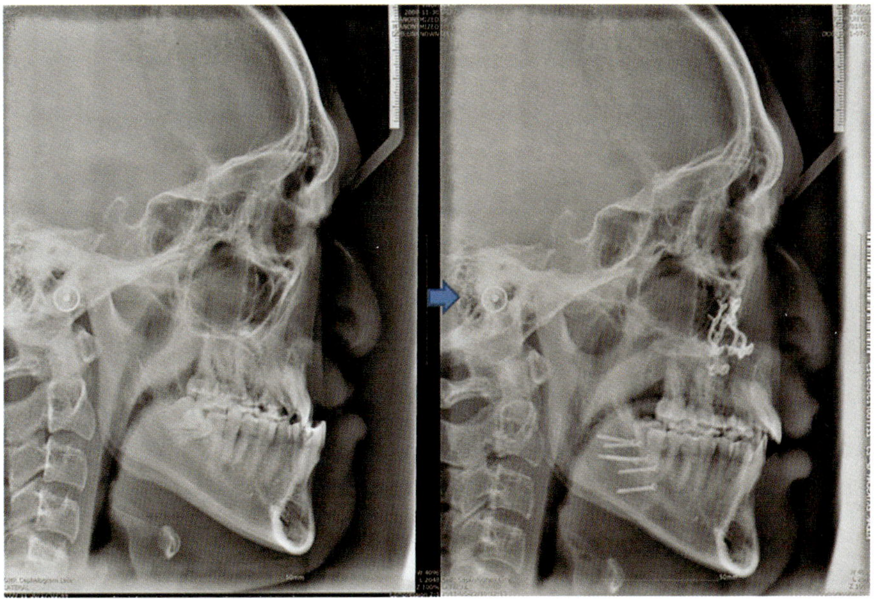

Figure Ⅲ-1-23. Lateral cephalogram after orthognathic surgery

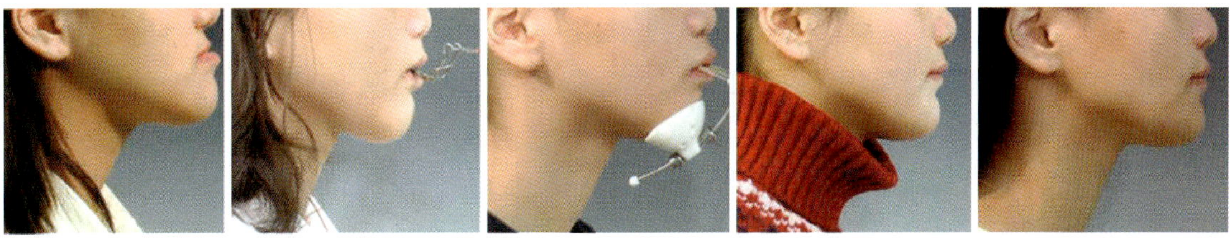

Figure Ⅲ-1-24. Facial photos after DO

4) 구순구개열의 교정치료와 관련된 논쟁에 대한 손교수의 생각

사람 몸을 고치는데 정답은 없는 것 같습니다. 환자의 상태와 생각이 다 다르고, 의사의 철학과 역량도 차이가 있기 때문입니다. 더 좋은 결과를 얻을 수 있어도 비용과 위험-효과를 생각해서 결정하는 것이 쉽지 않은 경우가 많습니다. 치과의사가 판단해서 권해도 환자가 거부하는 경우도 종종 있습니다. 따라서 하나의 계획만을 고집할 것이 아니라 가능한 대안들(alternatives)을 제시하고 장·단점과 위험, 치료 기간과 비용 등을 설명하여 환자가 결정하게 하는 것이 안전합니다. 그러나 밋밋하게 나열만 하여 환자를 혼란의 바다 속으로 밀어 넣어서도 곤란합니다. 치료를 담당할 치과의사가 최선으로 생각하는 방법을 선택할 수 있도록 노력을 해야 합니다. 환자가 다른 방법을 고집하는 경우에도 수용할 수 있는 방법이라야 채택할 수 있습니다.

Q. 수술 전 악정형치료의 필요성?

반드시 필요한 것은 아니라고 생각합니다. 신생아에서 인상을 채득하고 악정형장치를 사용하는 것이 만만한 일이 아닙니다. 치료를 시작하면 환자는 자주 여러 번 내원해야 합니다. 환자의 상황을 보아 꼭 필요한 경우에만 시행할 수도 있습니다. 숙련된 외과의들은 상황이 다소 불량해도 나름 입술성형술을 잘 시행하기도 합니다. 열(Cleft)이 너무 벌어진 경우 처음부터 무리하게 완벽한 결과를 얻으려고 하지 않고 입술을 살짝 붙이기만 하는(Lip adhesion) 수술을 하고 차후에 정밀한 수술을 하기도 합니다. 그러나 양측성 구순구개열로 전상악골(Premaxilla)이 심하게 돌출된 경우나 구개편(Segments)의 배열이 너무 불량한 경우에는 큰 도움이 됩니다. 코가 너무 변형된 경우에도 비치조악정형장치를 하는 것이 바람직합니다.

Q. 골이식 꼭 해야 하는가?

치조골이식은 파열부 주변의 치아의 골조직과 치주조직의 지지를 개선하고, 이식부위로 치아이동을 가능하게 하여 보철물의 필요성을 줄이고 예후를 좋게 하며, 구강과 비강이 뚫린 것을 막아주어 공기가 새어 나가지 않게 하며, 구개 절편들을 안정시킬 뿐만 아니라 코의 형태 개선에도 도움이 됩니다. 따라서 상당히 부담이 있는 술식이지만 대부분의 경우에 해주는 것이 바람직합니다. 지금 현재는 엉덩이뼈(장골, Iliac bone)을 취해 결손된 치조열 부위를 채워주는 방법이 가장 많이 시행되고 있습니다. 이 수술은 환자에게 상당한 부담이 있습니다. 상당 기간 동안 걷는데 불편하고 좀 아픈 치료입니다. 그러나 대부분의 경우 골이식을 적기에 시행하지 않으면 파열부 주위의 치아를 오래 쓰지 못하게 되고, 치아를 상실하면 보철치료로 회복하여도 많은 문제가 생깁니다. 임플란트는 불가능하고 인접치를 이용해 브릿지를 해도 보철물이 동요하여 오래 쓰기 힘듭니다. 잘 설득하여 하는 것이 좋다고 생각합니다. 2차 골이식을 안한 경우 성인에서 골이식을 하게 되면 결과가 좋지 않습니다. 누공이 다시 생기기도 하고 이식한 뼈의 높이가 낮아지는 것이 대부분입니다.

Q. 1차 골이식은 상악골과 중안면의 성장에 나쁜 영향을 미치는가?

구순구개열 치료에서 오랫동안 논쟁이 되어 온 주제입니다. 1차 골이식은 신생아 악정형술을 하고 그후 1차 골이식을 시행하였던 Johanson이 1982년에 이 방법이 악골 성장에 나쁜 영향을 주는 것 같다고 논문을 발표한 이후 지지하는 사람이 적습니다. 그러나 시카고 소아병원에서 오랫동안 이 Protocol으로 치료를 해온 Rosenstein과 Kernahan은 여전히 양호한 장기적 결과를 보고하며 이러한 차이는 방법과 시술의 차이 때문이라고 주장하였습니다. 즉 골이식을 광범위하게 하지 않고 최소 침습적으로 하면 비상악복합체의 성장에 나쁜 영향을 주지 않는다고 주장하는데 마이애미대학의 Berkowitz 교수는 이에 반대하여 격렬하게 논쟁을 하였습니다. 현재는 대부분의 구개열팀에서는 시술의 어려움 때문인지 상악견치의 맹출시기에 맞추어 하는 2차 골이식을 하고 있습니다.

Q. 어떤 상태에서 골이식을 하는가?

2차 골이식은 파열부의 치조골 결손부위를 장골을 분쇄하여 메우는 술식입니다. 이식한 골은 그대로 유지되는 것이 아니라 새로운 혈관이 침투하여 골대사에 의해 바뀌게 되는데 이때 아주 중요한 것이 그 부위에 위치될 치아가 자발적으로 나는(맹출) 것입니다. 이를 위하여 해당 치아의 치근이 방사선사진 상에서 1/2 내지 2/3 정도 형성된 시기에 하는 것이 유리합니다. 온전한 측절치가 있는 경우 골이식을 조금 더 일찍 하게 되고, 측절치가 결손된 경우는 견치 치근의 발육을 보고 수술 시기를 결정하게 됩니다. 또 파열부 양쪽의 치조분절이 살짝 닿아 있는 것이 바람직한데 파열부가 너무 크면 예후가 좋지 않습니다. 이 경우 최근에는 치조골 부위의 골신장술을 이용해 파열부의 크기를 줄인 후 시행하기도 하는데 만만한 일이 아닙니다.

Q. 2차 골이식을 안한 경우 성인에서 골이식을 하게 되면?

대부분의 경우에 예후가 좋지 않습니다. 이식한 부위의 치조골 높이가 충분히 유지되지 않거나 심하면 누공(구멍이 뚫리는 것)이 생길 수 있어 가급적 2차 골이식을 하는 것이 바람직합니다.

Q. 골신장술은 구순구개열의 치료에서 복음인가?

골신장술은 열성장된 비상악복합체의 전방위치를 위해 효과적으로 사용될 수 있습니다. 더 많은 전방위치가 가능함은 물론 골조직만이 아닌(osteogenesis) 주변 연조직의 신장(histogenesis)도 일어날 수 있어 안정성에도 유리합니다. 또 성장이 종료되지 않은 나이에도 적용할 수 있어 장점이 많습니다. 그러나 시술 후 상당량의 재발이 있고, 성장이 종료되지 않은 시점에 하면 차후 상악과 하악의 성장량의 차이로 다시 반대교합이 되고 성인이 되어 악교정 수술을 또 해야 하는 경우도 상당히 있으므로 반드시 미리 충분히 설명하고 동의를 얻은 후 시행해야 하겠습니다. 그리고 정교한 개선이 어렵다는 단점도 있습니다.

Q. 골고정원을 이용한 상악골의 전방 견인의 효과

근래에는 골고정원을 이용하여 종전에는 불가능했던 치료를 많이 하고 있습니다. 이를 통하여 상악골 전방견인을 부작용을 줄이고 효과적으로 할 수 있습니다. 수술용 판(plate) 또는 상악골 전방견인 전용 판을 관골에 식립하여 상악골을 전방견인 하면 효과도 더 좋을 뿐 아니라 종전의 치아를 고정원으로 하였을 때의 고정원으로 사용한 대구치의 동요, 수직 정출과 전방이동을 피할 수 있고 견인 방향을 조절하여 얼굴이 길어지는 것도 피할 수 있습니다. 또 하악의 전방부에도 금속판을 심어 악간고무줄을 걸면 밖으로 보이지 않기 때문에 더 오랜 시간 전방견인력을 가할 수 있어 효과가 좋습니다. 그러나 추가적인 외과적 시술이 부담이 되는데 2차 골이식을 할 때 같이 금속판을 식립할 수도 있고, 상악 구개부에 microscrew로 지지되는 확대장치를 제작하고 여기에 전방견인을 할 수 있는 고리를 연결하면 꼭 구강악안면외과의사 도움을 받지 않고도 절대고정원을 이용한 상악골 전방견인을 할 수 있습니다(Figure Ⅲ-1-25, Ⅲ-1-26). 그러나 완전 파열이 있는 구순구개열에서는 구개측에 microsrew를 식립할 뼈가 없거나 X-ray에서는 뼈가 있어도 골질이 좋지 않아 탈락되는 경우가 많으므로 주의하여야 합니다.

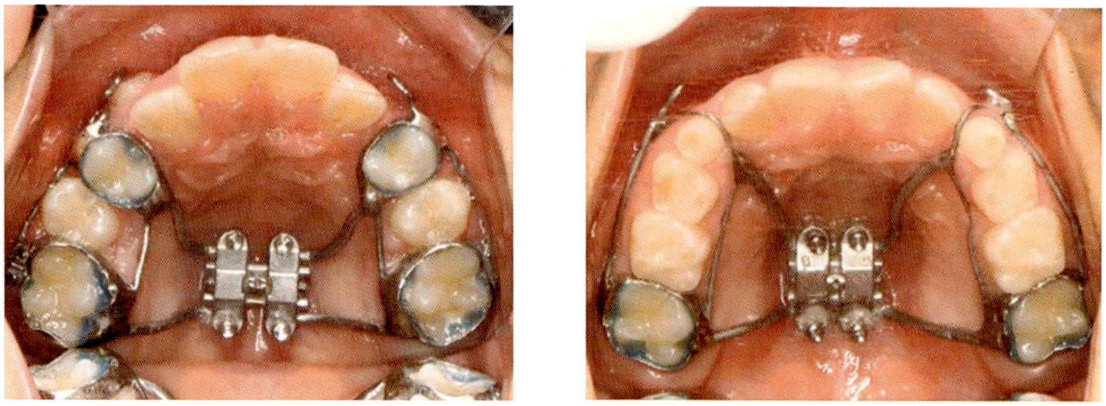

Figure Ⅲ-1-25. Maxillary protraction device using MARPE

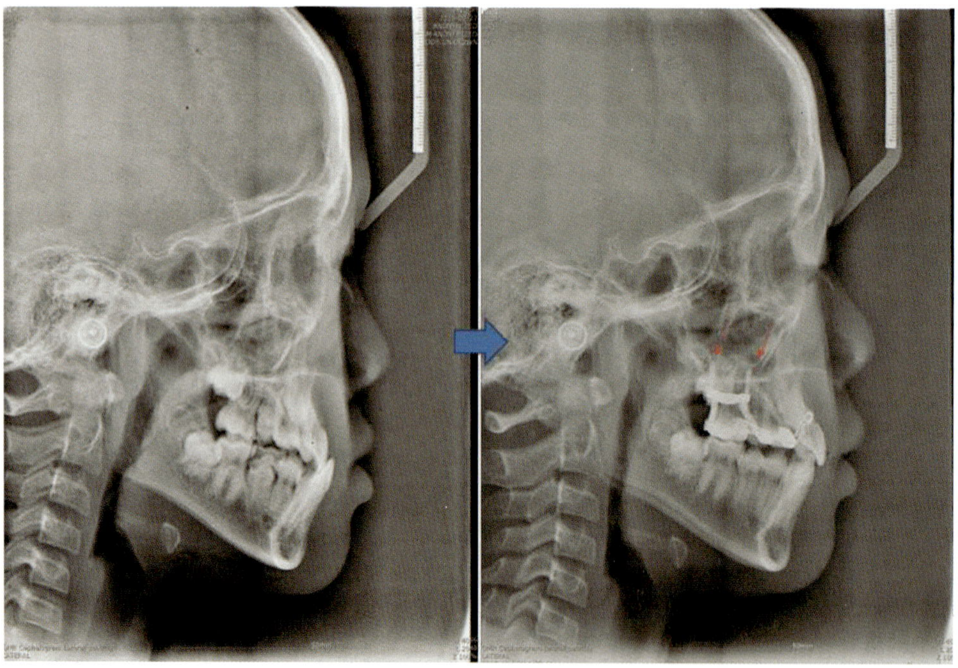

Figure Ⅲ-1-26. Lateral cephalogram after maxillary protraction device using MARPE

[참고문헌]

1. Vig K, Mercado A. The orthodontist's role in a cleft palate-craniofacial team. In: Orthodontics: Current principles and techniques, 5th ed, St. Louis: Mosby 2012;967-970.
2. Peter S, Kuriakose MJ. Multidisciplinary Team management of congenital orofacial deformities. In Integrated Clinical Orthodontics, Wiley-Blackwell. 2012;132-152.
3. Kuijpers-Jagtman AM. Cleft lip and palate: Role of the orthodontist in the interdisciplinary management team. In Integrated Clinical Orthodontics, Wiley-Blackwell. 2012;153-167.
4. Long Jr RE, Semb G, Shaw WC. Orthodontic treatment of the patient with complete clefts of lip, alveolus, and palate: Lessons of the past 60 years. Cleft Palate Craniofac J 2000; 37:1-13.
5. 손우성. 악안면기형의 치료. 치과교정학 4판, 대한나래출판사. 2020;447-472.
6. 양원식, 손우성, 백승학. 알기 쉬운 순구개열 이야기. 지성출판사. 2001.
7. 전영미. Face mask를 이용한 구순구개열 아동의 악안면 성장조절. 대한구순구개열학회지. 2001; 4(2):9-18.
8. 백승학. 악정형장치를 이용한 구순구개열 환자의 상악골 전방견인. 구순구개열학회지. 2008;11(1): 37-48.
9. 손우성, 강상욱, 강대근, 김종렬. 골신연술에 의한 수순구개열자의 중안면 함몰의 개선. 대한악안면성형재건외과학회지. 2009;31(1):53-60.

A 구순치조열(Cleft Lip and Alveous)

구순치조열은 입술과 코, 치조골에 국한된 파열의 범위가 작고, 구개에는 침범하지 않아 비상악 복합체의 성장에 큰 영향을 미치는 구개성형술도 하지 않기 때문에 비교적 치료가 용이한 경우이다. 이들의 구강 내 문제는 파열된 치조열, 치아의 이상(측절치의 결손, 과잉치, 왜소치 등), 파열 인접부 치아의 회전 등이다. 크기가 심하지 않은 치조열에서 반드시 치조골이식을 해야 할지, 측절치가 결손되었을 때 공간을 어떻게 처리할 것인지, 과잉치는 어떻게 처리할 것인지 등의 논란이 있다. 일반적인 원칙은 그래도 2차 골이식을 하는 것이 바람직하며, 결손된 부위는 가능하면 후방치아를 견인해 오는 것이 치조골의 유지에 도움이 된다. 많은 경우 임플란트를 하는 것이 잔존 치조골의 높이나 골질 때문에 부담스럽고, 과잉치가 있으면 치근이 더 긴 치아를 남겨 배열 후 정상 크기로 수복하는 것이 좋겠다고 생각하나, 상황을 잘 고려하여 치료 방침을 결정하여야 한다.

증례 1: 왜소치와 과잉치의 배열

13세 7개월 여자 환자가 과잉치 발거 상담을 위해 내원하였다. 편측성 구순치조열(Unilateral cleft lip & alveolus) 환자로 입술 성형술(Cheiloplasty)을 했다고 한다. 얼굴 및 구내사진(Figure Ⅲ-1-27)에서 상악 좌측 측절치가 peg lateralis이며, 그 후방에 과잉치가 있었다. 또한 상악의 심한 공간부족으로 인해 상악 우측 제 2소구치가 구개측으로 맹출했고 상악 제 2소구치는 원심 회전(Distal-in rotation), 상악 우측 중절치, 상악 좌·우 제 1대구치는 근심 회전(Mesial-in rotation) 되었다. 방사선 사진상(Figure Ⅲ-1-28, Ⅲ-1-29) 악골의 전후방적 부조화는 심하지 않으며, 후안모고경이 길다. 상악전치가 설측 경사 되어 있다.

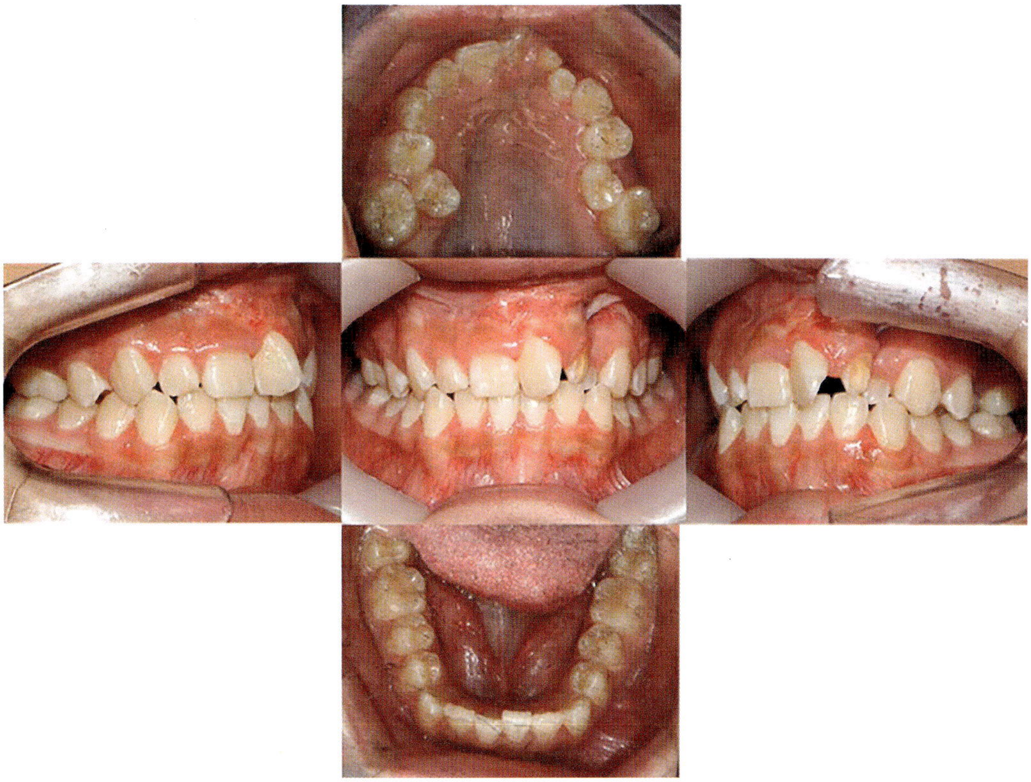

Figure Ⅲ-1-27. Intraoral photo

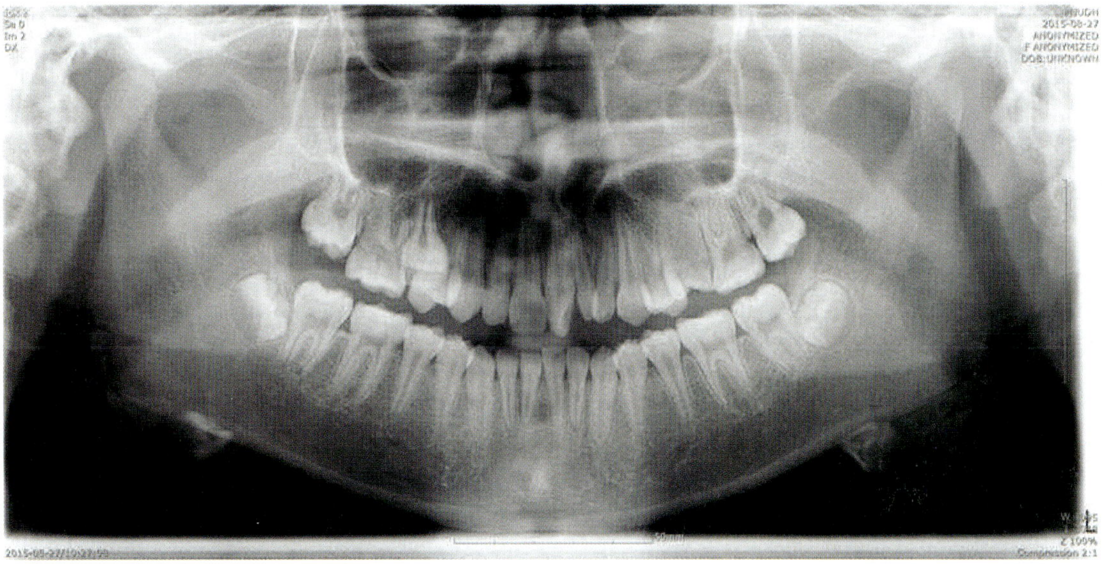

Figure Ⅲ-1-28. Panoramic radiography

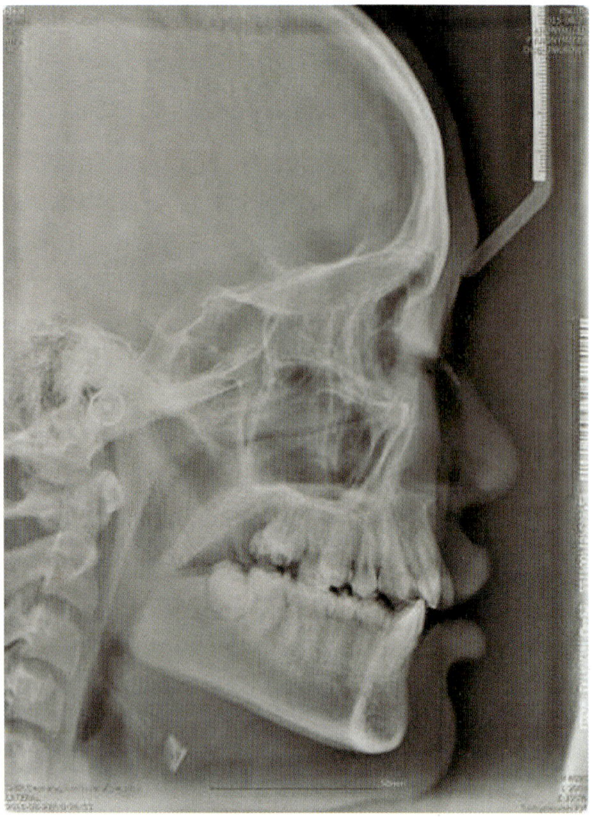

Figure Ⅲ-1-29. Lateral cephalogram

먼 곳에서 내원하므로 장기간 자주 내원하는 치료는 원하지 않았다. 상악 치열만 배열하기로 의논되어 상악 우측 제 2소구치를 발거하여 상악의 총생을 해소하고 가지런히 배열하는 것을 목표로 치료 시작하였다. 과잉치를 발거하면 공간이 크게 남고 치조골이 소실될 것으로 예상되고 배열이 가능할 것으로 판단되어 상악 우측 측절치와 견치 사이에 Open-coil spring를 넣어 공간을 형성하여 상악 좌측 측절치와 과잉치를 배열하였다(Figure Ⅲ-1-30). 차후 성인이 되면 과잉치를 뽑고 남은 이를 보철치료로 크게 만들기로 했다.

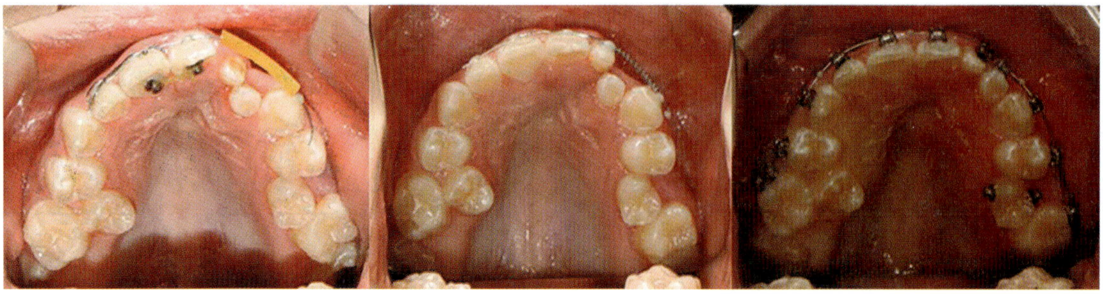

Figure Ⅲ-1-30. Treatment progress

상악 좌측 제 2소구치의 회전을 개선하기 위해 상악 좌측 제 2소구치 협측과 상악 좌측 제 1대구치 설측에 lingual button을 부착하여 짝힘(Couple force)을 가했다. 4개월 후, 소구치의 회전이 개선되었다. 총 치료기간은 16개월 소요되었고(Figure Ⅲ-1-31), 성장 완료시 상악 좌측 측절치의 심미적 개선을 위한 보철치료를 진행하기로 하였다. 3년 후에도 안정적으로 유지되는 것을 관찰할 수 있었다.

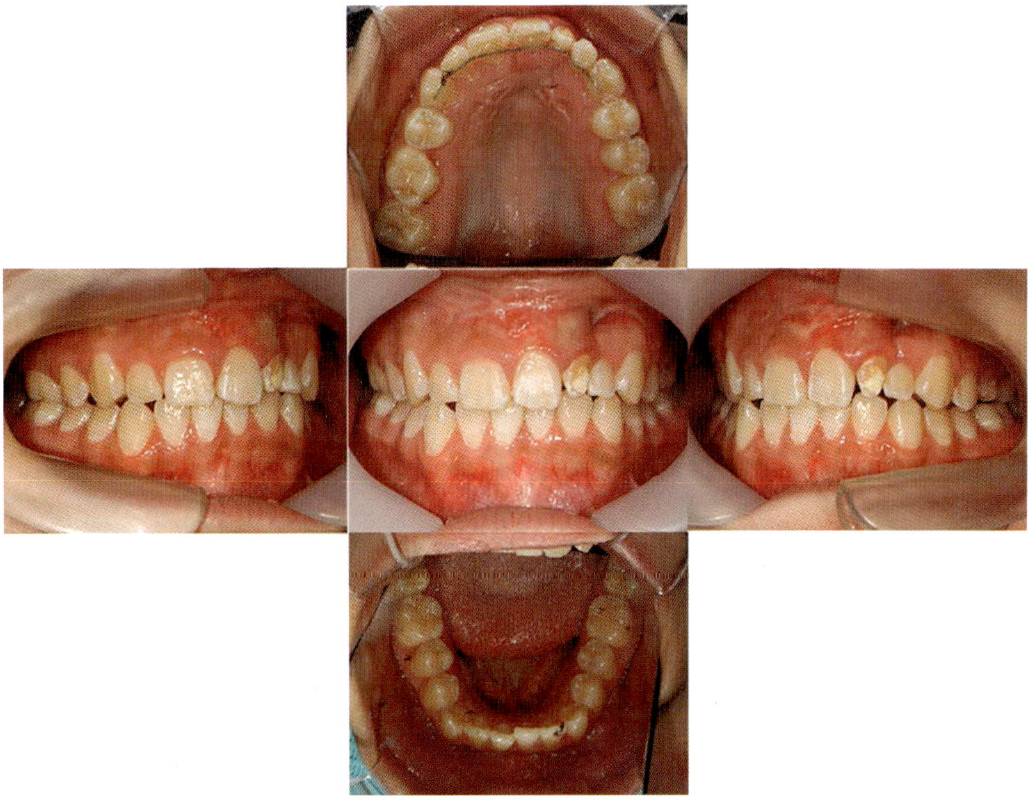

Figure Ⅲ-1-31. Intraoral photos after debonding

고찰

구순구개열 발생시기 및 해부학적 위치는 tooth germ의 형성과 밀접한 관계가 있다. 이러한 이유로 일반적인 과잉치 발병률은 0.2~3%이지만, 구순구개열 환자에서는 16.7%로 높은 발병률을 보인다.

구순구개열 환자에서 과잉치는 증례의 환자와 같이 측절치 부위에서 가장 많이 호발한다. 이 환자는 과잉치 배열공간이 충분하고 이 시점에서 과잉치를 발거하면 공간이 많이 남아 보기가 싫고, 측절치 주위의 치조골이 소실될 것이 염려되어 발치하지 않고 배열하였으며, 성장 완료 후 심미적 개선을 위한 보철치료를 원하면 과잉치 중 치근이 더 짧은 치아를 발거하고 약간의 치아이동을 한 후 수복할 수 있을 것이다.

증례 2: 자가치아이식

10세 6개월 여자 환자가 불규칙한 치열을 주소로 내원하였다. 양측성 구순치조열(Bilateral cleft lip & alveolus) 환자로 입술 성형과 2차 골이식을 시행하고 내원하였다. 개원 치과에서 교정치료 중 내원하였으며, 상악 우측 제 1대구치(#16)와 상악 좌측 제 2소구치에 precisional TPA가 장착되어있었다. 초진 시 안모 및 구내사진(Figure Ⅲ-1-32)에서 비대칭적 상악궁 형태와 하악 좌측 제 1대구치의 설측 교차교합을 관찰할 수 있다. 상악 우측 중절치(#11)의 선천결손 및 상악 좌측 측절치 부위의 과잉치가 관찰된다. 악골의 전후방적 부조화는 심하지 않아 성장완료 후 재평가하여 포괄적 교정치료를 진행하기로 하였고, 선천결손인 상악 우측 중절치 부위에 상악 좌측 측절치 부위의 과잉치를 자가이식(Autotransplantation)하여 공간을 채우고 치조골의 소실을 막아보고자 하였다. #16-26 폭경 감소를 위해 TPA 제거하였다. 자가이식 후(Figure Ⅲ-1-33, Ⅲ-1-34), 크기가 작고 형태가 불량하므로 보철치료의 필요성을 설명하였다.

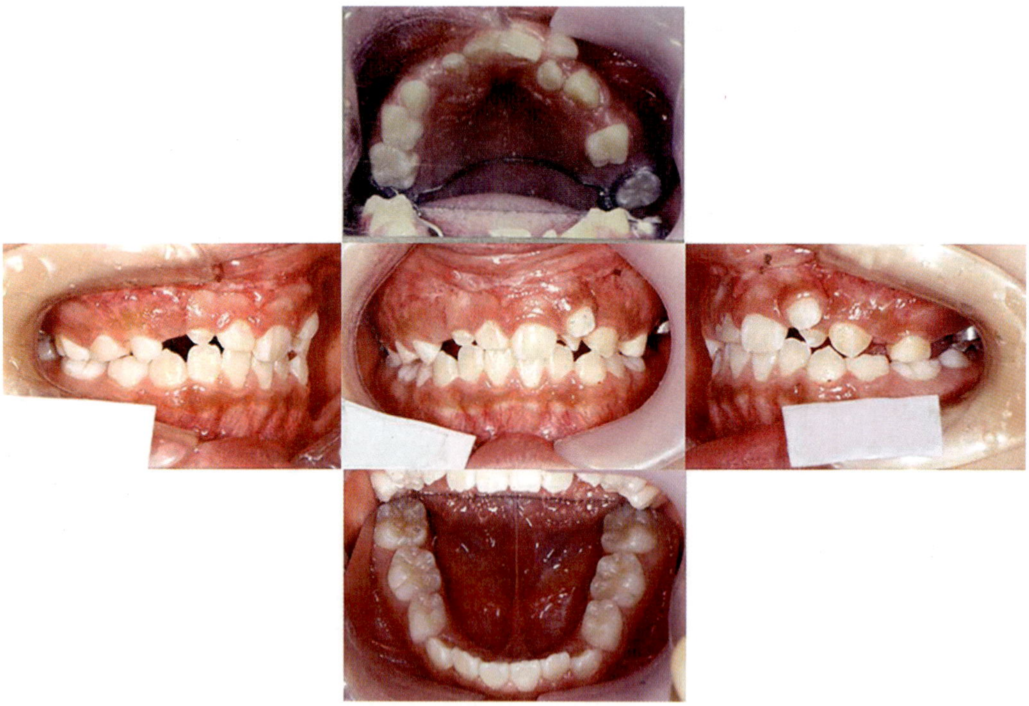

Figure Ⅲ-1-32. Intraoral photo

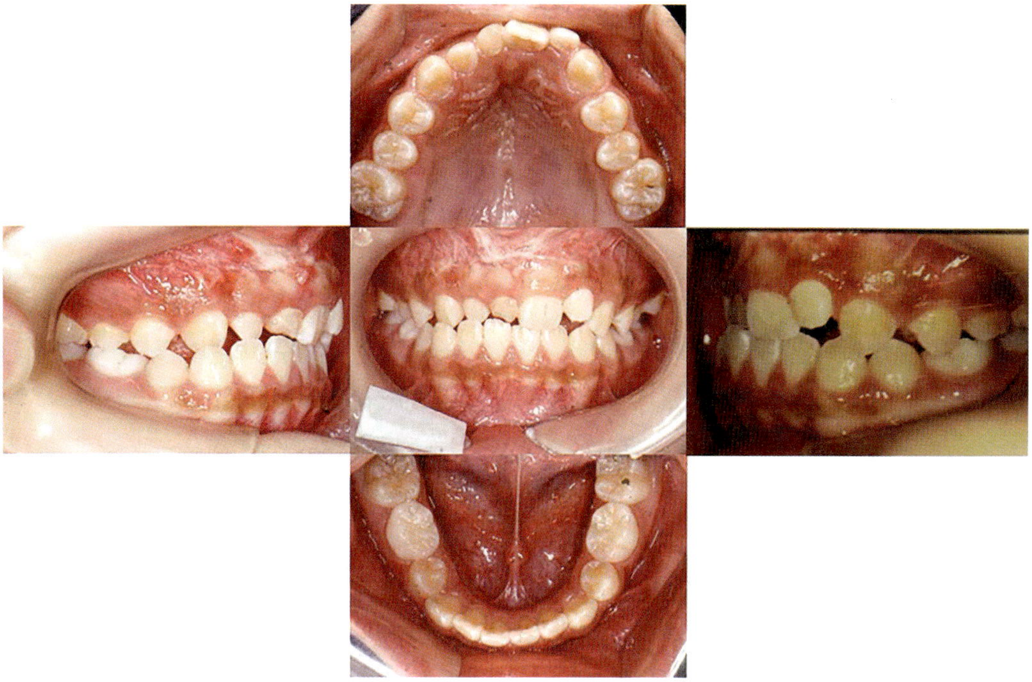

Figure Ⅲ-1-33. Intraoral photo after autotransplantation

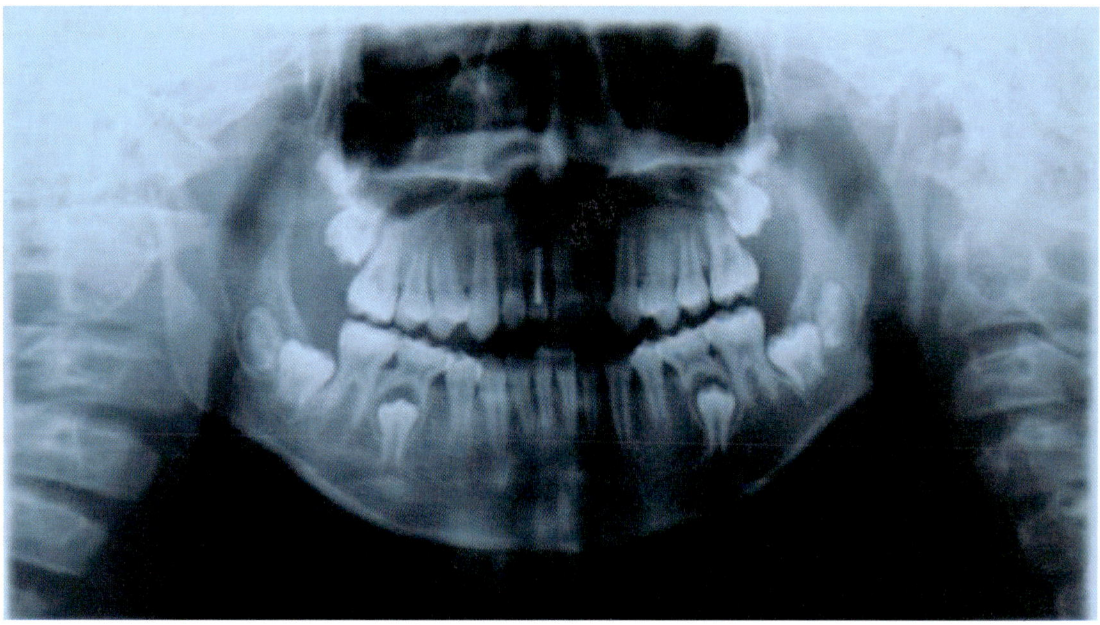

Figure Ⅲ-1-34. Panoramic radiography after autotransplantation

19세 7개월에 포괄적 교정치료를 위해 재진단하였다. 성장 완료 후 얼굴, 구내 사진(Figure Ⅲ-1-35) 및 방사선 사진(Figure Ⅲ-1-36, Ⅲ-1-37)에서 악골의 전후방적 위치관계는 양호하며, 전안모고경이 긴 Hyperdivergent skeletal pattern임을 알 수 있다. 상악궁의 견치 및 소구치부의 폭경이 좁아 우측 견치 및 소구치부가 반대교합이다. 상악 우측 중절치 결손 부위의 치열궁 위축으로 인해 비대칭적인 상악궁 형태를 보인다. 절단교합, 상하악의 전치 설측경사 및 총생이 관찰된다. 상악 좌우측 측절치 모두 peg lateralis이며, 4개의 제 3대구치가 매복되었다.

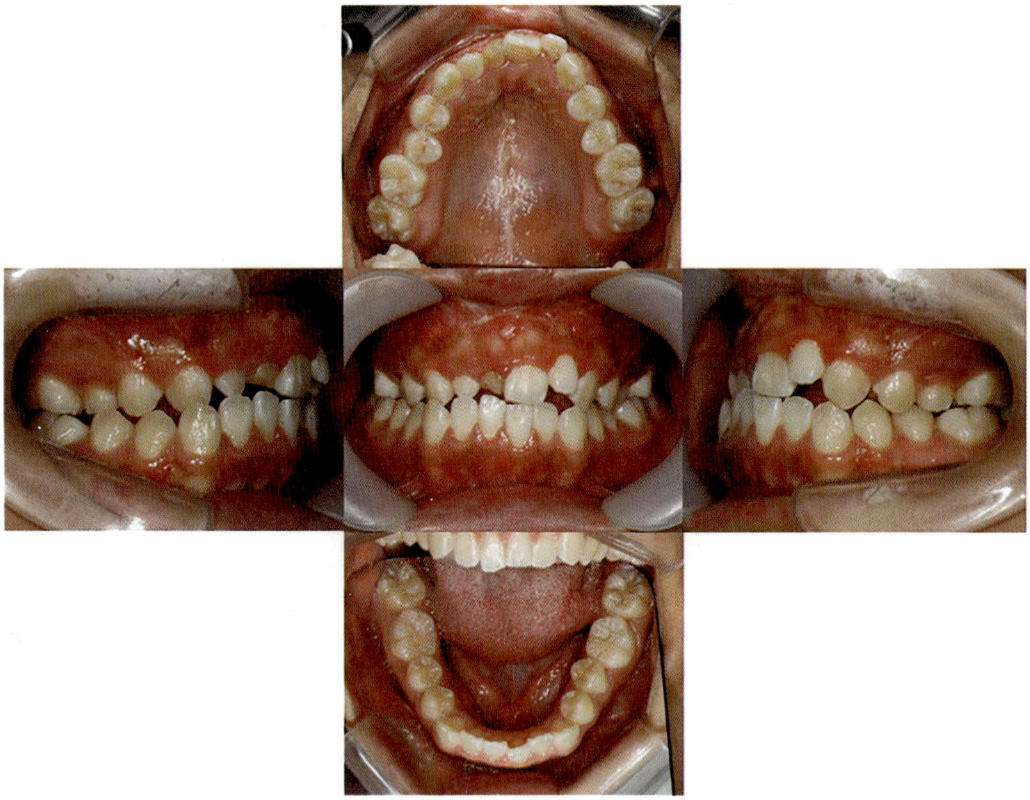

Figure Ⅲ-1-35. Intraoral photos

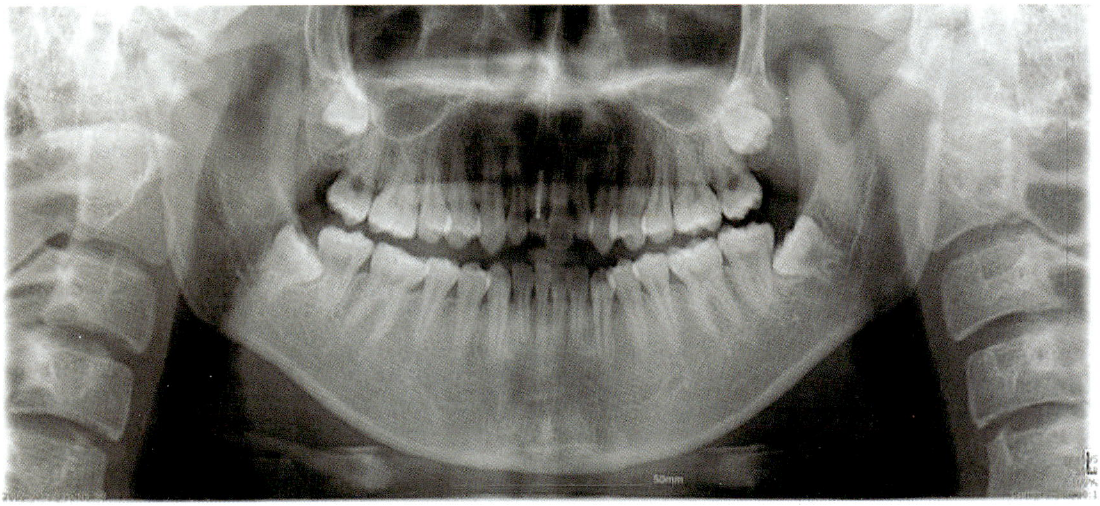

Figure Ⅲ-1-36. Panoramic radiography

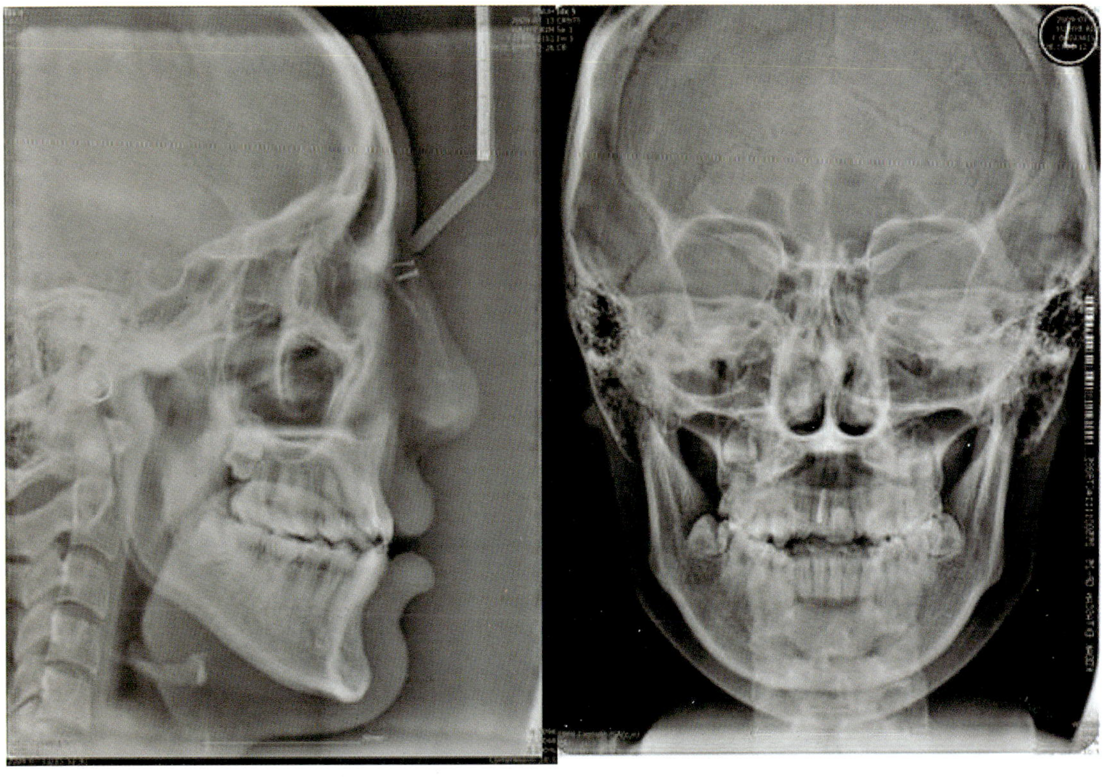

Figure Ⅲ-1-37. Lateral & posteroanterior cephalogram

악골의 부조화 정도는 경미하므로 상악 치열궁의 전방부를 확장하여 치열궁 형태를 대칭적으로 개선하고, 이와 더불어 상악 전치를 순측경사시켜 보철을 위한 공간을 형성하기로 하였다.

Fan-type expander를 이용하여 상악 전방부 확장 도모하였다(Figure Ⅲ-1-38). 소구치부 폭경 확장 후 상하악에 고정식 교정장치를 부착하여 배열 시행하였다. 얕은 수직피개는 수직 고무줄을 사용하여 개선하였다(Figure Ⅲ-1-39). Open-coil spring을 이용하여 #11의 공간을 형성하였다(Figure Ⅲ-1-40). 보철치료로 크기를 정상적으로 회복한 후, 교정장치를 제거하였다(Figure Ⅲ-1-41). 6년간 관찰하여 안정적으로 유지되는 것을 확인할 수 있었다(Figure Ⅲ-1-42).

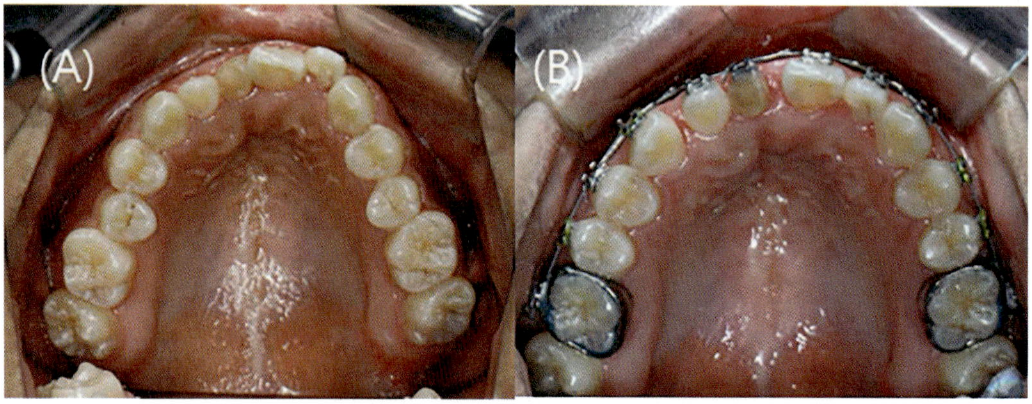

Figure Ⅲ-1-38. (A) Before maxilary expansion, (B) After maxilary expansion

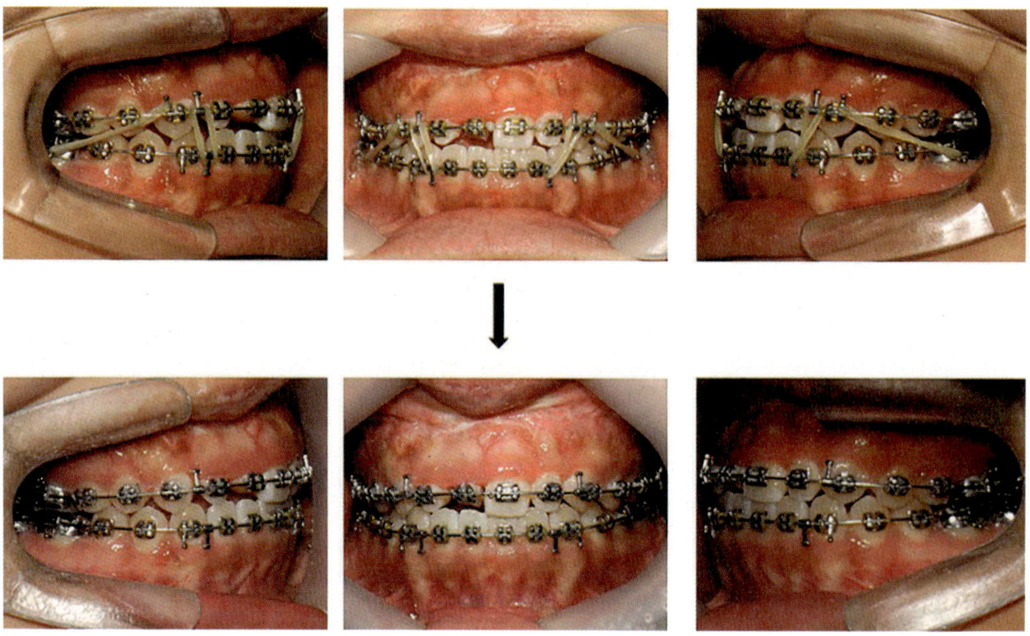

Figure Ⅲ-1-39. Overbite & overjet correction using elastics

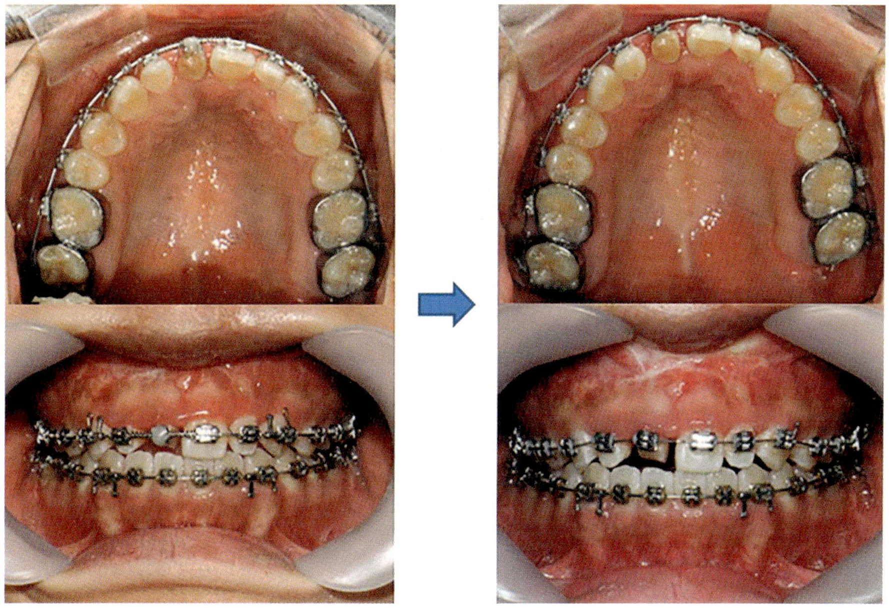

Figure Ⅲ-1-40. Treatment progress

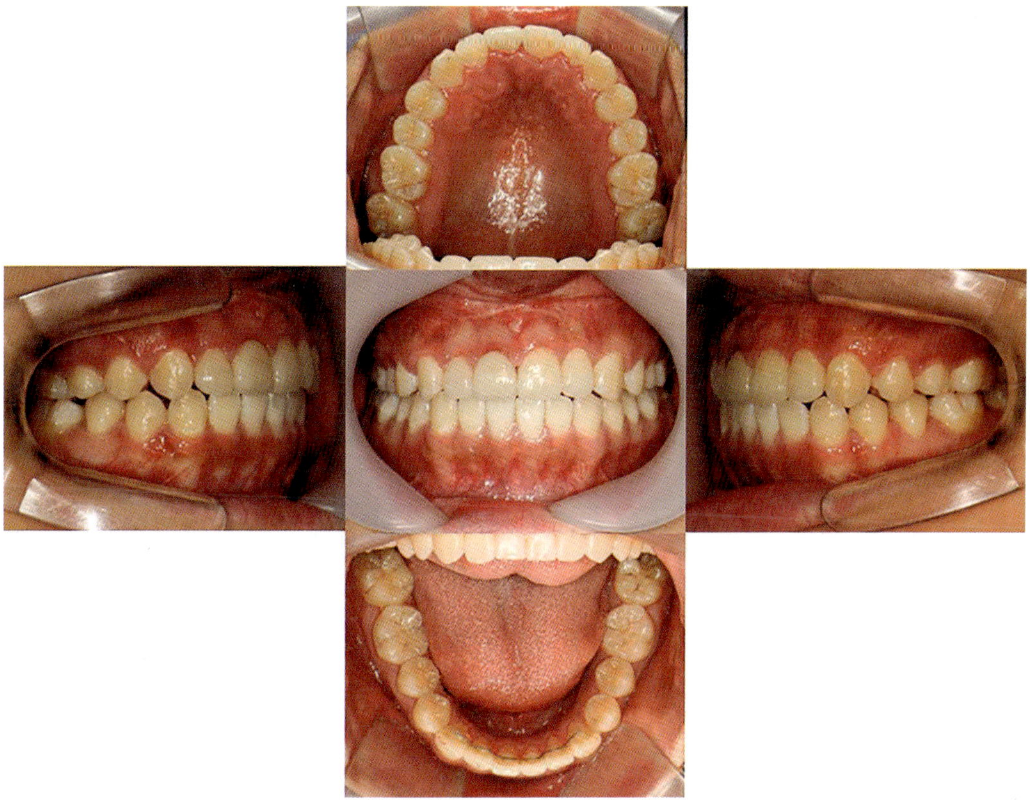

Figure Ⅲ-1-41. Intraoral photos after debonding

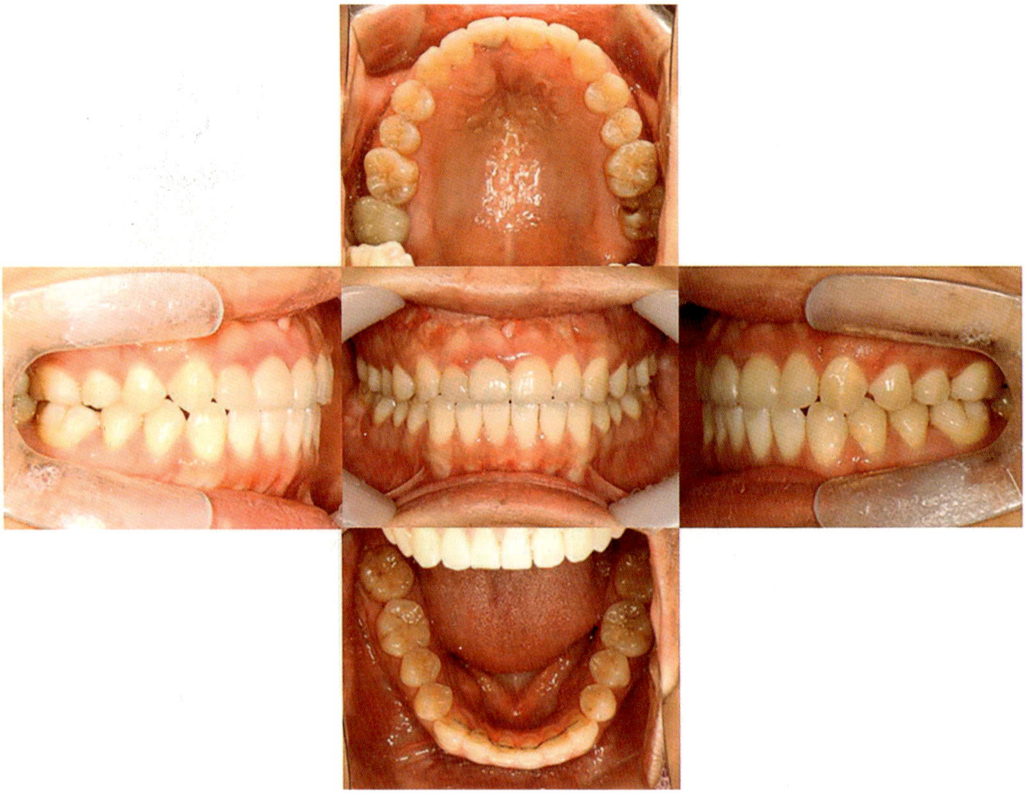

Figure Ⅲ-1-42. After 6 years retention

고찰

선천 결손부 수복 시, 예측이 가능하고 장기적인 안정성으로 인해 임플란트 시술이 추천된다. 하지만 성장기의 환자에게 이러한 치료법을 적용할 수는 없기 때문에 이에 대한 대안이 필요하다. 자가치아 이식(Autotransplantation)은 성장기 환자에서 선천 결손부를 회복할 수 있는 치료법으로 고려될 수 있다. 자가치아 이식은 골형성을 유도하여, 치조골의 위축을 방지할 수 있다는 장점이 있다. Slagsvold와 Bjercke는 치근의 형성이 완료되지 않은 open apex를 가지는 치아를 자가이식하는 경우, 치근 형성이 지속적으로 이루어지며 근관치료가 필요하지 않다고 하였다. Cohen은 Closed apex를 가진 치아를 자가이식한 경우, 5년 성공률은 98~99%, 10년 성공률은 80~87%라고 보고하였다.

이 환자는 양측성 구순구개열 환자로 우측 파열부의 중절치가 결손되었고, 좌측 파열부에는 과잉치가 존재하였다. 과잉치가 존재하는 많은 경우에서 과잉치의 발거가 고려된다. 하지만 해당 환자는 선천결손 부위가 존재하여 과잉치를 발거하지 않고, 선천 결손 부위로의 자가이식을 계획하였다. 자가치아 이식 및 성장 완료 후 보철치료를 시행하여, 선천결손 부위의 심미 및 기능 개선을 도모할 수 있었다. 자가 치아이식 후에는 치근의 흡수가 일어나거나 유착되는 경우도 있다고 보고되는데 이 환자에서는 치아 이동도 가능하였고 치근 흡수도 문제가 되지 않았다. 6년 뒤에도 안정적인 교합과 이식된 치아의 치근이 유지되고 있었다. 선천결손과 과잉치가 존재하는 경우, 자가치아 이식으로 좋은 결과를 얻을 수 있음을 보여주는 증례이다.

증례 3: 기형치의 배열과 보철적 수복

16세 11개월 남자 환자로 편측성 구순치조열자로 입술 성형과 치조골 이식술을 받았다. 안모 및 구내사진(Figure Ⅲ-1-43)과 방사선 사진(Figure Ⅲ-1-44, Ⅲ-1-45)에서 상악의 후방위 및 발육 부전으로 인한 중안모 함몰, 전치부 반대교합, III급 구치관계 및 상하악 폭경 부조화가 관찰된다. Cleft 부위 인접치가 경사되었다. 치근단 방사선 사진(Figure Ⅲ-1-46)을 통해 만기 잔존된 상악 좌측 유중절치 상방에 상악 우측 중절치 매복을 관찰할 수 있다. 상악 좌측 측절치는 peg lateralis이다. 파열부에 매복된 상악 우측 중절치는 치근도 짧고 치관의 형태도 불량(과잉치와 유합된 것으로 추정됨)하였다. 그러나 이 시기에 발치를 하면 공간을 메우는데 문제가 있고 치조골이 소실될 수 있어 가능하면 유지하고자 하였다.

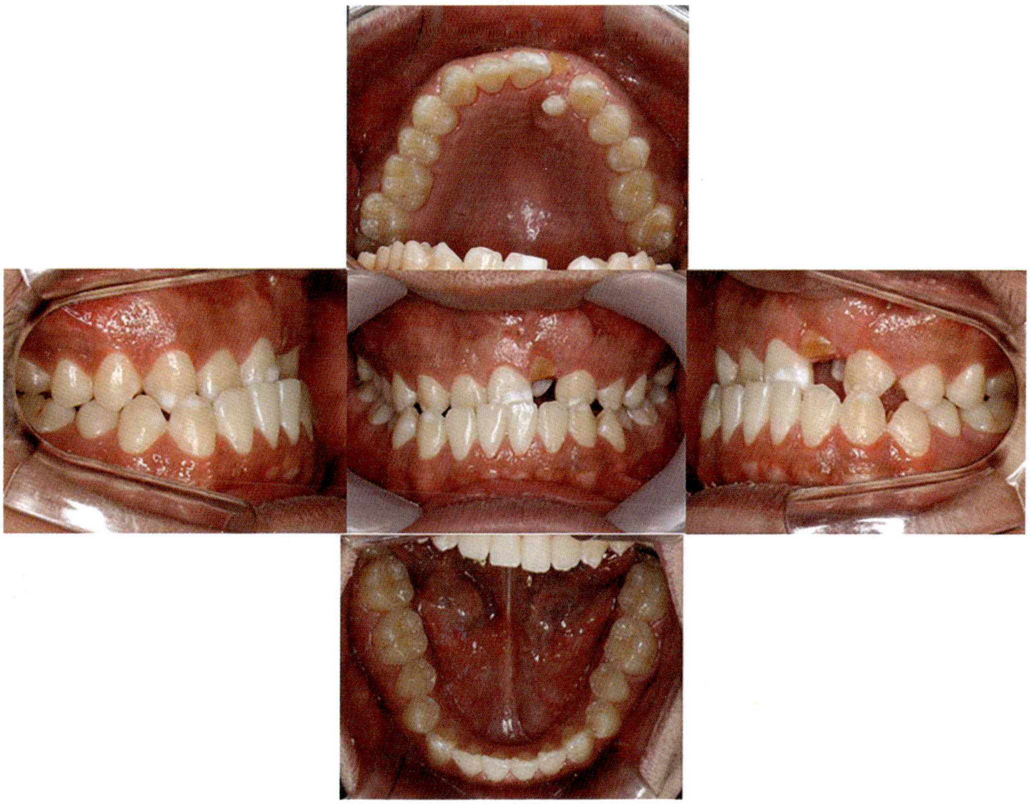

Figure Ⅲ-1-43. Intraoral photos

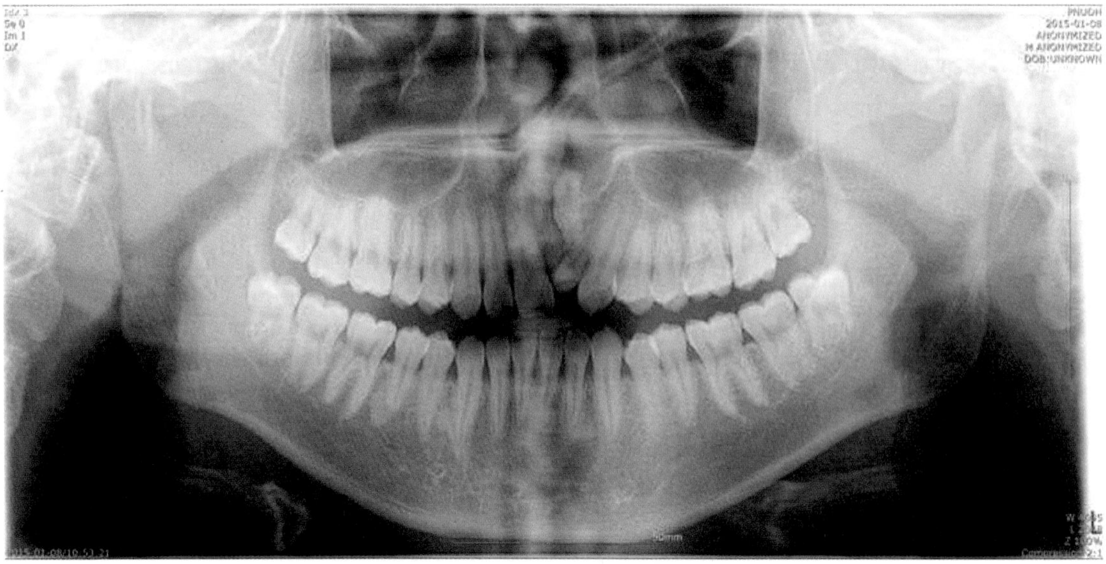

Figure Ⅲ-1-44. Panoramic radiography

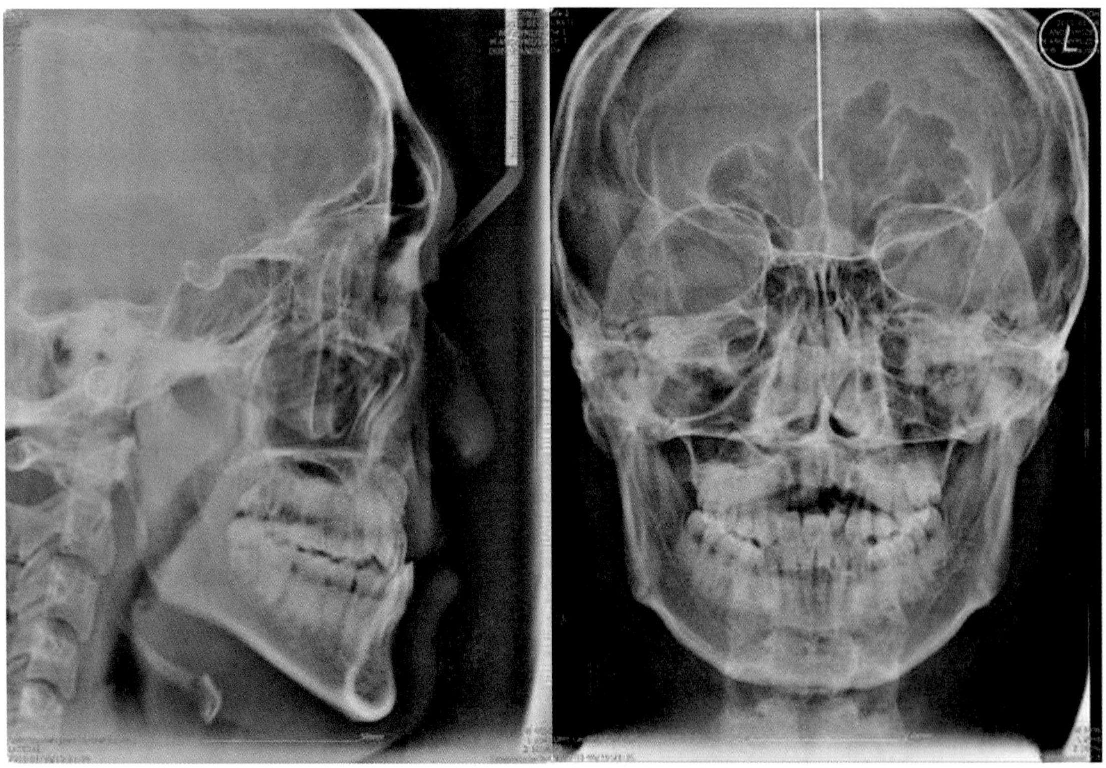

Figure Ⅲ-1-45. Lateral & posteroanterior cephalogram

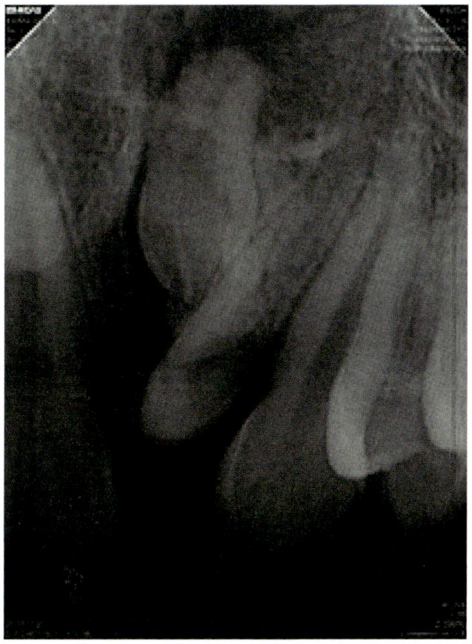

Figure Ⅲ-1-46. Periapical radiography

악골의 전후방적 부조화가 심하지 않고 상악 전치가 설측경사되어 있으므로, 상악전치부의 치축 개선을 통해 전치부 반대교합을 해소하는 것을 목표로 치료를 진행하였다. 만기 잔존된 상악 좌측 유중절치를 발치하고, 상하악 폭경 부조화 해소를 위해 Fan-tye RPE를 사용하였다. 폭경 확장시 재발을 고려하여 하루에 0.5mm씩 총 28일간 확장하였다(Figure Ⅲ-1-47). 이후 RPE 유지 기간동안 상악 전치부에 고정식 교정장치를 부착하여 배열하였다. Open coil spring을 이용하여 치아를 배열할 공간을 확보하였다(Figure Ⅲ-1-48). 상악 전치 배열 4개월 후 반대교합이 해소되었다.

상악 좌측 중절치와 측절치를 배열할 공간을 확보 후, 매복된 상악 좌측 중절치를 외과적으로 노출하였다. 016x022 SS에 매복된 치아를 고무줄로 묶어 견인을 시행하였다(Figure Ⅲ-1-49). 5개월 후, 상악 좌측 중절치가 구강 내로 노출되었고, 기형치가 그 치아에 붙어 있는 것을 확인할 수 있었다(Figure Ⅲ-1-50). #21,22 악궁내 배열한 후, 상악 좌측 중절치와 측절치를 resin build up으로 수복하여 다소 보기는 싫지만 가능한 오래 유지하고자 하였다(Figure Ⅲ-1-51). 고정식 보정장치 부착 후, 장치 제거하였다(Figure Ⅲ-1-52).

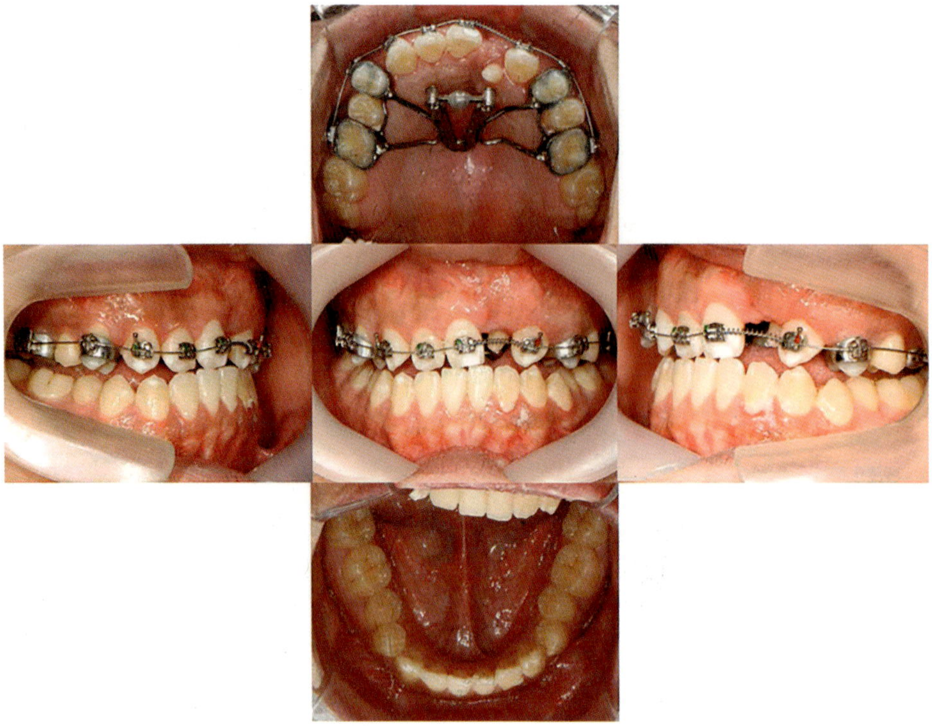

Figure Ⅲ-1-47. Maxillary expansion

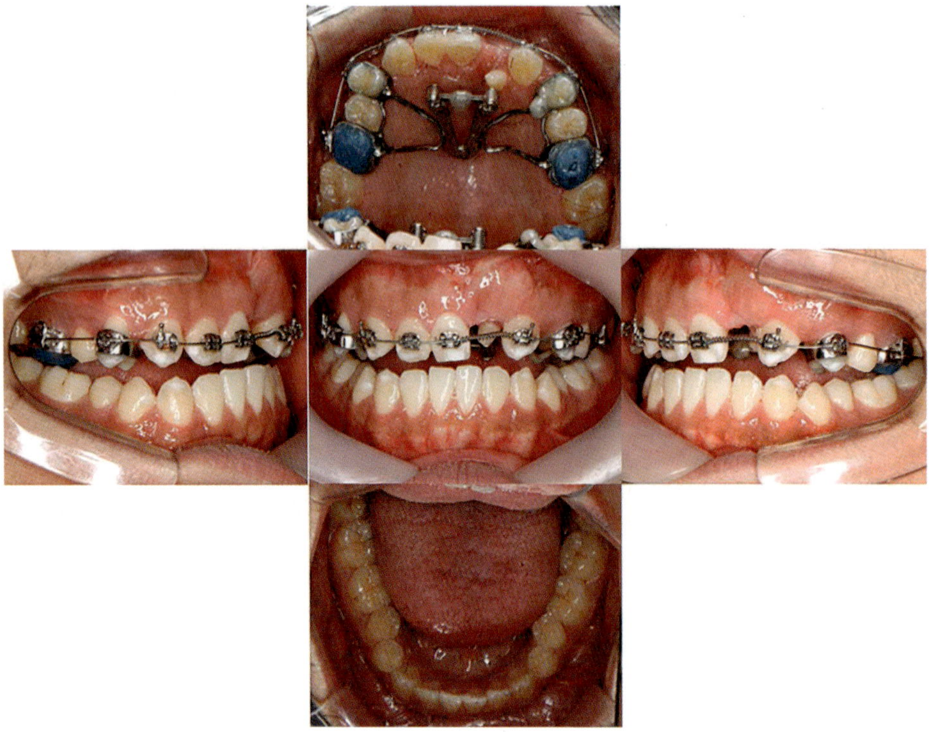

Figure Ⅲ-1-48. Treatment progress

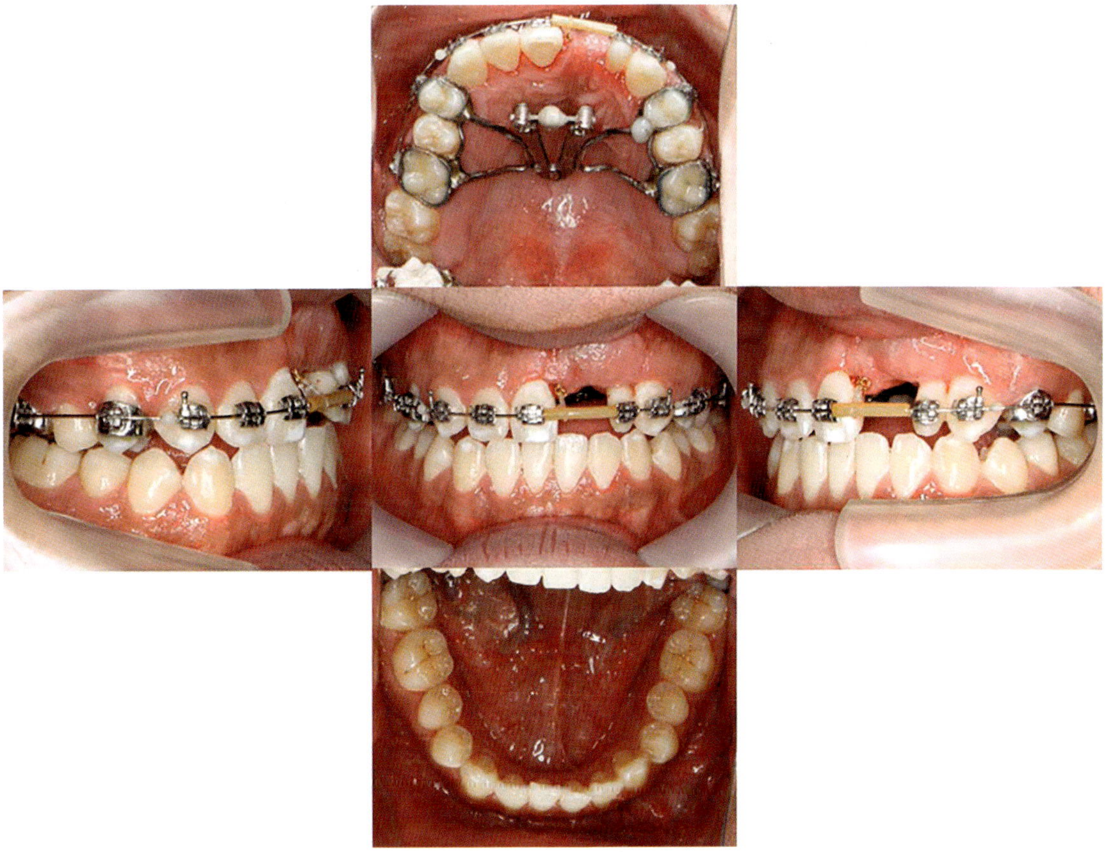

Figure Ⅲ-1-49. Intraoral photos after #21 surgical exposure

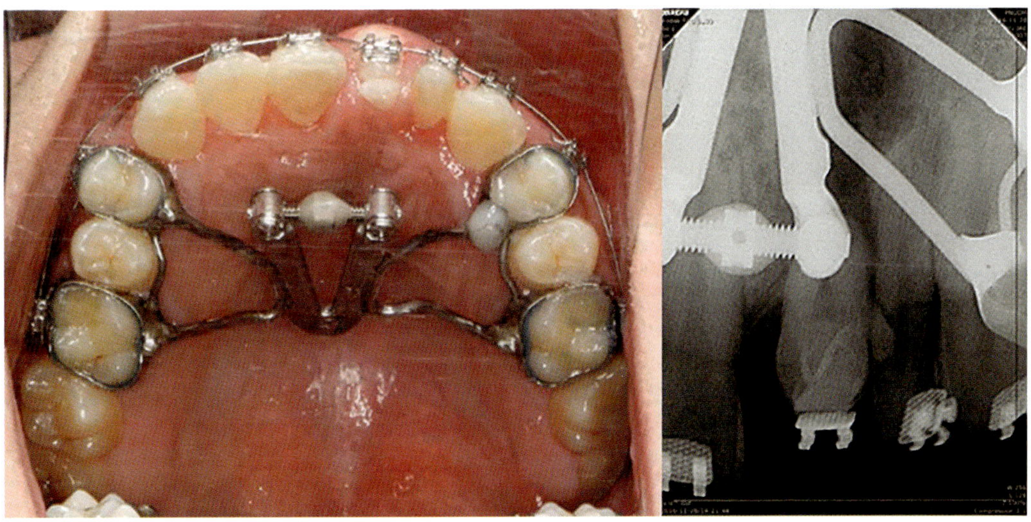

Figure Ⅲ-1-50. Treatment progress

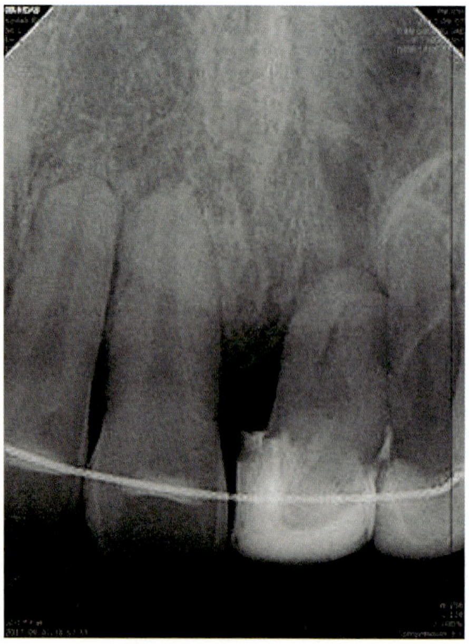

Figure Ⅲ-1-51. Periapical radiography

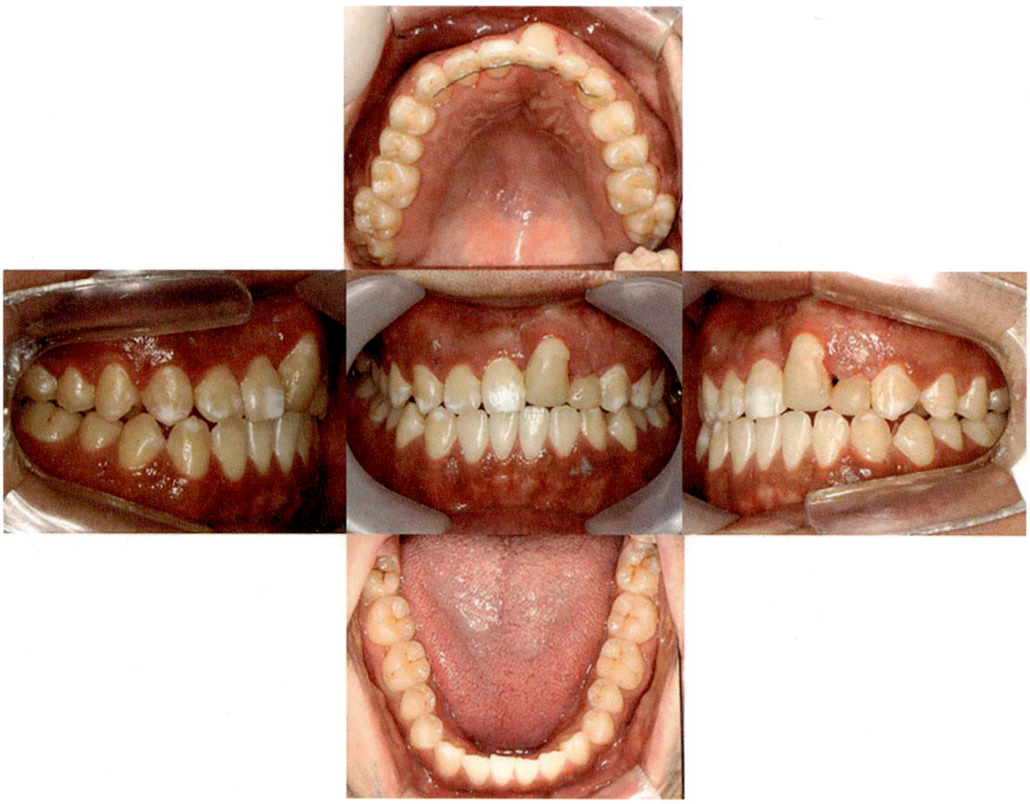

Figure Ⅲ-1-52. Intraoral photos after debonding

고찰

구순구개열 환자의 치아적 문제로는 치아의 형태 이상, 크기 이상, 과잉치, 선천결손, 매복, 지연 맹출 등이 있으며 구순구개열 환자의 94%에서 하나 이상의 치아 문제를 관찰할 수 있다. 이 중 매복은 파열측의 상악 견치에서 가장 많이 발생한다. 파열부의 상악 견치는 정상적인 부위에서 발생중인 상악 견치에 비해 치근의 발달이 느려, 맹출이 지연되는 경향을 보인다. 그러나 Enemark 등은 파열부의 상악 견치 치근의 발달정도가 치아 맹출에 영향을 주지는 않는다고 주장하였다.

이 환자는 상악 좌측 중절치와 측절치 사이에 파열이 존재하며, 상악 좌측 중절치의 매복 및 형태 이상이 관찰되었다. 이에 공간을 확보하고, 매복된 상악 좌측 중절치의 외과적 노출을 시행한 후 구강 내로 견인하였다. 치아 배열 완료 후, 보존과에 상악 좌측 중절치 및 측절치 수복을 의뢰하여 심미적 개선을 도모하였다. 파열부의 결손된 치아도 가능하면 임플란트로 수복하는 것이 바람직하겠으나 실제 임상에서는 골이식을 한 경우에도 인공치근을 식립하기에 어려움이 있는 경우가 많고, 악골 성장이 종료되지 않은 시기나 젊은 성인에서는 가급적 임플란트를 빨리 하지 않는 것이 바람직하다고 생각한다. 비록 형태가 작거나 이상하더라도 자연치아가 있는 경우 이를 오래 보존하는 것이 좋다고 생각한다.

증례 4: 성인에서의 치조골 이식

적절한 시기에 2차 골이식을 하지 않고 성인이 되어 교정치료를 하러 오는 경우, 치아의 배열에는 큰 어려움이 없으나 열부위의 골결손을 어떻게 처리할 것인지가 문제가 된다. 골결손이 있는 상황에서 치아 이동을 시행하면 치아가 실활되어 상실할 위험이 크고, 그렇지 않은 경우에도 열주위 치아의 치근을 싸고 있는 치조골이 소실되어 치아를 상실할 수 있다. 따라서 만기 골이식(혹은 3차 골이식이라고 부르기도 함)을 한 후 치아를 이동하는 것이 바람직하다고 할 수 있으나 이 때의 골이식은 예후가 좋지 못하다는 것이 큰 문제이다.

19세 5개월에 내원한 우측 편측성 구순치조열이 있는 여성으로, “우측 중절치를 바르게 배열하고 싶다.”가 주소였다. 입술과 코에 흉터가 있고 약간 변형이 있으나 턱뼈 관계는 양호하였다.

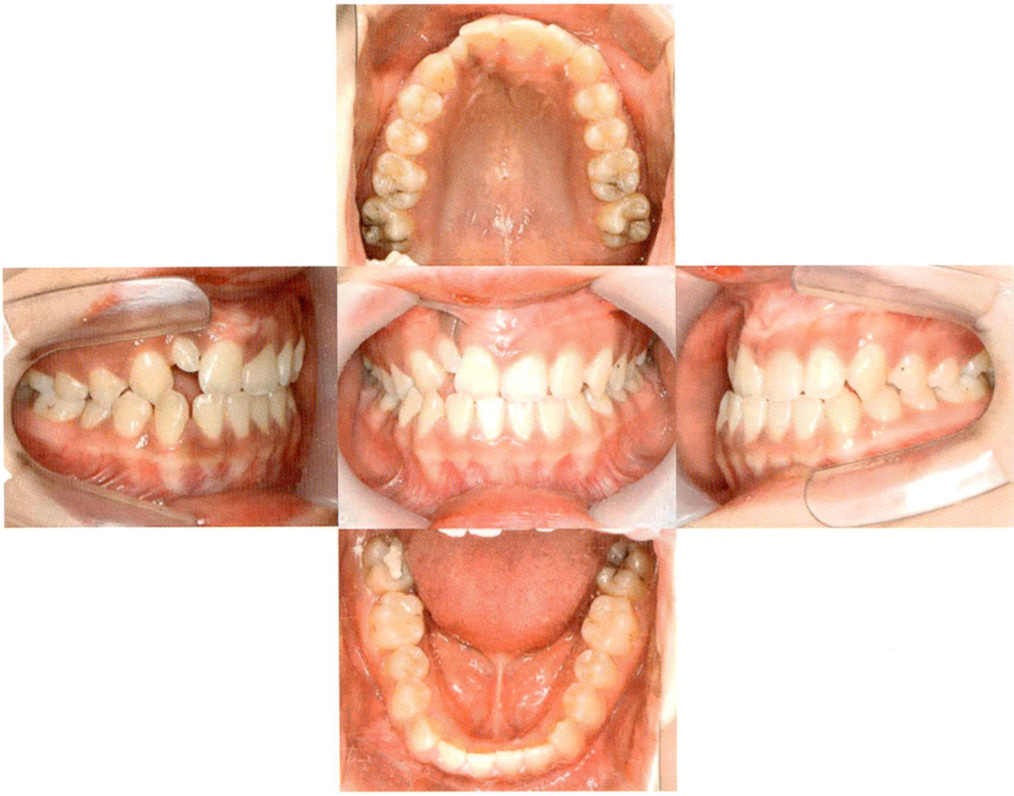

Figure Ⅲ-1-53. Intraoral photos

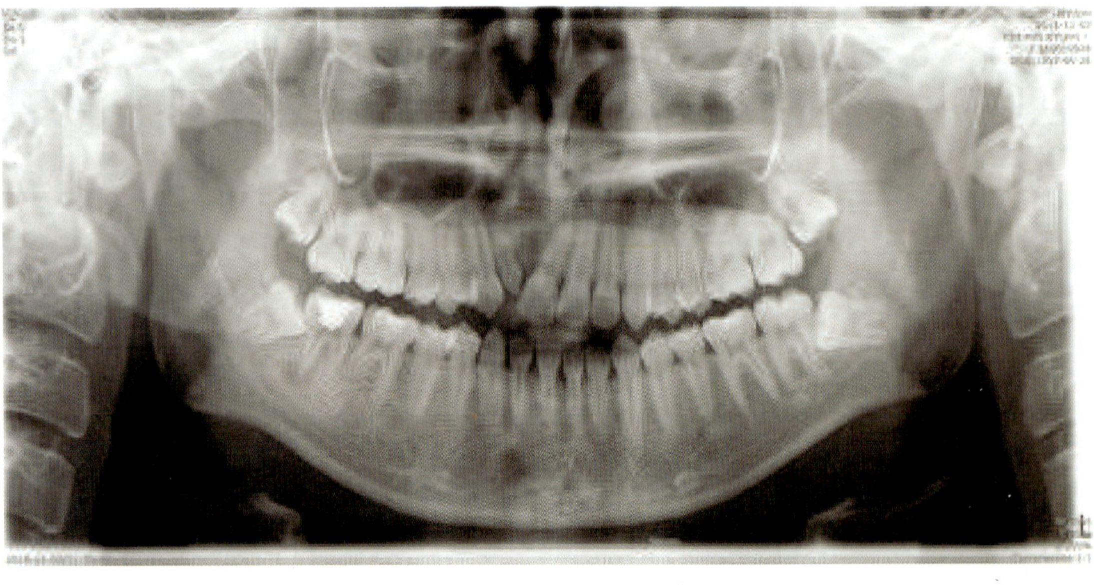

Figure Ⅲ-1-54. Panoramic radiography

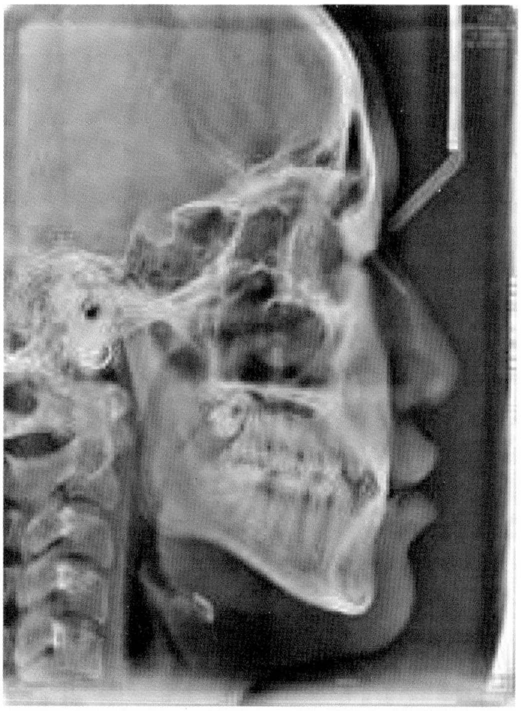

Figure Ⅲ-1-55. **Lateral cephalogram**

골격적 부조화는 심하지 않으나 수술한 입술의 압력으로 상악 절치가 설측 경사되어 부분적인 반대 교합이 있었고, 결손된 치아는 없으나 상악 우측 측절치가 왜소치이며, 중절치와 측절치 사이에 골결손이 있었고, 전치들의 배열이 좋지 않았다. 구강악안면외과와 상의하여 골이식을 한 후 치아 배열을 하기로 하였다.

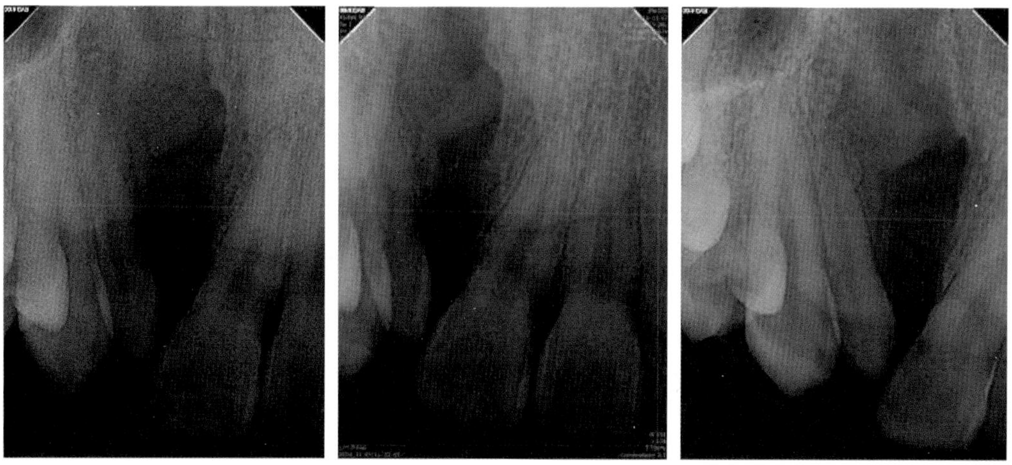

Initial　　3 month after　　6 month after

Figure Ⅲ-1-56. **Periapical radiography after bone graft**

이 환자는 골이식 후 몰래 담배를 피는 등 협조가 좋지 않았다. 골이식 6개월이 경과한 후에도 새로운 뼈가 형성되지 않았다. 따라서 뼈가 없는 곳으로 치아를 이동할 수 없었다. 작은 상악 우측 측절치는 porcelain laminate로 마무리하였다.

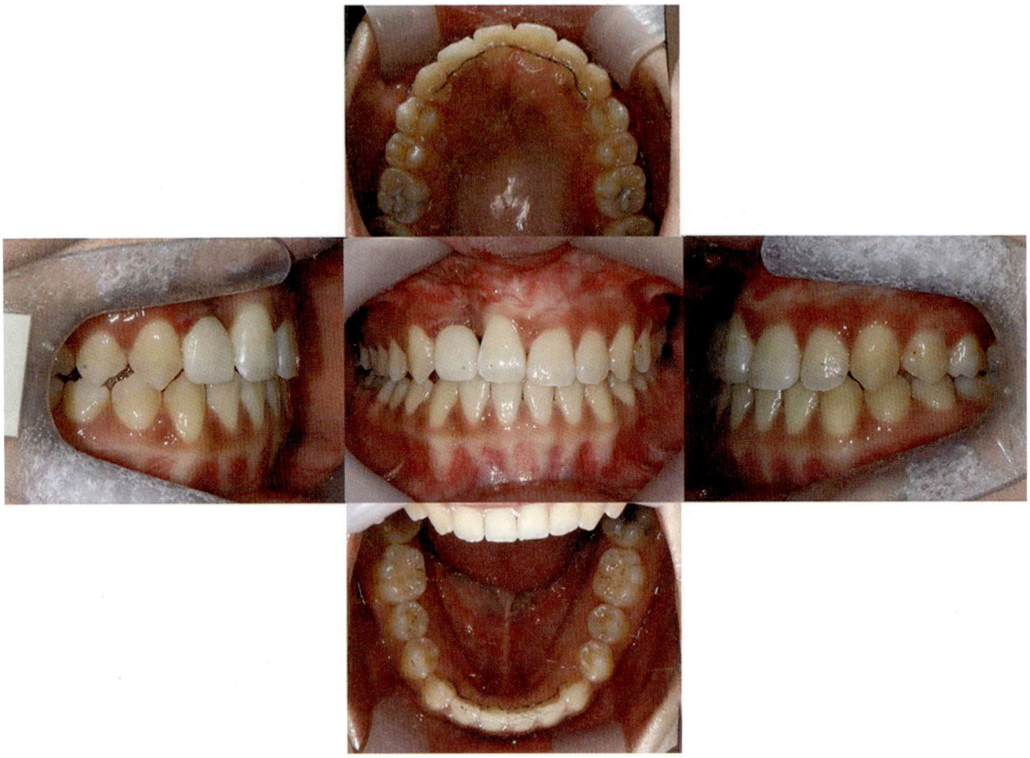

Figure Ⅲ-1-57. Intraoral photos after debonding

고찰

치조골의 이식은 이식한 뼈가 그대로 있는 것이 아니라 혈관이 침투하여 새로운 뼈로 대체되어야 하므로 치아의 맹출이 큰 역할을 하는데, 이것이 되지 않는 성인에서는 역시 골이식의 예후가 불량하였다. 가능한 체계적인 관리를 통해 2차 골이식을 하도록 설득하고, 성인에서도 양호한 결과를 얻을 수 있는 방법들이 개발되어야겠다.

B 편측성 구순구개열(Unilateral Cleft Lip and Palate)

편측성 구순구개열자에서 실제적인 교정치료가 시작되는 것은 보통 상악 중절치가 맹출하는 혼합 치열 초기부터이다. 파열부에 인접한 상악 중절치는 반대측 중절치보다 늦게, 기울어지고 회전되어 맹출한다. 이 위치에서 하악 전치와 닿게 되면 조기 접촉이 되어 하악운동을 편위시키거나 치아가 닳게 될 수 있어 배열을 해야 하는 경우가 생긴다. 그러나 치근이 파열부에 근접한 경우 치아이동으로 치수(Pulp)의 실활이 일어날 수 있어 주의해야 하며, 일단 움직여도 교정장치를 제거하면 재발되기에 계속 장치를 유지시켜야 한다. 많은 경우 공간 부족이 예상되고, 협착된 상악치열궁의 확장, 2차골이식, 반대교합의 개선 들이 필요하게 되는데 계속해서 장기간 고정식 교정장치를 부착하고 있으면 치아의 탈회 등 부작용이 증가되고 환자가 지치게 되므로 가능하면 적절한 시기에 꼭 필요한 치료만 하고 휴식기를 부여하는 것이 바람직하다고 생각한다. 특히 성장하면서 중안면부의 성장부전으로 악골의 전후방 관계가 악화되는 것을 예상하여 치료 계획을 수립하고 보호자에게 잘 설명하고 진행하여야 한다.

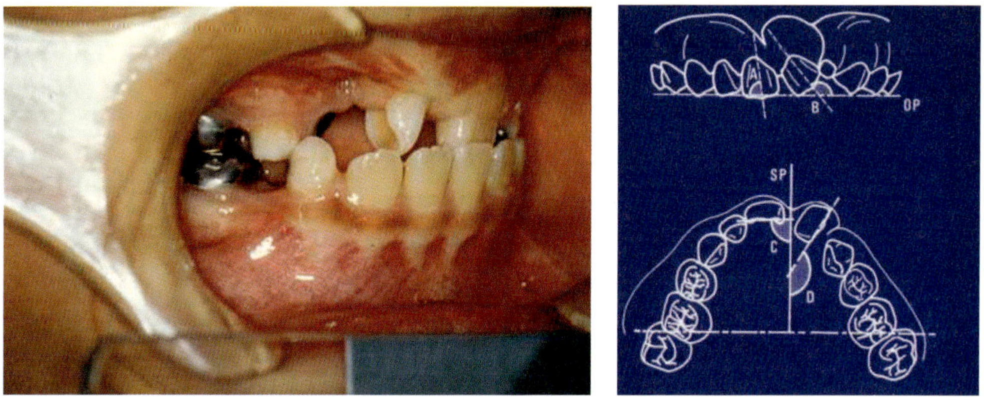

Figure III-1-58. Tooth alignment of rotated tooth by Suzuki

상악궁의 협착으로 확대가 필요한 경우가 많은데 대체로 구치부보다는 전방부의 협착이 심해 차등 확대가 필요하며 정중구개봉합이 없어 비교적 약한 힘으로도 쉽게 벌어지나 장기적인 안정성이 문제가 된다. 각 환자의 상악 치열궁 형태에 따라 적절한 장치를 선택한다.

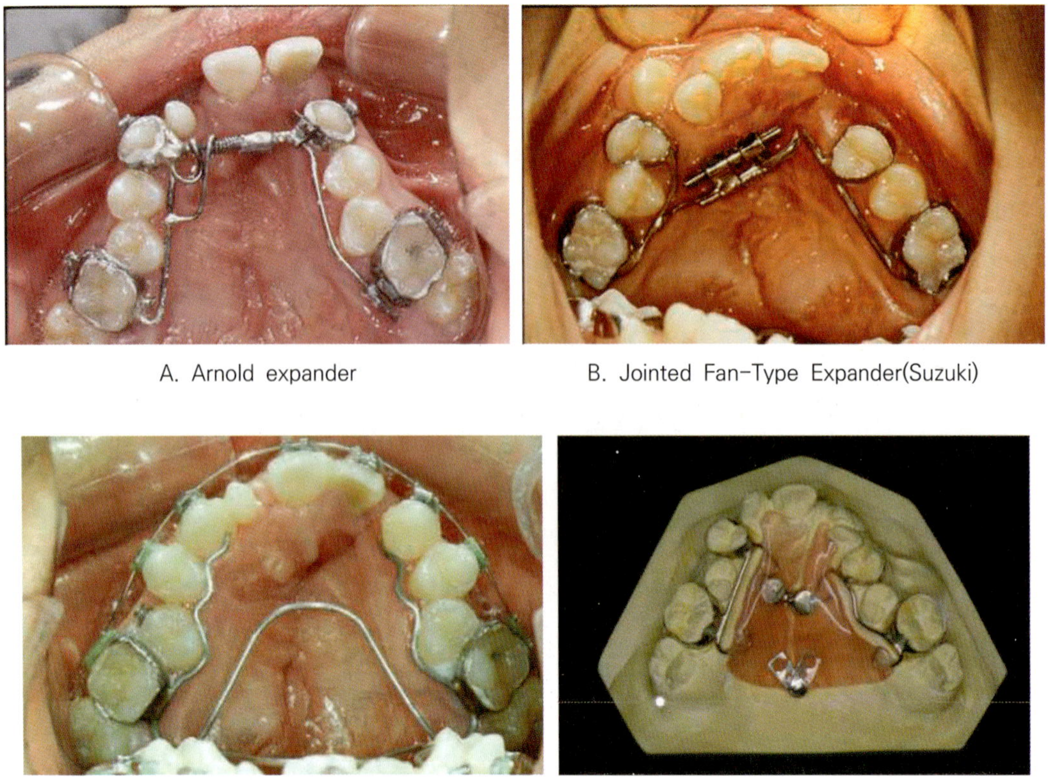

A. Arnold expander

B. Jointed Fan-Type Expander(Suzuki)

C. Quad-helix

D. Fan type expander

Figure Ⅲ-1-59. Maxillary expander

증례 1: 청소년기에 치료가 잘 되었으나 그 후 하악골이 많이 성장한 증례

좌측에 편측성 구순구개열이 있는 남자 어린이가 5세 10개월에 교정과에 처음 내원하였다. 상악 치열궁이 협착되고, 전치부 반대교합이 있었다. 상악 좌측 중절치와 측절치가 결손되었다. 9세에 상악 좌측 견치의 치근이 1/2 이상 형성된 것을 X-ray에서 확인하고 2차 골이식을 한 후 상악에만 교정장치를 부착하여 순측 경사이동시켜 반대교합을 해소하였다.

결손된 전치부는 처음에는 레진치아를 포함한 가철식 유지장치로 메웠으나 자주 파절되어 보철과에서 이른 나이지만 14세에 4 unit 브리지로 수복하였다. 그 후에도 하악의 성장에 의하여 브리지가 탈락되고, 반대교합과 안면비대칭이 초래되었다. 성장이 남아 있는 구순구개열 환자에서 전치부 반대교합과 중안면 함몰을 적극적으로 해소하는 것이 바람직한지에 대해서는 논란이 있다. 이 환자에서는 결국 하악골 만기 성장이 많이 일어나 혼합치열기의 치료 결과가 유지되지 못하고, 악교정수술이 필요한 상태가 되었다.

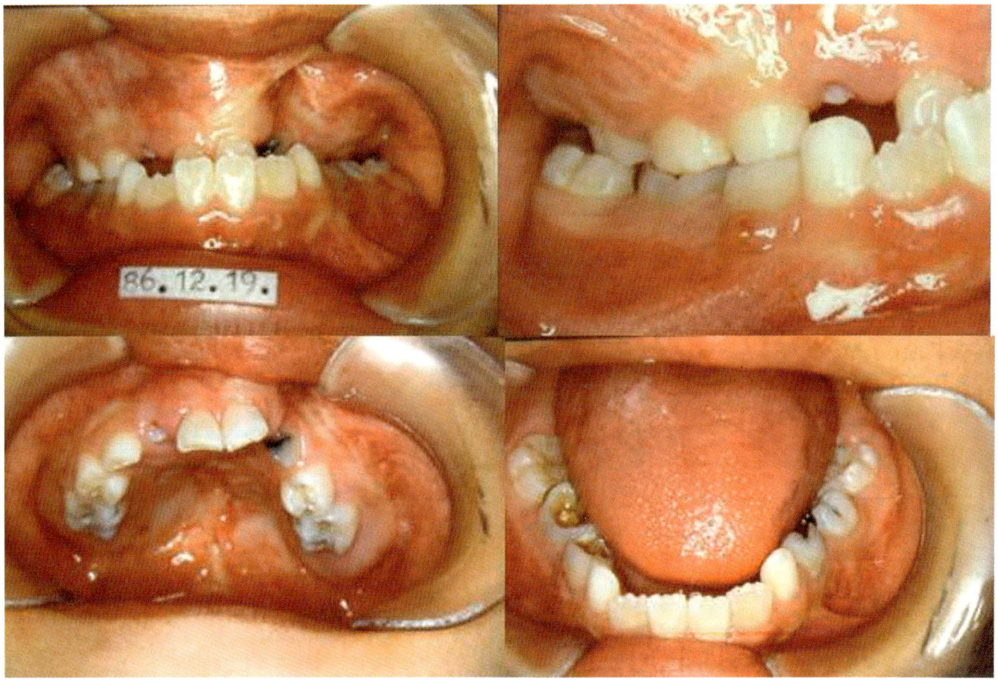

Figure Ⅲ-1-60. Intraoral photo

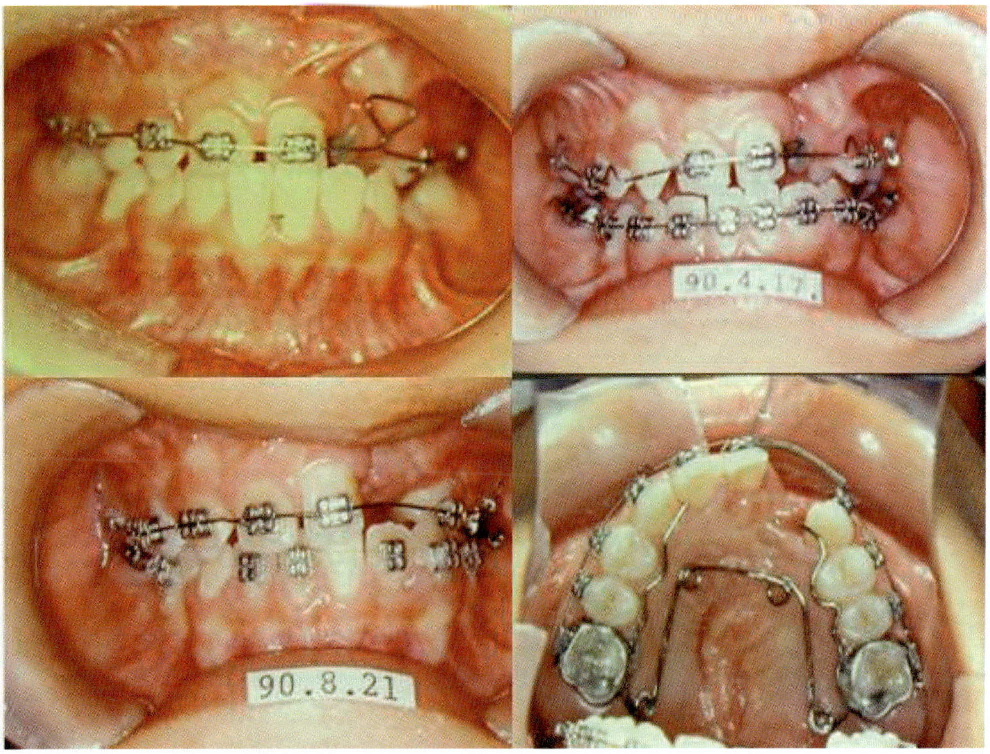

Figure Ⅲ-1-61. Maxillary expansion using quad-helix

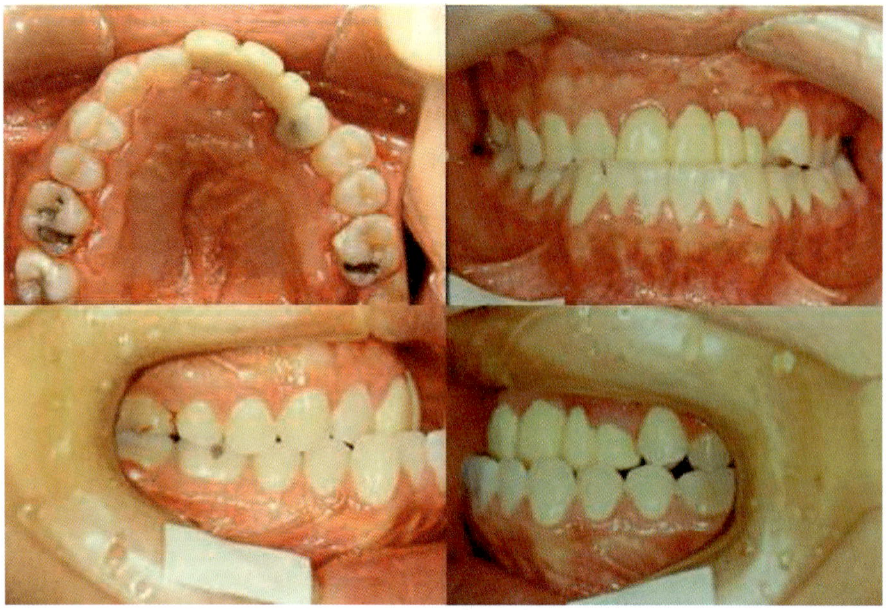

Figure Ⅲ-1-62. Intraoral photo after growth completion

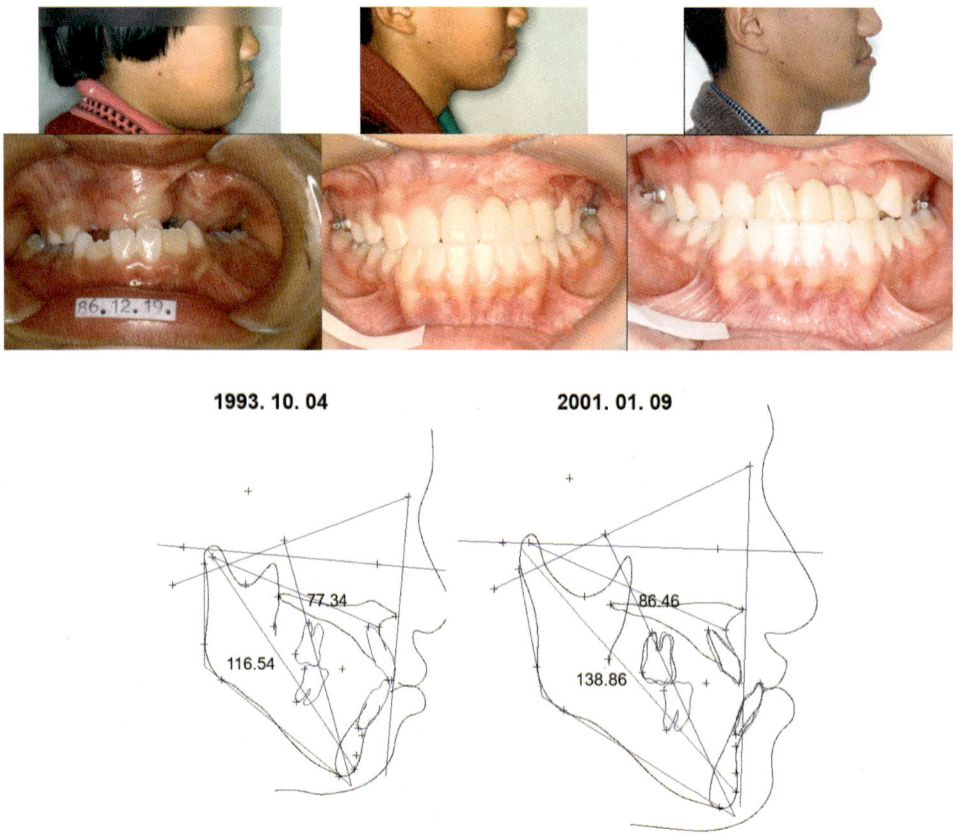

Figure Ⅲ-1-63. Late mandibular growth

고찰

구순구개열의 치료에서 난감한 문제 중 하나가 혼합치열기나 초기 영구치열기에 비교적 잘 치료가 된 환자가 성장하면서 그 결과가 유지되지 못하고 턱수술을 해야 할 정도로 골격적 부조화가 심해지는 경우가 있다는 것이다. 구개열의 수술에 따르는 3차원적인 성장 억제로 중안면부의 성장은 잘 이루어지지 않는데 하악은 계속 자라기 때문인 것으로 설명된다. 이 환자도 14세까지는 비교적 양호한 상태였으나 사춘기를 거치며 골격 관계가 많이 나빠졌다. 전체적인 치료 계획을 환자와 보호자에게 설명할 때 이 점을 반드시 이해시켜야 한다. 그러나 어떤 경우에는 조기 치료의 결과가 잘 유지되기도 하는데 이를 예측하는 것은 현재는 불가능한 것으로 생각된다. 턱수술을 권유하였으나 환자가 수용하지 않았다.

증례 2: 교정치료만으로 치료한 증례

8세 11개월에 "어긋난 치아의 배열과 주걱턱을 보완하고 싶다."고 교정과에 왔다. 좌측의 완전 편측성 구순구개열로 생후 100일에 구순성형수술, 2세에 구개성형술을 하였다. ANB가 0.9°로 당시는 심하지 않은 골격성 III급 부정교합이었다. 턱끝이 약간 좌측으로 편위되었고, 전치부 반대교합, 다수의 치아에 우식이 있고, 제 1유구치가 조기 상실되어 공간유지 장치 등 이미 치과치료를 많이 받았다. 상악에서 공간 부족이 심할 것으로(10mm) 예상되었고 상악 치열 정중선이 우측으로 2mm 정도 틀어졌다. 진료실에서 어머니에게 화를 내고 욕을 하는데 치과의사에게는 그렇게 하지 않았다. 어머니가 지나치게 과보호하는 느낌이 들었다. 소아정신과에 의뢰하였더니 주의력결핍 과잉행동 장애 가능성이 있으나 심하지 않으니 조금 지켜보자고 하였다.

앞으로 성장하면서 골격부조화가 더 심해질 수 있고, 턱수술을 할 가능성도 있으나 이 시점에서 전치부 반대교합을 해결하는 것이 성장에 바람직한 영향을 줄 수 있다고 설명하고 가철식 확대장치(Sagittal appliance)를 사용하여 4개월 만에 반대교합을 해소하였다. 회전된 상악 우측 중절치가 조기 접촉되어 전치 3개에만 브라켓 부착하여 배열하였다.

10세에 치조골 이식을 시행하고 왜소치인 좌측 측절치를 배열하기로 했다. 가철식 장치로 전치 배열의 유지와 제 1대구치 후방이동 도모하였으나 잘 끼지 않고 여러 가지 핑계를 대었다. 12세에 재진을 하여 상악에서만 치아배열을 시도하였는데 좌측 측절치가 뿌리도 좀 짧고 치근이 설측에 있어 torque를 부여하기 위해 측절치 브라켓을 상하를 바꾸어 부착했다. 도중에 공간부족이 너무 심하여 상악 좌측 제 1소구치를 발치하고 1년 2개월 만에 1차 치아배열 종료하였다(만 13세). 치아우식의 치료, 턱관절 불편 등으로 가끔 치과병원에 오면서 교정과에서는 관찰만 하였다. 18세에 서울에서 코와 입술의 성형수술을 하였다. 19세에 왜소치 주위가 너무 틈이 많다고 해서 공간 재배열하여 보철과에서 조금 크게 수복하였다. 턱끝이 틀어진 것이 마음에 안드는 데 서울 어느 병원에서는 수술 안하고 고친다고 해서 가보았다고 하였다.

부착된 유지호선에 불만 표시해 조금 틀어질 수 있다고 말리다가 24세에 제거해 주었다. 여전히 구강위생이 좋지 않아 치아 우식, 치주 치료하면서 교정과에도 가끔 들르고 있다.

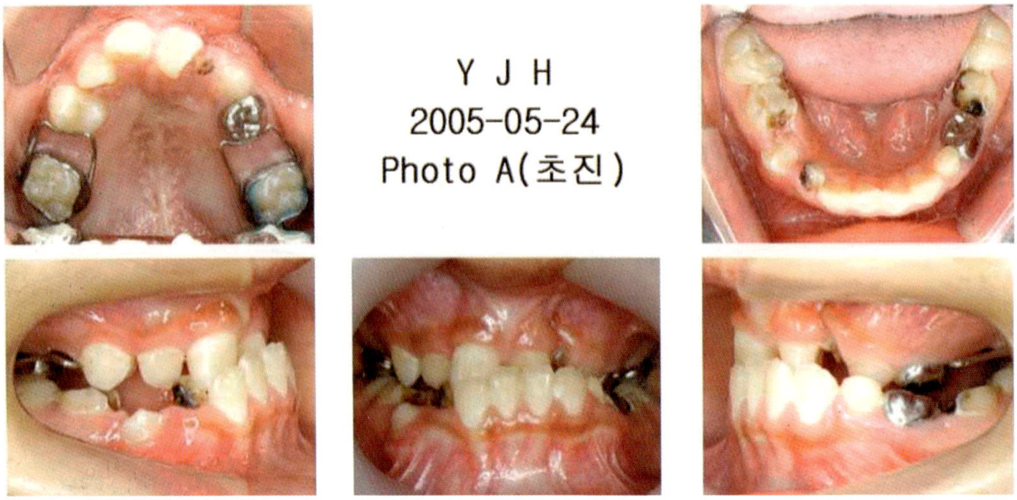

Figure Ⅲ-1-64. Intraoral photos

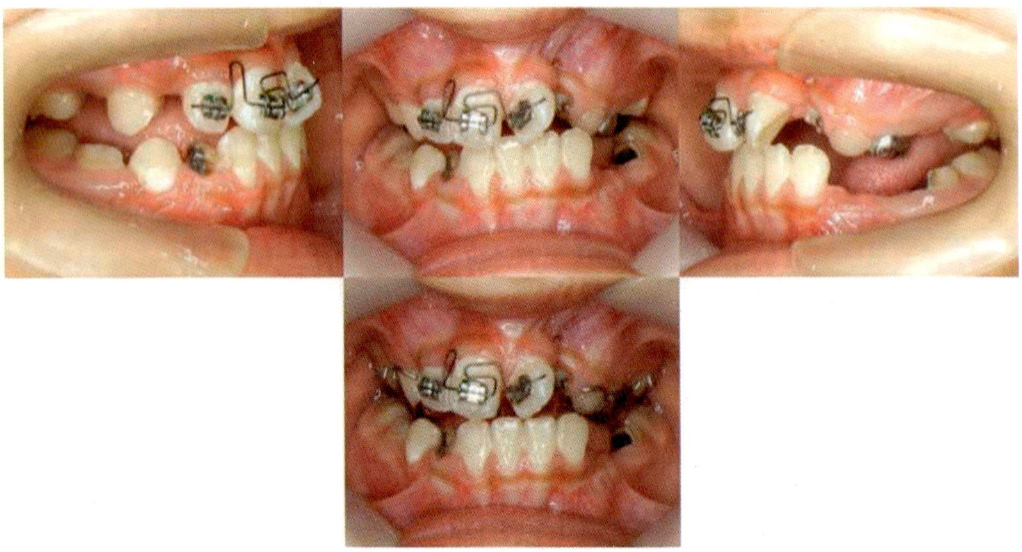

Figure Ⅲ-1-65. Tooth alignment

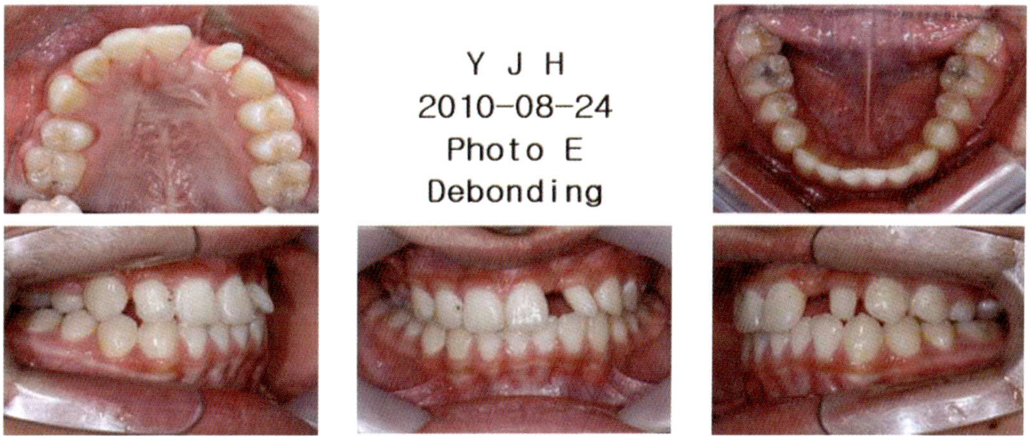

Figure Ⅲ-1-66. Intraoral photo after debonding

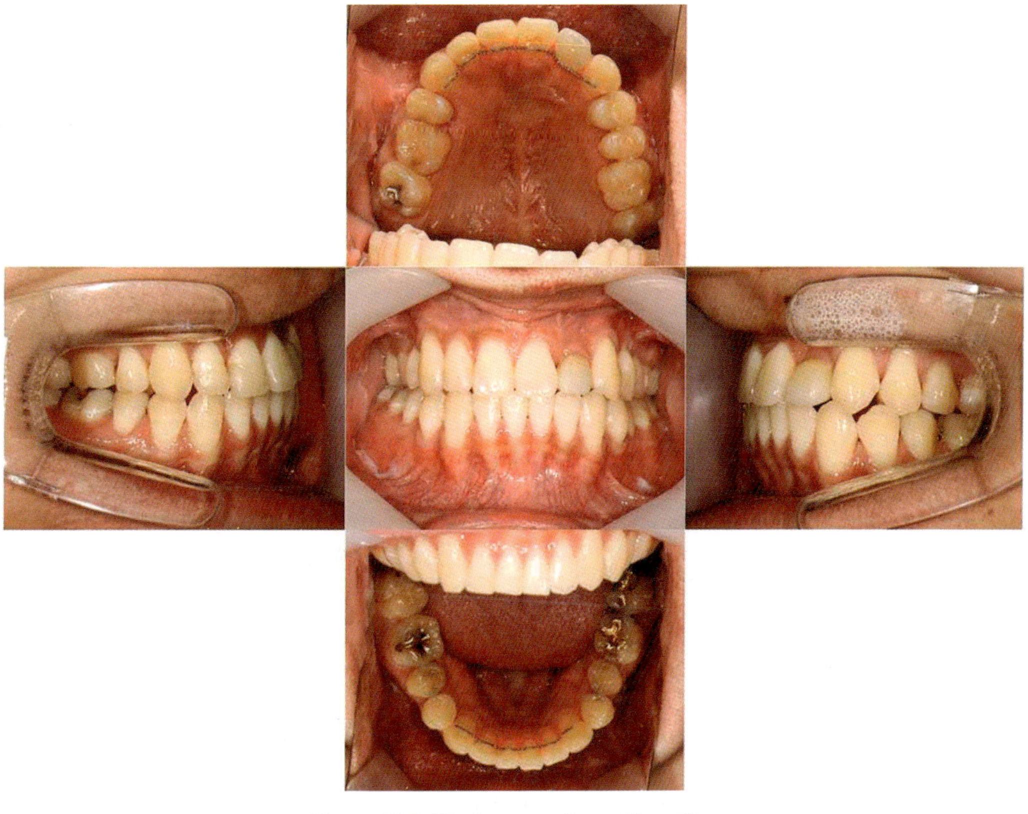

Figure Ⅲ-1-67. 9 years after debonding

증례 3: 턱의 비대칭으로 악교정수술을 한 증례

18세 여환으로, 좌측 편측성 구순구개열 환자이다. 생후 4개월에 구순열 수술, 생후 1년에 구개열 수술을 했다. 전치부 반대 교합(#12,21,23), 상악 전치 설측경사(U1 to FH: 112.5도), 치아 결손(상악 좌측 측절치), 안면 비대칭의 문제점이 있었다. 전후방부조화는 심하지 않아 교정치료만으로 교합을 개선할 수 있다고 판단하였으나, 중안면 함몰과 턱끝의 비대칭 같은 안모 개선을 강력하게 원하여 악교정 수술하기로 했다. Overjet이 크지 않아 수술량을 만들기 위해 상악 우측 제 1소구치를 발치하기로 했다. #14 발치후 공간을 폐쇄했다. 하악만 차등으로 후방이동(Setback BSSRO) 하였다. 통상적인 술후 교정을 통해 장치를 제거했다.

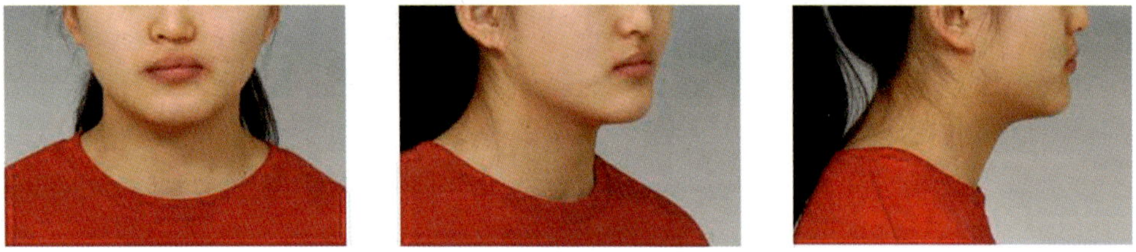

Figure Ⅲ-1-68. Facial photos

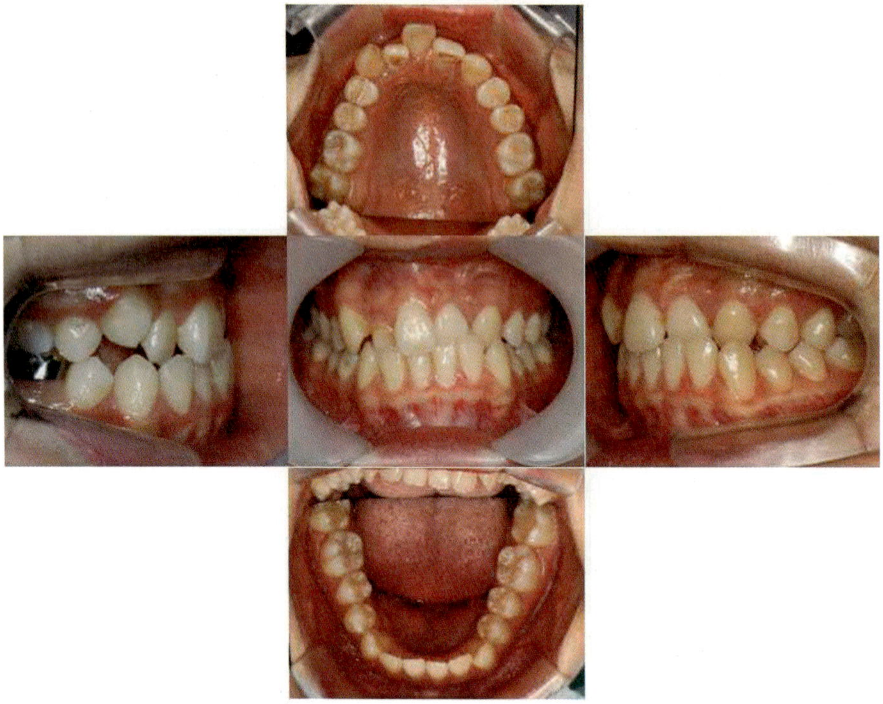

Figure Ⅲ-1-69. Intraoral photos

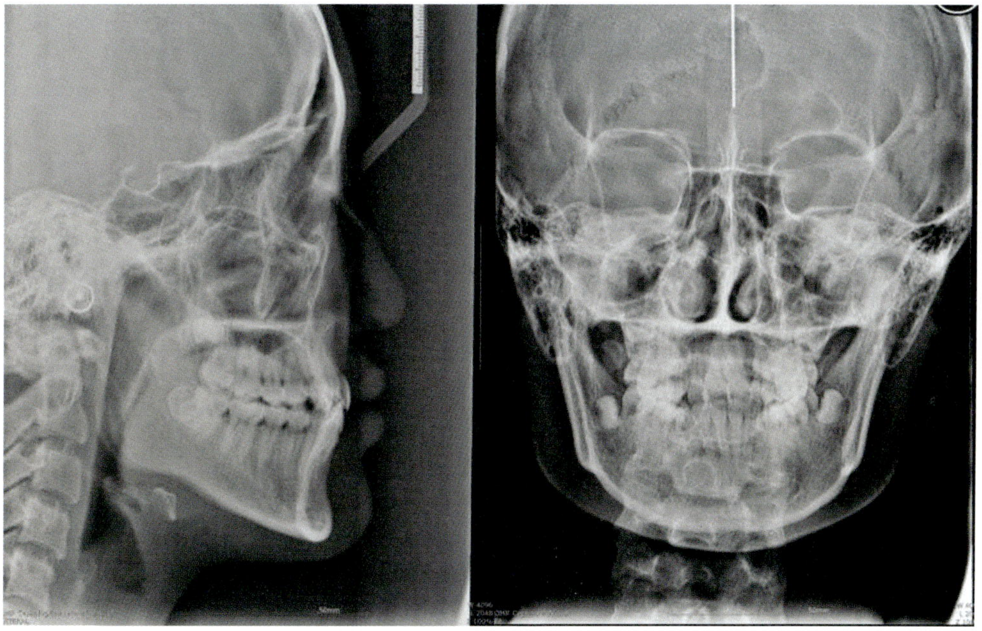

Figure Ⅲ-1-70. Lateral cephalogram

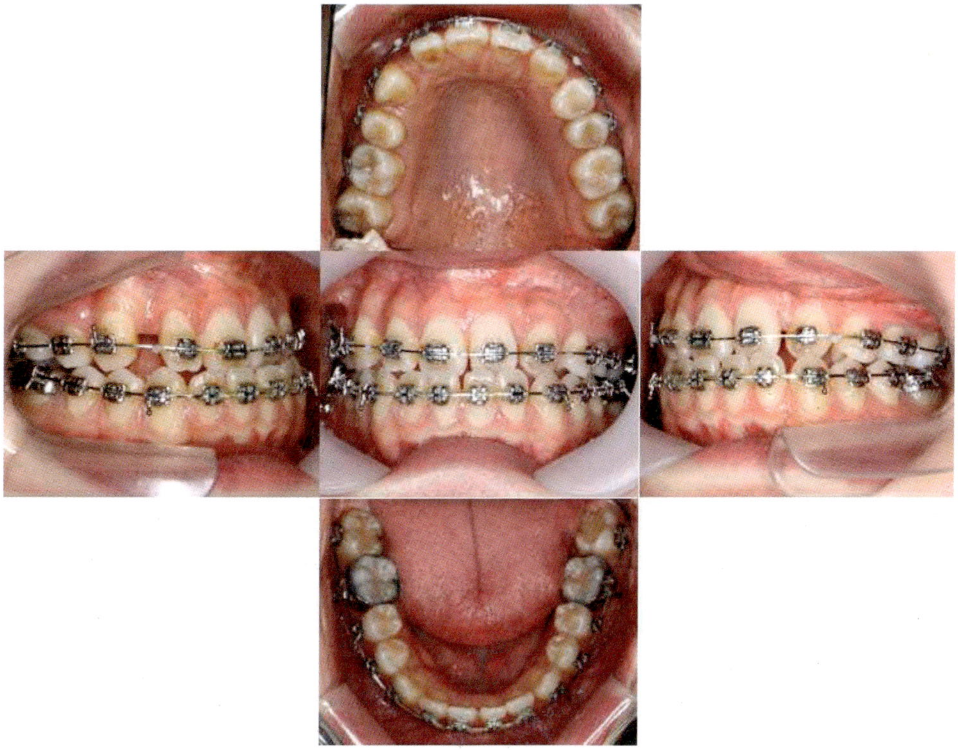

Figure Ⅲ-1-71. Intraoral photos before orthognathic surgery

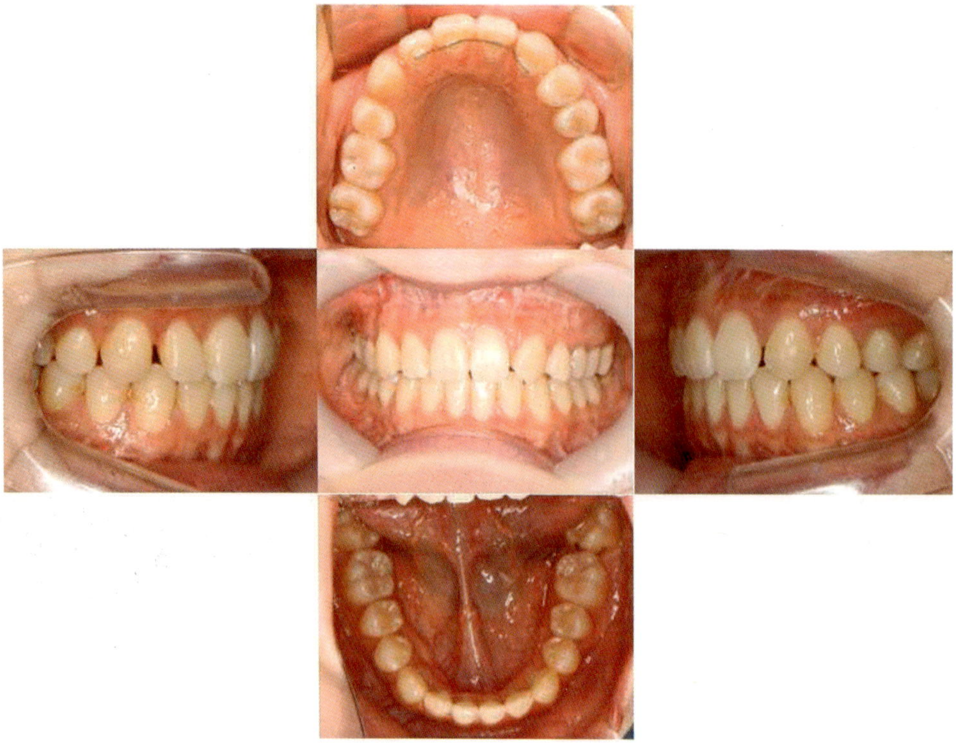

Figure Ⅲ-1-72. Intraoral photos after debonding

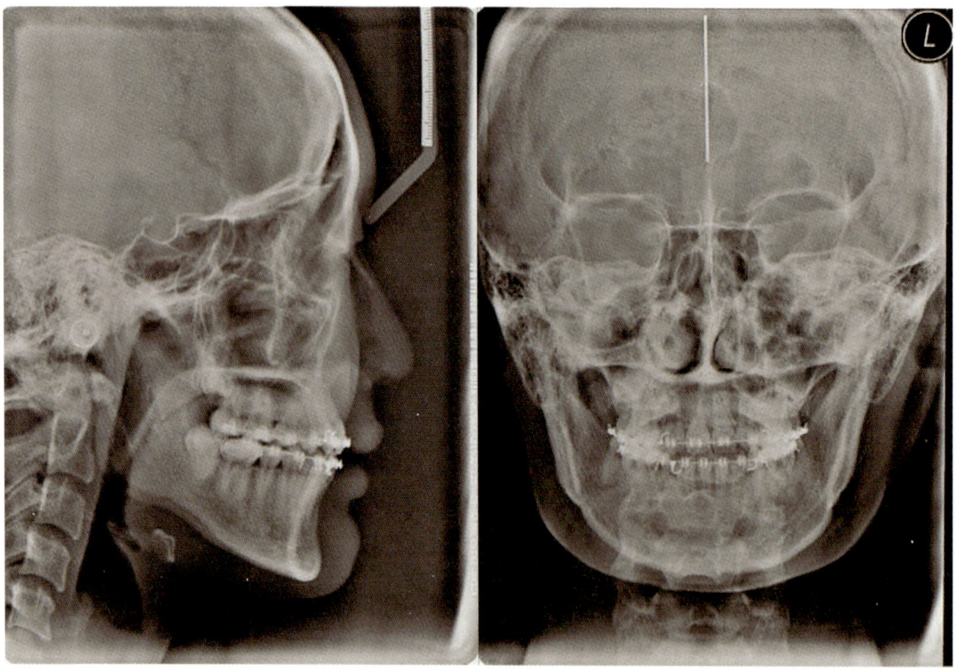

Figure Ⅲ-1-73. Lateral & posteroanterior cephalogram before debonding

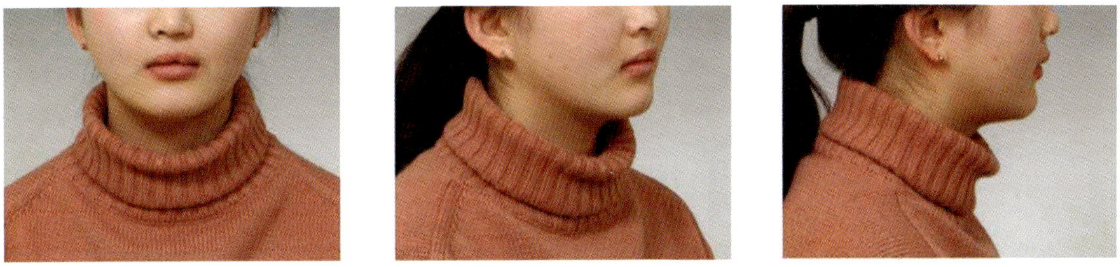

Figure Ⅲ-1-74. Facial photos after debonding

고찰

구순구개열 환자는 어린 시절 시행한 수술의 반흔조직(scar)으로 인하여 상악의 경조직 및 연조직의 결핍이 발생하는 경우가 많다. 이를 개선하기 위해 성인의 경우 악교정 수술을 하는 경우가 많다. 상악에 비대칭이 있거나 얼굴이 길거나 교합 평면이 편평한(flat) 경우에는 양악 수술을 하는 경우가 많으며 그렇지 않은 경우 한쪽 턱만 수술을 하게 된다. 수술량이 많지 않은 편악 수술의 경우 수술량을 만들기 위해 상악 소구치 등을 발치하기도 한다. 수술이 성공하려면 치아의 확실한 탈보상이 이루어져야 한다. 또한, 구순구개열 환자의 경우 결손치가 많아 치아 크기의 조화(Bolton tooth ratio)가 안 맞거나 치아 모양이 이상하여 완벽한 교합이 되지 않는 경우가 많으므로 이를 잘 고려해야 한다.

증례 4: 성장기에 골신장술 시행하고 턱이 많이 자라 악교정수술도 한 증례

10세의 여환으로, 좌측 편측성 구순구개열 환자이다. 생후 3개월에 구순열 수술, 생후 1년에 구개열 수술을 시행했다. 심한 상악골 열성장(SNA: 70.5도), 전치부 반대 교합(overjet: -3.0mm), 상악 전치 설측경사(U1 to SN: 88.4도), 치아 결손(#22,25)의 문제점이 있었다. 청소년기에 골신장술(Rigid External Distraction, RED)을 통해 상악의 전방 견인을 시행하여 비교적 좋은 결과를 얻었으나. 사춘기를 지나며 하악골이 만기성장하여 성장이 완료된 후 양악수술을 시행하였다. 통상적인 방법으로 고정식 교정장치를 이용하여 술전 교정을 시행하였다. 상악은 advance, sliding, differential impaction Le fort I osteotomy, 하악은 setback BSSRO, lateral angel reduction을 시행하였다. 통상적인 술후 교정을 통해 장치를 제거했다.

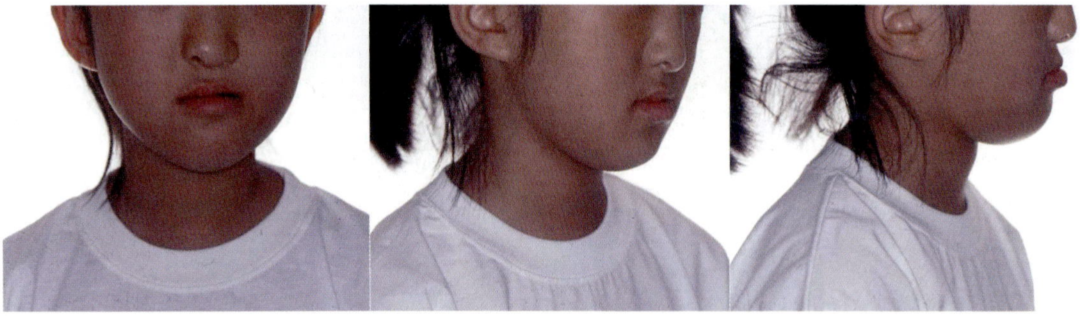

Figure Ⅲ-1-75. Pretreatment facial photo

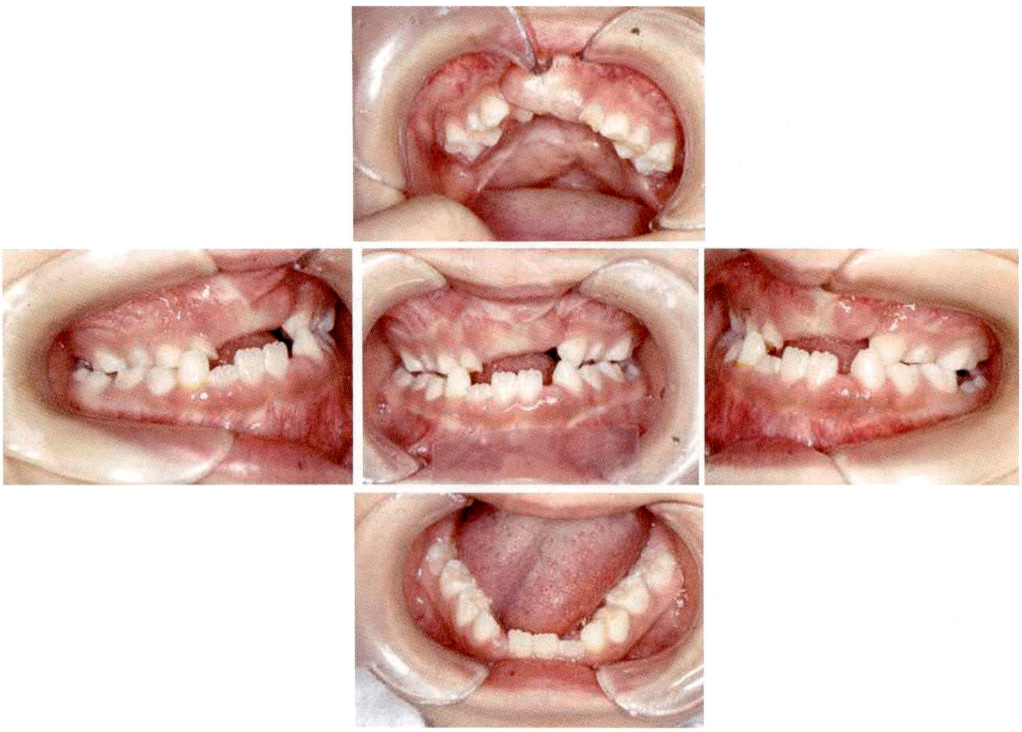

Figure Ⅲ-1-76. Pretreatment intraoral photos.

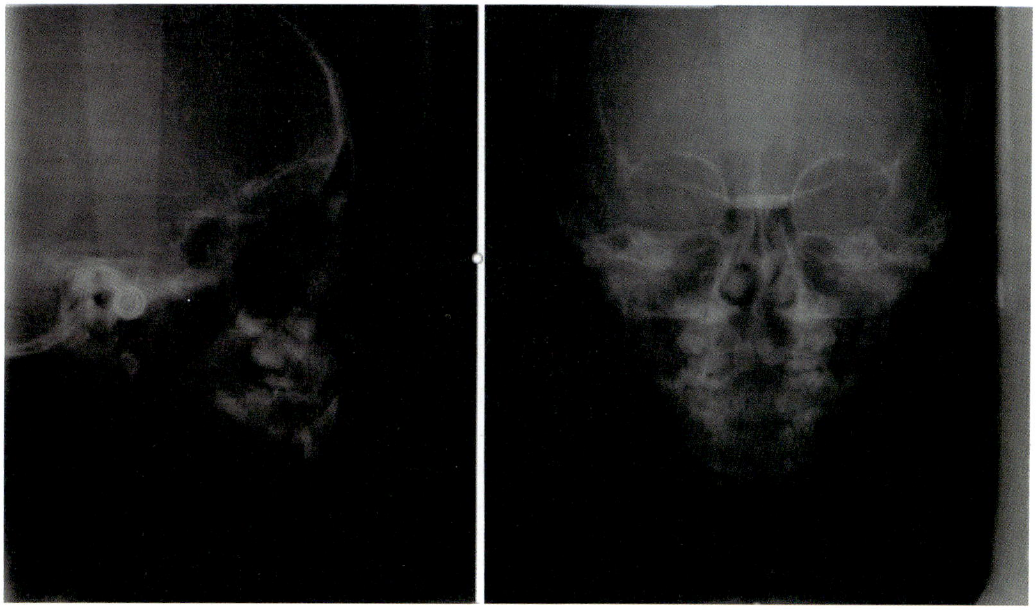

Figure Ⅲ-1-77. Pretreatment lateral cephalograms.

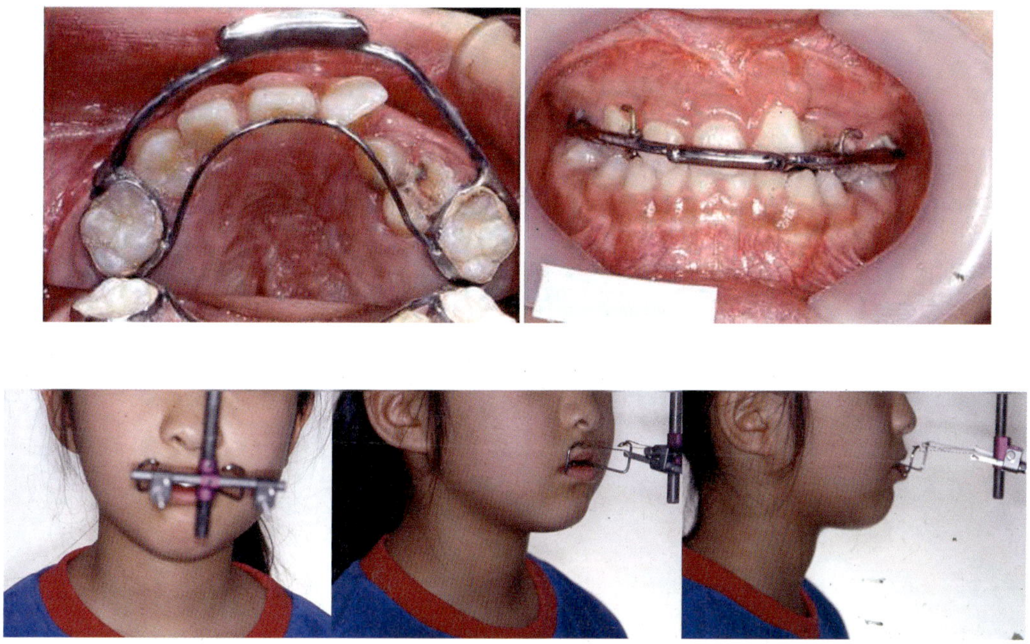

Figure Ⅲ-1-78. Extraoral DO

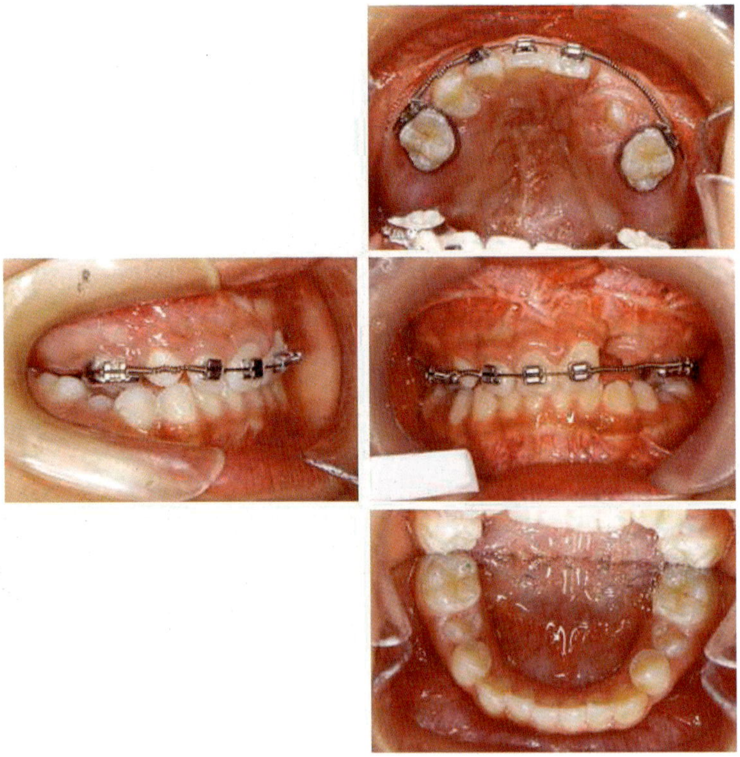

Figure Ⅲ-1-79. Post-DO intraoral photos

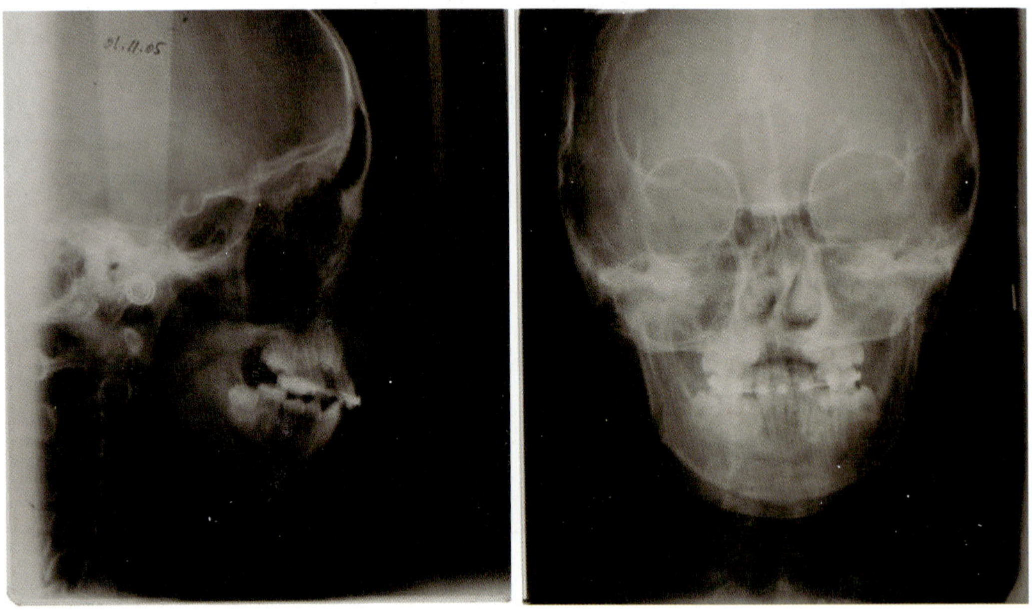

Figure Ⅲ-1-80. Post-DO cephalograms.

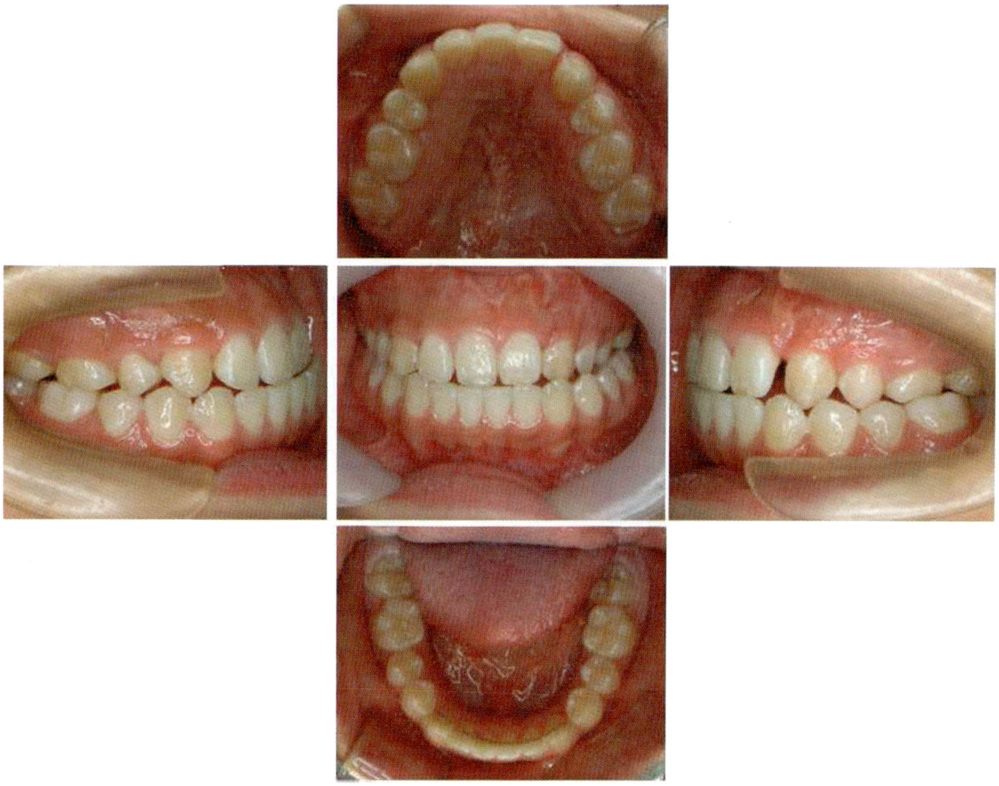

Figure Ⅲ-1-81. Presurgical intraoral photos

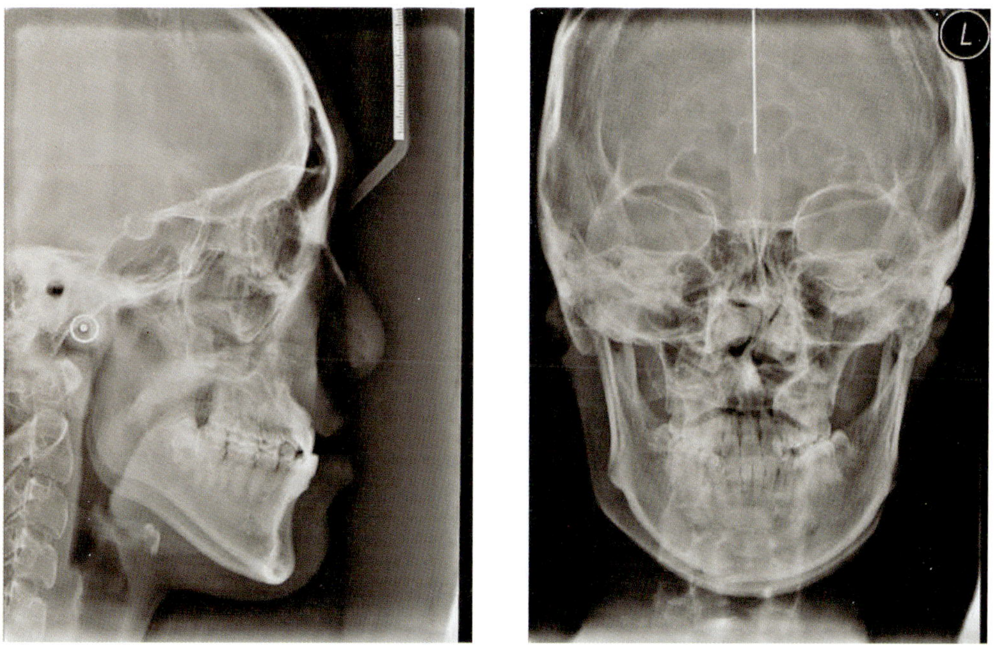

Figure Ⅲ-1-82. Presurgical lateral & posteroanterior cephalogram

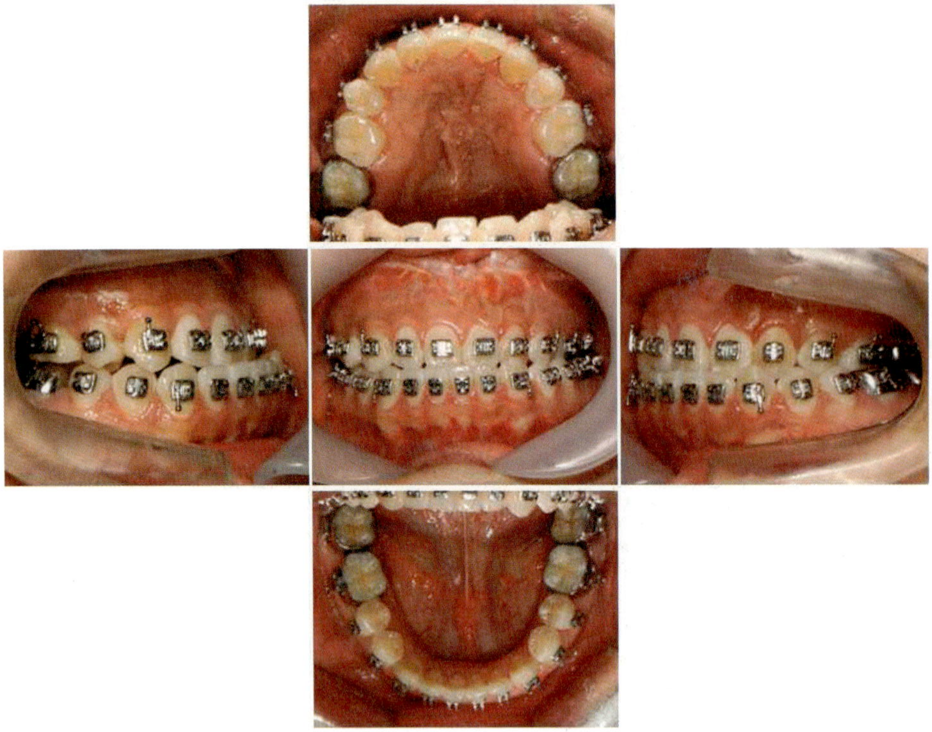

Figure Ⅲ-1-83. Intraoral photo before orthognathic surgery

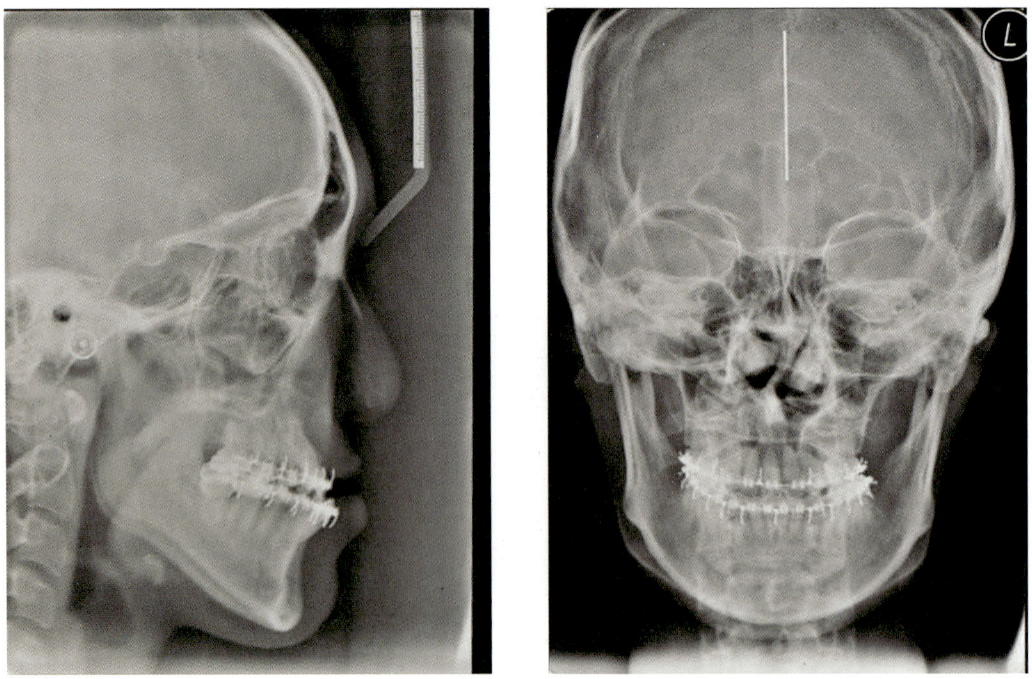

Figure Ⅲ-1-84. Lateral & PA cephalogram before orthognathic surgery

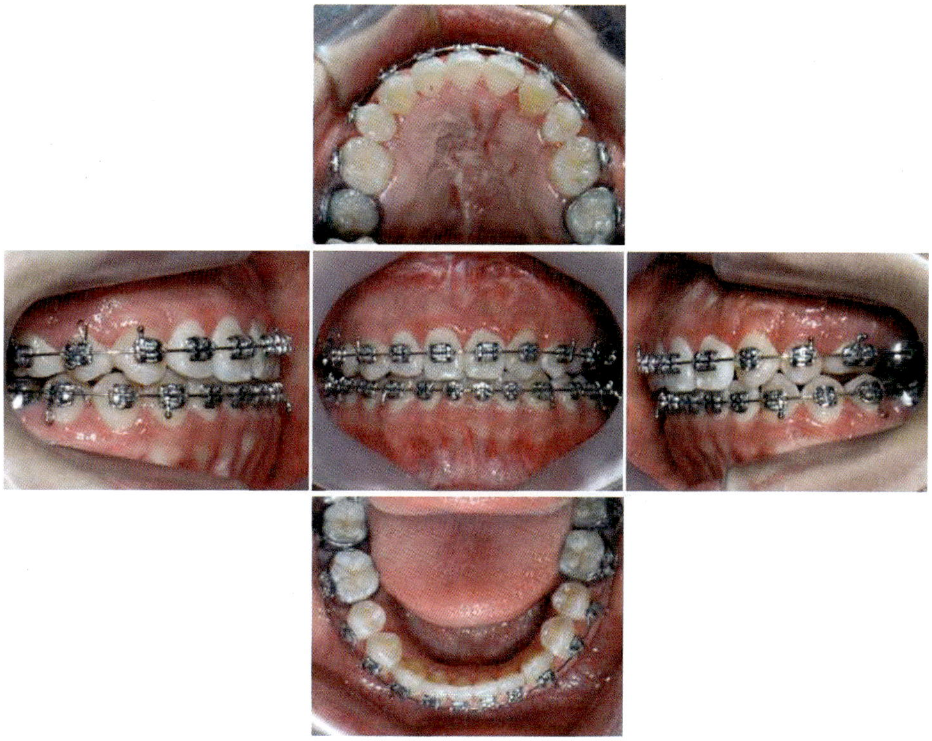

Figure Ⅲ-1-85. Intraoral photos after orthognathic surgery

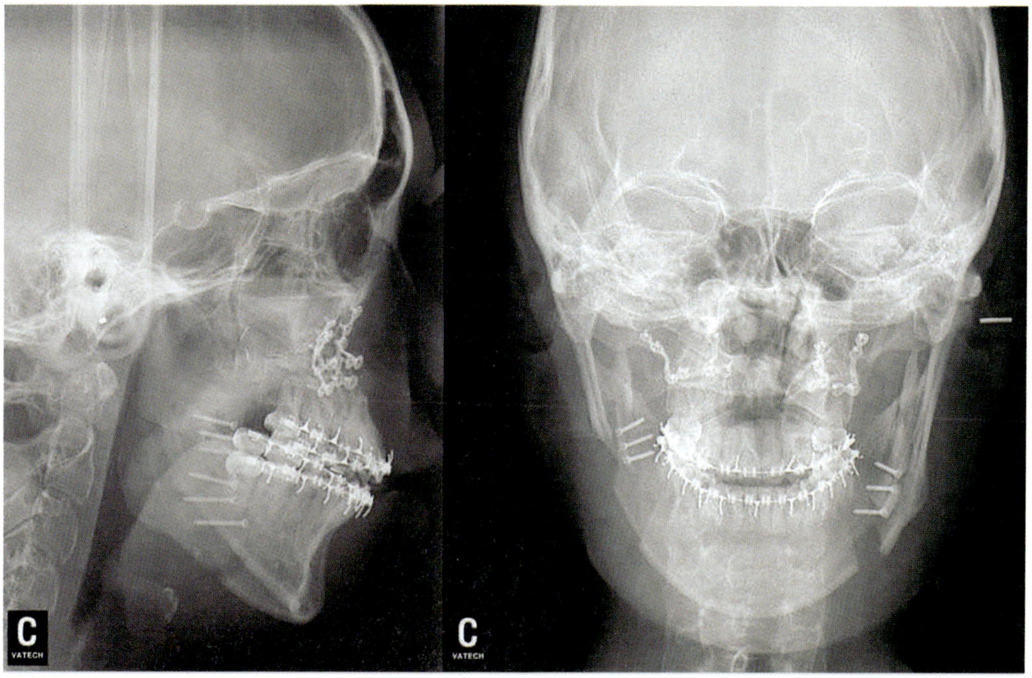

Figure Ⅲ-1-86. Lateral & posteroanterior cephalogram after orthognathic surgery

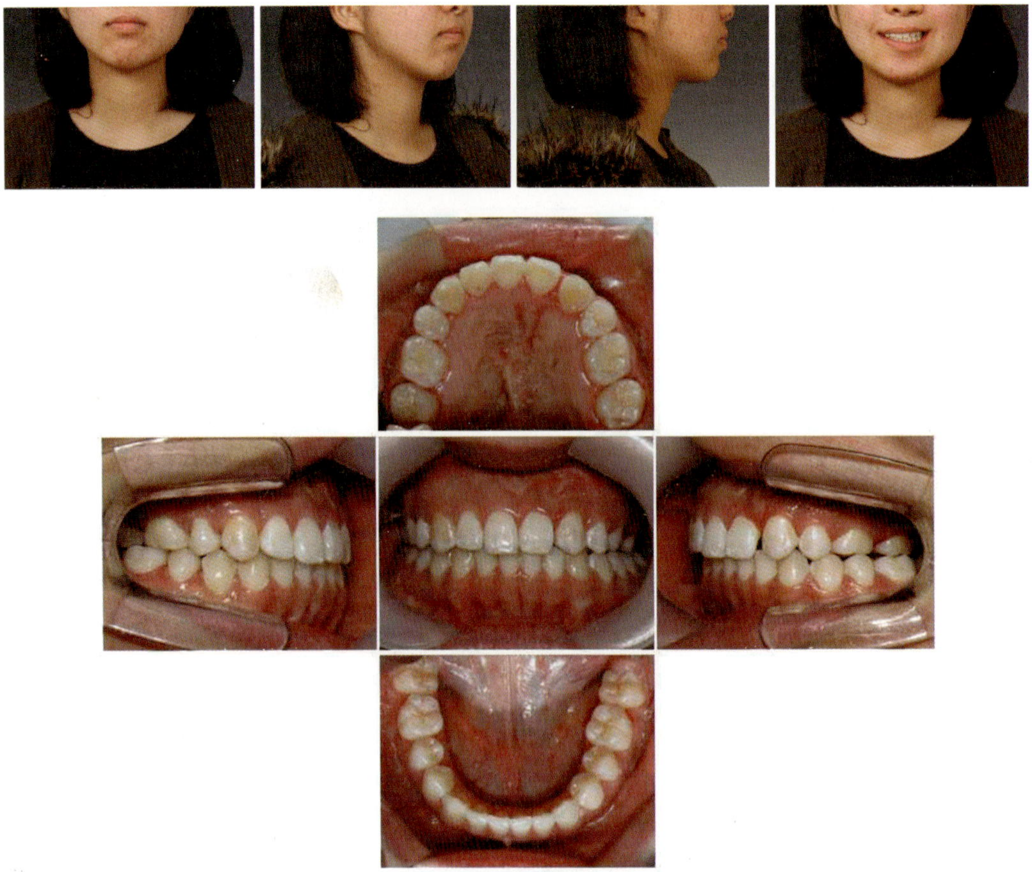

Figure Ⅲ-1-87. Intraoral & facial photos after debonding

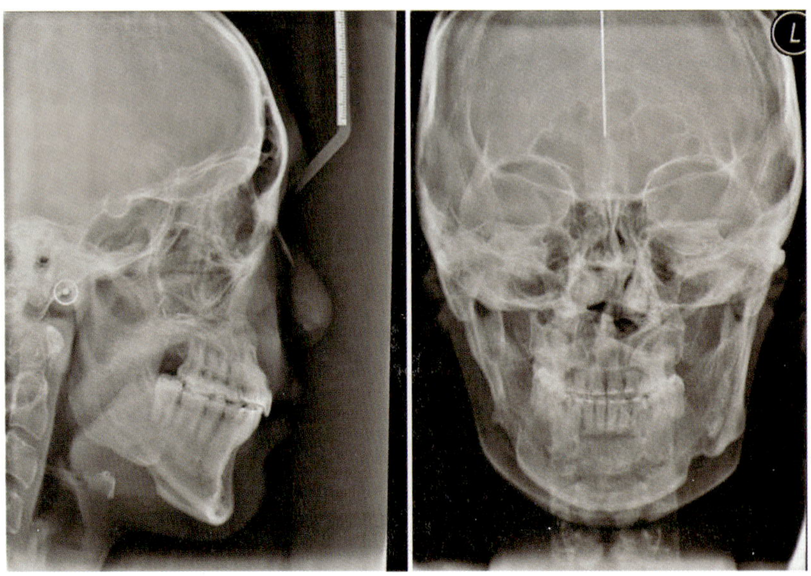

Figure Ⅲ-1-88. Lateral & posteroanterior cephalogram after debonding

고찰

골신장술(Distraction osteogenesis)은 골분리 후에 골편들의 점진적인 견인을 통해 새로운 골을 형성하는 술식이다. DO의 장점으로는 골조직과 연조직의 동반 활성화, 높은 안정성, 골이식 필요성의 감소, 많은 양의 골 이동, TMJ 손상 가능성 최소화, 짧은 입원 기간 등이다. 단점으로는 vector 조절의 어려움, skin scar, 장치 오작동 가능성, 장치 장착으로 인한 환자의 불편감, 잦은 내원, 정교한 이동의 어려움 등이 있다.

DO의 종류로는 구강외장치(Extraoral type)와 구강내장치(Intraoral type)가 있다. 구강외장치의 장점으로는 vector control의 용이, 편한 장치 activation, 장치 제거를 위한 2차적인 수술이 필요 없음 등이 있고 단점으로는 큰 장치의 크기, 영구적인 facial scar, 감염의 위험 등이 있다. 구강내장치는 tooth-borne, bone-borne, hybrid type으로 다시 분류할 수 있으며 장점으로는 얼굴 상처(Facial scar)가 안 생김, 장치가 눈에 보이지 않음, 골에 대한 장치의 안정성 향상 등이 있으며 단점으로는 구강 내 공간의 한계에 따른 장치의 크기 및 디자인의 제한, activation 및 vector control의 어려움 등이 있다.

DO를 성장기에 시행하여 좋은 결과를 얻었으나 하악골의 만기 성장과 비대칭으로 추가의 악교정수술을 하게 되었다.

증례 5: 구강 내 골신장술과 하악 전치부 치근첨하 골절단술로 치료한 증례

21세 남성이 "얼굴이 꺼져 보인다."를 주소로 구강악안면외과로 와서 교정과와 협진을 위해 의뢰되었다. 우측의 완전 편측성 구순구개열로 측모에서 주로 중안면 발육부전에 의한 함몰 양상, 코와 턱끝이 오른쪽으로 틀어졌고, 입술도 오른쪽이 높은 경사를 보였다.

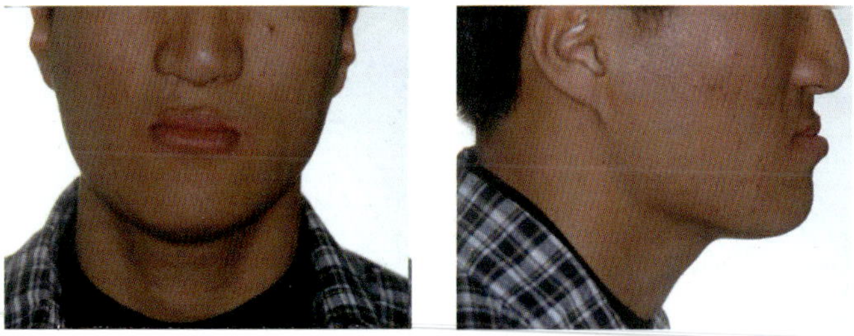

Figure Ⅲ-1-89. Pretreatment facial photo

구강내 소견은 상악 4 전치의 반대교합, 좌우측 제 2소구치가 설측으로 맹출되었는데 공간은 전혀 없었고, 구치부의 폭경과 전후방 관계는 나쁘지 않았다. 하악의 6 전치가 과정출되었다.

Pre-Tx.

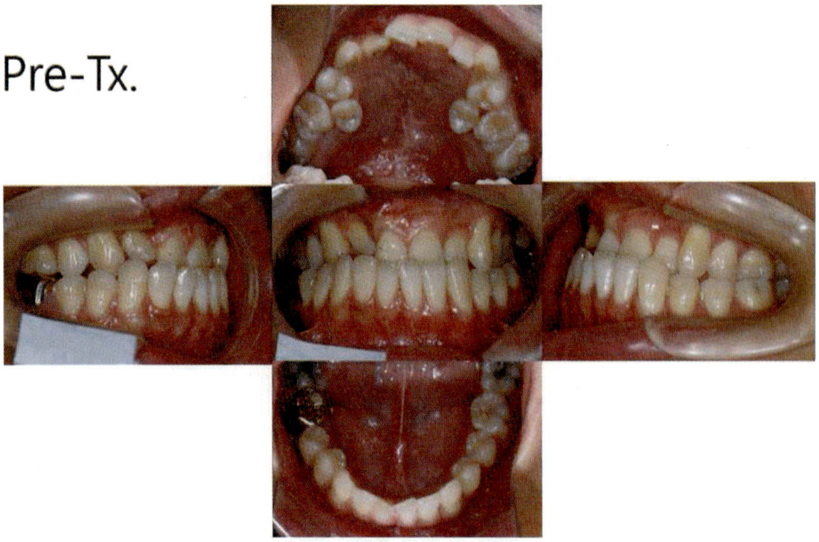

Figure Ⅲ-1-90. Pretreatment intraoral photos

상악은 부분적인 Le Fort I 골절단 후, 제 1소구치와 제 1대구치 사이를 골절시켜 전방부를 8mm 전방으로 견인하는 구강내 골신장술을 시행하고, 하악 전치부는 조기 접촉을 해결하기 위해 치근첨하 골전단술(Subapical osteotomy)을 하여 평탄화(leveling)하였다. 골의 신장은 상악구개확장에 사용하는 Hyrax type의 screw를 이용하여 이루어졌다.

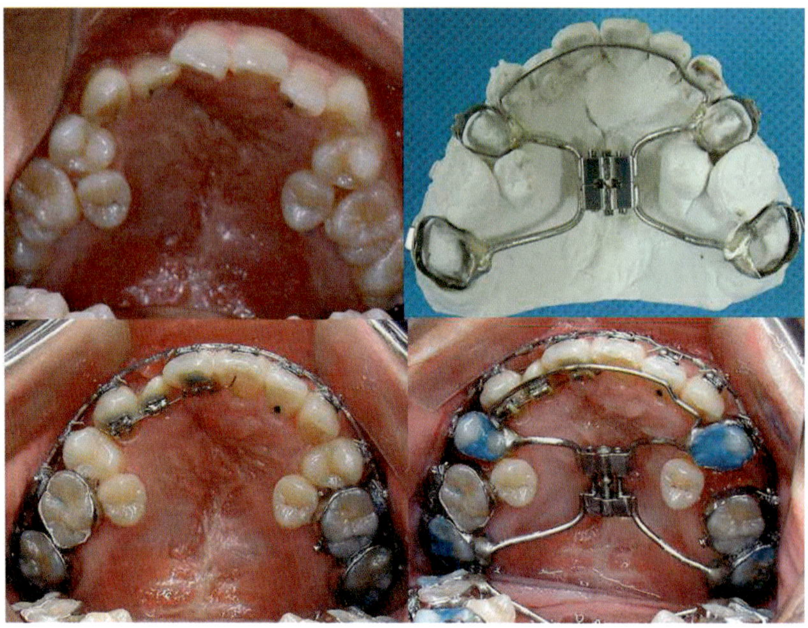

Figure Ⅲ-1-91. Intraoral DO

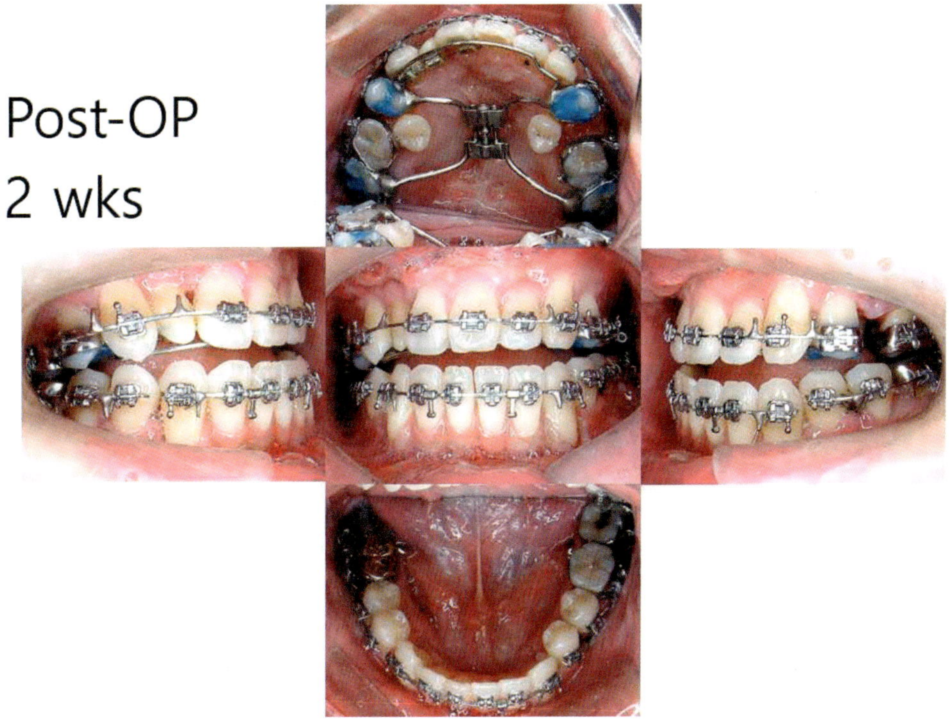

Figure Ⅲ-1-92. 2 weeks after intraoral DO

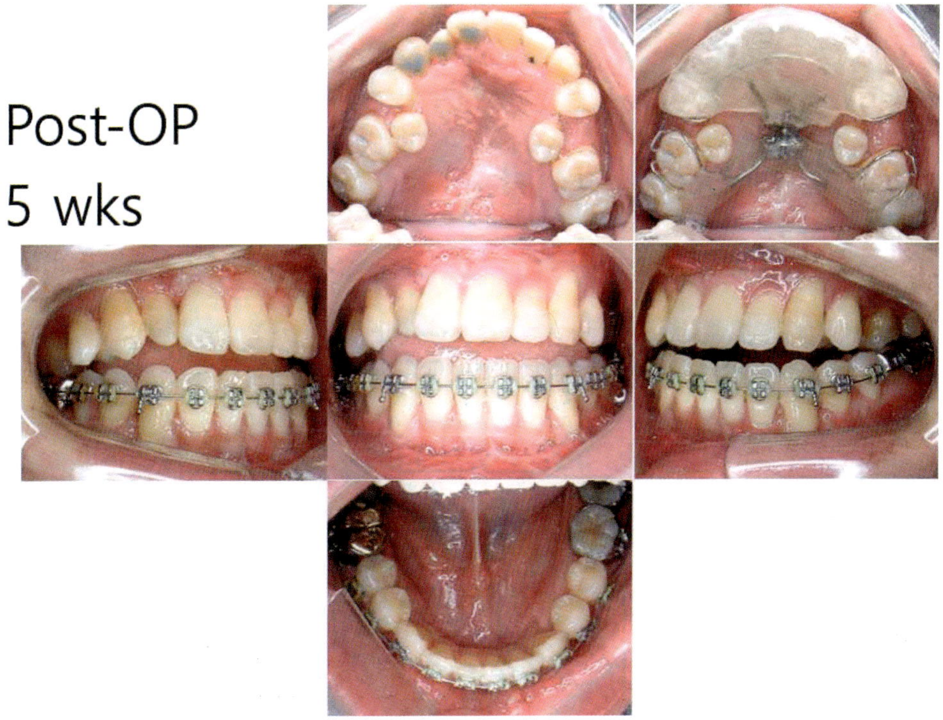

Figure Ⅲ-1-93. 5 weeks after intraoral DO

수술 후 8일간 하루에 1mm씩 확장을 하고 3주 후에 확장 장치 제거하고 상악 치아의 배열을 시작하였다. 우측에서는 제 2소구치 배열 공간이 약간 부족했으나 제 2대구치와 제 1대구치가 근심 회전되어 있어 이를 개선하면 공간을 얻을 수 있을 것으로 생각했다.

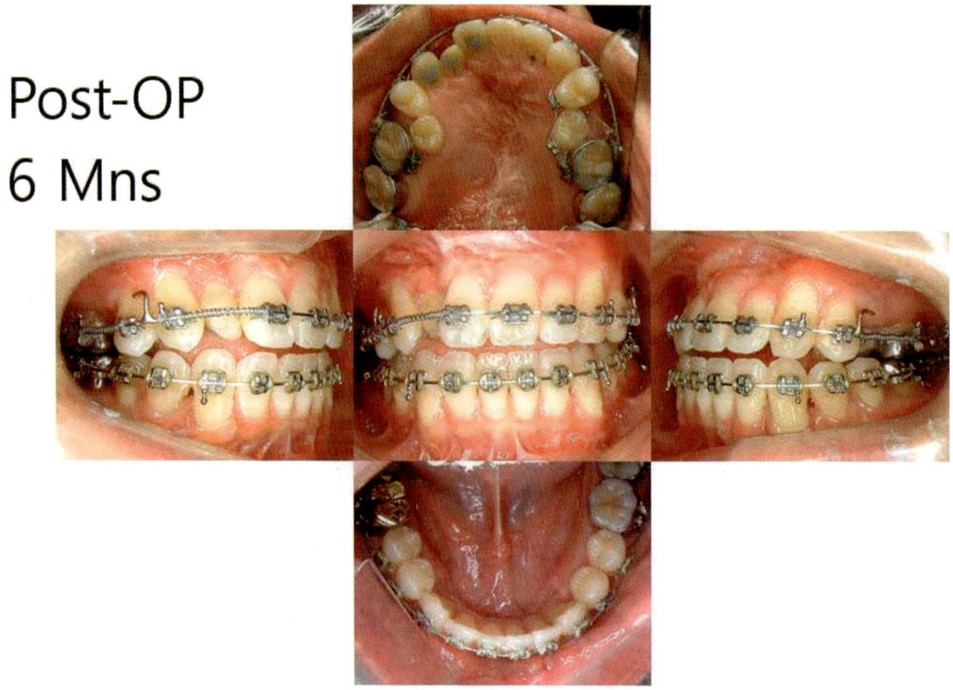

Figure Ⅲ-1-94. 6 months after intraoral DO

그러나 확대장치 제거 후에 곧 재발이 조금 일어나 제 2소구치를 배열하기 위한 공간이 부족하여 open coil spring으로 공간을 확보하고자 하였으나 잘 되지 않았다. 전체 상악 전치의 순측 경사를 시킨 후에야 겨우 제 2소구치를 배열할 수 있었고 예상보다 시간도 오래 걸렸다.

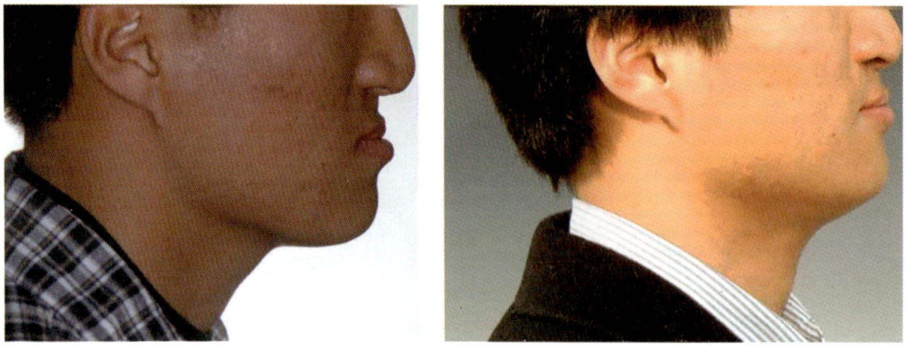

Figure Ⅲ-1-95. Facial photo before & after DO

고찰

얼굴 모습이 많이 개선되었으나 상순이 조금 더 나오면 좋을 것 같다. 구순구개열자에서는 상순이 반흔조직 때문에 얇아 골격관계가 양호해도 측모가 약간 후퇴되어 보이므로 전방이동을 조금 더 많이 하고 충분한 유지기간을 부여하였으면 보다 나은 결과를 짧은 시간에 달성할 수 있었을 것으로 생각한다.

C 양측성 구순구개열(Bilateral Cleft Lip and Palate)

코, 입술, 치조골, 구개가 모두 파열된 완전 구순구개열(Complete CLP) 환자의 교정치료는 힘들다. 양측성인 경우 그 어려움은 훨씬 커진다. 입술수술도 힘들고 가늘고 분리된 전상악골은 때로는 흔들리고 부러질 수도 있다. 골이식을 할 때도 두 번에 나누어 하거나, 이식할 뼈가 부족하여 양쪽 장골을 다 이용해야 하는 경우도 있다. 어렸을 때는 돌출된 전상악골 때문에 측모가 양호하나 성장하면서 점점 악화된다.

증례 1: 간단한 가철식 장치로 조기 치료 후 비교적 유지가 잘 된 경우

혼합치열 초기인 8세에 내원한 양측성 구순구개열 환자이다. 전치부 반대교합이 주소였다. 상악 양측 측절치가 선천결손되었고 중절치 사이에는 2mm 정도의 틈이 있었다.

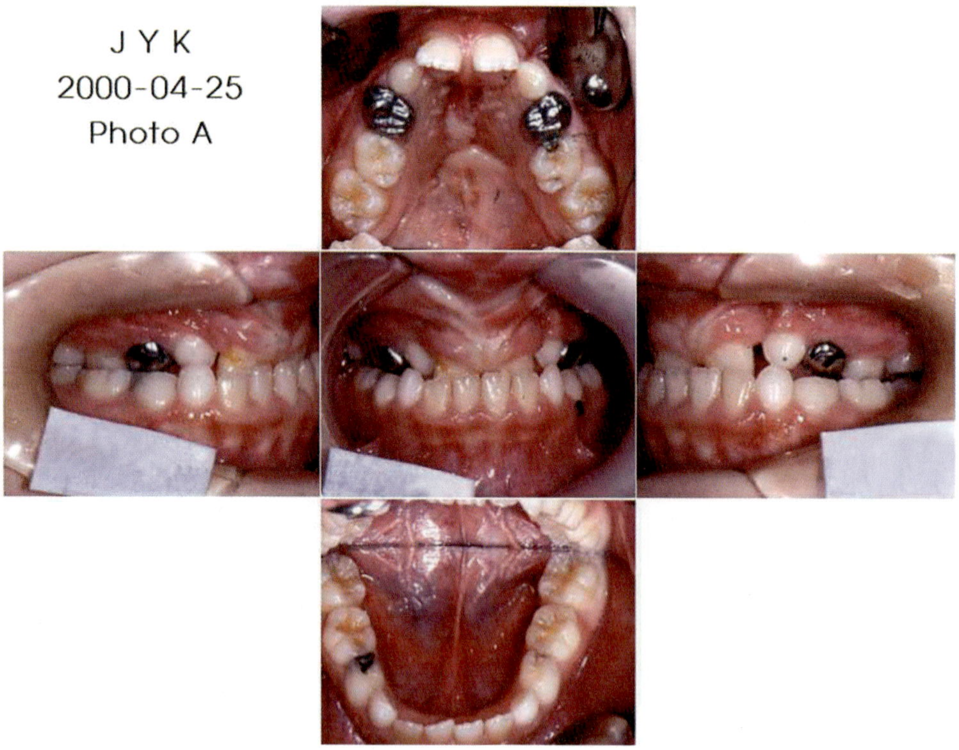

Figure Ⅲ-1-96. Pretreatment intraoral photos

3-way expansion screw를 포함한 가철식 상악확장장치로 전치부 반대교합을 해소하였다.

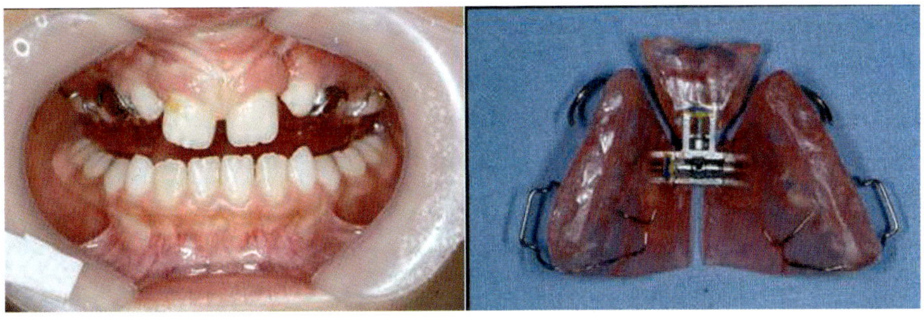

Figure Ⅲ-1-97. Maxillary expansion using 3-way expansion screw

반대교합이 해결된 뒤에 구치부가 일시적으로 닿지 않았지만 한 달 후에는 구치부 교합도 이루어졌다. 3년간 경과관찰하였다.

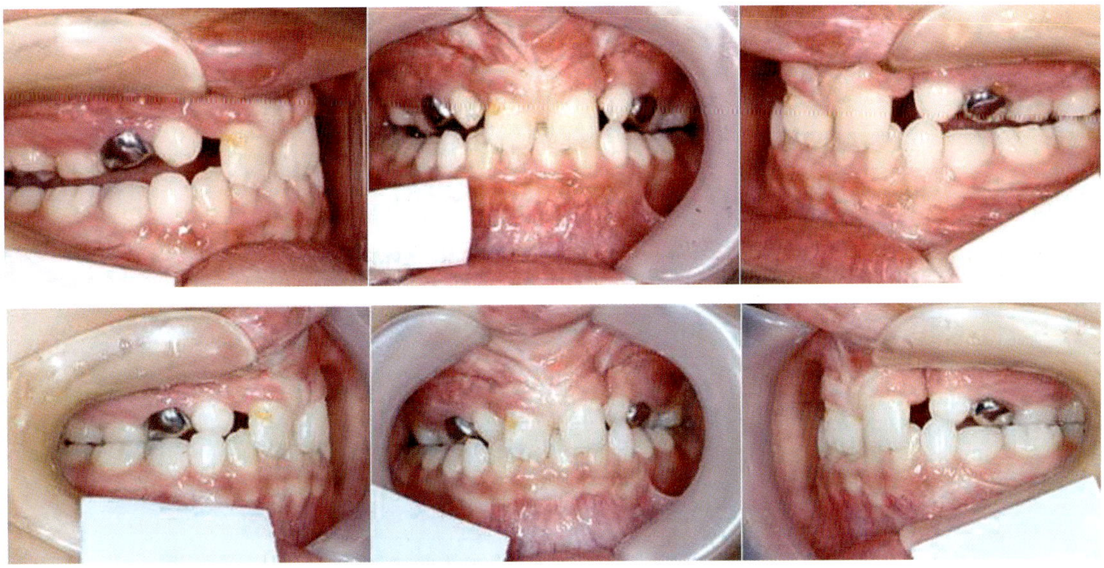

Figure Ⅲ-1-98. Intraoral photos after debonding

소구치의 맹출 공간이 부족하여 상악에서만 브라켓을 부착하여 치아배열을 시작하였다.

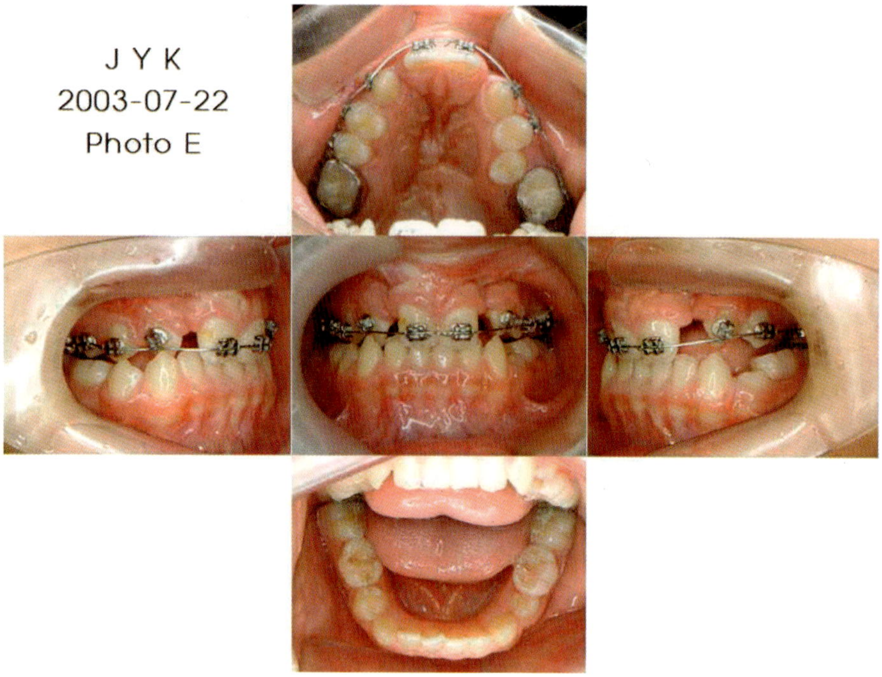

Figure Ⅲ-1-99. Treatment progress

상악 후구치부(Maxillary tuberosity)의 성장 부족으로 제 2대구치가 협측으로 맹출하였으나 교합은 비교적 안정적이었다.

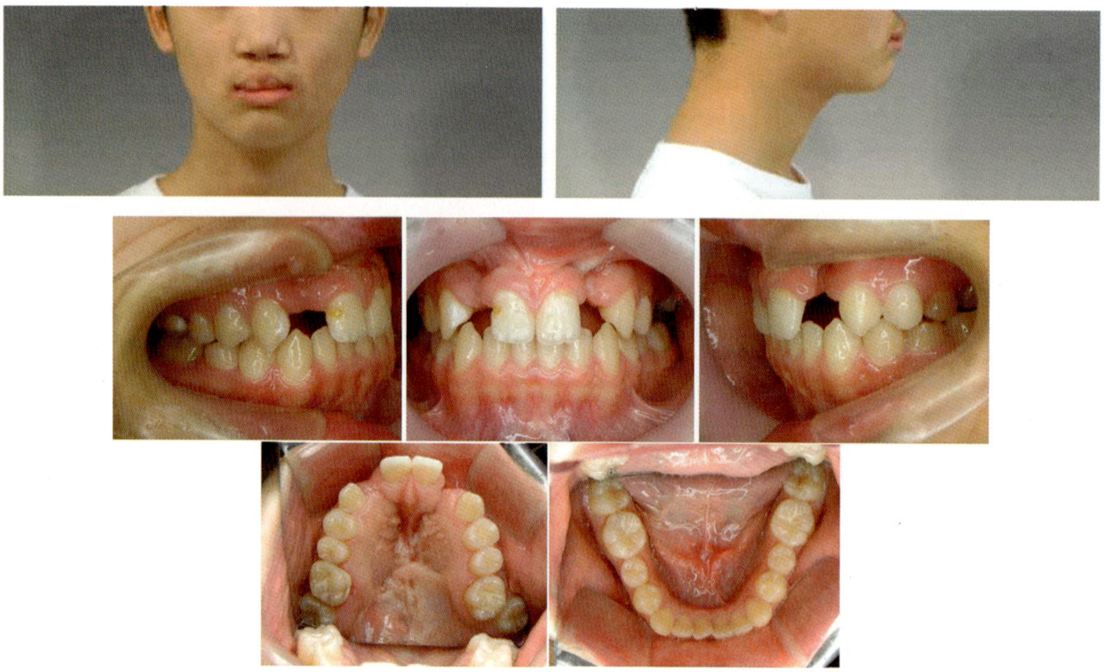

Figure Ⅲ-1-100. Facial & intraoral photo after debonding

결손된 측절치를 포함한 가철식 유지장치를 끼고 계속 관찰하였다. 고등학생이 되어서도 상하악 관계가 악화되지 않아 양호한 측모를 보이며 교합도 안정적이었다.

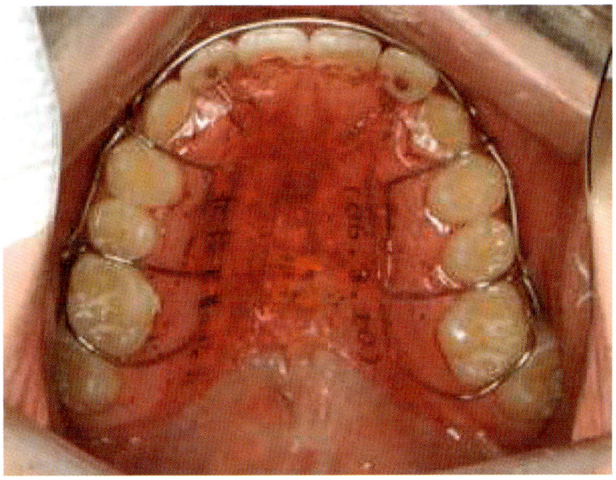

Figure Ⅲ-1-101. Removable retention appliance

7년이 지난 후에도 양호한 골격관계와 교합이 유지되었다.

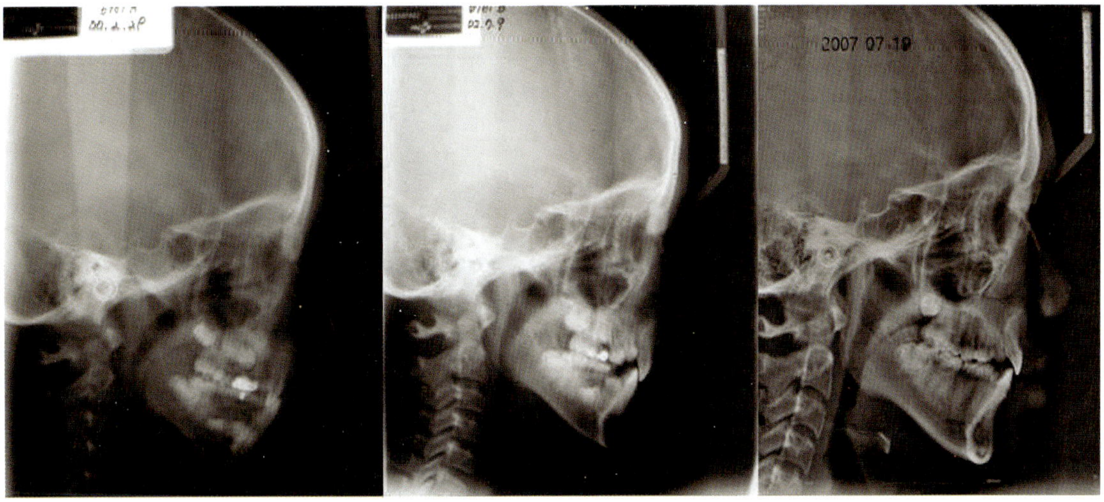

Figure Ⅲ-1-102. Lateral cephalogram

양측성 구순구개열에서 혼합치열 초기까지는 전상악골의 돌출로 상악이 돌출된 것처럼 보이다가도 성장하면서 중안면 함몰이 심해지는 경우가 많은데 이 환자에서는 어린 나이에 반대교합을 해소한 후 교합과 악간 관계가 양호하게 유지되고 있다. 전치의 수직피개가 충분한 것이 좋은 예후에 도움이 되었다. 초진 시에 앞으로 골격 관계가 어떻게 될지 예측하기는 힘들다. 그러나 어릴 때 반대교합을 해소할 수 있으면 성장에 유리하게 작용할 수 있으므로 치료하는 것이 바람직하다고 생각된다. 단, 일시적으로 반대교합이 해소되더라도 차후에 골격관계가 악화되면 턱수술을 할 수도 있다는 것은 반드시 이해시키고 치료를 시작하여야 하겠다.

증례 2: 조기 치료로 반대교합을 개선하였으나 성장 종료 후 양악 수술을 동반한 교정치료

8세의 남환으로, 양측성 CLP 환자이다. 생후 4개월에 구순열 수술, 생후 9년에 골이식 수술을 시행했다. 상악골 저성장(SNA: 74.0도), 전치부 반대 교합, 상악골 협착, 상악 전치 설측경사, 치아 결손(#12,15,22), 안면 비대칭의 문제점이 있었다(Figure Ⅲ-1-103~Ⅲ-1-106).

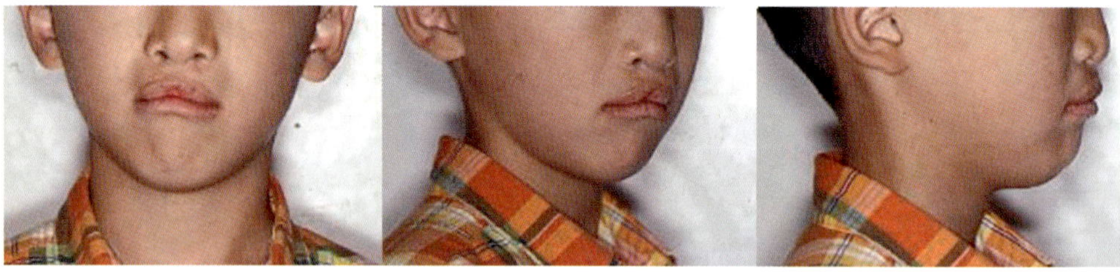

Figure Ⅲ-1-103. Pretreatment facial photos

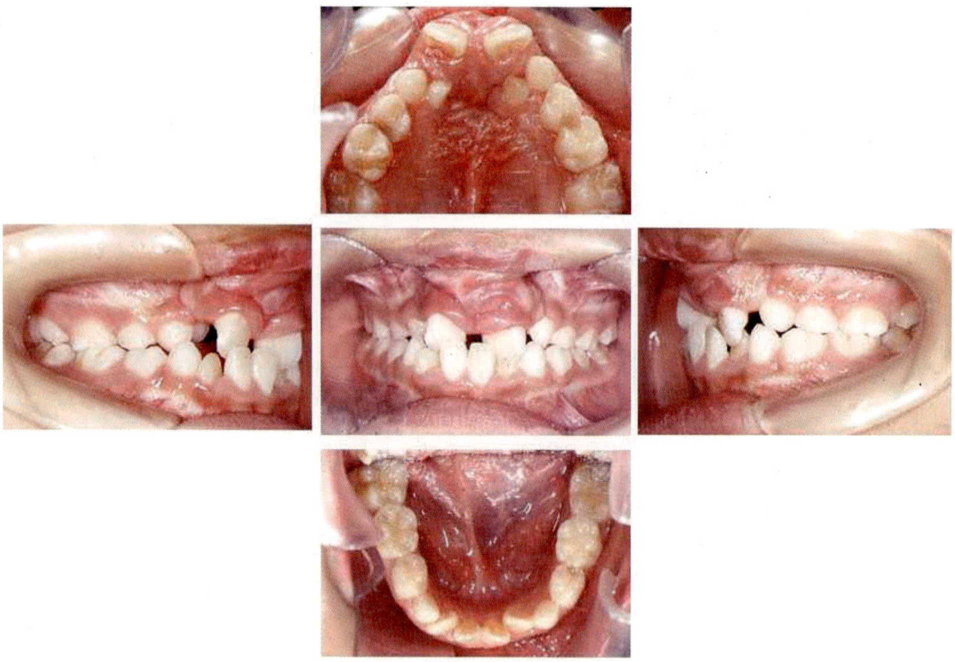

Figure Ⅲ-1-104. Pretreatment intraoral photos

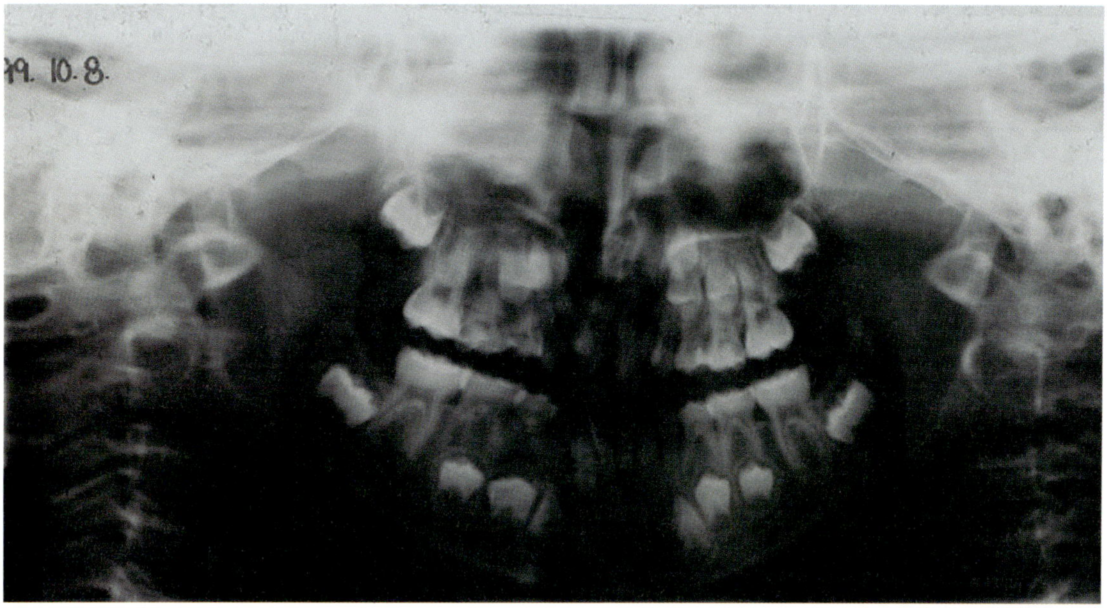

Figure Ⅲ-1-105. Pretreatment panoramic radiography

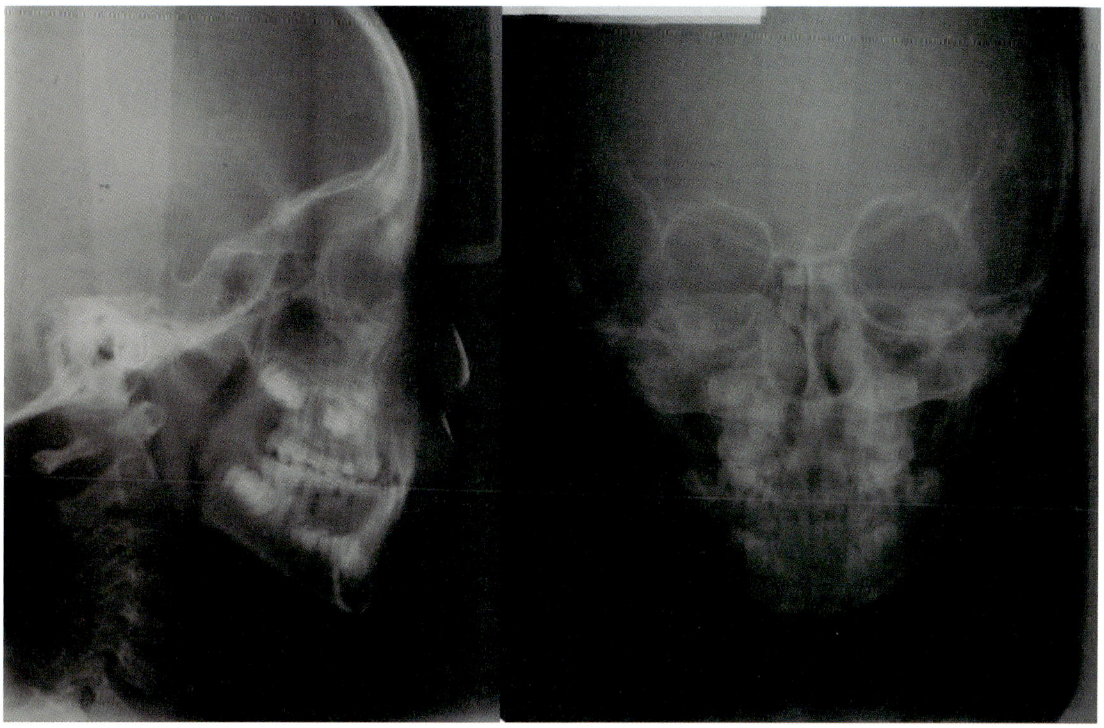

Figure Ⅲ-1-106. Pretreatment lateral & posteroanterior cephalogram

상악 확장후 고정식 교정장치를 부착하여 치아 배열하고 성장 완료 후 악교정수술 여부를 재평가하기로 하였다.

Quad-helix를 이용하여 상악 확장 후(Figure Ⅲ-1-107) 상악 제 1대구치와 중절치만 브라켓을 붙이고 상악 중절치를 순측 경사시켜(Figure Ⅲ-1-108) 반대 교합을 해결하였다(Figure Ⅲ-1-109). 성인이 되어 내원했을 때 만기 하악 성장과 상악의 반흔조직의 영향으로 인해 다시 반대 교합이 되어 양악 수술하기로 결정했다(Figure Ⅲ-1-110, Ⅲ-1-111). 통상적 방법으로 술전 교정을 시행했으며(Figure Ⅲ-1-112) 수술은 상악의 경우 advance Le fort I osteotomy, 하악의 경우 setback BSSRO를 시행했다.

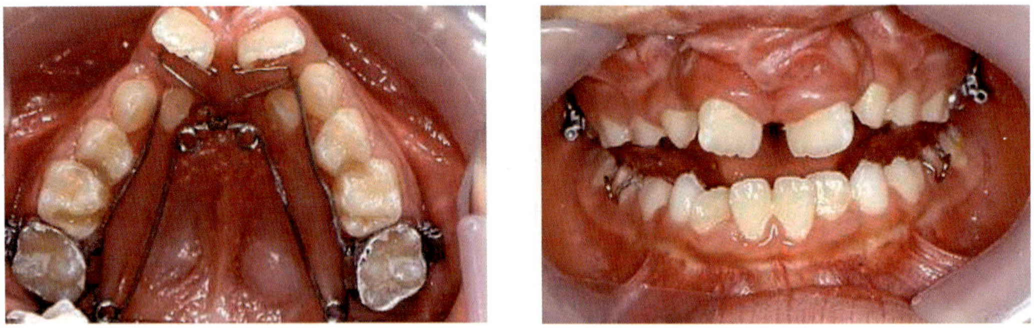

Figure Ⅲ-1-107. Maxillary expansion using quad-helix and posterior bite block

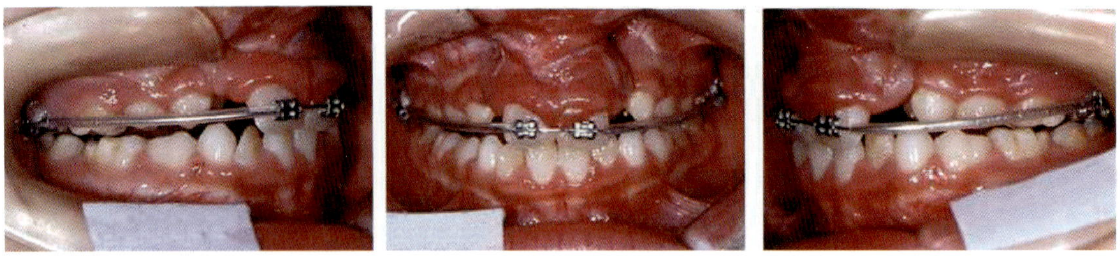

Figure Ⅲ-1-108. Labioversion of maxillary central incisor using 2x2 fixed appliance

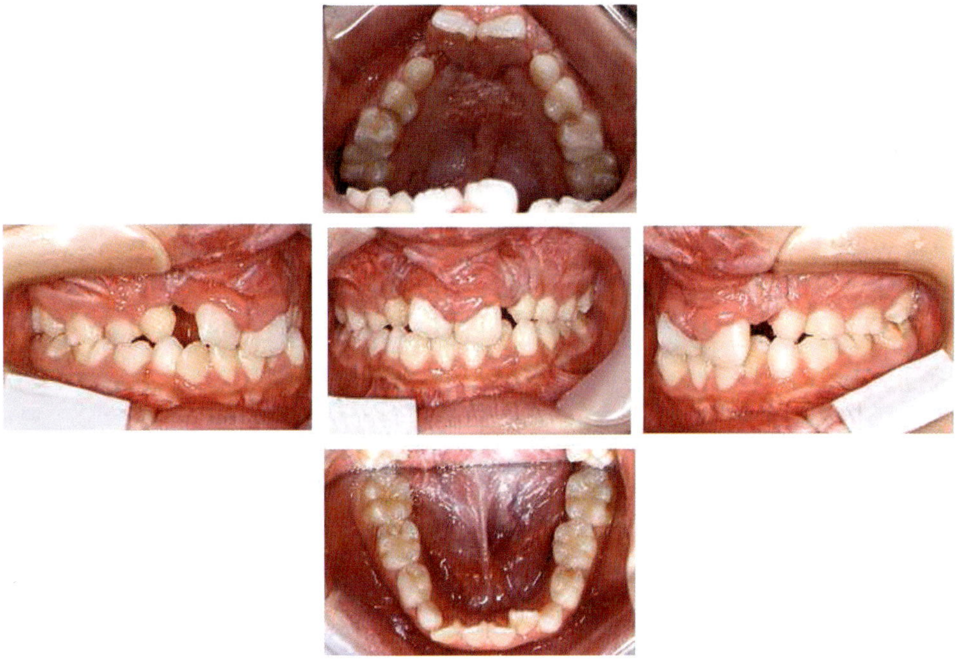

Figure Ⅲ-1-109. Anterior crossbite correction

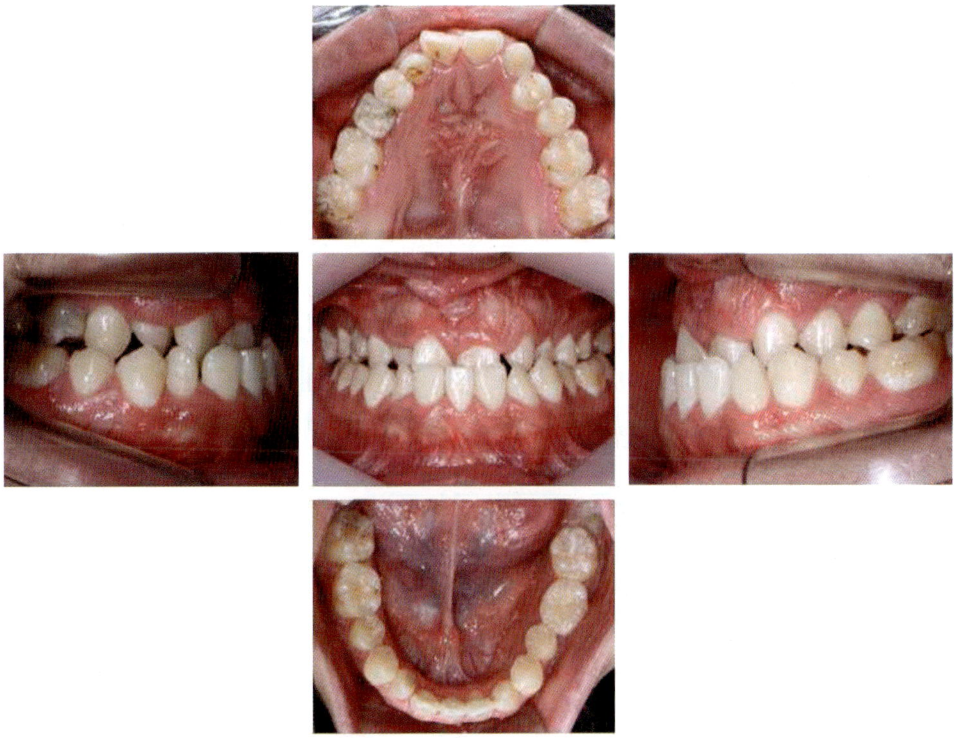

Figure Ⅲ-1-110. Intraoral photos after growth completion

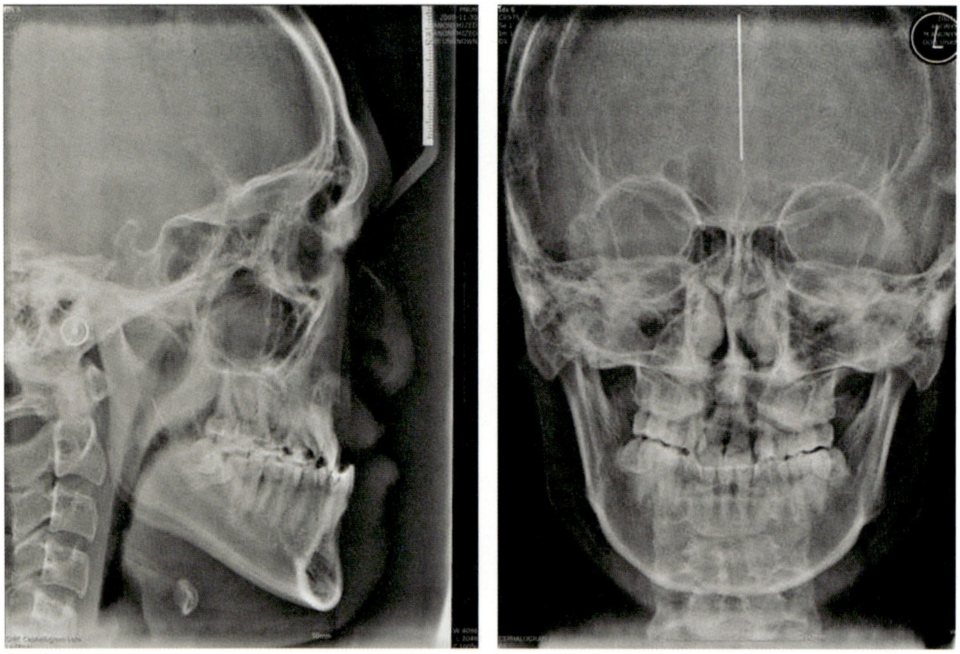

Figure Ⅲ-1-111. Lateral & posteroanterior cephalogram before orthognathic surgery

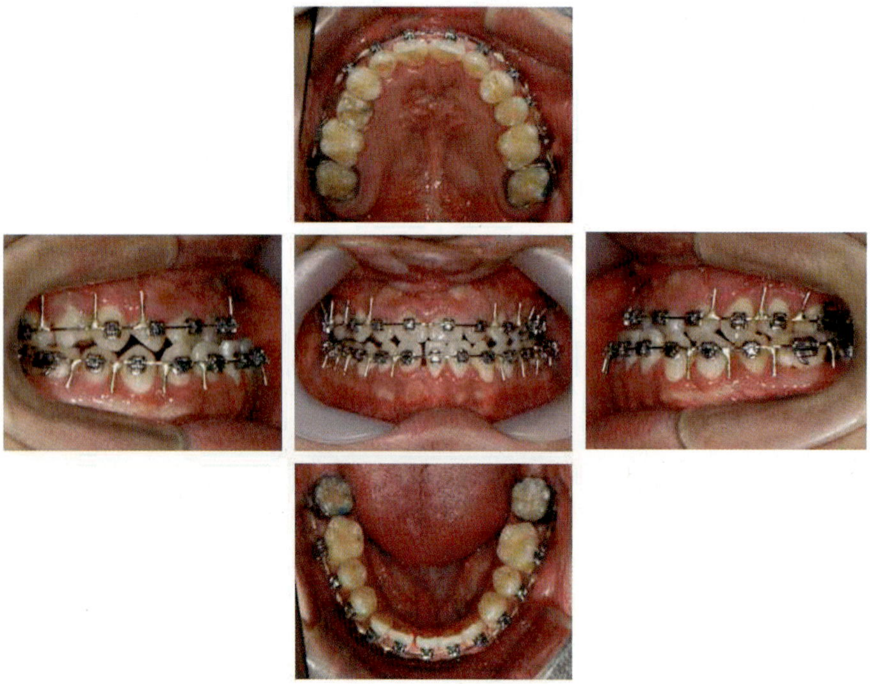

Figure Ⅲ-1-112. Intraoral photos immediately before orthognathic surgery

통상적인 술후 교정을 통해 교합을 개선하고 장치를 제거했다(Figure Ⅲ-1-113~Ⅲ-1-115).

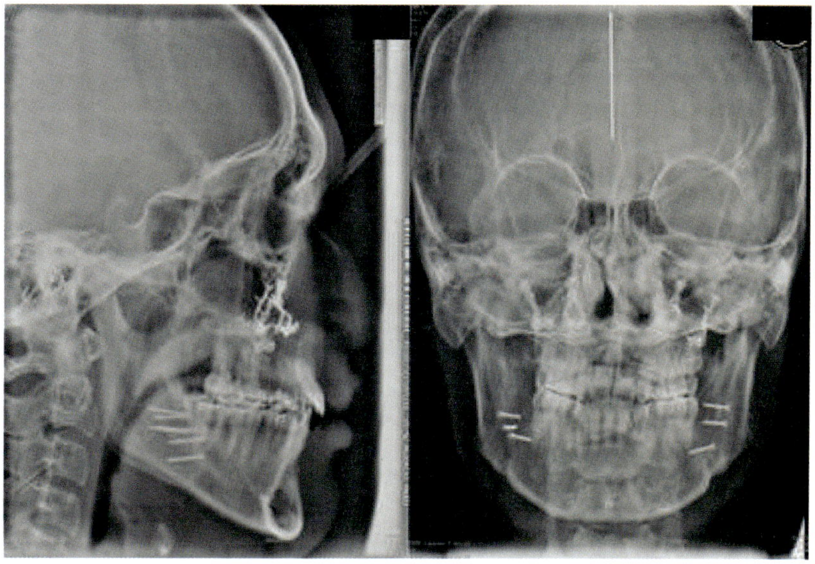

Figure Ⅲ-1-113. Lateral & posteroanterior cephalogram after debonding

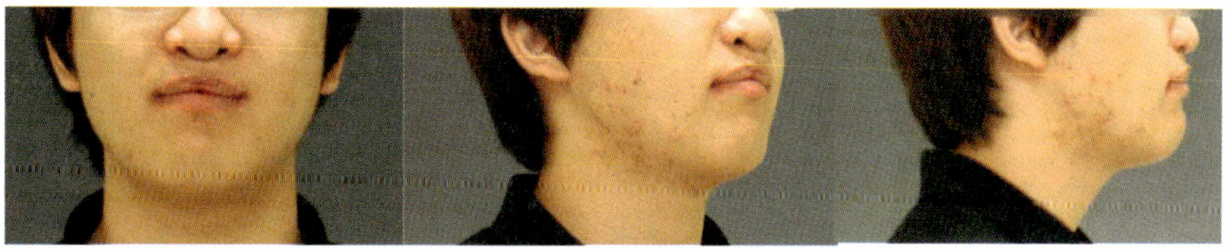

Figure Ⅲ-1-114. Facial photo after debonding

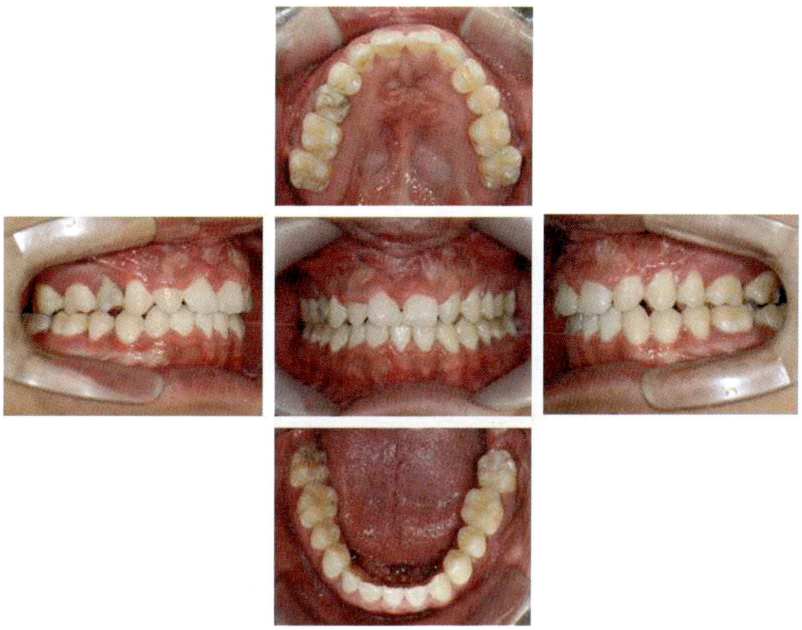

Figure Ⅲ-1-115. Intraoral photos after debonding

증례 3: 구강외 골신장기(RED)를 사용하여 치료한 양측성 구순구개열자

18세의 여환으로, 양측성 구순구개열 환자이다. 생후 3개월에 구순열 수술, 생후 1년에 구개열 수술을 시행했다. 심한 상악골 저성장(SNA: 76.9도), 전치부 반대 교합(overjet: -8.5mm), 상악골 협착, 상악 전치 설측경사(U1 to SN: 72.3도), 다수치아 결손, 안면 비대칭의 문제점이 있었다(Figure Ⅲ-1-116, Ⅲ-1-117).

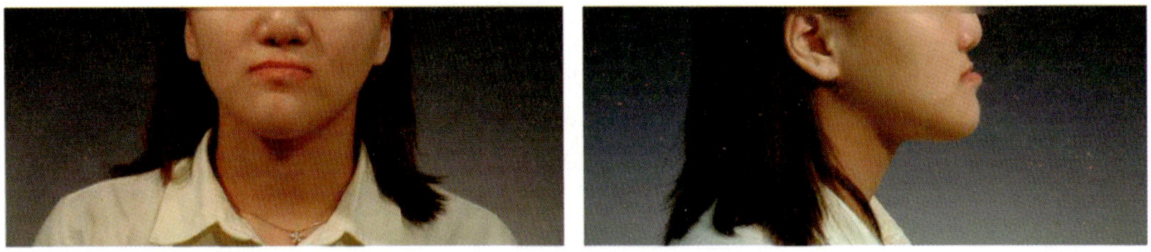

Figure Ⅲ-1-116. Pretreatment facial photos.

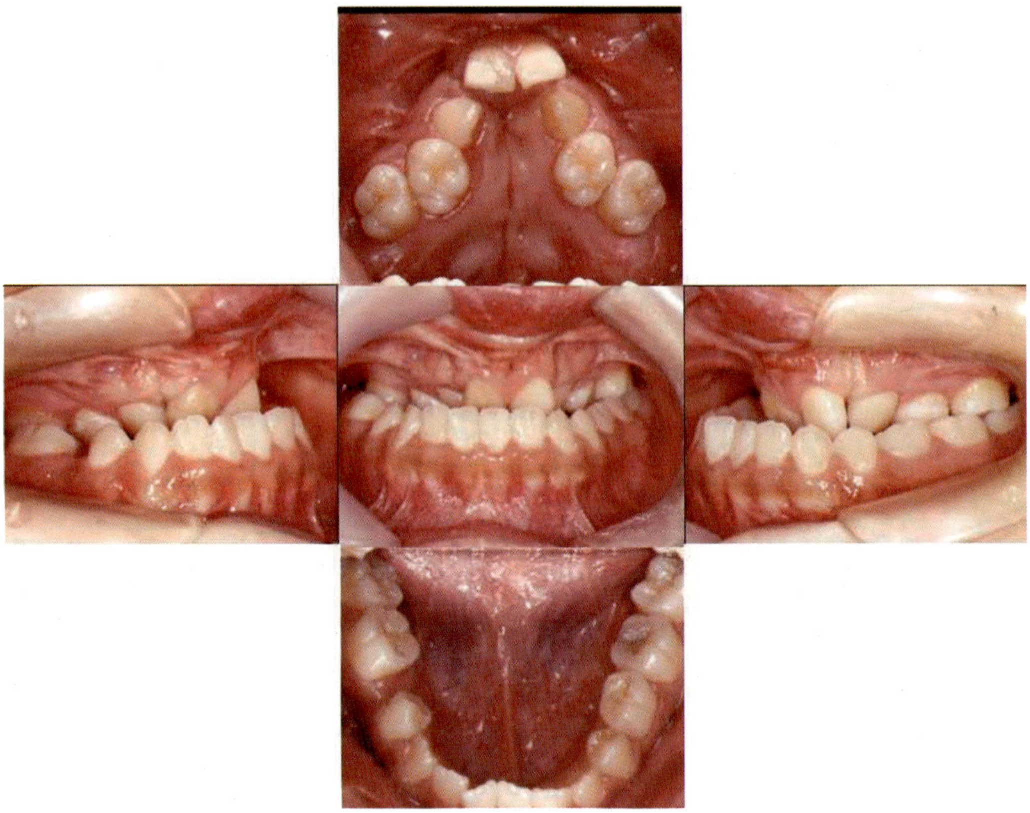

Figure Ⅲ-1-117. Pretreatment intraoral photos.

술전교정을 통해 치아를 배열후 extra oral DO를 통해 상악의 전방 이동을 시행하기로 했다. 결손된 치아는 수용하고 하악 좌측 제 2소구치(#45) 공간만 폐쇄하기로 했다(Figure Ⅲ-1-118).

상하악 치아 배열 및 #45 공간 폐쇄후 RED(Rigid External Distraction) 장치를 이용하여 골신장술을 시행했다(Figure Ⅲ-1-119). 골절단을 시행하고 7일의 휴지기를 거친 후 하루 1mm씩 신장시켰다. 8주의 고정기를 거친 후 장치를 제거했다(Figure Ⅲ-1-120).

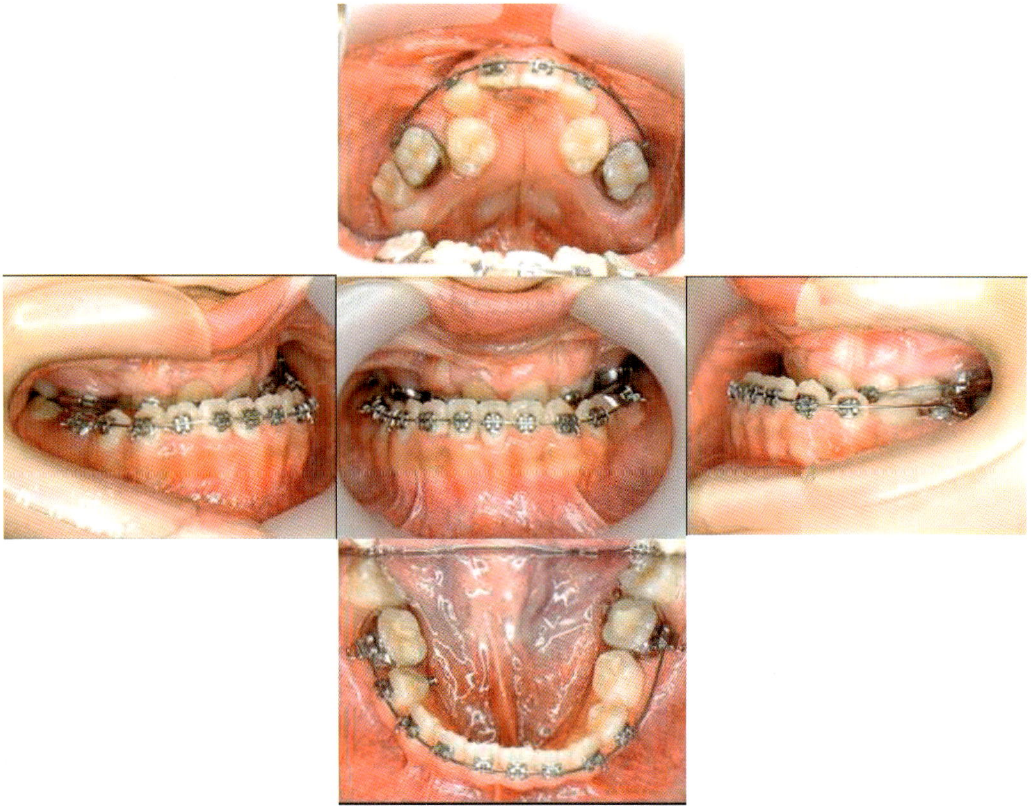

Figure Ⅲ-1-118. 6 months progress

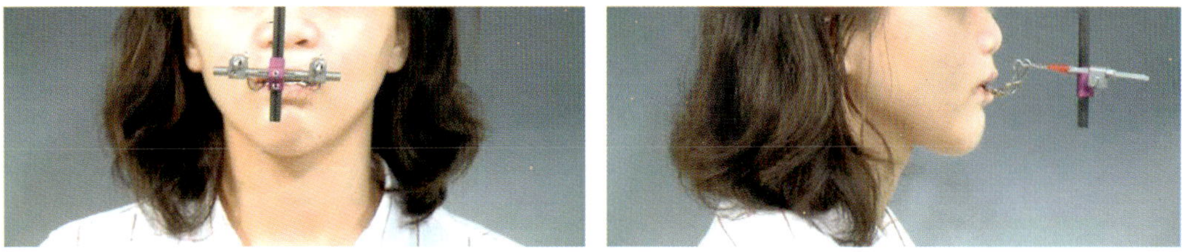

Figure Ⅲ-1-119. Extra oral DO start

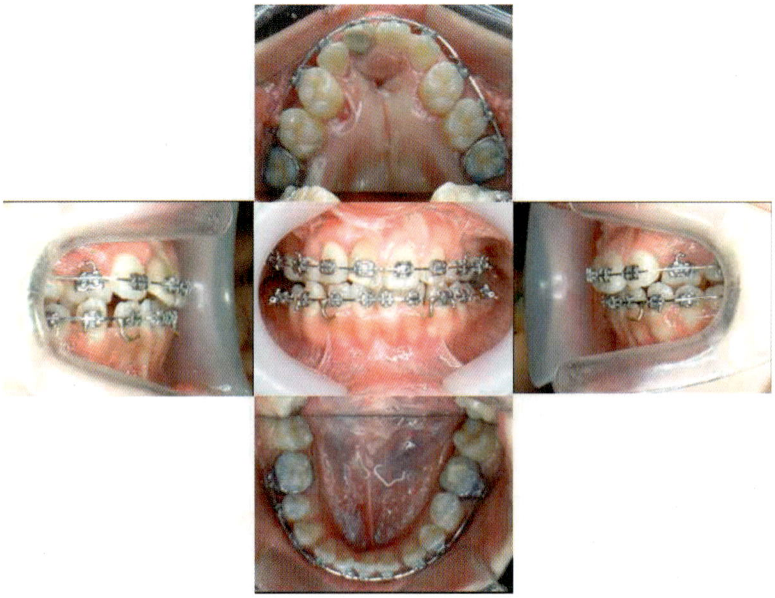

Figure Ⅲ-1-120. Extra oral DO stop

통상적인 술후 교정을 통해 교합을 개선하고 장치를 제거했다(Figure Ⅲ-1-121).

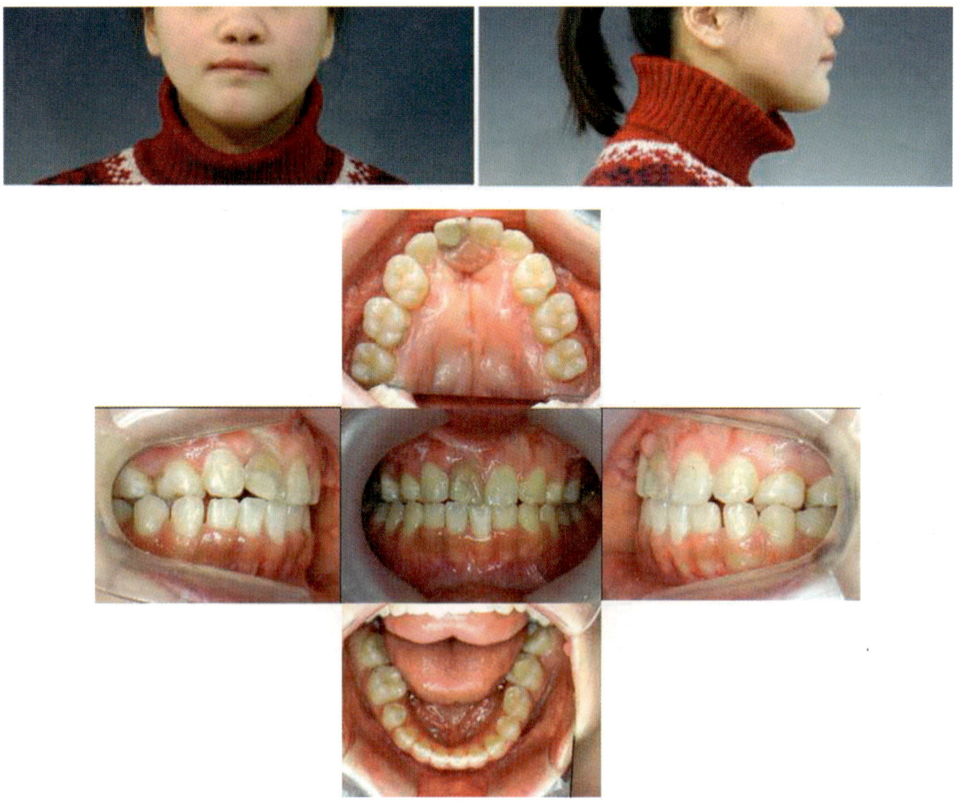

Figure Ⅲ-1-121. Post-treatment facial and intraoral photos.

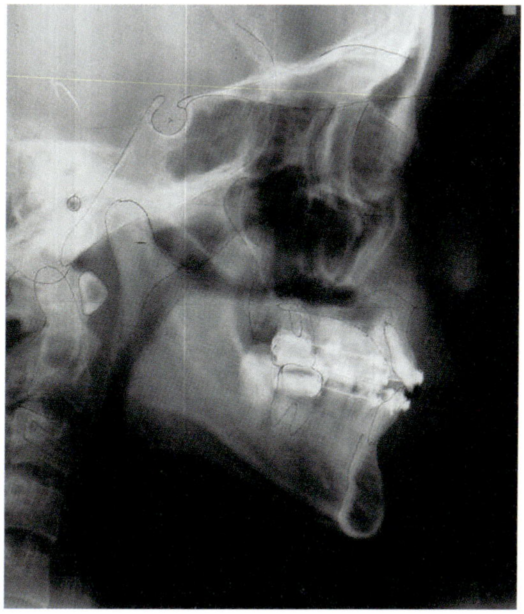

Figure Ⅲ-1-122. Post-treatment lateral cephalograms.

치료 종료 2년후 경과 관찰했을 때, 특별한 이상 소견 없이 치료 결과가 잘 유지되고 있었다 (Figure Ⅲ-1-123).

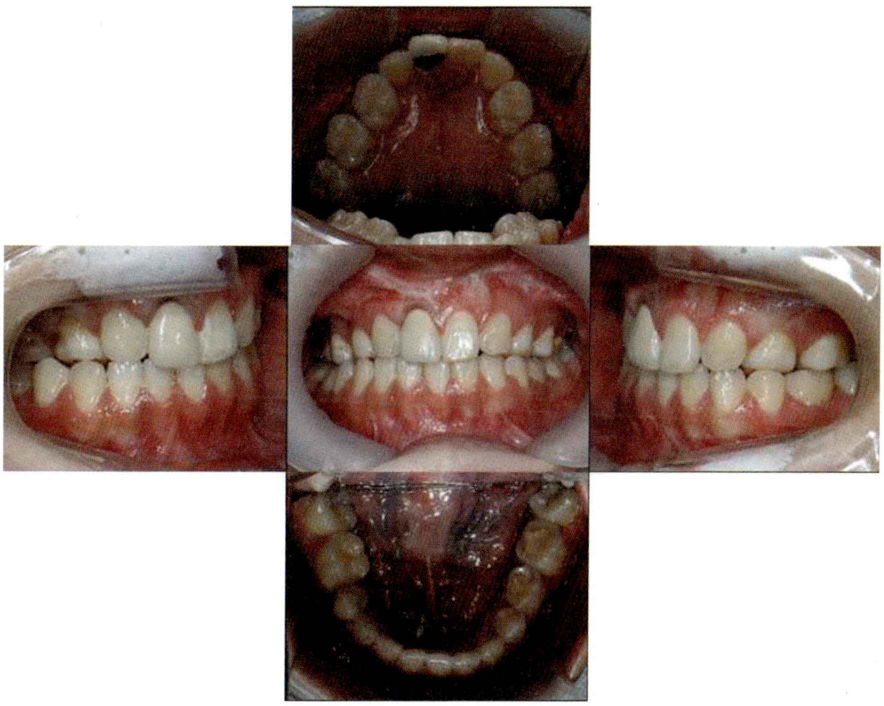

Figure Ⅲ-1-123. 2 years after post-treatment

치료 종료 8년 후 경과 관찰했을 때, 상악의 소구치부 폭이 약간 좁아지기는 했지만 큰 불편이나 불만이 없었다(Figure Ⅲ-1-124).

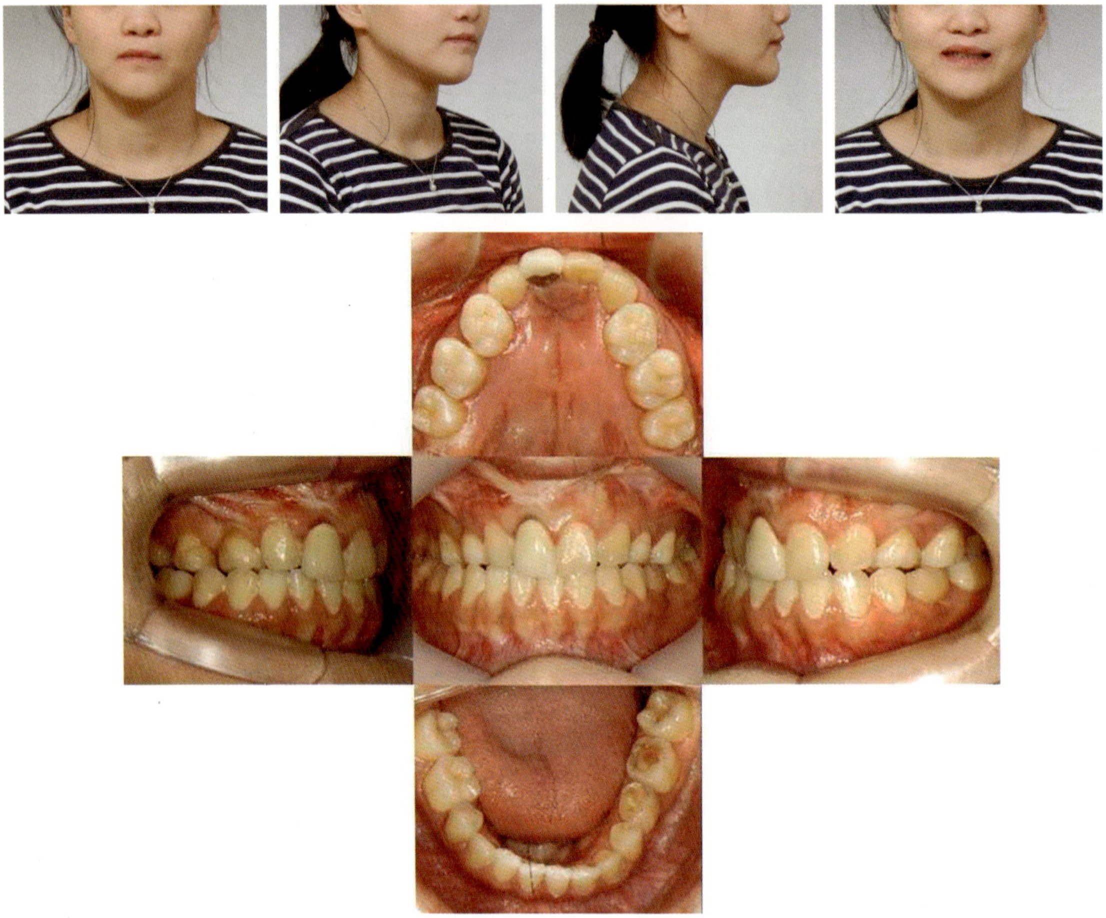

Figure Ⅲ-1-124. 7 years after post-treatment

골신장술 시행 후에 중안모 함몰감은 많이 개선되었으며 시간이 경과해도 잘 유지가 되고 있음을 알 수 있었다.

고찰

참 착한 학생이었다. 대학 재학 중 공무원 시험에 합격하였고, 좋은 사람을 만나 결혼 전 아기를 가지게 되면 구순구개열이 유전되는지에 대해 조심스럽게 물어 와, 사실대로 다른 사람보다 확률은 좀 높으나, 정상일 경우가 훨씬 많다고 설명하고 격려하였다. 구순구개열이 없는 아기를 낳아 잘 기르고 있다.

D 구개열(Cleft Palate)

입술, 코, 치조골의 파열은 없이 구개에만 국한되는 구개열에도 다양한 종류가 있다. 경구개와 연구개부의 파열이 있는 경우, 연구개만 파열, 얼핏 보면 파열이 없는 것처럼 보이는 점막하 구개열(Submucous cleft palate) 등이 있다. 눈에 보이는 부위의 파열이 없어 심미적인 부담은 적으나, 연하의 어려움, 구개봉합술에 따른 성장의 억제, 구개열 발음 등이 문제가 되며, 다른 증후군과 연관되거나 심장 질환의 가능성이 높은 점도 고려해야 한다. 구개열이 있는 경우 중안면의 함몰이 초래될 가능성도 높다.

증례 1 : 연구개에 국한된 구개열로 상악골 전방견인으로 좋은 결과를 얻은 경우

8세 남자 어린이가 전치부 반대교합을 주소로 내원하였다. 선천적으로 연구개에 국한된 구개열이 있어 3세경에 구개성형술을 받았으나 발음에는 큰 문제가 없고 경구개 부위에도 반흔 조직이 없었다(Figure Ⅲ-1-125). 초진 시의 방사선 사진상 ANB가 0°(SNA: 76.2°, SNB: 76.2°)로 상악골의 열성장에 기인한 골격성 III급 부정교합이나 그 정도는 심하지 않다고 판단하였다. 상악 절치가 설측 경사 및 회전되었고(U1 to SN: 95.9°) 상악 치열궁에서 약 2mm의 공간부족이 예상되었다, 하악 전치는 정상 위치에 있으며 하악 치열궁에서는 4mm의 공간이 남는 것으로 분석되었다(Figure Ⅲ-1-126, Ⅲ-1-127).

상하악골의 부조화가 심하지는 않아 상악골 전방견인으로 골격관계를 개선한 후 상악 전치의 순측 경사와 회전 개선을 하기로 하였다. 골격성 III급 부정교합은 성장하면서 더 심해지며, 비록 연구개에 국한된 구개열이지만 상악골 성장에 나쁜 영향을 줄 수 있어 성장 종료 후 턱수술을 할 수도 있다고 설명하고 동의를 얻은 후 교정치료를 시작하였다.

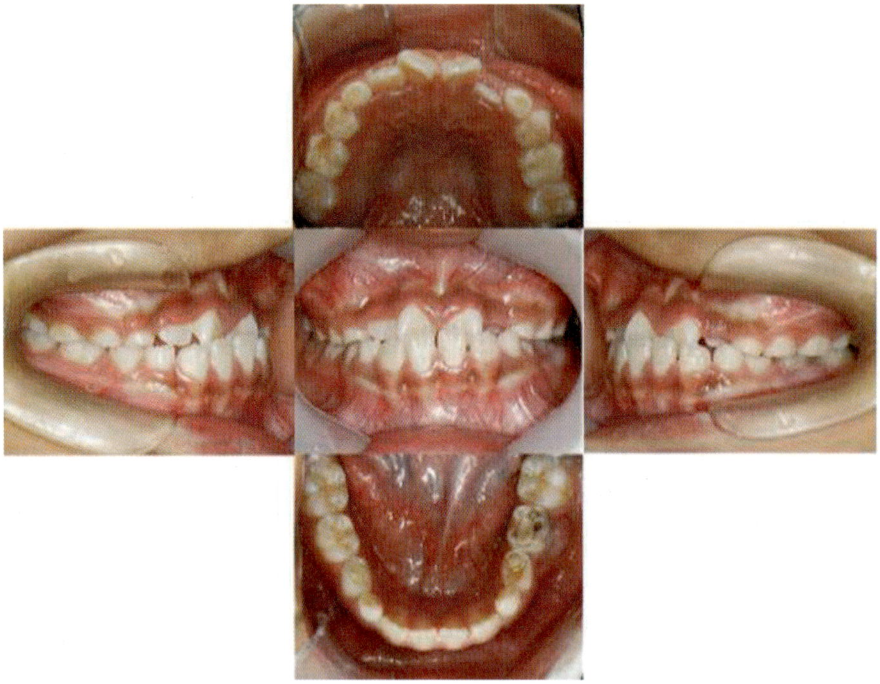

Figure Ⅲ-1-125. Pretreatment intraoral photos

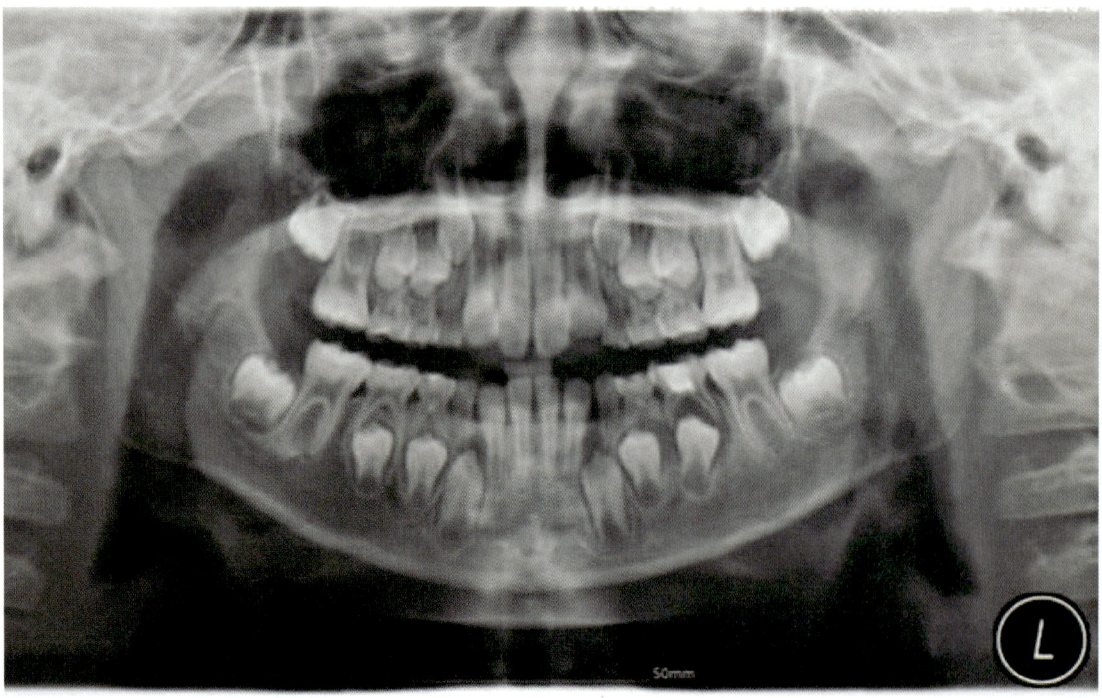

Figure Ⅲ-1-126. Pretreatment panoramic radiography

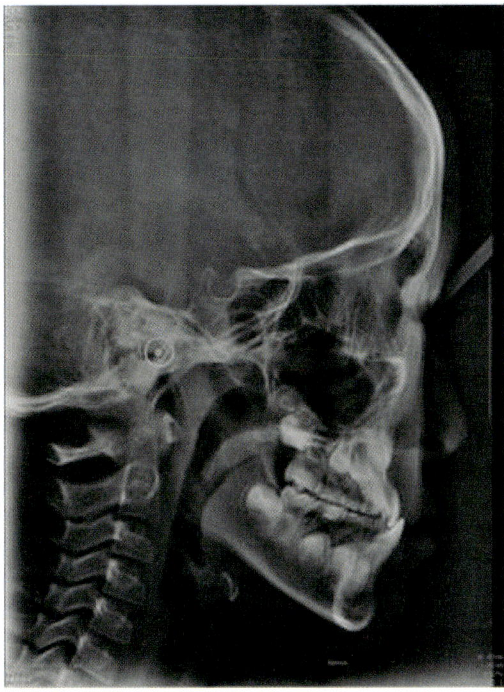

Measurement	초진
Ant. Facial Height (AFH)	123.66
Post. Facial Height (PFH)	78.37
PFH/AFH	63.37
Y-axis to SN	71.68
SNA	76.27
SNB	76.2
ANB difference	0.07
APDI	91.18
SN-FH	7.34
U1-SN	95.94
FH-Mandibular plane(FMA)	29.39
L1-Mandibular plane(IMPA)	89.72
Interincisal angle	137.63
U1-FH	103.29
U1 to facial plane	0.43
L1 to facial plane	3.95
A point - N Perpend	-7.36

Figure Ⅲ-1-127. Pretreatment lateral cephalogram

혼합치열기로 치아만을 이용해 충분한 고정원을 얻기가 힘들어 구강내 장치는 bonded RPE를 사용하고(Figure Ⅲ-1-128), Petit type facemask에 편측당 300~350gm의 힘을 가하여 상악골 전방견인을 하여 6개월 후 반대교합과 악골 관계가 개선되었다(ANB: 0.7°)(Figure Ⅲ-1-129). 이 시기에 상악 제 1대구치와 상악 4전치에 고정식 교정장치를 부착하여 치아의 회전을 개선하고 순측 경사를 도모한 후 견치와 소구치의 맹출을 기다렸다. 공간의 부족은 없었으나 상악 좌측 견치가 치근까지 순측으로 위치하여 치근의 설측 이동(root lingual torque)을 위해 bracket을 특이하게 부착(뒤집어서)하여 순차적으로 full size의 호선까지 적용하여 치축 경사를 개선하였다. 상·하악 치아의 교합이 완벽하지는 않았으나 성장 중이고 크게 불편하지 않아 하악에서는 교정장치를 부착하지 않고 상악 치아의 배열만 하기로 의논되었다.

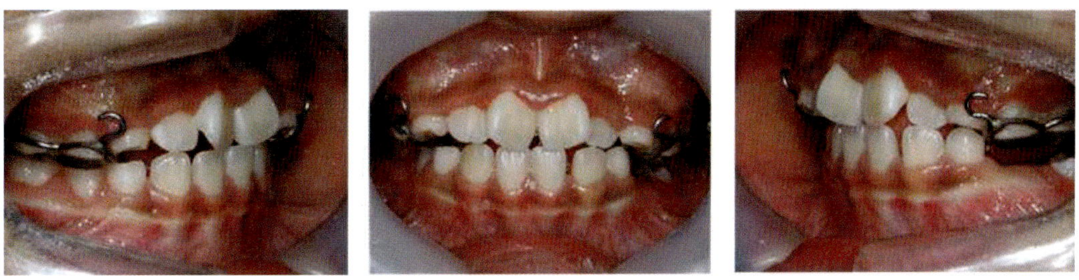

Figure Ⅲ-1-128. Maxillary protraction using bonded RPE

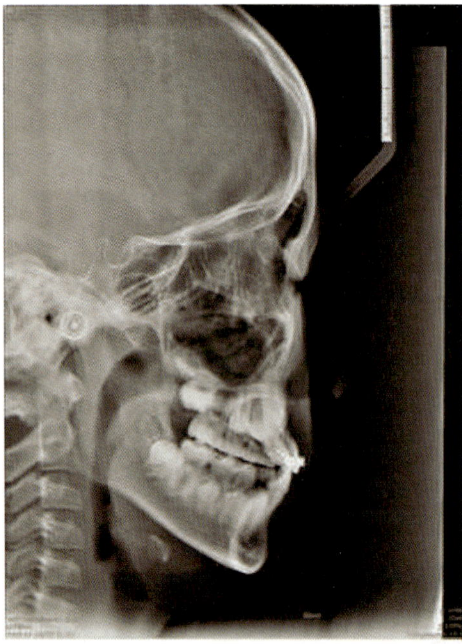

Measurement	상악골 견인 후
Ant. Facial Height (AFH)	125.24
Post. Facial Height (PFH)	80.39
PFH/AFH	64.19
Y-axis to SN	70.21
SNA	77.55
SNB	76.82
ANB difference	0.73
APDI	88.22
SN-FH	6.03
U1-SN	111.25
FH-Mandibular plane(FMA)	29.32
L1-Mandibular plane(IMPA)	89.28
Interincisal angle	124.14
U1-FH	117.28
U1 to facial plane	6.04
L1 to facial plane	3.67
A point - N Perpend	-7.41

Figure Ⅲ-1-129. Lateral cephalogram after maxillary protraction

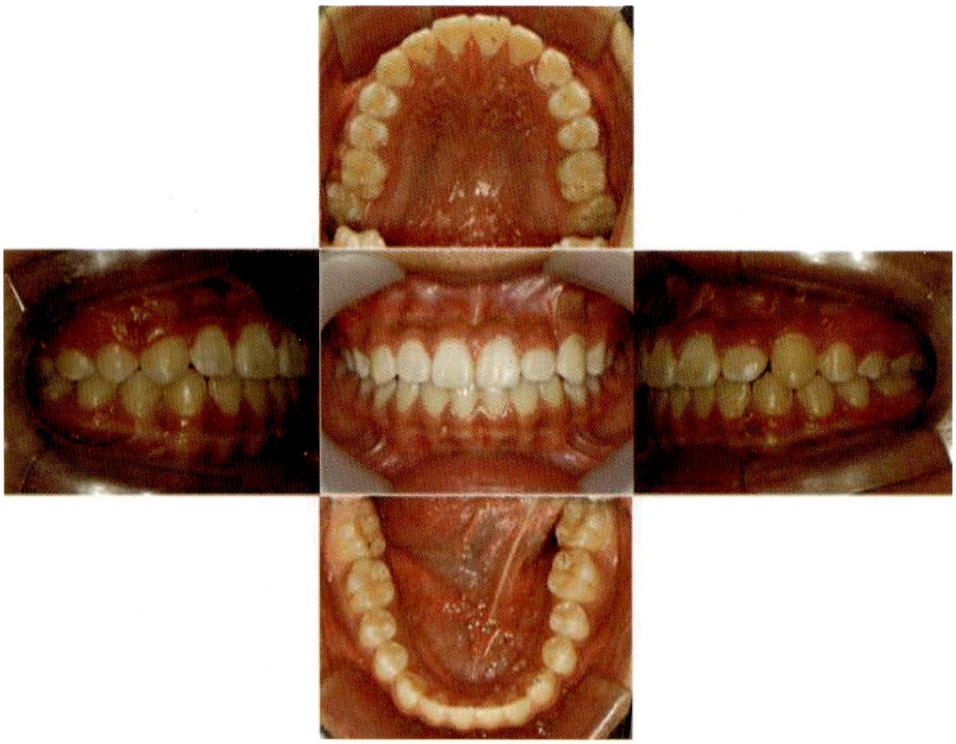

Figure Ⅲ-1-130. Intraoral photos after debonding

초진 4년 6개월 후 제 1대구치 전방의 치아 모두 맹출하고 잘 배열되어 일단 교정장치를 제거하고 상악에는 가철성유지장치(Circumferential retainer)를 사용하면서 관찰하였다. 2년 6개월 후(15세 7개월) 우측 제 2대구치가 가위교합(Scissor bite) 상태여서 구개에 골성고정원 식립하여 개선하겠다고 설명하였으나 불편하지 않아 그냥 지내겠다고 하였다. 치료 후 7년 이상 관찰하였으나 결과 잘 유지되고 있다(Figure Ⅲ-1-131, Ⅲ-1-132).

이 환자는 혼합치열 초기에 반대교합이 있었고 연구개의 파열이 있어 성장하면서 골격성 III급 부정교합이 심해질 수 있을 것이라고 걱정하였으나 전치부 반대교합 해소 후 양호한 결과가 유지되었다. 연구개에 국한된 파열, 그리고 이어진 성형수술은 상악골의 성장에 나쁜 영향을 주지 않는 것으로 조심스럽게 판단한다.

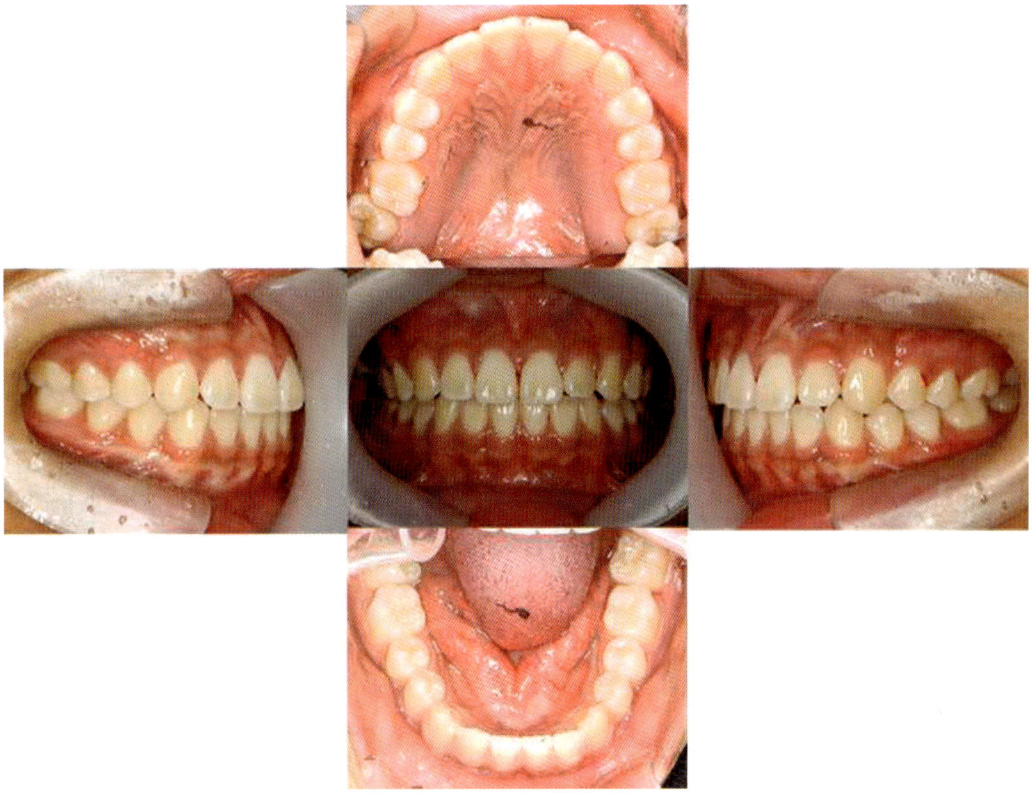

Figure Ⅲ-1-131. 7 years follow-up after treatment

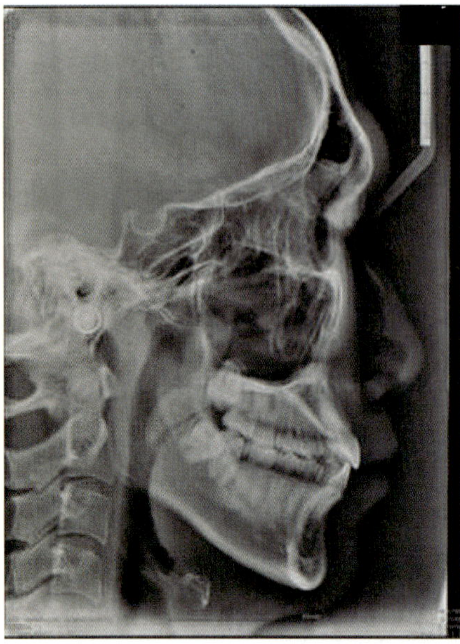

Measurement	6년 follow-up
Ant. Facial Height (AFH)	145.8
Post. Facial Height (PFH)	91.46
PFH/AFH	62.73
Y-axis to SN	71.24
SNA	80.31
SNB	77.58
ANB difference	2.73
APDI	84.14
SN-FH	5.8
U1-SN	104
FH-Mandibular plane(FMA)	31.82
L1-Mandibular plane(IMPA)	90.38
Interincisal angle	127.98
U1-FH	109.8
U1 to facial plane	8.34
L1 to facial plane	5.9
A point - N Perpend	-5.2

Figure Ⅲ-1-132. 7 years after post-treatment

증례 2: TPA와 상악 확대장치 사용 후 치아 배열한 경우

8세 여성이 상악궁 협착을 주소로 내원하였다(Figure Ⅲ-1-133). 구개파열이 있어 구개봉합수술 및 언어치료를 받았다. 구치부 특히 소구치부의 협착이 심하고 전치부 수직피개가 적었다. 혼합치열기 초기에 TPA를 이용하여 공간유지 및 수직피개 개선을 도모하였다.

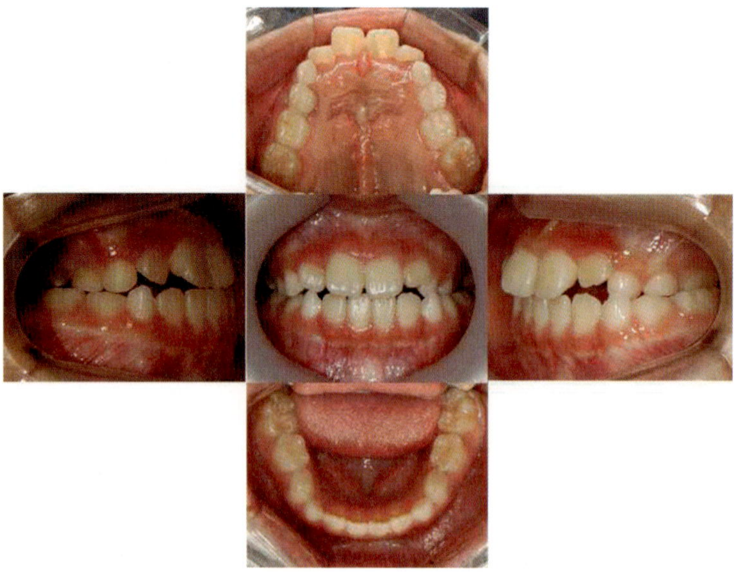

Figure Ⅲ-133. Intraoral photo

10세 8개월에 내원하였을 때(Figure Ⅲ-1-134) 수직피개가 다소 개선되었으나 상악 전치부 총생이 있어 상악치열의 배열을 시작하였다.

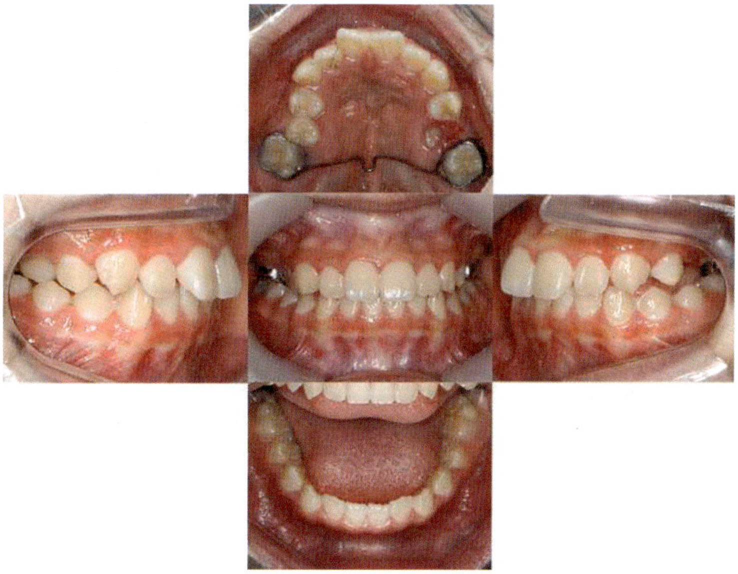

Figure Ⅲ-1-134. Space maintaining using TPA

영구치열 초기의 안모 및 구내사진(Figure Ⅲ-1-135)에서 상악궁 협착으로 인한 소구치부의 폭경 부조화를 관찰할 수 있다. 상악 치열궁의 공간부족으로 인해 총생 관찰되며, 상악 좌우측 제 2소구치 (#15,25)가 구개측으로 변위되었다. 방사선 사진상 악골의 전후방적 관계는 양호하였다(Figure Ⅲ-1-136, Ⅲ-1-137). 상악궁 폭경 확장을 동반한 치아배열이 계획되었다.

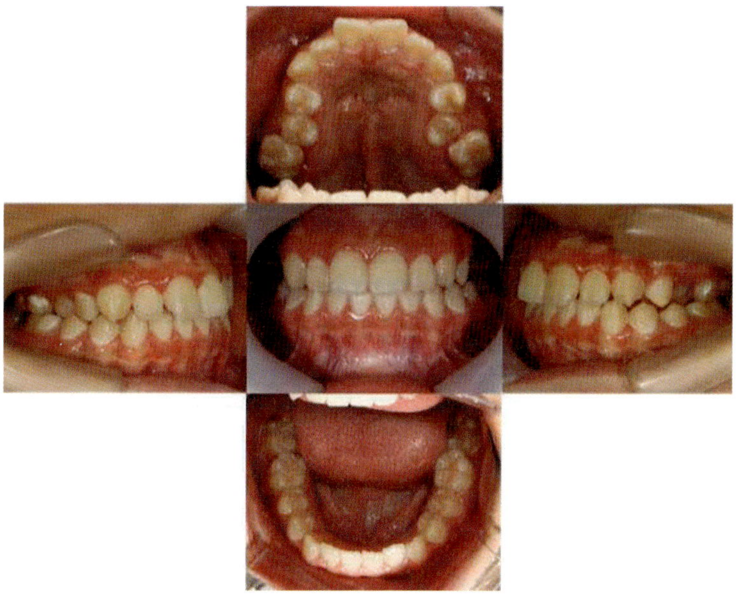

Figure Ⅲ-1-135. Pretreatment intraoral photos

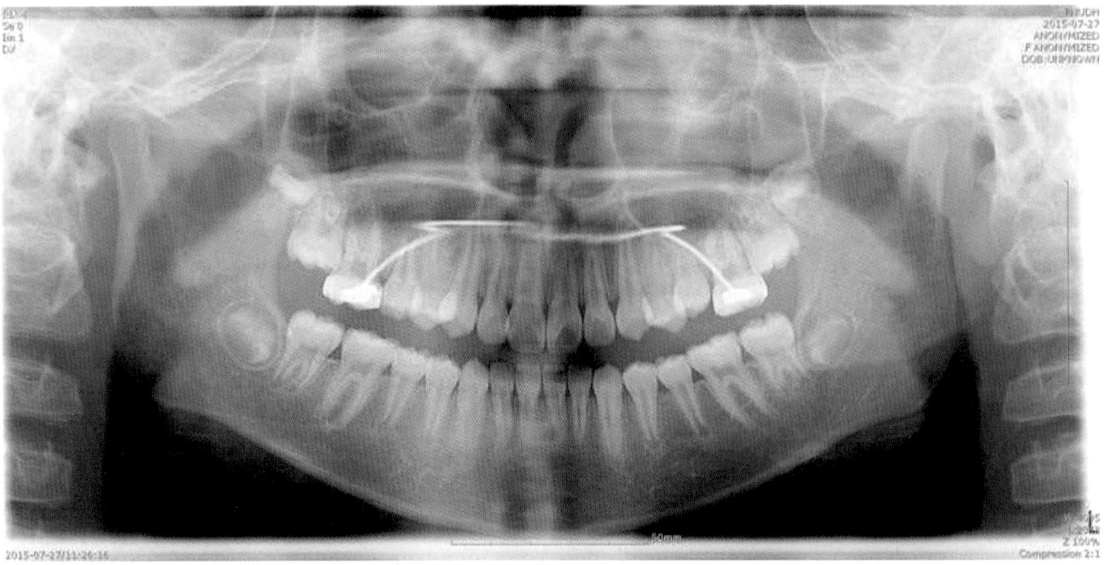

Figure Ⅲ-1-136. Pretreatment panoramic radiography

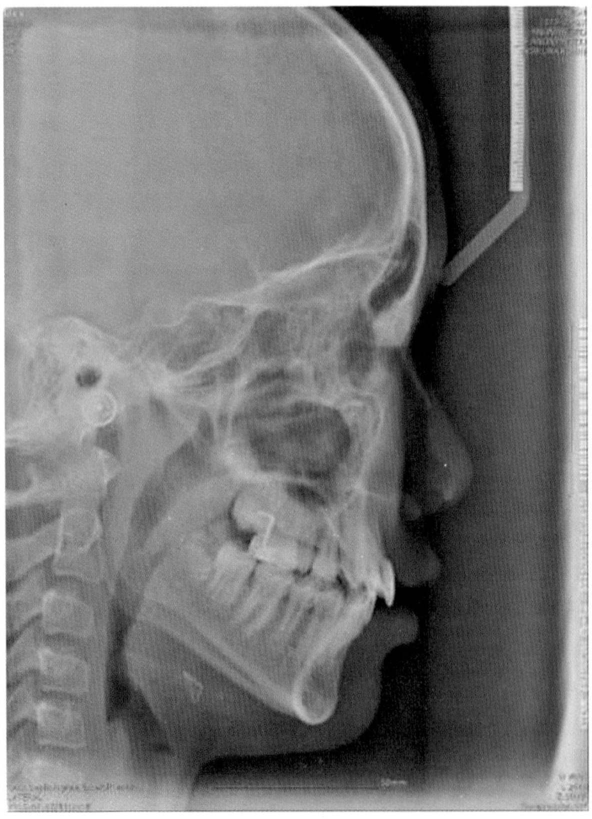

Figure Ⅲ-1-137. Pretreatment lateral cephalogram

폭경 확장을 위해서 hyrax-type expander를 사용하여 5mm 확장을 시행하였다(Figure Ⅲ-1-138). 상악에 고정식 고정장치를 부착하고, 상악 좌·우측 제 2소구치의 배열을 위해 open-coil spring으로 공간 확보하였다. 성장이 종료되지 않은 시점이라 상악의 치열만 배열한 후 교정장치를 제거하고 차후에 필요하면 다시 교정치료를 하기로 하였다. 턱수술을 할 가능성도 없지 않다는 점을 분명히 설명하였다. 고정식 교정장치로 치료한 기간은 13개월이었다(Figure Ⅲ-1-139).

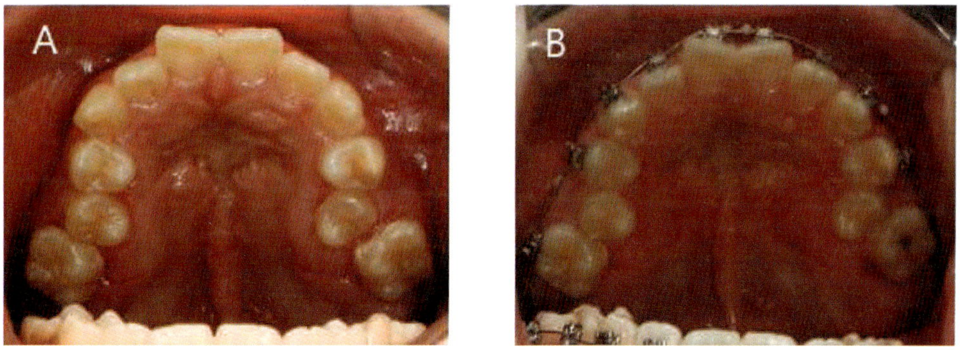

Figure Ⅲ-1-138. A) Before maxillary expansion B) After maxillary expansion

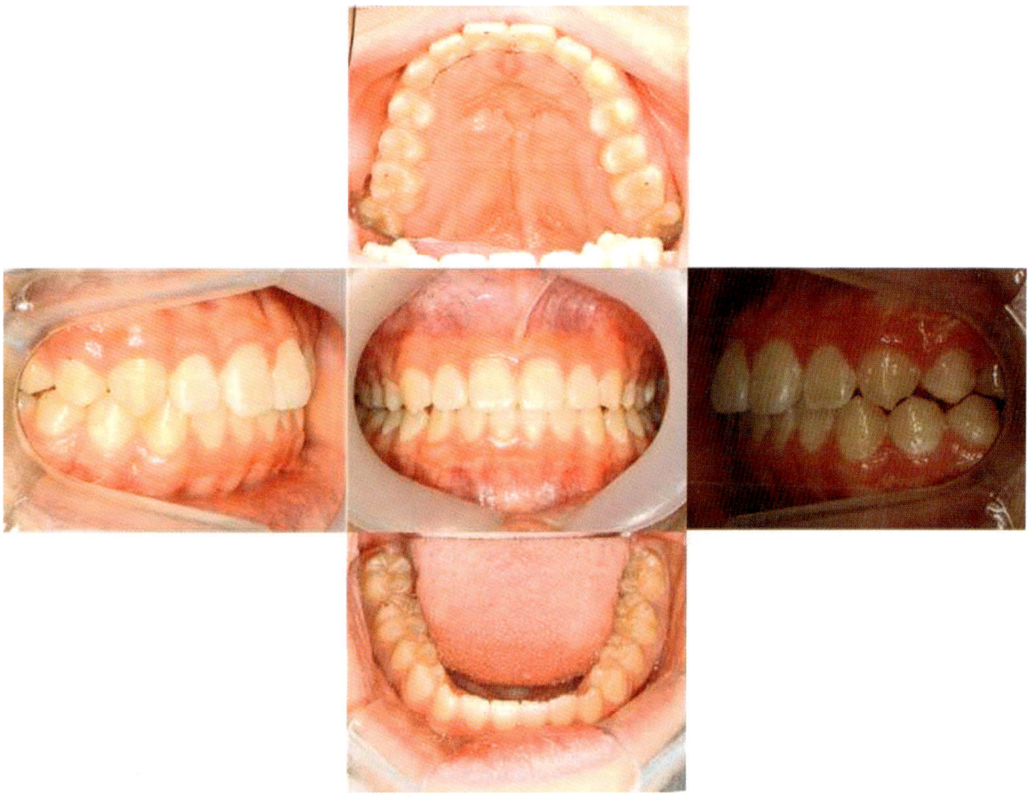

Figure Ⅲ-1-139. Intraoral photos after debonding

주기적으로 내원시켜 관찰하였는데 3년 후 상악 좌측 소구치부 수평피개가 약간 감소되었다 (Figure Ⅲ-1-140). 비교적 치료가 잘 되었다고 생각하나 TPA를 오랫동안 장착하였는데 밴드를 제거하니 법랑질 탈회가 상당히 진전되어 있었다. 밴드가 탈락되지 않았는지 점검하고 정기적으로 재접착하는 것이 필요하다.

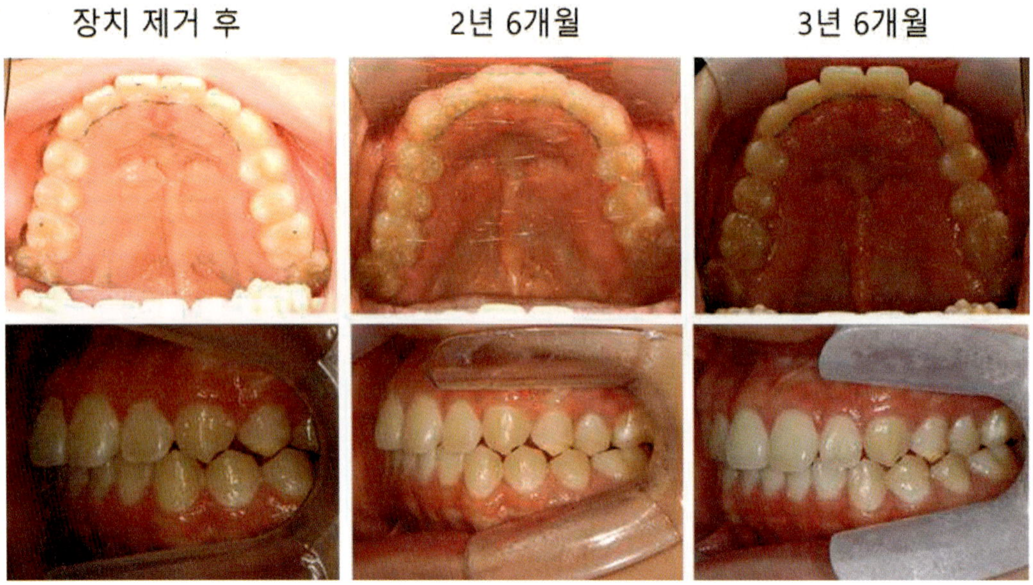

Figure Ⅲ-1-140. 3 years 6 months follow-up

증례 3: 심한 개방교합으로 악교정수술을 한 증례

18세 여성으로 전치부 개방 교합을 주소로 내원하였다. 구개열이 있어 1세경에 구개봉합술을 받았으며 발음에는 큰 문제가 없었다(Figure Ⅲ-1-141). 방사선 사진상(Figure Ⅲ-1-142, Ⅲ-1-143) hyperdivergent skeletal pattern 보였으며 ODI 71.7도로 골격성 개방교합으로 판단하였다. 폭경 부조화 있었으며 #15,25 선천 결손, #22 peg lateralis 였다. 상악의 교합 평면이 평탄하였다. 파노라마 사진에서 좌측 하악과두의 변형이 의심되었으나 악관절장애의 임상적 증상은 없었다.

우선 폭경을 확장하고 상하악 고정성 장치 부착하여 치아 배열한 후 양악 수술하기로 계획하였다.

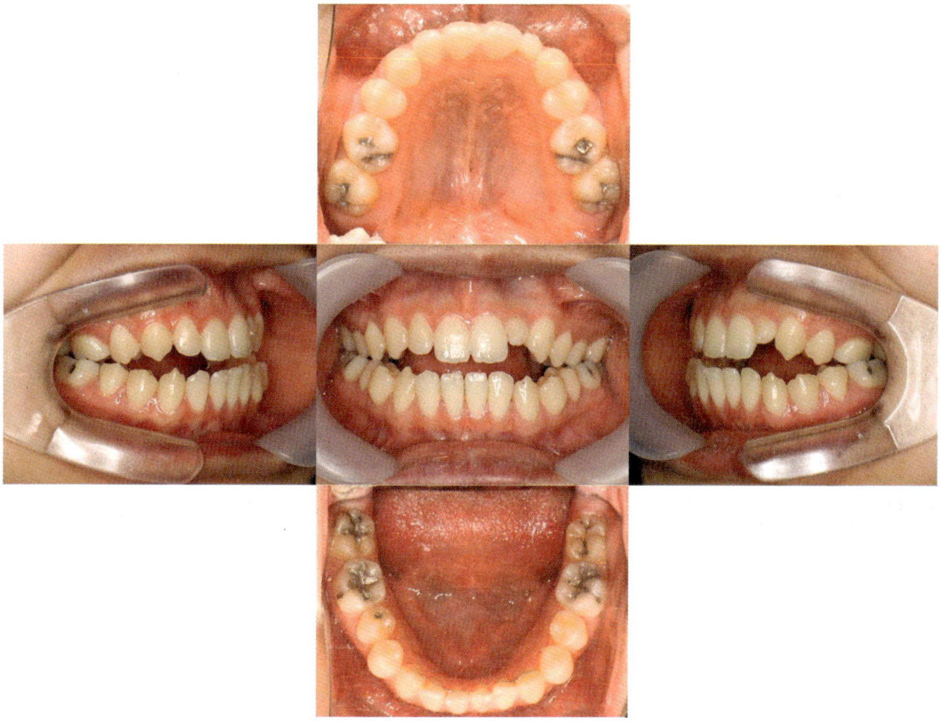

Figure Ⅲ-1-141. Pretreatment intraoral photos

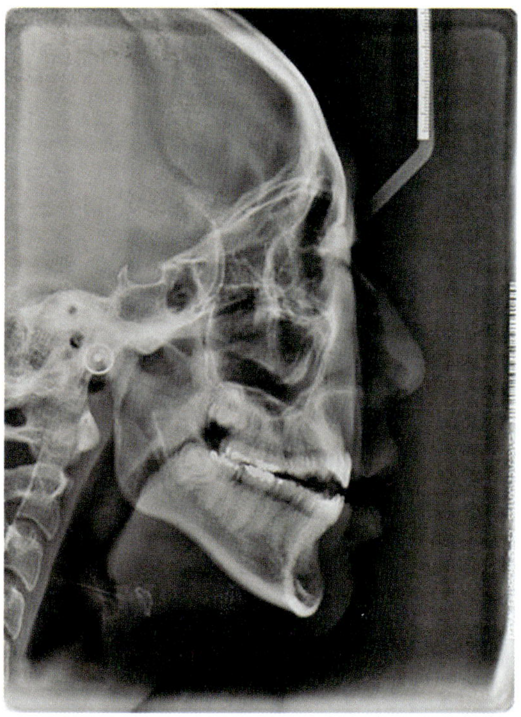

Figure Ⅲ-1-142. Pretreatment lateral cephalogram

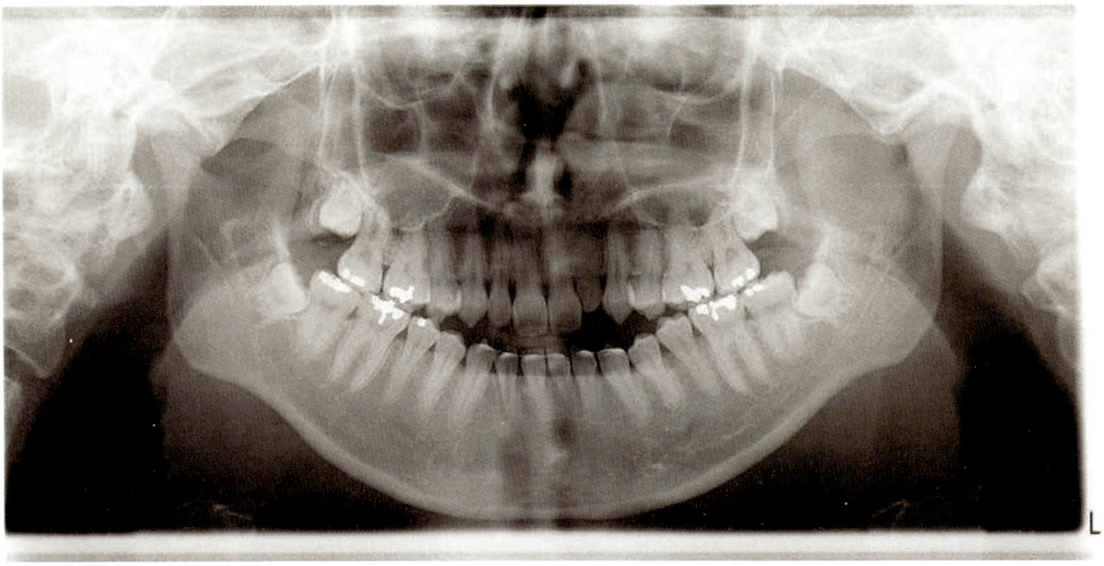

Figure Ⅲ-1-143. Pretreatment panoramic radiography

RPE 이용하여 상악 폭경 확장후(Figure Ⅲ-1-144) 고정식 장치 부착하여 치아 배열하였다.

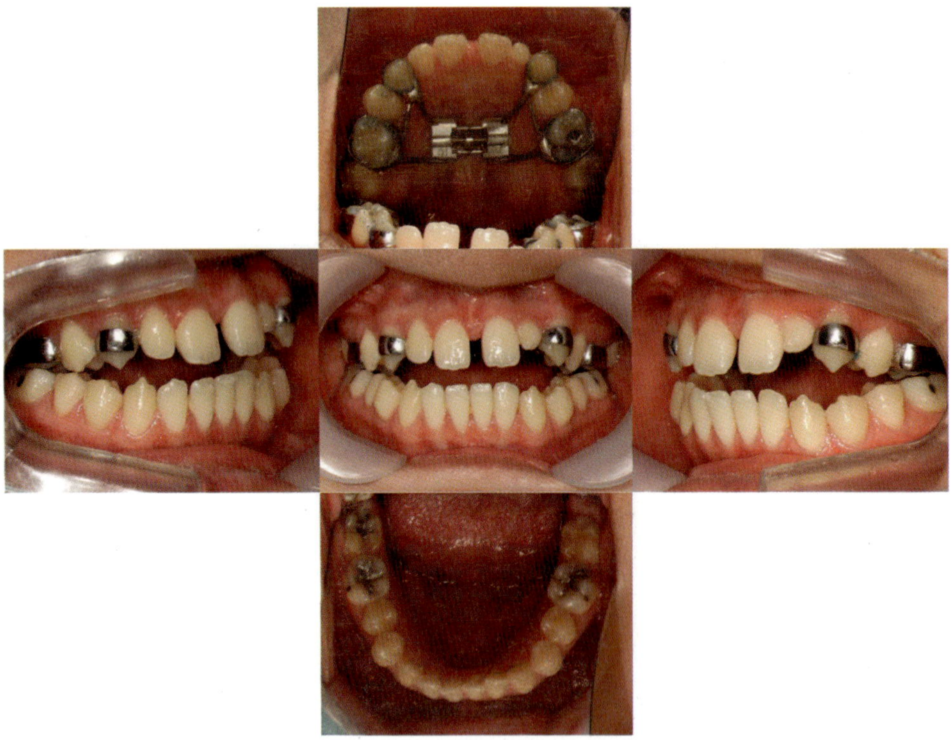

Figure Ⅲ-1-144. Treatment progress

치아 배열 완료후(Figure Ⅲ-1-145~Ⅲ-1-147) 양악 수술(Le Fort I osteotomy & differential impaction + Mn. repositioning BSSO)을 시행하였다(Figure Ⅲ-1-148~Ⅲ-1-150).

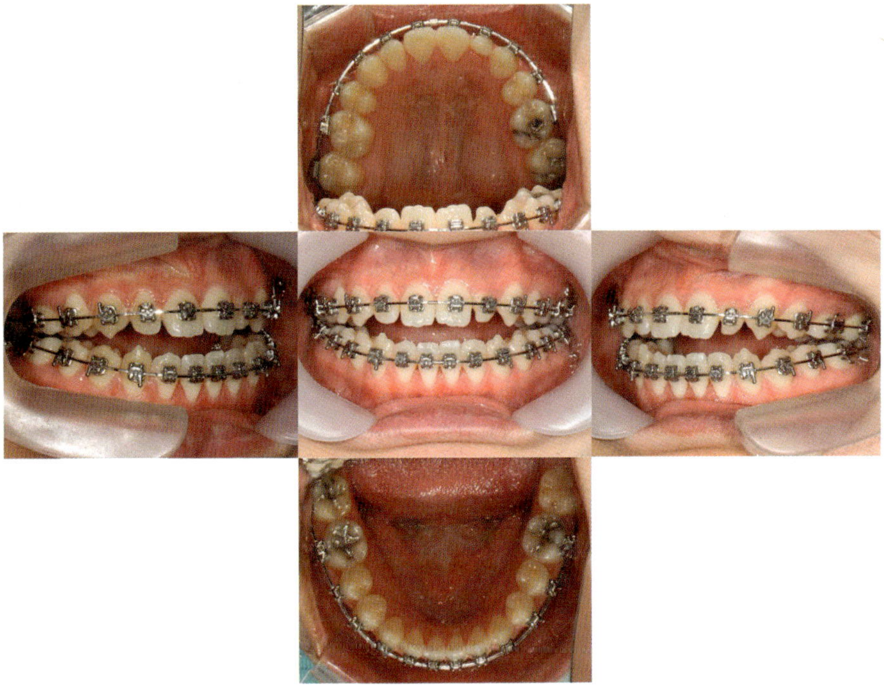

Figure Ⅲ-1-145. Intraoral photo before orthognathic surgery

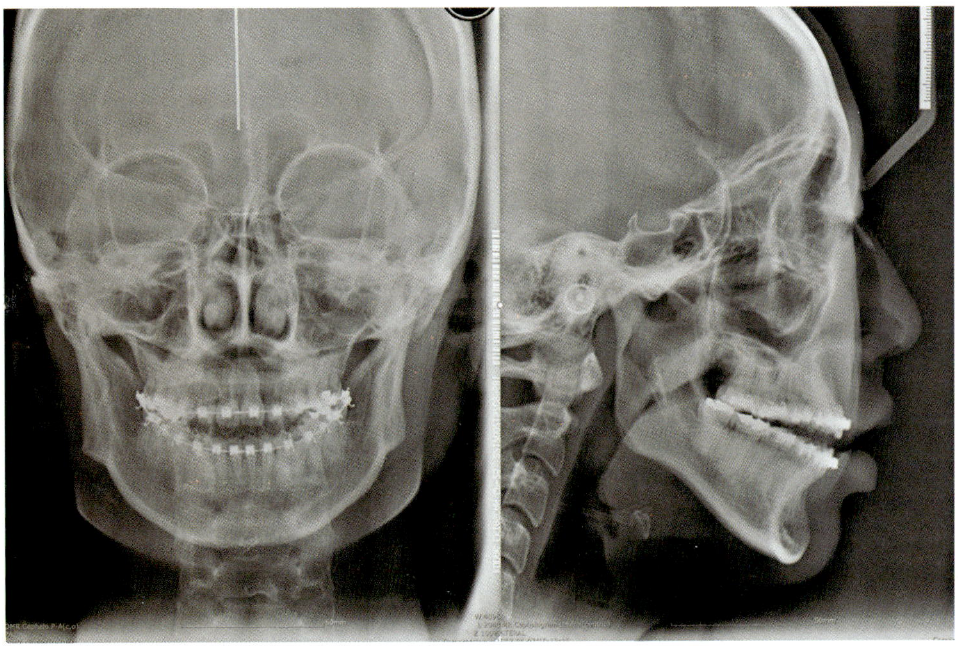

Figure Ⅲ-1-146. Lateral & PA cephalogram before orthognathic surgery

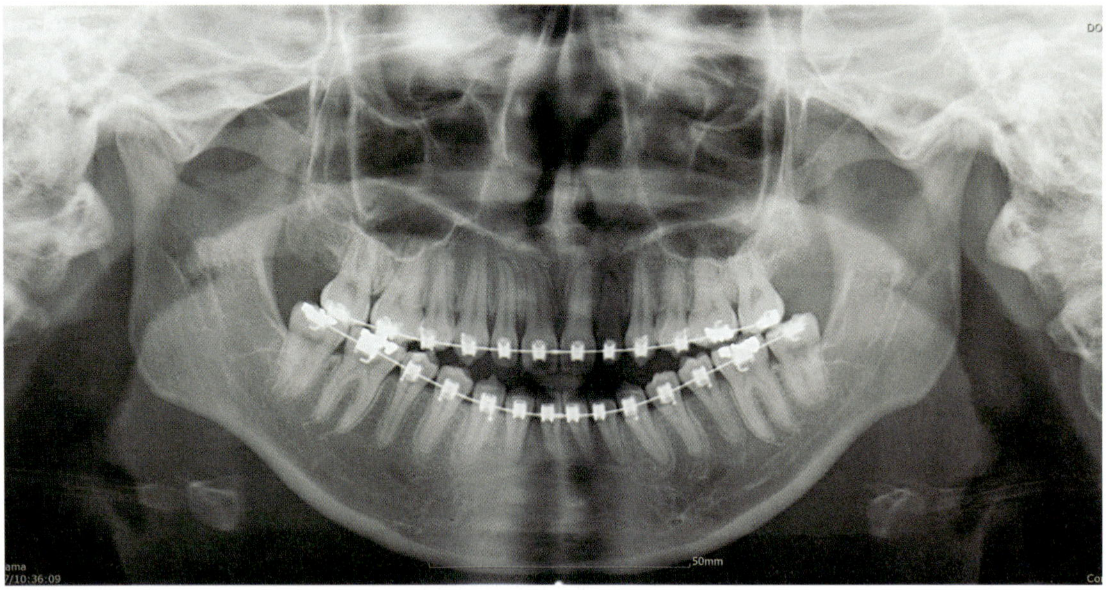

Figure Ⅲ-1-147. Panoramic radiography before orthognathic surgery

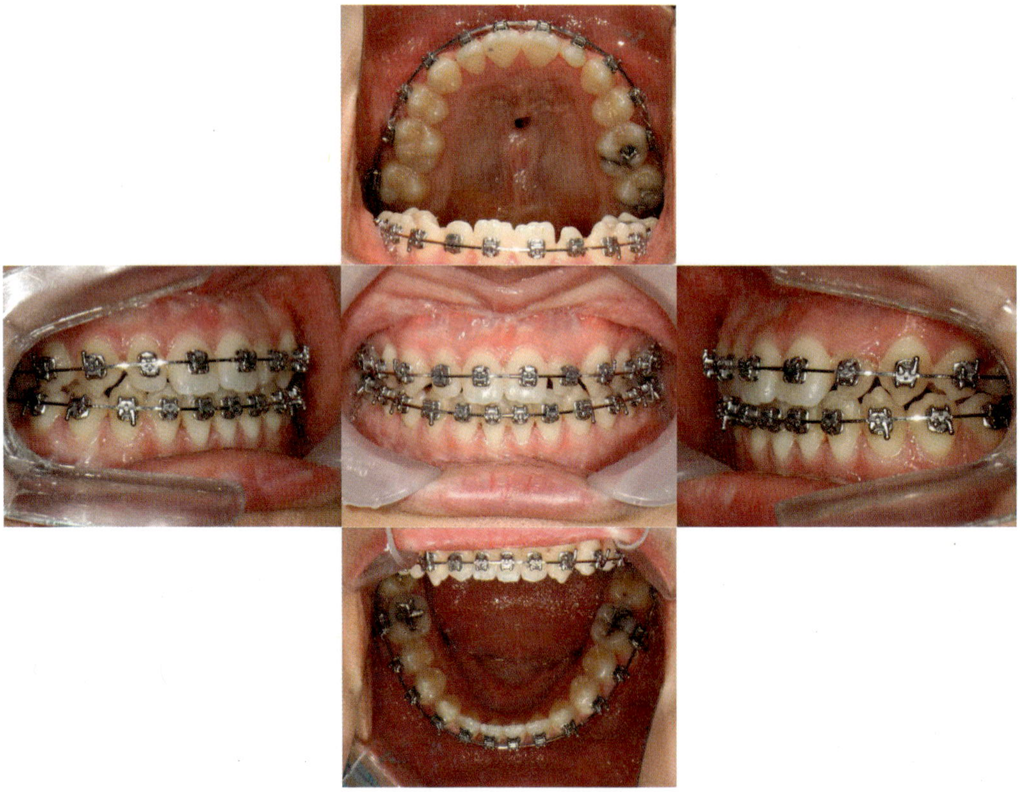

Figure Ⅲ-1-148. Intraoral photos after orthognathic surgery

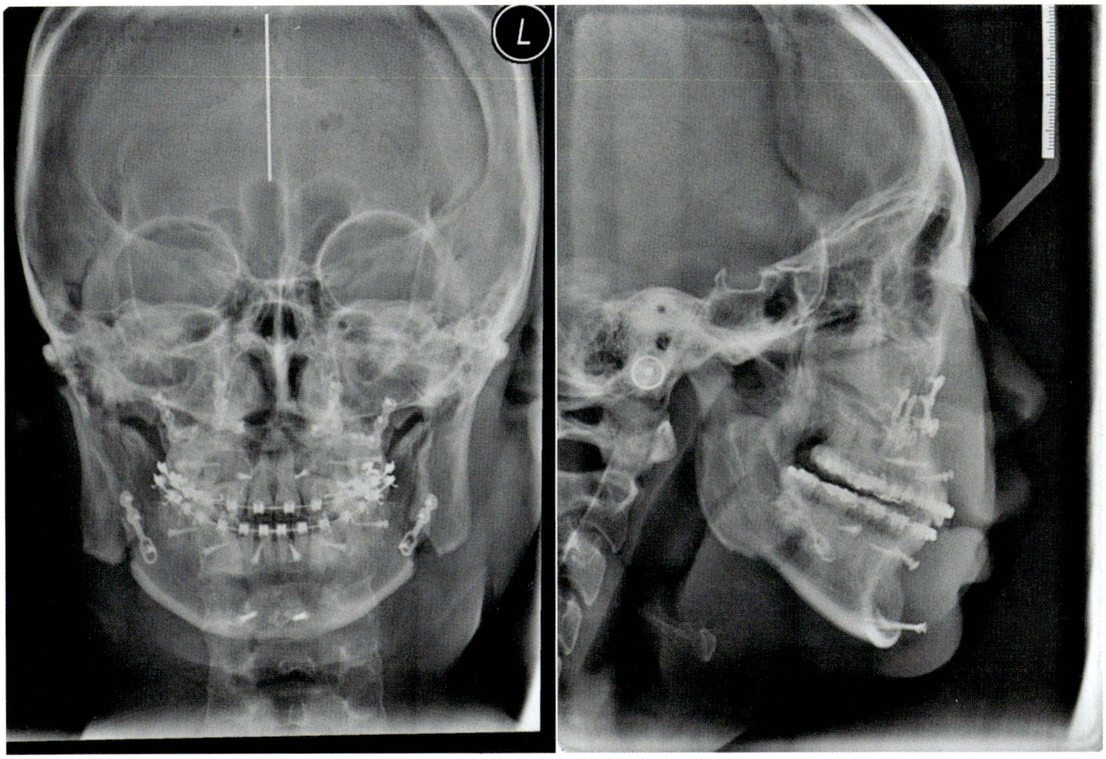

Figure Ⅲ-1-149. Lateral & PA cephalogram after orthognathic surgery

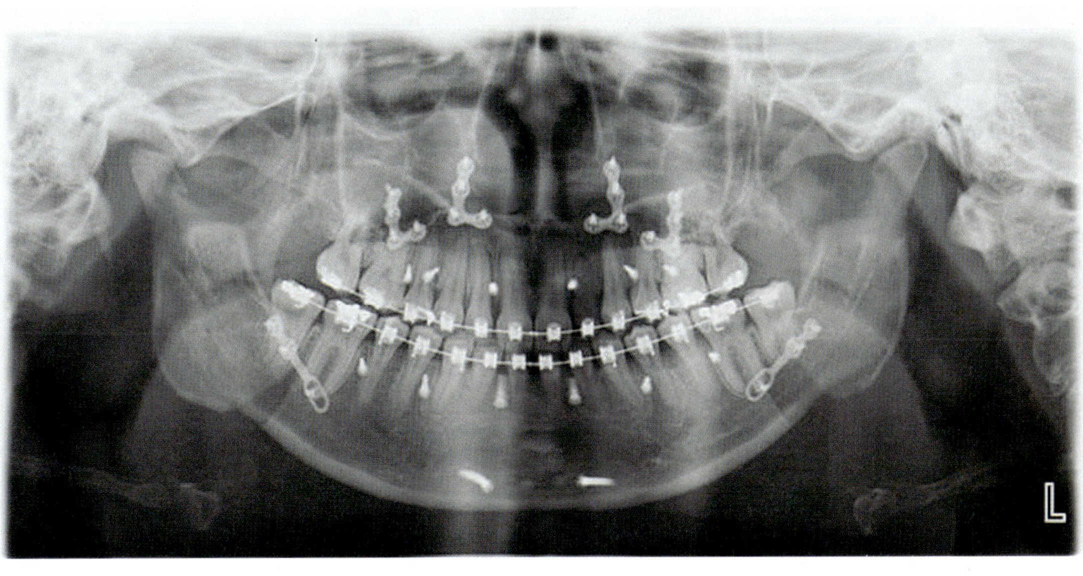

Figure Ⅲ-1-150. Panoramic radiography after orthognathic surgery

통상적인 방법으로 술후 교정후 장치 제거하였다(Figure Ⅲ-1-151~Ⅲ-1-153).

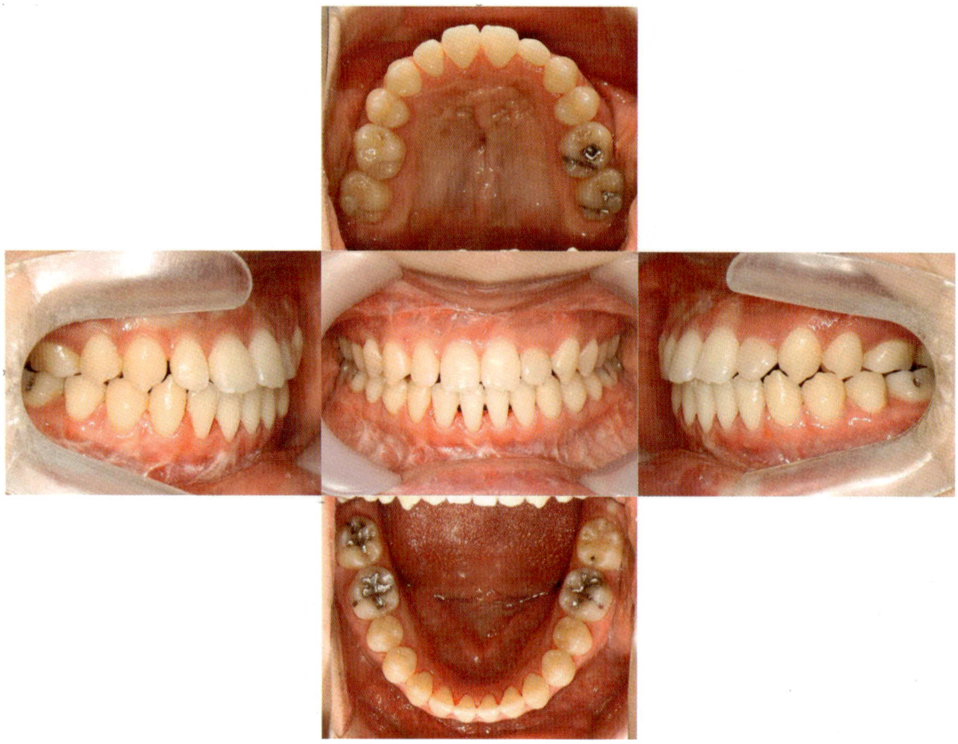

Figure Ⅲ-1-151. Intraoral photos after debonding

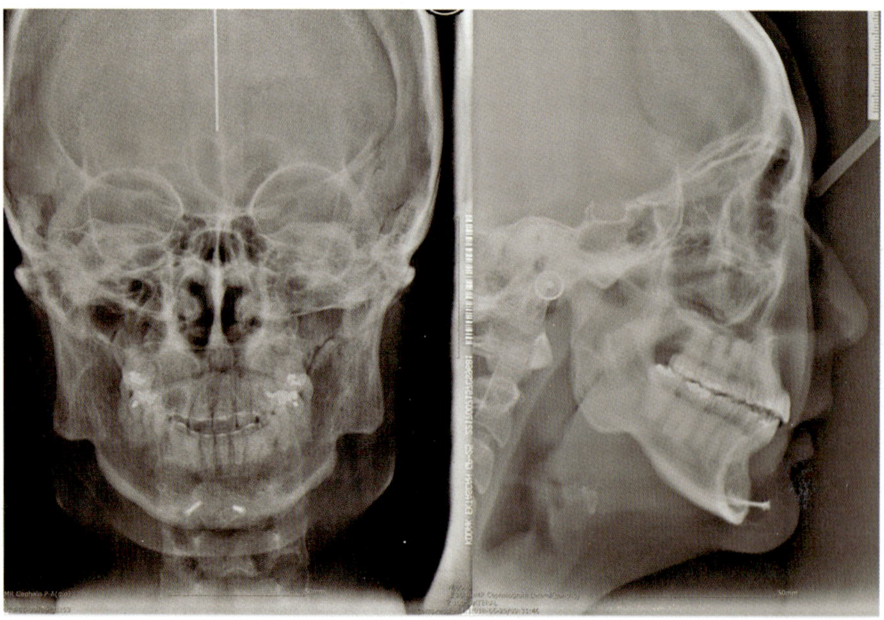

Figure Ⅲ-1-152. Lateral & posteroanterior cephalogram after debonding

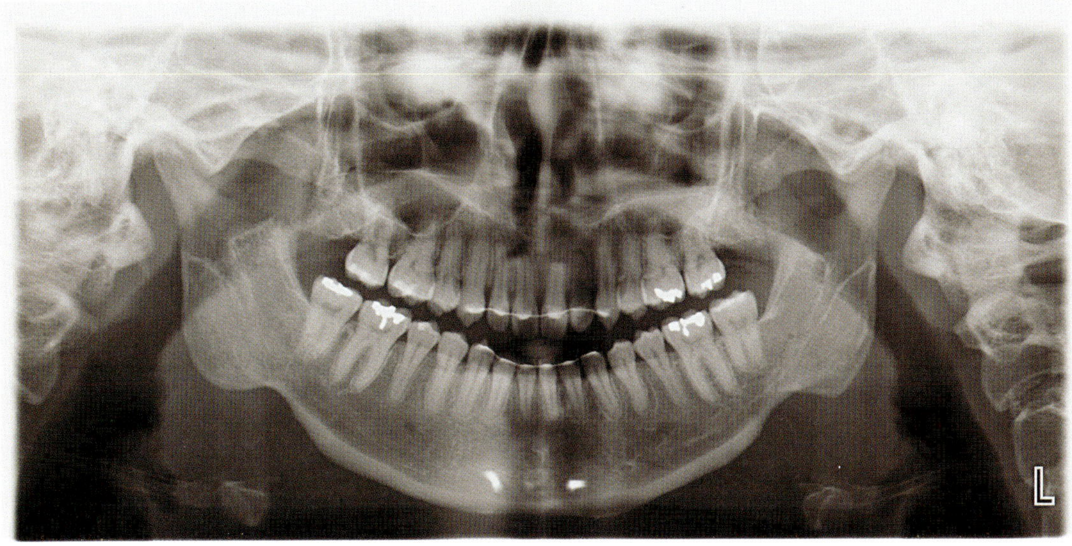

Figure Ⅲ-1-153. Panoramic radiography after debonding

2년 후에도 수직피개가 약간 작아지기는 했지만 비교적 안정적으로 유지되고 있었다(Figure Ⅲ-1-154). 밥을 천천히, 꼭꼭 씹어서 먹고 가끔 껌도 씹고, 혀를 입천장에 대고 삼키는 연습을 하도록 지시하였다.

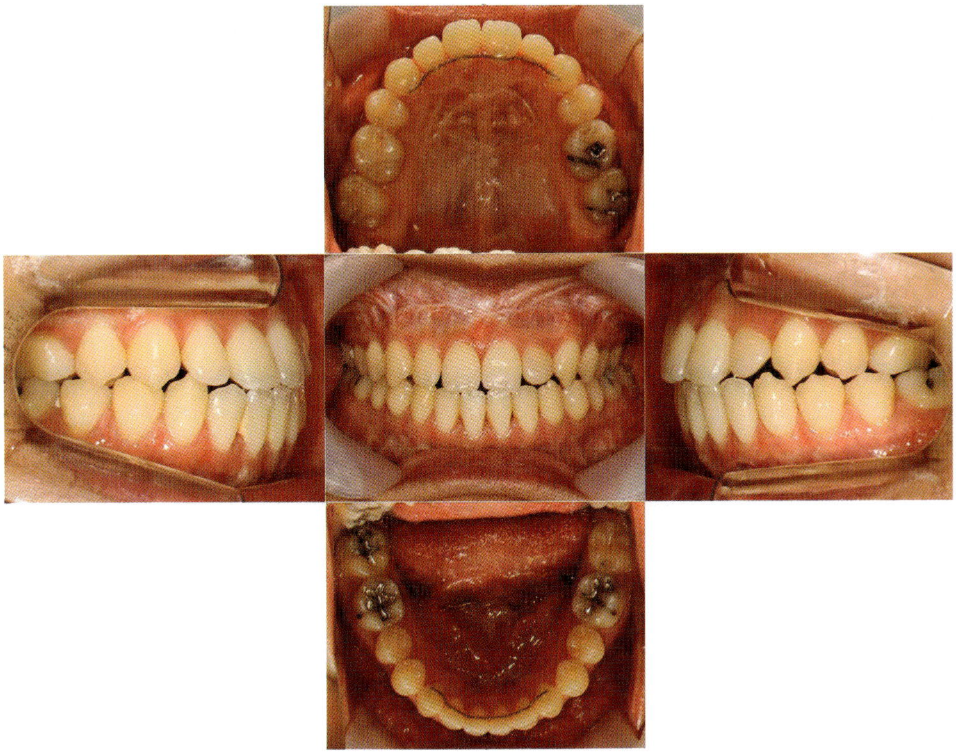

Figure Ⅲ-1-154. 2 years follow-up

고찰

구개열 환자는 출생 초기에 파열된 부위 봉합을 위한 외과적 수술을 진행한다. 수술로 인한 반흔 조직이 상악에 광범위하게 발생하며, 이는 상악골의 성장을 억제한다. 상악골의 전방 성장 억제는 상하악골의 전후방적 부조화를 유발하며, 상악 치열궁의 협착은 반대교합과 교합간섭을 야기할 수 있다. 많은 경우에서 제 1대구치 부위의 폭경은 정상이나, 견치와 소구치 부위의 폭경이 좁은 치열궁을 가진다.

이 환자는 상하악골의 전후방적 위치 관계는 양호하나, 상하악골의 폭경 부조화가 존재하였다. 초진 시에 심하지 않은 III급 부정교합으로 전치부 수직 피개가 부족하였다. 혼합치열기에 일단 상악 제 1대구치를 연결하는 횡구개호선을 구개에서 조금 떨어지게 장착하고 혀 위치를 구개에 닿게 하는 연습을 시킨 결과 수직 피개가 정상적인 범위로 깊어졌다. 조기에 간단한 장치와 근기능 훈련을 시행함으로써 큰 어려움 없이 상당한 개선을 이룰 수 있음을 보여준다.

영구치가 다 맹출한 후 상악 폭경 확장하여 치아 배열을 성공적으로 마무리하였다, 그러나 3년 6개월 뒤 상악 좌측 소구치부의 폭경이 다소 감소한 것을 확인할 수 있었다. Nicholson과 Plint는 구순구개열 환자에서 가철성 장치만 이용하여 상악 폭경 확장을 시행한 경우 75%의 환자에서 재발이 발생했다고 보고하였다. 다른 문헌에 따르면, 고정식 교정장치를 사용하여 치료를 받은 구순구개열 환자에서 상악 폭경 확장 후 재발율은 견치와 소구치부에서 유의미하게 나타났으며 1mm 이상 재발되는데, 이는 견치와 소구치부 확장량이 대구치부보다 더 많거나 소구치부의 강한 근육 작용에 의한 것이라고 하였다.

구순구개열 환자의 상악 폭경 확장 후, 증례의 환자와 같이 소구치부의 폭경이 감소할 수 있기 때문에, 치료 계획 수립 시 이를 고려하여 폭경 확장량 및 유지 방법을 결정해야 할 것이다.

나. 안면열(Facial Cleft)

두개안면부에는 돌기들이 유합(fusion)되어 이루어지는 구조들이 많은데 다양한 부위에서 유합이 실패할 수 있다. 안면열은 태생기(胎生期)에 얼굴을 형성하는 여러 돌기의 유합(癒合: 닿아서 붙는 것)이 불완전하여 생기는 것으로 드물게 발생되며, 정중안면열(Median facial cleft), 사안열(Oblique facial cleft), 횡안열(Transverse facial cleft) 등으로 구분된다. 이 중 정중안면열에 해당하는 것은 정중상순열(Median cleft of upper lip), 정중비열(Median nasal cleft), 양안격리(Ocular hypertelolism)를 동반한 정중상순열, 정중하순/하악열(Median cleft of the lower lip and mandible), 선천성 정중상순루(Congenital midline fistula of the upper lip) 등이 해당된다.

Tessier는 1976년에 두개안면열의 발생 부위를 구분하고 이에 따른 골파열의 모식도를 소개하였다. 이외에도 van der Meulen은 1983년에 두개안면기형의 형태적 분류를 해부학적 명칭으로 시도하였고, Pfeifer는 1991년에 태생학적 기형발생 부위를 기준으로 다음과 같이 분류하였다.

① 상구순열(上口脣裂): 정중순열(正中脣裂)과 측방순열(側方脣裂)이 있다. 정중순열은 좌우의 구상돌기(球狀突起), 측방순열은 구상돌기와 상악돌기(上顎突起)의 유합부전에 의하여 일어난다. 순열뿐만 아니라, 악렬(顎裂)이나 구개열을 합병하는 것도 적지 않다.

② 하구순열(下口脣裂): 좌우의 하악돌기의 유합부전에 의한 것으로서, 하순의 중앙에 갈라진 곳이 생긴다.

③ 사안열(斜顔裂): 측비돌기(側鼻突起)와 상악돌기의 유합부전에 의하여 생긴 것으로서, 상구순에서 비익(鼻翼)의 바깥쪽을 통하여 내안각(內眼角)에 이르는 열기형이다.

④ 횡안열(橫顔裂): 상악돌기와 하악돌기의 유합부전으로 생긴 것으로서, 구각에서 이개(耳介) 방향으로 향하는 열기형이다.

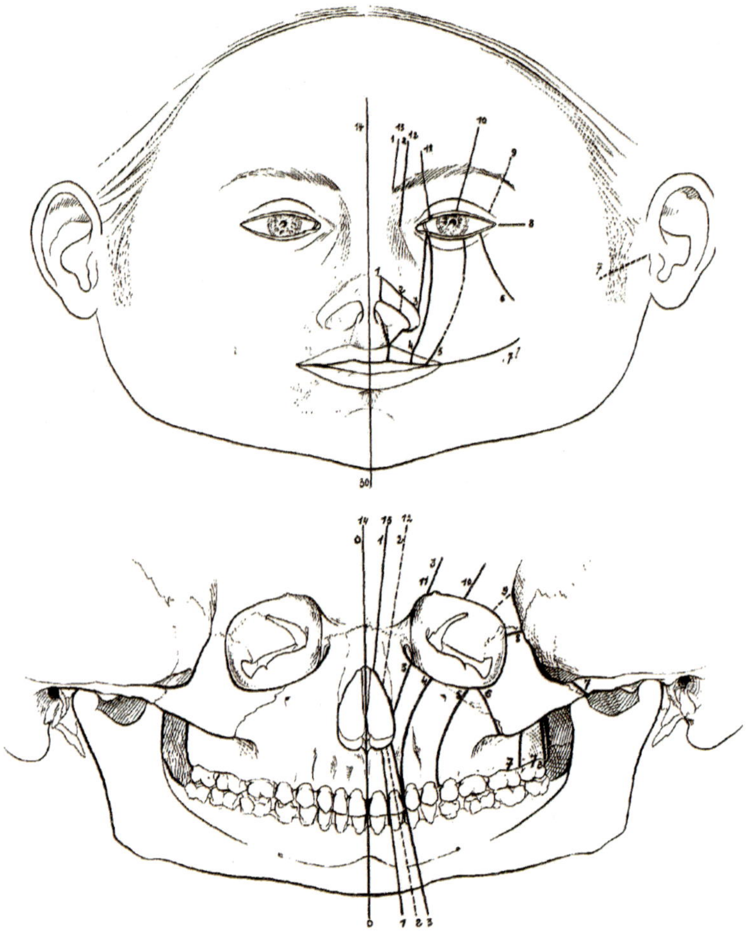

Figure Ⅲ-1-155. Tessier's classification

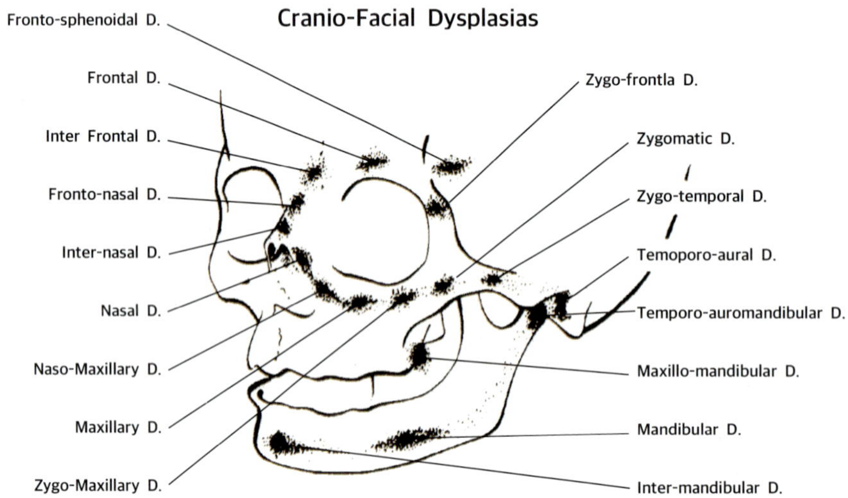

Figure Ⅲ-1-156. Van der Meulen's classification

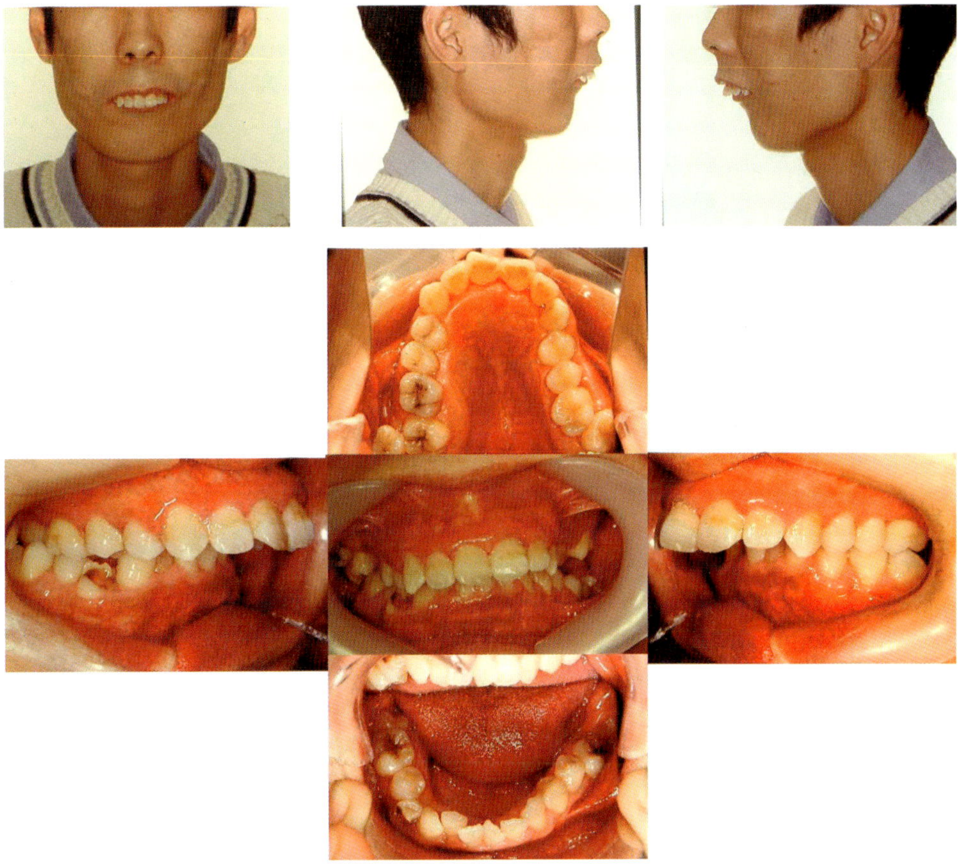

Figure Ⅲ-1-157. Intraoral & facial photos in the patient with facial cleft

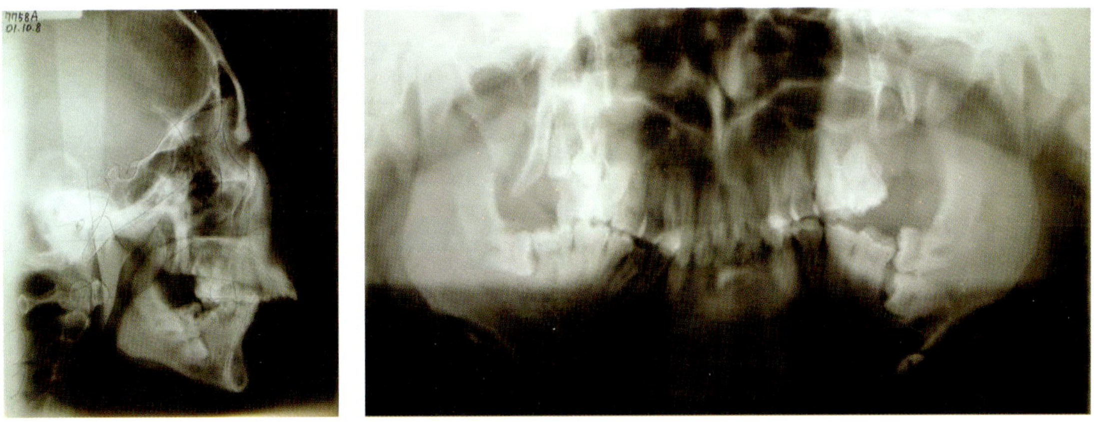

Figure Ⅲ-1-158. X-ray in the patient with facial cleft

증례: 안면열과 구순구개열 동반 환자를 골성고정원을 이용하여 치료

이소 맹출한 상악 좌측 중절치에 의한 상순 점막 자극을 주소로 성형외과에서 의뢰된 10세 9개월의 안면열 여자로, 구순성형술, 구개성형술, 좌측 코 주위에 늑골을 이용한 골이식을 시행한 기왕력이 있었다. 전두개저에 대해 상하악의 전후방적 위치는 양호하나 하악지가 짧고 후안면고경이 짧은 hypodivergent 골격 양상이었다. 상악 좌측 중절치와 측절치 사이에 골결손부 존재하고, 상악 치열궁이 좁고 좌측 구치부 반대교합 및 심한 총생, 다수치아 회전 및 이소맹출 관찰되었다(Figure Ⅲ-1-159).

공간 부족량이 너무 심하여 상악에서 치아 2개를 발거해야 할 것으로 예상되어 현재 위치 불량한 상악 좌측 중절치를 우선 발거하였고, 상방의 골 결손부는 다시 장골을 이용하여 골이식(Iliac bone graft)을 시행하였다. 골이식을 시행하면서 동시에 상악에는 zygomatic buttress에 하악에는 측절치와 견치 사이에 titanium miniplate를 위치시켰다. 수술 3개월 후, 밤에는 상악의 miniplate에서 facemask에 고무줄을 걸어 편측 당 500g의 힘을 가하고, 낮에는 구강 내에서 plate 간에 편측 당 200g의 힘으로 고무줄을 사용하였다(Figure Ⅲ-1-161). 상악골 전방 견인을 시작한 지 5개월 후 전후방 관계가 많이 개선되었으며(Figure Ⅲ-1-162, Table Ⅲ-1-1), 동시에 고정식 교정장치로 치아배열을 하여 비교적 양호한 교합을 이루었다(Figure Ⅲ-1-163). 전치부 결손은 bridge(#12~21)로 마무리 하였으며(Figure Ⅲ-1-164) 치료 종료 2년 후에도 안정적으로 유지되었다(Figure Ⅲ-1-165).

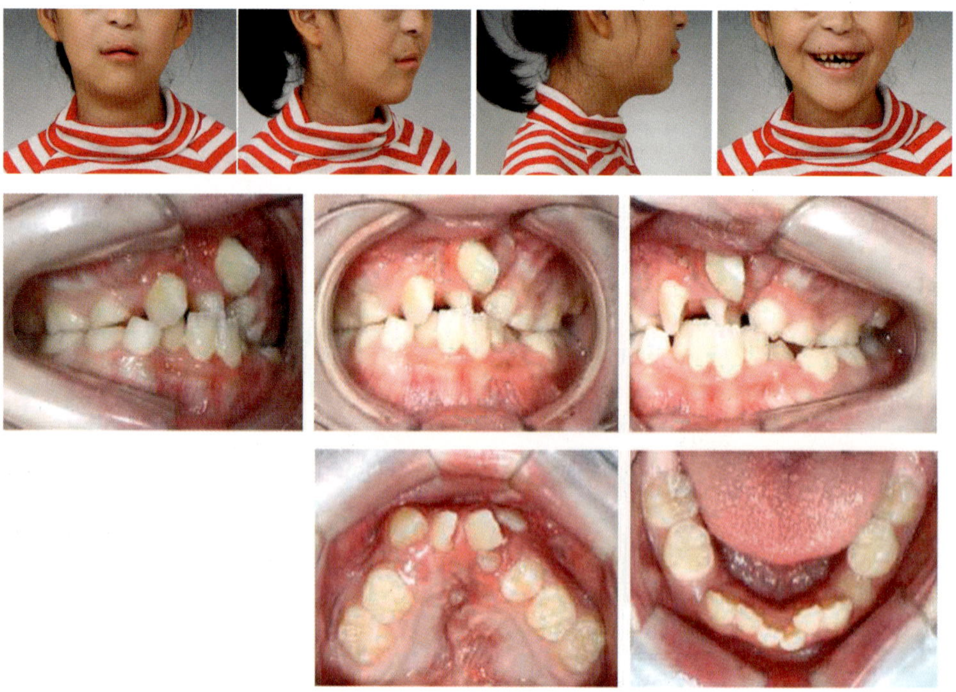

Figure Ⅲ-1-159. Facial and intraoral photographs of the first visit

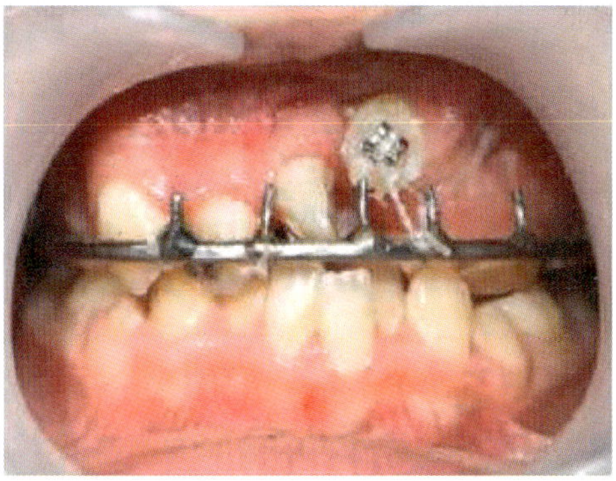

Figure Ⅲ-1-160. Maxillary anterior teeth alignment using labial bow.

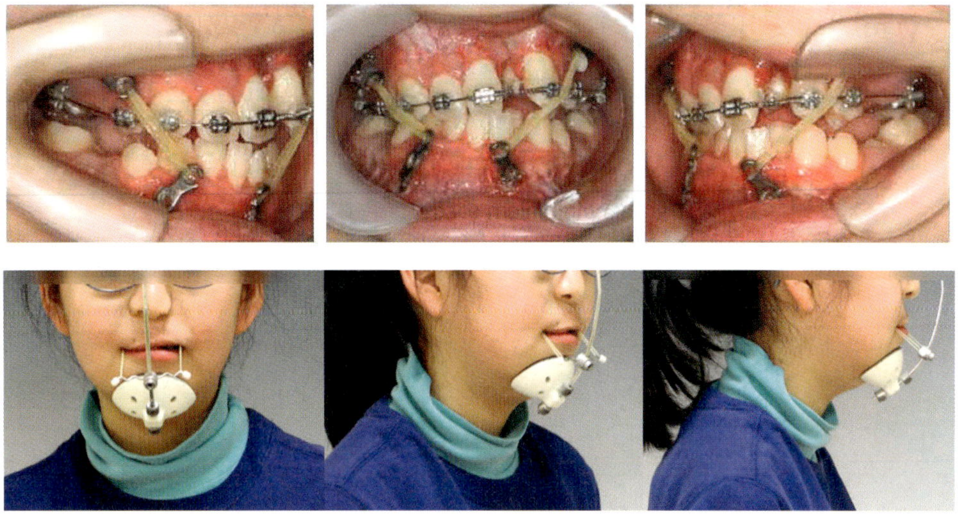

Figure Ⅲ-1-161. Miniplate placement and wearing facemask and maxillary anterior teeth alignment

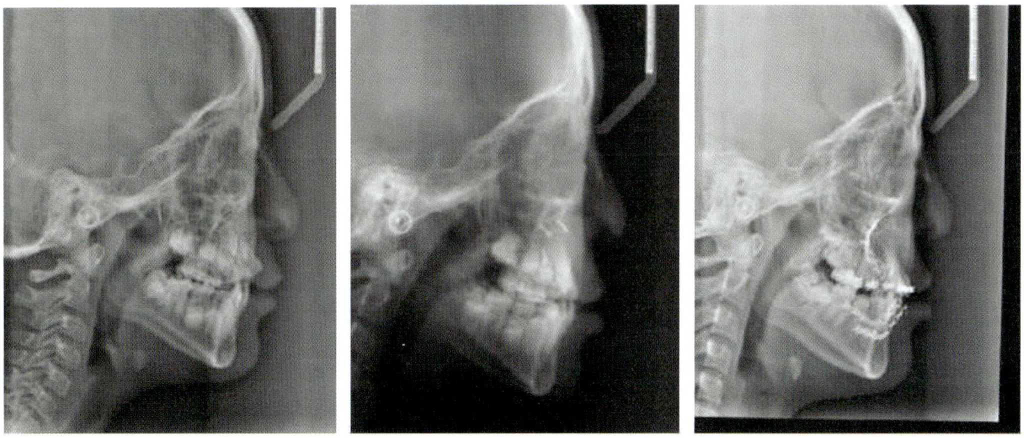

Figure Ⅲ-1-162. Lateral cephalometrics of initial visit and before and after maxillary protraction

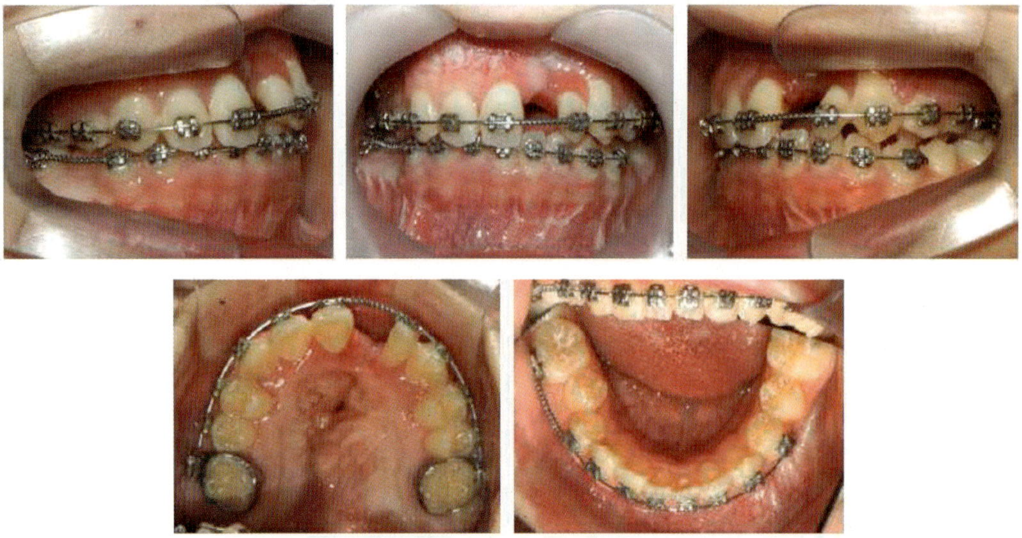

Figure III-1-163. Intraoral photographs after maxillary protraction

Table III-1-1. Cephalometric data of before and after maxillary protraction

Variabls	Normal	Before protraction (12Y 8M)	After protraction (13Y 8M)
SNA(°)	81.6	62.1	65.9
SNB(°)	79.1	65.7	66.7
ANB(°)	2.4	-3.6	-0.8
SN-GoGn(°)	36.0	48.6	46.8
FMA(°)	25.0	30.3	29.2
U1-FH(°)	119.9	108.9	111.4
IMPA(°)	95.9	91.0	90.5
A-N Per(mm)	0.4	-9.2	-6.8
Pog-N Per(mm)	-1.8	-12.6	-10.6
Y axis to SN	69.2	83.6	82.4

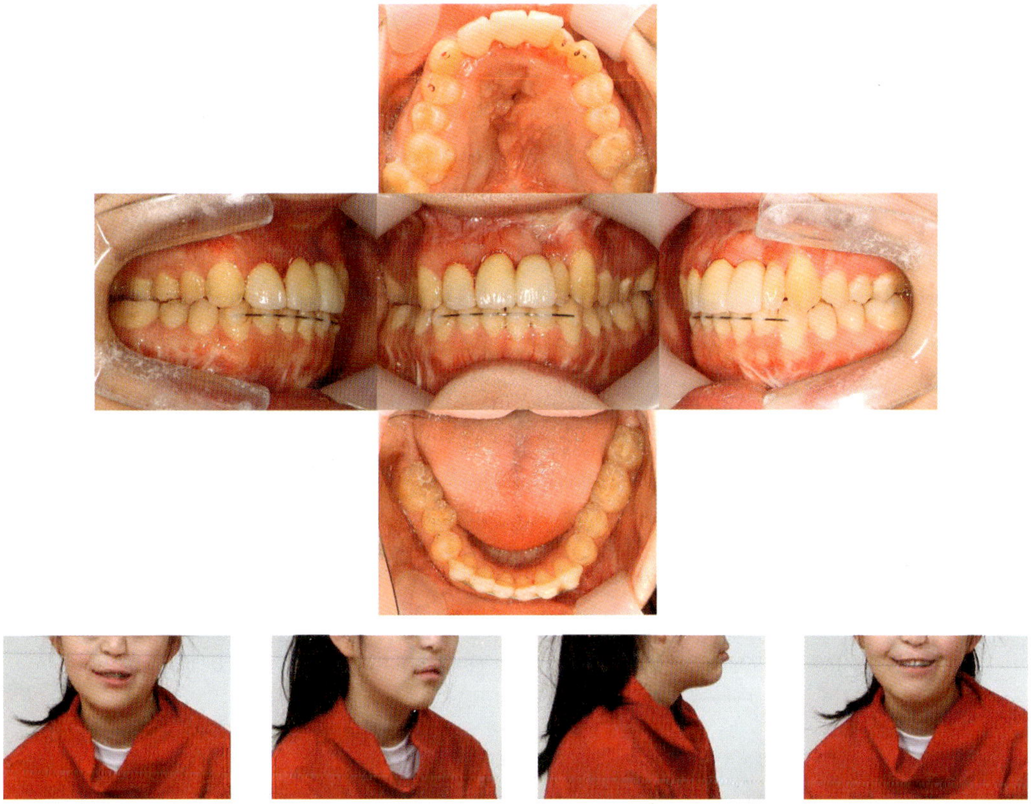

Figure Ⅲ-1-164. Facial & intraoral photographs after debonding

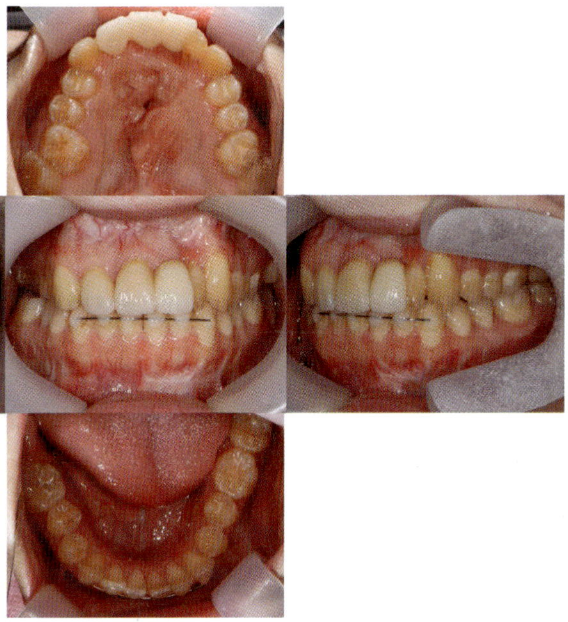

Figure Ⅲ-1-165. After 2 years retention

고찰

Ross는 구순구개열자의 특징으로 중안면부의 후퇴와 이에 따른 상하악골의 부조화, 치아-치조골 구조의 변형, 하악골의 형태와 위치 변화를 열거하면서 수술에 의한 반흔조직이 하악골의 위치에 영향을 미치는 일련의 상태를 모식도로 설명하였다. 박춘근과 양원식은 편측성 구순구개열자의 하악골 성장에 관한 연구에서 하악골의 크기는 정상인과 비교하여 차이가 없거나 작았으며, 하악 이부의 전후방적 위치는 정상인과 차이가 없으나 하악각이 크고, 10세 이전에 하악이 후방성장회전 혹은 수직 성장하는 경향이 현저하다고 보고하였다. Semb는 Oslo CLP Team의 장기적인 자료를 이용하여 5세에서 18세까지 두개안면 각부위의 성장 양상을 비교하여 상악골은 짧고 후퇴되었고, 전안면고경은 길고 후안면고경은 짧으며 하악은 후퇴되었다고 하였다. 중안면 열성장은 구순구개열자의 전형적인 특성으로 수술에 의한 반흔조직이 상악골, 구개골, 접형골의 익상돌기의 성장을 억제한 것에 따른 것으로 알려져 있다. 이를 방치할 경우 성장이 진행됨에 따라 골격적 부조화가 더욱 심해져서 성장 종료 후에는 악교정 수술이 불가피해지는 경우가 많다.

구순구개열자에서 상악골 전방견인이 성공적으로 이루어지기 위해서는 봉합 부위의 반응이 양호한 시기에 악정형력이 가해져야 하고, 견고한 구강내 고정원이 확보되어야 한다. 더불어, 전방견인이 유치의 탈락과 영구치의 맹출과 관계없이 진행될 수 있어야 하며, 이 기간 동안 필요하면 치아의 배열도 할 수 있어야 하고, 치열의 변화보다는 실제적인 악골 관계의 변화를 달성해야 하며, 이를 위해 충분한 시간 동안 악정형력을 적용하는 환자의 협조가 필수적이다. 또 치료 과정에서의 동통과 비용을 최소화하여야 한다. 따라서 어떤 환자에서, 언제, 얼마나 오랫동안, 어떤 방법으로 악정형력을 가할 것이며 적극적인 치료 후에는 악골의 잔여 성장을 고려하여 어떻게 유지할 것인지에 관한 치료 프로토콜이 필요하다.

Tindlund 등은 유치열기와 혼합치열기동안 상악을 악정형력으로 전방견인한 결과를 정상적인 성장과정과 비교하여 상악골의 전방위치와 하악골의 후방위치에 의해 악간 관계가 개선되었는데 하악골의 후방위치는 하악골의 시계방향 위치에 의한 효과라고 보고하였다. Buschang 등도 전후방 관계의 개선은 주로 하악의 시계방향 회전에 의한 효과라고 지적하였다. Kawano 등은 구순구개열자에서 상악골 전방견인을 한 경우에는 다른 Ⅲ급 부정 교합자에서와는 달리 상악골의 전방 이동효과보다 하악골의 후하방 회전에 의해 전치 관계가 개선됨을 보고하였다. Sarnas와 Rune은 구순구개열자의 상악골 전방견인 효과는 상악골의 전방 이동, 하악골의 후방이동, 전치의 경사이동, 상악 치열궁의 전방이동(sliding)이며, 골격 형태, 연령, 최대 성장기, 견인 기간 등에 따라 달라 예측하기가 힘들다고 하였다.

중안면 열성장을 조기에 개선하기 위하여 여러 가지 상악골을 전방 견인하는 방법들이 시도되었으나, 견고한 구강 내 고정원의 확보가 어렵고 환자의 충분한 협조를 얻기가 힘들어 양호한 치료 결과를 얻지 못하는 경우가 많았다. 치아를 고정원으로 사용하는 경우에는 충분한 고정원을 얻기도 힘들 뿐 아니라 상악대구치의 정출과 이에 따른 교합평면의 변화로 하악이 시계방향으로 열리게 되며, 상악 견치가 과도하게 순측 경사가 될 수 있고, 총생이 더 심해지는 부작용이 초래 될 수 있다.

이를 극복하기 위해 유견치를 인위적으로 유착시켜 고정원으로 쓰는 방법, zygomatic buttress에 titanium miniplate를 식립하는 방법, 상하악골에 miniplate를 식립하여 악간고무줄을 거는 방법들이 소개되었다. Liou 등은 상하악 치열을 각각 굵은 호선으로 연결한 후 이들을 spring을 이용하여 확장과 수축을 반복하여 악정형력을 가하면 상악골의 상당한 전방 이동을 얻을 수 있다고 하였다(Alternative Rapid Maxillary Expansion and Constriction). 백승학 등은 외과용 miniplate를 관골에 식립하여 구강내 고정원을 확보하고 facemask에 고무줄을 걸어 치료한 증례를 보고하였다. Kaya 등도 상악골 급속 확대 후 miniplate와 facemask를 이용한 결과를 보고하여 상악 치열의 전방이동 없이 상악골의 상당한 전방 이동(2mm)이 이루어졌다고 하였다. 그러나 이 방법 또한 외관상 표시가 많이 나기 때문에 환자의 협조를 얻기 어려운 점이 있다. Baccetti 등은 성장기 Ⅲ급 부정교합자에서 골고정원을 이용한 전방견인 효과를 보고하였는데 상악에는 zygomatic buttress의 하연에, 하악에서는 측절치와 견치 사이의 부위에 miniplate를 식립하고 3주 후부터 편측당 200g의 힘을 가하는 Bone Anchorage Maxillary Protraction(BAMP) protocol을 소개하였다. De Clerck 등은 상악골과 하악골에 titanium miniplate를 식립하여 200g의 악간고무줄을 적용하는 protocol을 제시하면서 상악골 전방 견인은 늦어도 11세 이전에는 시작되어야 한다고 하였다. 이렇게 zygomatic buttress에 miniplate를 식립하면 견고한 고정원을 얻을 수 있고, 상악 치열의 상태와 관계없이 악정형력을 적용할 수 있으며 치열의 변화도 초래하지 않고, 필요하면 치아배열도 동시에 할 수가 있다. 또 상하악골 간에 고무줄을 거는 것은 외관상 큰 부담이 없어 환자의 협조를 얻기에 유리하다. 그러나 악간고무줄로는 악정형력으로서는 충분한 힘을 얻기 힘들고 견인방향의 조절이 어려울 수 있으므로, 주간에는 악간 고무줄을 걸고, 야간에만 facemask를 쓰게 하고 상악의 miniplate에 편측 당 500g 정도의 힘을 적용하면 보다 양호한 악정형 효과를 얻을 수 있는 것으로 판단하였다. 이를 위해 상악의 miniplate는 고무줄을 걸 수 있는 원심 고리가 2개인 디자인이면 더욱 좋을 것이다. 몇군데 제조사에 이러한 디자인의 플레이트를 만들어 줄 것을 요청하였으나 수요가 한정되어서인지 제작되지 않아 아쉽다.

Miniplate의 식립에 따르는 추가의 고통과 비용을 줄이기 위해서 보통 8세에서 10세경 시행하게 되는 2차 치조골 이식 때 같이 시행하였다. 이러한 필요를 충족하기 위해 2차 치조골 이식을 하는 시기에 상악에서는 zygomatic buttress에, 하악에서는 측절치와 견치 사이의 치은부에 titanium miniplate를 식립하여 야간에는 상악의 miniplate와 facemask에 500g 정도의 악정형력을, 주간에는 상하악골에 식립한 miniplate에 200g 정도의 악간고무줄을 걸어 악간관계를 변화시키면서 치아 배열도 같이 시행하였다.

상악골의 상당한 전방 이동과 상악 전치의 순측 경사로 하악골이 약간 성장하였음에도 불구하고 중안면부의 함몰과 반대교합이 개선되었다. 종래의 상악골 전방견인 시에는 하악골이 시계방향으로 이동되는 것으로 알려져 있으나 본 증례에서는 오히려 반시계방향으로 회전되었다.

[참고문헌]

1. Tessier P. Anatomical classification of facial, cranio-facial and latero-facial clefts. Journal of maxillofacial surgery, 1976;4:69-92.
2. Van DM, et al. A morphogenetic classification of craniofacial malformations. Plastic and reconstructive surgery, 1983;71:560-572.
3. Rullo R, Laino G, Cataneo M, Mazzarell N, Festa VM, Gombos F. The effect of Delaire cheilorhinoplasty on midfacial growth in pa-tients with unilateral cleft lip and palate. Eur J Orthod 2009;31:64-67.
4. Jeon YM. Growth modification treatment with facial mask in the cleft lip and palate patients. J Kor Cleft Lip Palate Assoc 2001;4(2):9-18.
5. Kokich VG, Shapiro PA, Oswald R, Koskinen-Moffett L, Clarren SK. Ankylosed teeth as abutments for maxillary pro-traction:a case report. Am J Orthod 1985;88:303-307.
6. De Clerck HJ, Cornelis MA, Cevidanes LH, Heymann GC, Tulloch CJ. Orthopedic traction of the maxilla with miniplates: a new per-spective for treatment of midface deficiency. J Max-Fac Surg 2009;Oct: 67;2:2123-2129.
7. Baek SH, Kim KW, Choi JY. New treatment modality for maxillary hypoplasia in cleft patients. Angle Orthod 2010;80(4):783-791.
8. Ross RB. The clinical implications of facial growth in cleft lip and palate. Cleft Palate J 1970;7:37-47.
9. Park CK, Yang WS. A study on the mandibular growth in surgically repaired unilateral cleft lip and palate. Kor J Orthod 1989;19(1):153-167.
10. Semb G. A study of facial growth in patients with unilateral cleft lip and palate treated by the Oslo CLP team. Cleft Palate Craniofac J 1991;28:1-21.
11. Tindlund RS. Orthopedic protraction of the upper jaw in cleft lip and palate patients dur-ing the deciduous and mixed dentition periods in comparison with normal growth and development. Cleft Palate Craniofac J 1993;30(2):182-194.
12. Buschang PH, Porter C, Genecov E, Genecov D, Sayler KE. Facemask therapy of pre-adolescents with unilateral cleft lip and pal-ate: The Angle Orthod 1994;64(2):145-150.
13. Kawano M, Suzuki A, Han BJ, Sasaguri A. Orthodontic Treatment of Patients with Cleft Lip and Palate (Part 3): Maxillary Protraction. J Jap Cleft Palate Assoc 1995;20:135-145.
14. Sarnas KV, Rune B. facial traction to the maxilla with face mask. A Follow-up of 17 consecutively treated patients with and without cleft lip and palate. Cleft Palate J 1987; 24(2):95-103.
15. Liou EJ, Tsai WC. A new protocol for maxil-lary protraction in cleft patients. Repetitive weekly protocol of alternate rapid maxillary expansions and constriction. Cleft Palate

Craniofac Journal 2005;42(2):121-127.

16. Kaya D, Kocadereli I, Kan B, Tasar F. Effects of facemask treatment anchored with mini-plates after alternate rapid maxillary ex-panstions and constrictions; A pilot study. Angle Orthod 2011;81(4):639-646.
17. Baccetti T, De Clerck HJ, Cevidanes LH, Franchi L. Morphometric analysis of treatment effects of bone-anchored maxillary pro-traction in growing Class III patients. Eur J Orthod 2011;33:121-125.
18. Chung JH, Yim S, Cho IS, et al. Distribution, side involvement, phenotype and associated anomalies of Korean patients with craniofacial clefts from single university hospital-based data obtained during 1998-2018. Kor J Orthod. 2020;50(6):383.
19. 서미현, 조윤주, 김성민, 명훈, 이종호, 이석근. 얼굴 파열 분류의 재조명. 대한구순구개열학회지. 2015;18(1):1-18.
20. 엄민용, 송민석, 구현모, et al. 양측성 안면열과 중복 상악골: 증례보고. 대한구순구개열학회지. 2005;8(1):23-29.
21. 온성운, 최진영. 다중 Z-성형술 및 미간 피판을 이용한 Tessier 방법에 의한 Tessier 4 번 안면열의 수술적 교정: 증례 보고. 대한구순구개열학회지. 2018;21(2):76-81.
22. 김영오, 최윤경, 정인교, 김용덕, 손우성. New approach for midface hypoplasia in Cleft lip and palate patients. 구순구개열학회지. 2013;16(1):1-8.

2. 선천성 유전 질환

염색체와 관계된 유전 질환은 유병률이 200명 당 1명으로 비교적 흔한 질환이다. 특히 임신 첫 3개월 동안 일어나는 자연유산의 약 60%는 염색체의 이상을 가진 것으로 조사되었다. 염색체 이상에는 수적 이상(numerical aberrations)과 구조 이상(structural aberrations)의 2가지 유형이 있다. 수적 이상이란 인간의 정상 염색체 수인 46개보다 더 많거나 적을 때를 말하며, 구조 이상이란 염색체 수는 46개로 정상이지만 전위(translocation), 결실(deletion), 윤상 염색체(ring chromosome), 등완 염색체(isochromosome), 전도(inversion), 삽입(insertion), 중복(duplication) 등으로 염색체의 구조가 바뀐 경우이다.

유전 질환은 크게 상염색체의 이상과 성염색체의 이상으로 나눌 수 있다.

상염색체 관련 유전 질환 중에서 수적 이상 질환으로는 21번 염색체가 3개인 다운증후군, 18번 염색체가 3개인 에드워드 증후군, 구조 이상 질환으로는 5번 염색체의 단완이 결실된 묘성(cat-cry) 증후군, 18번 장완(long arm)이 결실된 de Grouchy 증후군, 15번 염색체 장완(15q11-q13)의 발현이상으로 나타나는 프라더-윌리 증후군, 염색체 22q11.2 부분의 미세 결실에 의해 발생하는 CATCH 22 syndrome 등이 있다.

성염색체와 관계된 유전 질환은 X,Y 염색체의 과잉, 결실 혹은 손상에 의하며 초래된다. 클라인펠트 증후군, 터너 증후군 등이 이에 해당한다.

A 두개골 유합증(Craniosynostosis)

두개골 유합증은 머리뼈의 봉합선이 출생 후 너무 빨리 붙어서 뇌의 성장을 억제하는 선천 기형이다. 여러 개의 봉합선 중 어느 것이 조기에 유합되느냐에 따라 여러 유형의 두개골 기형이 생길 수 있다. 조직의 최종 분화 및 봉합 폐쇄 단계에서 두개 및 안면골 봉합부의 조기융합(Craniosynostosis)이 발생한다. 겉으로 보이는 머리에만 이상이 나타나기도 하고 얼굴 뼈와 눈 모양의 변형이 동반되기도 하며, 손가락, 발가락 등에 복합적인 기형이 동반되어 나타날 수도 있다. 안면골 봉합부의 조기융합으로 크루즌 증후군(Crouzon syndrome)과 에이퍼트 증후군(Apert syndrome)이 발생되는데, 크루즌 증후군은 모든 두개부 봉합의 조기 폐쇄가 나타나나 에이퍼트 증후군의 경우 관상 봉합만 조기 폐쇄가 일어나는 것으로 알려져 있다.

a. Crouzon Syndrome

안구돌출증과 위턱의 발육 장애를 특징으로 하는 선천성 얼굴 기형이다. 1912년 프랑스의 신경외과 의사인 크루즌에 의하여 알려졌다. 태아가 자궁에서부터 어떤 문제가 있어 아래턱을 제외한 안면

부분의 성장이 덜 되어 얼굴의 가운데 부분이 들어가 보이고 위아래의 치아가 맞지 않는 부정교합이 나타나며 눈이 튀어나와 보인다. 성장하면서 그 증세가 점점 더 심해지기 때문에 정상적인 사회생활에 지장이 있다. 발생률은 2만 5,000명 당 1명 정도이다. 크루즌 증후군은 FGFR2,3 gene(10p26) 의 7번 axon의 돌연변이로 발생하며 모든 두개부 봉합의 조기 폐쇄가 일어난다. 우성 유전 질환으로 대부분 가족력이 있지만 드물게 정상적인 부부 사이에서도 발생할 수 있다.

임상 증상으로는 두개 봉합의 조기 유합으로 인한 다양한 두개 기형, 관골과 상악골 발육부전, III급 부정교합, 안구 돌출, 양안 격리, 호흡 곤란 등이 발생한다. 기형은 얼굴 및 두개골에만 국한되나 기형의 정도가 심하여 두개골의 성장이 안 되면 뇌압이 증가하여 뇌에 물이 차는 뇌수종·경련·정신지체 등이 발생할 수도 있다. 또 안구가 많이 돌출된 경우에는 노출성 결막염이 생길 수 있다.

치료방법은 뇌압이 증가하는 경우에는 빠르면 생후 2~3개월, 늦어도 생후 1~2년 이내에 뇌압을 감소시키는 두개골 수술을 한다. 뇌압 증가 및 기타 합병증이 나타나지 않으면 안면골의 성장을 지켜보다가 기형의 정도에 따라서 청소년기 또는 안면골 성장이 끝나는 17~18세에 수술을 시행하기도 한다. 수술방법은 성장이 덜된 눈 주위와 상악을 앞으로 전진시키고 고정하여 눈이 들어가게 하고, 움푹 들어간 얼굴이 정상적인 윤곽을 가질 수 있도록 한다. 안면골을 전진시킨 뒤 본인의 갈비뼈를 이용한 골이식술을 시행한다. 그 후 부정교합을 교정하기 위해 악교정 수술과 코성형을 하기도 한다.

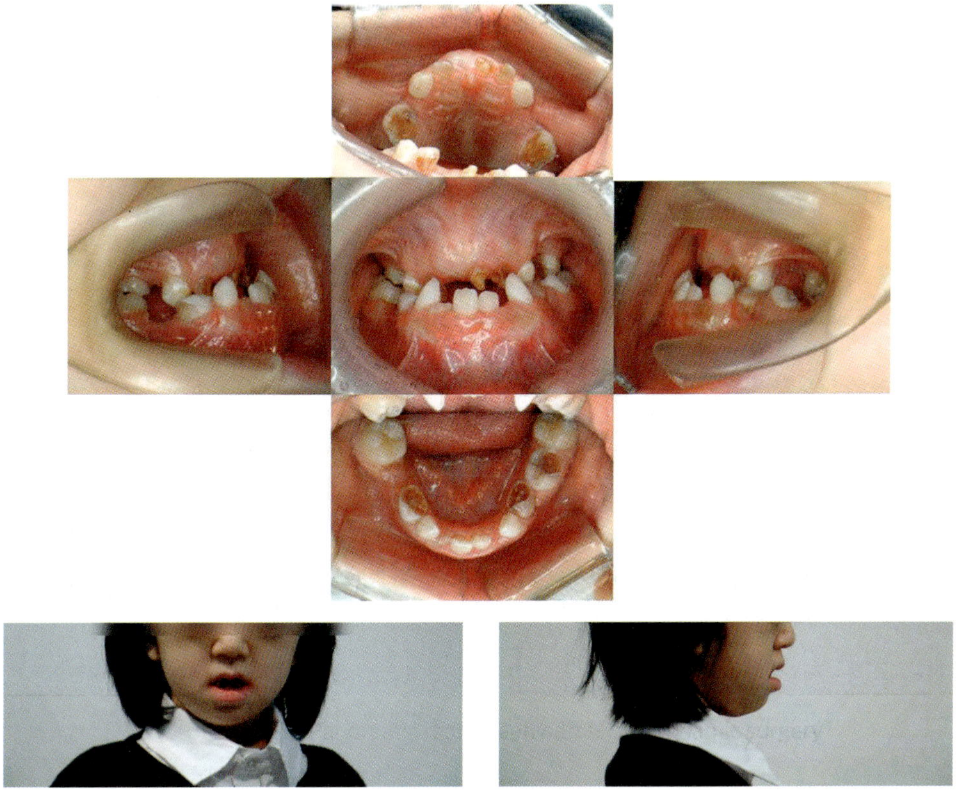

Figure III-2-1. Facial and intraoral photos of Crouzon's syndrome

b. Apert Syndrome

FGFR2,3 gene(10p26)의 9번 axon의 돌연변이로 발생하며 모든 두개부 봉합의 조기 폐쇄가 되는 크루존 증후군과 다르게 관상 봉합만의 조기 폐쇄가 나타난다. 임상적 증상으로는 관상 봉합의 조기 유합으로 인한 첨두형 및 단두형 두개 기형, 손가락 유착증, 치아 맹출 지연, 구개열, 눈꼬리 처짐, 중안면부 형성 부전 등이 있다.

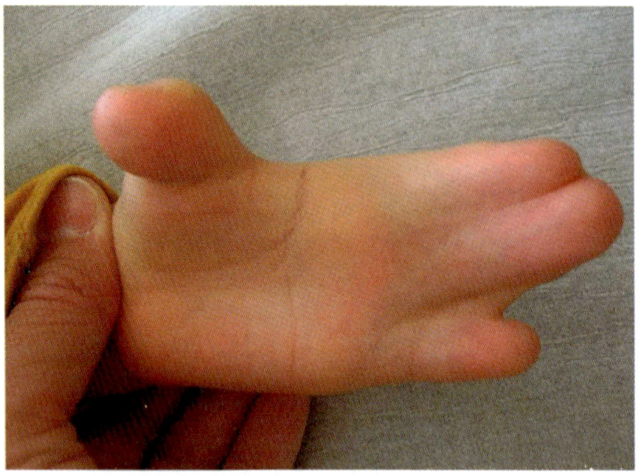

Figure Ⅲ-2-2. Hand of a child with Apert syndrome (출처: wikipedia)

c. Carpenter Syndrome

카펜터 증후군은 머리뼈 융합증으로 특정 두개골의 조기융합, 비정상적인 손이나 발, 그 외에 발달장애를 일으키는 증상을 보이는 증후군이다.

유전자 MEGF8 또는 RAB23의 돌연변이가 이 병의 원인으로 알려져 있다. RAB23 유전자는 소포낭이라는 세포 내에 주머니 같은 구조 안에서 단백질과 다른 분자의 소포 왕래를 처리하는 단백질을 만들도록 지시하는 유전자다. 소포 왕래는 성장을 유도하는 물질을 이동시키는 중요한 역할을 한다. MEGF8 유전자는 역할이 명확하지 않은 단백질의 생산을 지시하게 된다. 구조로 볼 때 MEGF8 유전자는 세포 결합과 같은 과정에 관여하여 단백질을 다른 것들과 소통하게 하며 정상적인 몸의 형태를 유지토록 하는 것으로 보고 있다.

카펜터 증후군이 있는 경우, 두개골이 뾰족한 형태로 자라게 된다. 상태가 심각한 경우 비정상적인 뼈의 융합으로 인해 교차로 형태의 두개골 형태로 바뀌게 된다. 카펜터 증후군은 머리와 얼굴의 양쪽이 차이를 보여 비대칭이다. 두개골 봉합의 조기 유합은 뇌 발달에 영향을 주게 되고 두개골 내에 압박을 일으키게 된다. 편평한 콧등, 처진 눈 등이 특징이며 윗턱과 아래턱이 덜 발달하게 된다. 일부에서는 치아와 시력에 문제가 있다. 간혹 중증의 지적 장애를 가지게 되며 그 원인은 밝혀지지 않았다. Apert syndrome과 형태적 특징이 비슷하나 상염색체 열성 유전성 증후군이다.

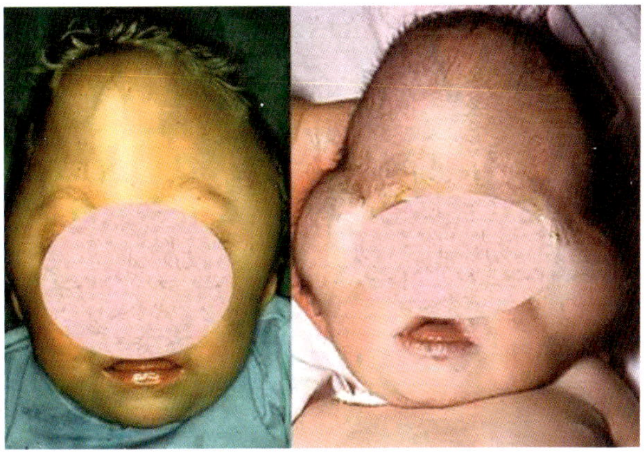

Figure Ⅲ-2-3. Children with Carpenter syndrome (출처: medlineplus)

증례

"윗턱 발달이 늦다."는 주소로 내원한 6세 1개월의 남아였다. 구개열이 있어 1세와 6세 때 구개봉합술(palatoplasty)을 시행했으며 3세 때 두개골 조기 봉합으로 인한 뇌압 감소를 위해 수술을 받았다. 두개골 유합증, 구개열, 골격성 3급 부정교합으로 진단하였다.

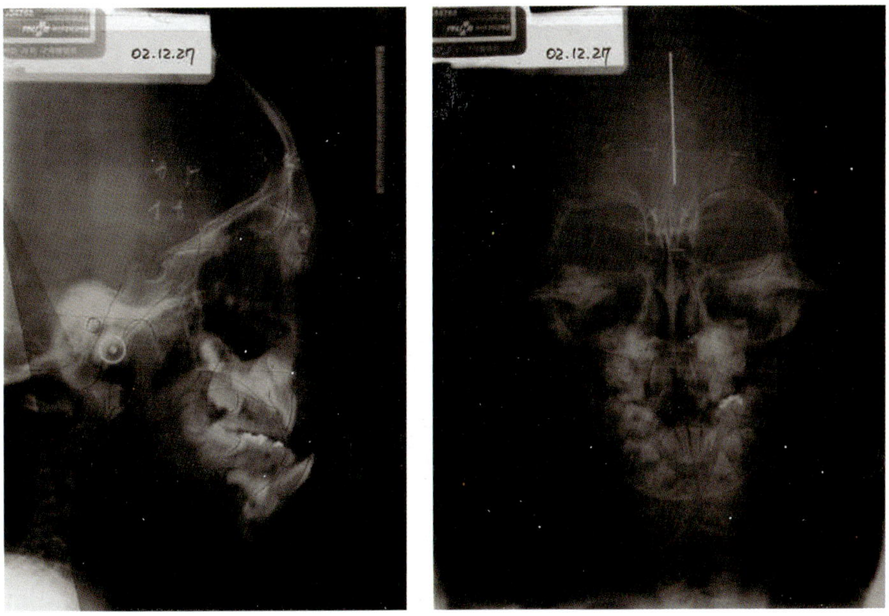

Figure Ⅲ-2-4. Pretreatment cephalogram

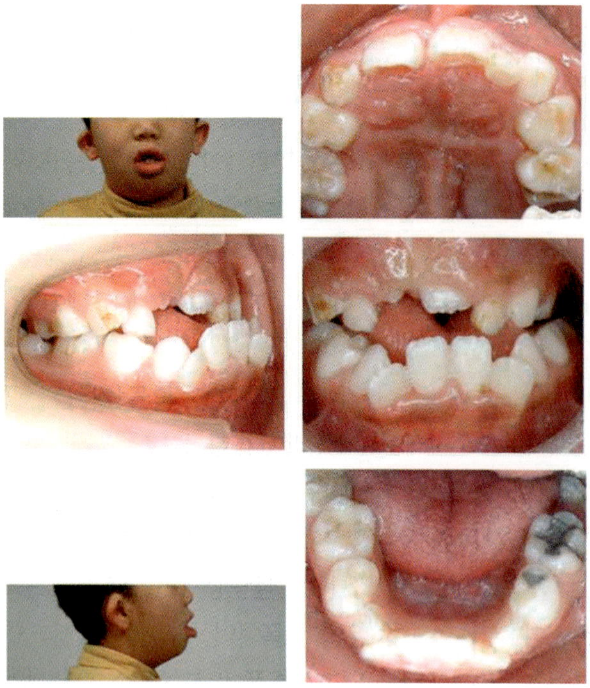

Figure Ⅲ-2-5. Pretreatment facial & intraoral photo

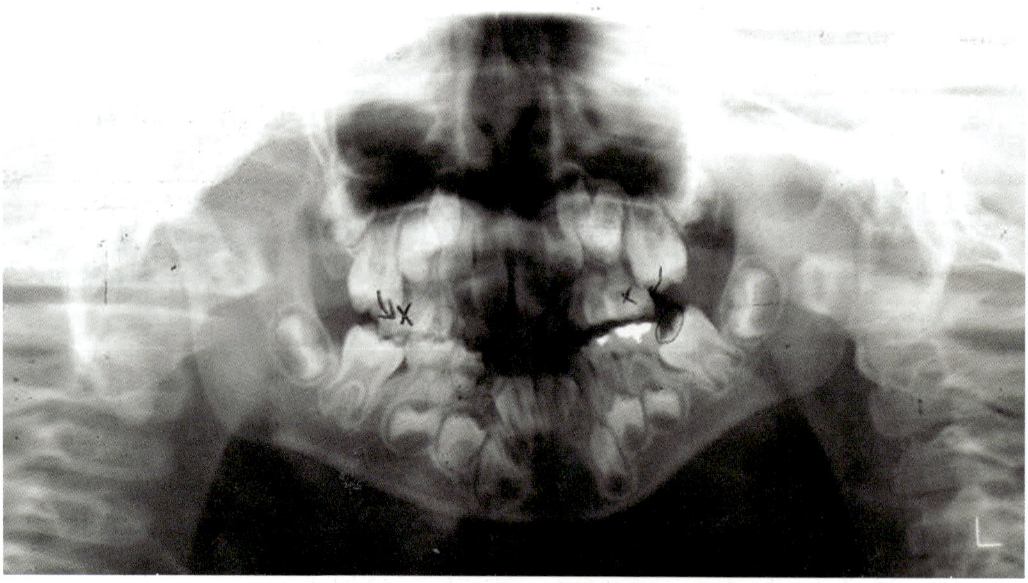

Figure Ⅲ-2-6. Pretreatment panoramic radiography

호흡 곤란, 두통 등의 증상은 없어서 꼭 조기에 수술을 해야 할 필요는 없다고 판단했다, 수술 부위 안정성 문제로 상악골 전방견인은 시행하기 어렵다고 판단했으며 악골의 부조화는 성장 종료 후 악교정수술을 하기로 하였다. 하악의 공간 부족으로 인해 심한 총생이 예상되어 치아의 맹출 유도를 하기로 하였다. 고정식 교정장치 부착하여 하악만 배열하고 마무리하였다. 성장 종료 후 악교정 수술을 할 예정이다.

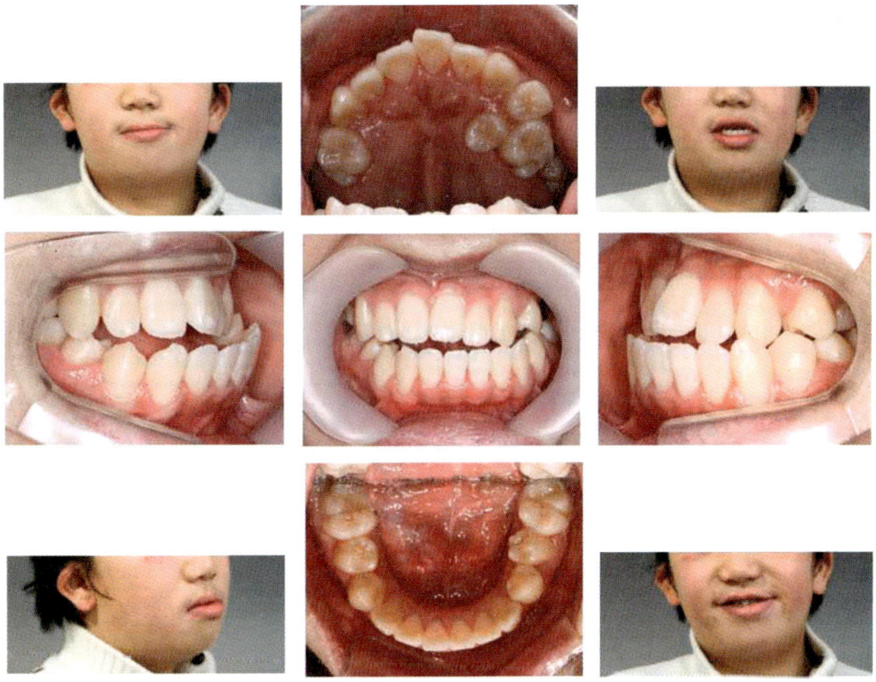

Figure Ⅲ-2-7. Facial & intraoral photos after debonding

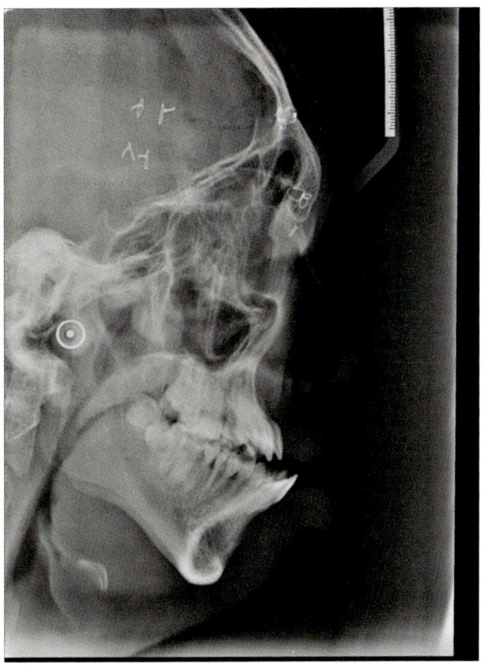

Figure Ⅲ-2-8. Lateral cephalogram after debonding

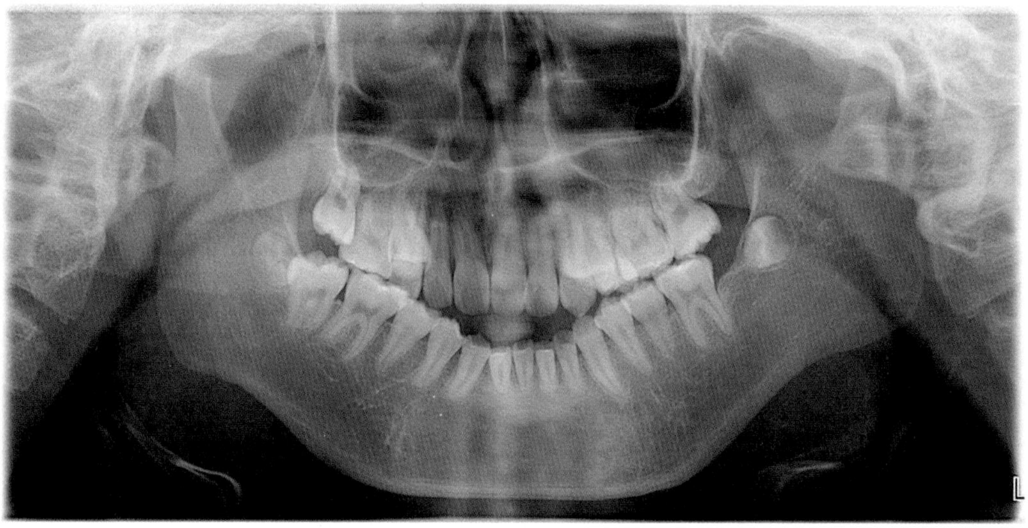

Figure Ⅲ-2-9. Panoramic radiography after debonding

[참고문헌]

1. Perlyn CA, Marsh JL. Craniofacial dysmorphology of Carpenter syndrome: lessons from three affected siblings. Plastic and Reconstructive Surgery. 2008;121(3):971-981.
2. Lee KJ, Nah HD, Tjoa ST, et al. Craniofacial morphologic alteration induced by bone-targeted mutants of FGFR2 causing Apert and Crouzon syndrome. The Korean Journal of Orthodontics. 2006;36(4):284-294.
3. Lee KJ, Ratisoontorn C, Baik HS, Park YC, Park KK, Nah HD. Generation of a transgenic mouse model to study cranial suture development; Apert syndrome. The Korean Journal of Orthodontics. 2003;33(6):485-497.

B 하악안면이골증(Mandibulofacial Dysostosis, Treacher Collins Syndrome)

턱관절을 중심으로 한 아래턱뼈와 위턱뼈, 광대뼈 일부가 정상적으로 발육하지 못하여 초래되는 선천성 기형 질환이다. 1900년 영국 안과의사인 Edward Treacher Collins에 의해 처음으로 그 특징이 소개되었고, 1949년 Franceschetti와 Klein에 의해 Mandibulofacial dysostosis라고 명명되었으며 Franceschetti-Zwahlen-Klein 증후군으로도 부르기도 한다.

5만 명 중 한 명 정도 발생하는 드문 질환이며, TCOF1, POLR1C, 혹은 POLR1D 유전자의 이상에 의해 첫 번째와 두 번째 인두궁에서 유래되는 조직에 문제가 생긴다. 트리처 콜린스 증후군의 약 60%는 새로운 돌연변이(de novo mutation)에 의해 발생하며, 약 40% 정도는 유전으로 발생한다. TCOF1과 POLR1D의 돌연변이는 상염색체 우성유전으로, POLR1C는 드물게 상염색체 열성유전으로 발병한다. 세 유전자 중 TCOF1의 돌연변이가 약 78%에서 93%로 가장 흔하다.

이 증후군을 앓는 사람은 서서히 청력을 잃어가는 경우가 많다. 이들의 지능은 정상으로 알려져 있으나 드물게 정신지체를 보이는 경우도 있고, 약 50% 정도가 학습장애를 있다.

가장 일반적인 얼굴과 구강의 특징은 관골 및 안와 외측의 발육 부전과 작은 하악(micrognathia)이다. 중이의 기형으로 종종 청력 장애를 보이며, 외이도의 폐쇄와 연관되어 귓바퀴의 크기와 형태, 위치 이상이 나타날 수 있다. 양안격리증과 반몽고증 사면(antimongoloid slant)이라 불리는 안검열(palpebral fissures)의 외하방 편위, 하안검의 선천결손 및 하안검 속눈썹의 부분적인 결손도 자주 발견된다. 구강 내 소견으로 구개열과 높은 구개궁, 개방교합, 치아발육 부전 등이 동반될 수 있고, 치아의 위치 이상과 결손이 있을 수 있는데, 특히 하악 제 2대구치의 결손과 상악 제 1대구치의 이소 맹출이 흔하다.

기형의 정도, 환자의 연령, 골격 결손의 유무 등에 따라 치료 시기와 방법에 차이가 있으며, 한 번에 모든 기형을 교정하는 것은 불가능하고 여러 단계의 접근을 함으로써 기형의 정도가 많이 나아질 수 있다. 치료 시기에 따른 지침은 다음과 같다.

① 6세 이전 : 입술 기형, 귀 앞의 기형 돌기 등은 생후 수개월 이내에 수술할 수 있다. 턱뼈의 성장이 심하게 늦어 양쪽 얼굴의 차이가 아주 심하면 아래턱뼈의 골신장술을 실시할 수 있다.

② 6~14세 사이 : 얼굴의 비대칭이 점점 심해지는 경우 만 8~11세를 전후로 하여 골신장술을 실시하기도 한다. 이 시기에는 치아의 발육과 치조골의 성장을 위해 교정치료가 필요할 수도 있다. 귀에 기형이 있는 경우에는 이 시기에 수술을 실시한다.

③ 14세 이후 : 안면 골격 변형에 대한 최종적인 수술은 뼈의 성장이 끝난 이후에 실시한다. 얼굴의 비대칭, 부정교합 등에 대한 종합적인 수술이 필요하므로 치열의 교정치료와 병행하여 안면 골격 성형수술을 실시한다.

교정치과의사는 구강기능의 회복 및 안면 기형에 대한 문제 해결을 위해 안면 수술을 포함한 포괄적인 치료 방향의 수립에 참여하며, 실제적인 교정치료도 수행하여 얼굴 모습과 교합을 개선한다.

다음 두 증례는 부산대학교 치과병원 치과교정과에 내원하여 교정치료와 악교정수술을 받은 트리처 콜린스 증후군 환자에 대한 것으로 그 표현형의 심각도와 교정 치료의 개입 시기에서 차이가 있다. 두 환자의 구강악안면부의 특징과 치료 과정, 결과를 보고함으로써 트리처 콜린스 증후군 환자의 치료 전략을 수립하는데 도움이 되고자 한다.

증례 1: 심하지 않은 경우

6세 7개월 여성 환아가 "영구치 맹출공간이 부족하다."고 내원하였다. 이 어린이의 어머니도 트리처 콜린스 증후군이었으며, 구개열이 동반되어 생후 1년 경 구개 봉합수술(palatoplasty)을 받았다. 안면의 특징적인 소견으로 관골 및 안와 외측의 발육 부전과 소하악증, 양안격리증, 안검열의 반몽고증 사면이 관찰되었다(Figure Ⅲ-2-10). 구강 내 소견(Figure Ⅲ-2-10)과 파노라마(Figure Ⅲ-2-11), 두부 방사선 계측사진(Figure Ⅲ-2-12, Table Ⅲ-2-1)의 분석에서 하악이 후퇴된 볼록한 측모 및 발산형 골격형태를 보였으며, 근심계단형(mesial step)의 제 2유구치 교합관계가 관찰되었다. 상하악 치열궁의 영구치 맹출 공간이 부족한 상태였으며 좌측 구치부 반대교합이 관찰되었다. 골격성 및 치성 문제가 존재하였으나 아직 영구 전치와 제 1대구치가 맹출되지 않아 경과를 관찰하다가 치료를 시작하기로 하였다.

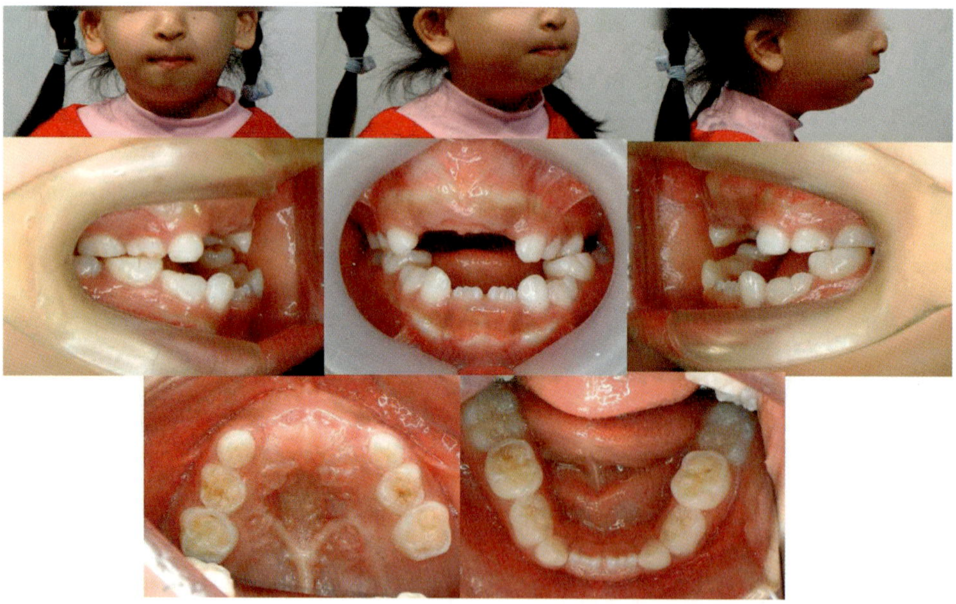

Figure Ⅲ-2-10. Facial & intraoral photos of the first visit

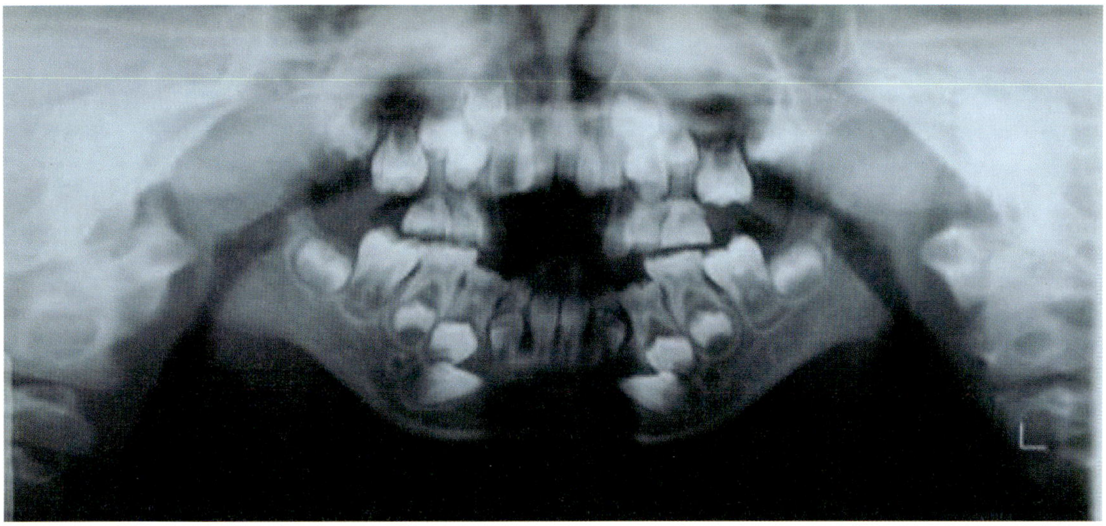

Figure Ⅲ-2-11. Panoramic radiography of the first visit

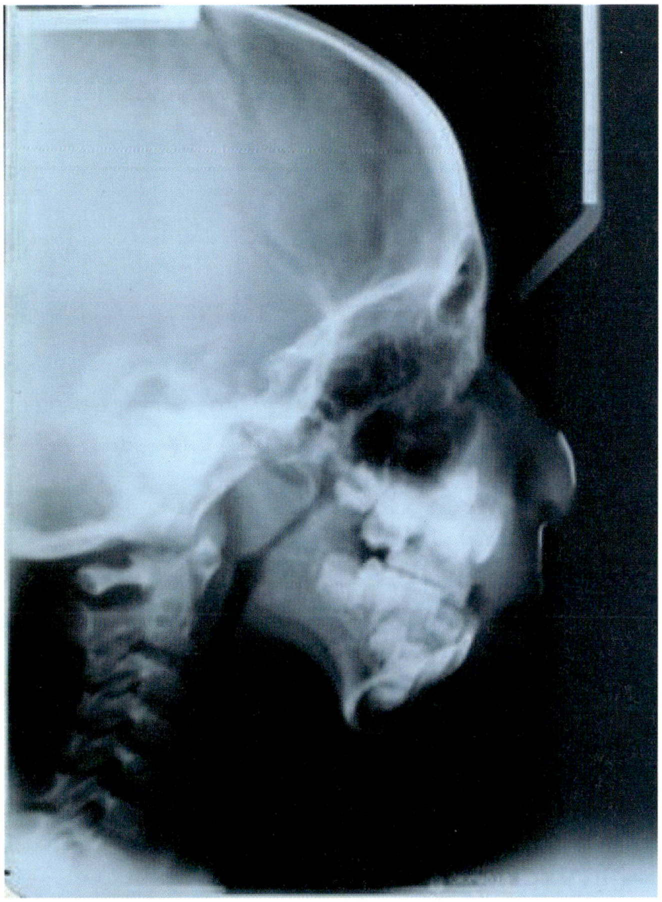

Figure Ⅲ-2-12. Lateral cephalogram of the first visit

Table Ⅲ-2-1. Cephalometric analysis of the first visit

Measurement	Mean	Initial (6Y 7M)	Mid (12Y 4M)	Mid (17Y 7M)	Final (19Y 3M)
SNA(°)	81.9	75.5	73.0	73.4	73.4
SNB(°)	79.5	61.5	62.9	66.0	66.1
ANB(°)	2.4	14.0	10.0	7.4	7.3
PFH/AFH	68.3	47.2	50.2	50.0	50.3
Gonial angle(°)	118.9	140.8	143.4	136.9	138.6
SN-GoMe(°)	36.0	67.7	65.3	66.1	65.8
FMA(°)	25.0	55.2	58.2	57.0	56.8
FH-Occlusal(°)	13.0	31.3	34.4	29.5	24.1
U1-SN(°)	107.9	-	95.1	99.2	105.2
IMPA(°)	96.7	-	91.6	84.7	79.2

12세 4개월에 재평가를 시행하였다(Figure Ⅲ-2-13~Ⅲ-2-15). 하악 후퇴 및 발산형의 골격형태가 그대로 지속되었고 전치부 개방교합이 관찰되었다. 상하악 치열궁의 영구치 맹출 공간 부족으로 다수의 치아들(#13,15,23,43)이 맹출하지 못하였고, 하악 좌측 견치 부위에 심한 총생이 존재하였다. 악골의 골격적 부조화 고려하여 성장 완료 후 악교정수술을 동반한 포괄적 교정치료를 시행하기로 계획하고, 이 단계에서는 상하악 양측 제 1소구치를 발거하여 공간 확보하여 견치 및 소구치의 맹출을 유도하고 배열하는 것을 1단계 목표로 치료를 시작하였다.

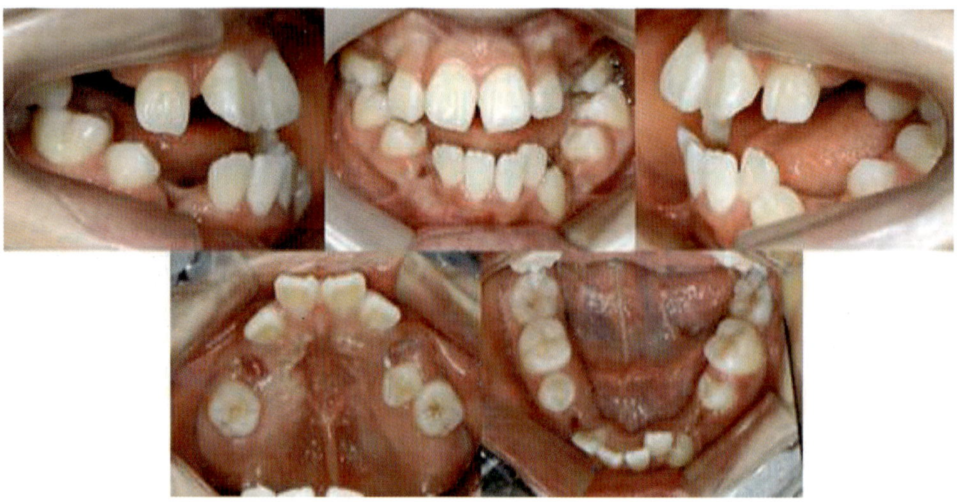

Figure Ⅲ-2-13. Pretreatment facial & intraoral photos

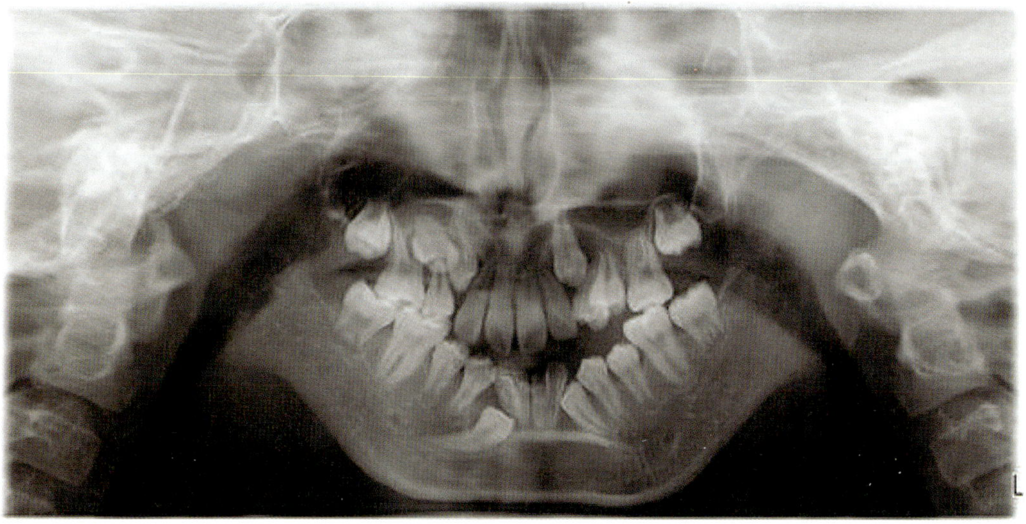

Figure Ⅲ-2-14. Pretreatment panoramic radiography

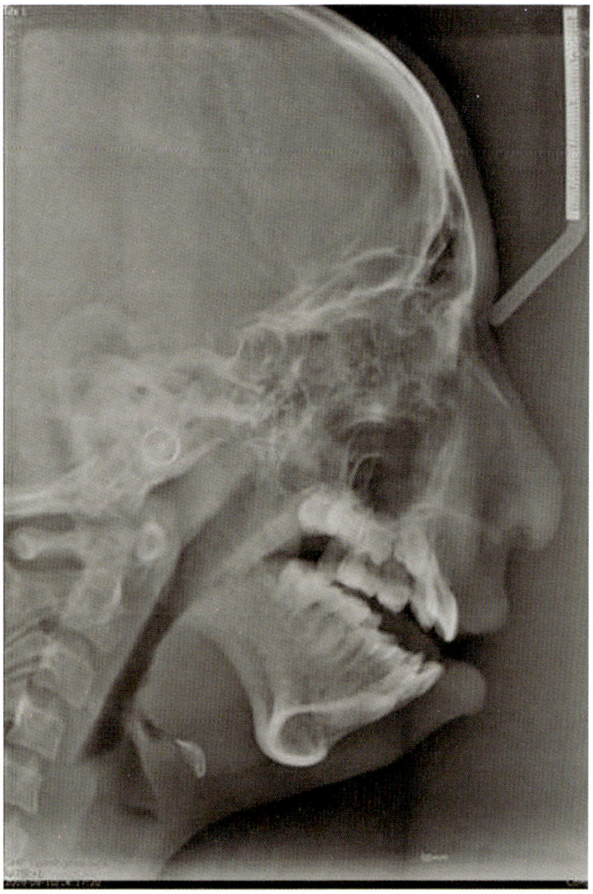

Figure Ⅲ-2-15. Pretreatment lateral cephalogram

제 1소구치 발거 6개월 후 고정식 장치를 부착하고 치아 배열을 시작하였다(Figure Ⅲ-2-16, Ⅲ-2-17). 여전히 맹출 공간이 부족해서 개방형 코일 스프링을 이용하여 공간을 획득하였으며, 14세 9개월에 견치와 소구치의 배열을 완료하였다(Figure Ⅲ-2-18). 잔존하는 개방교합을 비롯한 악골의 골격적 부조화는 성장 완료 후 악교정 수술을 통해 개선하기로 하고 1단계 치료를 마무리하였다.

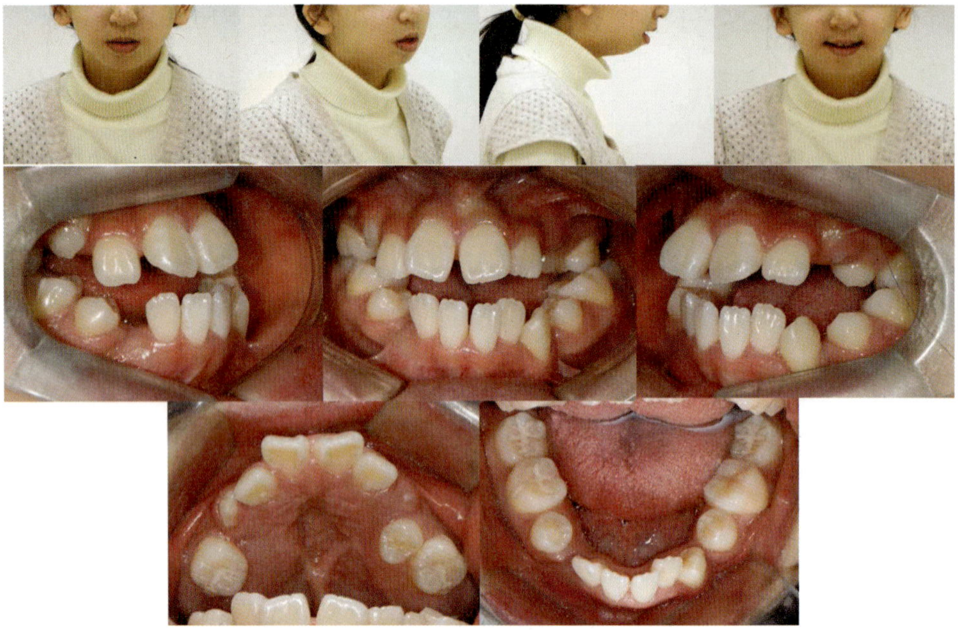

Figure Ⅲ-2-16. Treatment progress

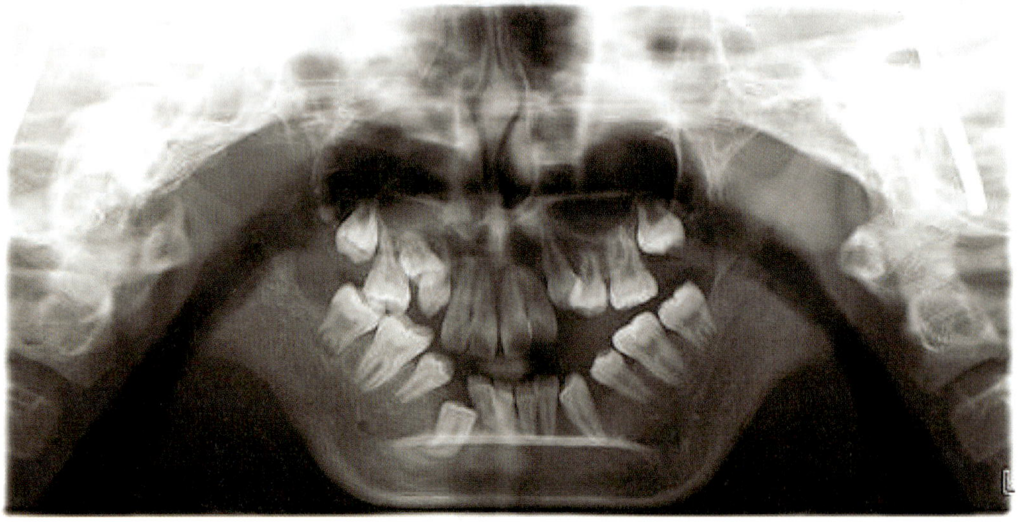

Figure Ⅲ-2-17. Treatment progress

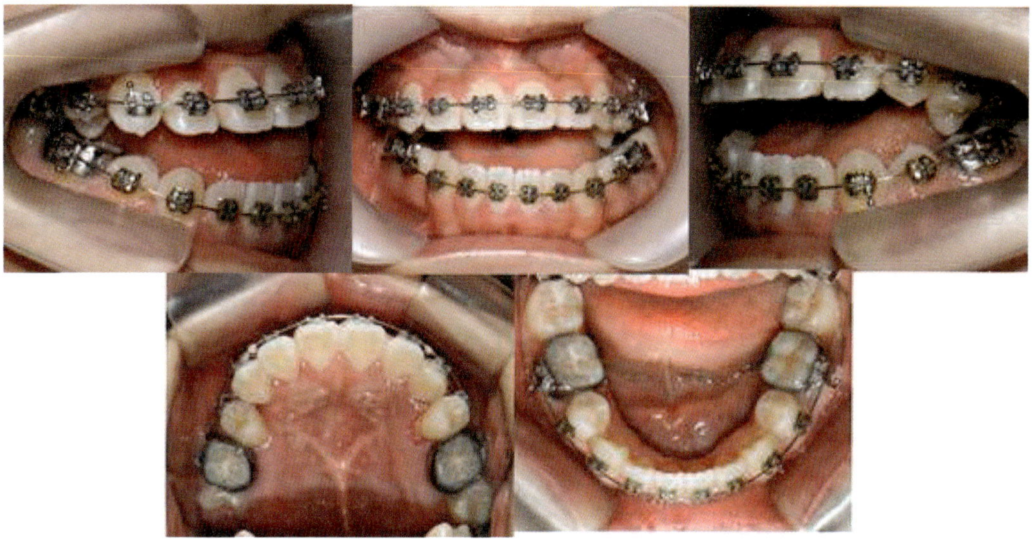

Figure Ⅲ-2-18. Treatment progress

특이한 얼굴 모습으로 심한 스트레스를 받는다고 계속 빨리 수술을 받겠다고 하였으나 설득하여 대입 수능시험을 치른 후(17세 7개월)에 턱수술을 포함한 치료계획을 수립하였다(Figure Ⅲ-2-19~Ⅲ-2-21). 하악지가 짧고 하악각이 큰 발산형 골격형태를 보였고, 하악이 후하방 회전되어 두개저와 상악에 비해 후방에 위치하였다. 하악이 좌측으로 편위된 안면비대칭이 관찰되었다. 구강 내 소견으로는 최후방 대구치만 접촉을 이루고 있었고, 전치부에서 구치부까지 개방교합이었다. 좌측 대구치는 반대교합 상태였다. 1단계 치료를 하여 치열의 배열 상태는 양호하였으므로, 고정식 장치 부착하고 수술용 호선을 삽입하여 악교정 수술을 시행하였다(Figure Ⅲ-2-22, Ⅲ-2-23). 악골의 골격성 부조화를 개선하기 위해 하악을 차등적으로 후방 이동(differential setback BSSO)하고 턱끝을 전방으로 이동(sliding genioplasty)시켰다(Figure Ⅲ-2-24).

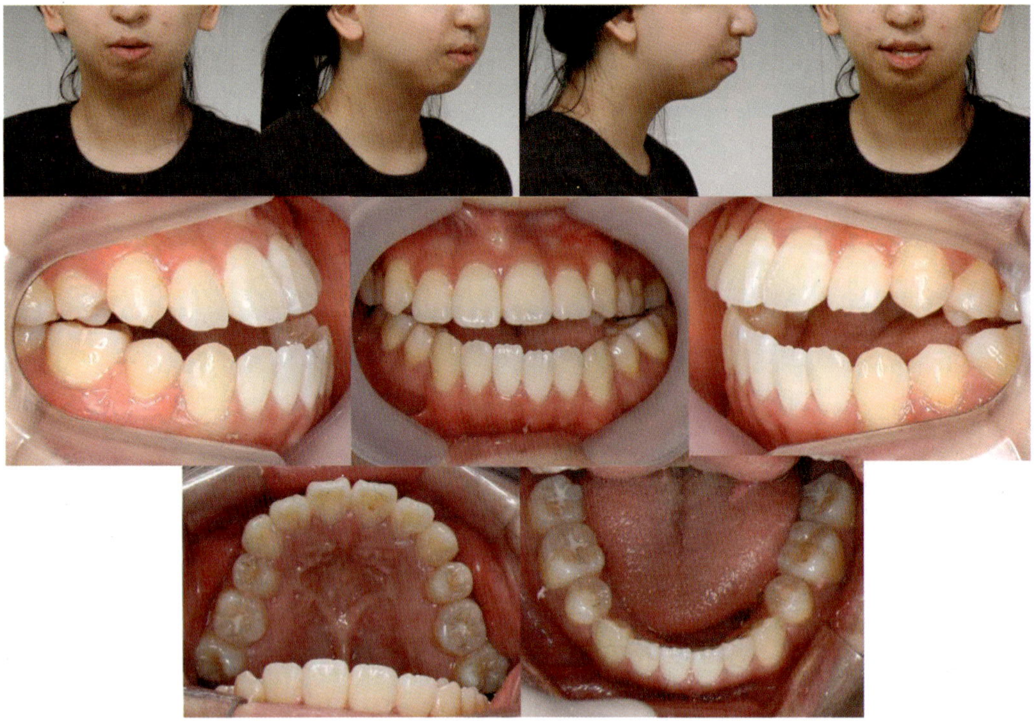

Figure Ⅲ-2-19. Facial & intraoral photo before orthognathic surgery

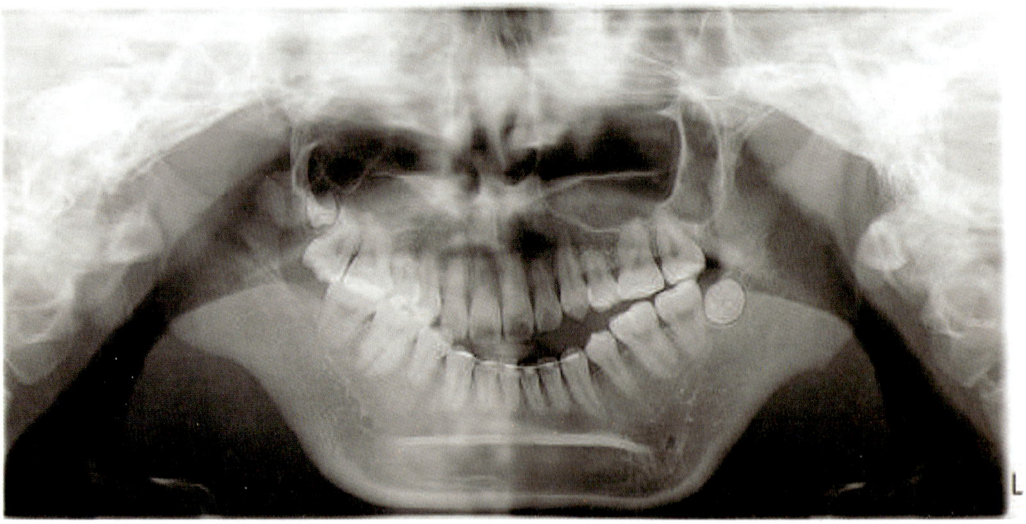

Figure Ⅲ-2-20. Panoramic radiography before orthognathic surgery

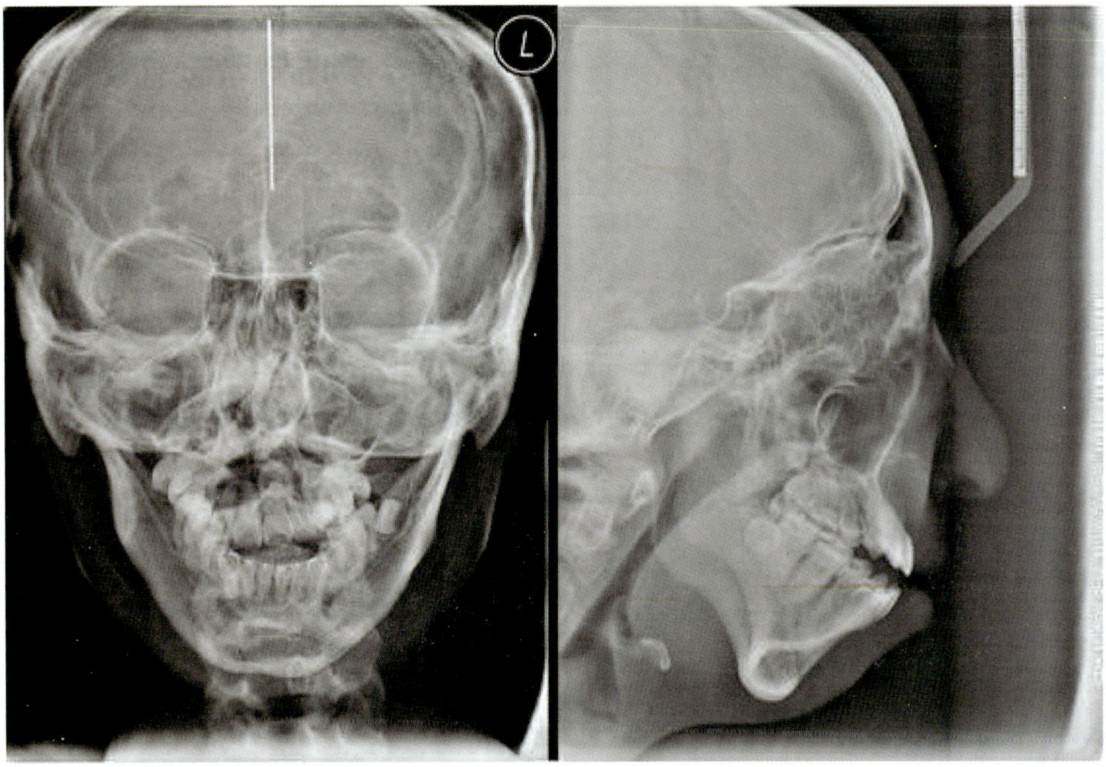

Figure Ⅲ-2-21. Lateral & posteroanterior cephalogram before orthognathic surgery

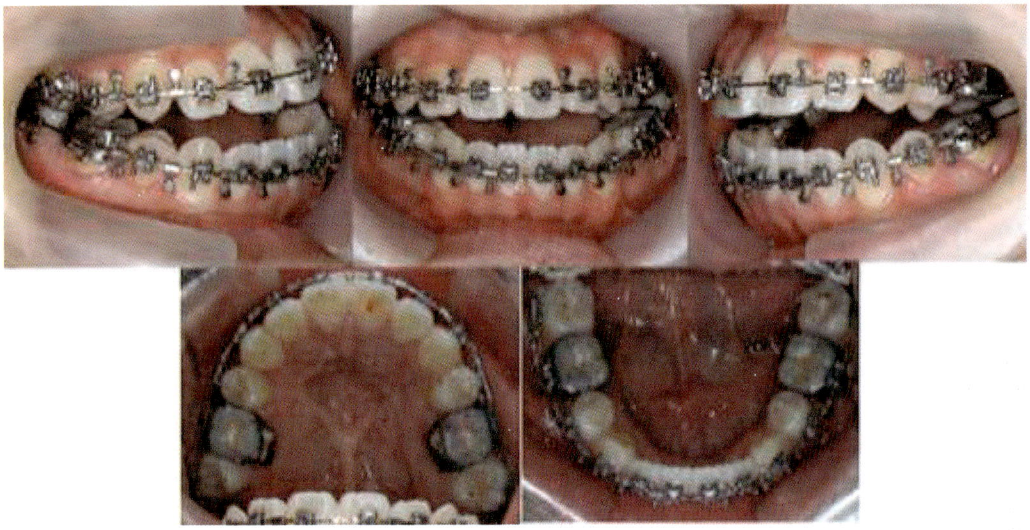

Figure Ⅲ-2-22. Intraoral photo just before orthognathic surgery

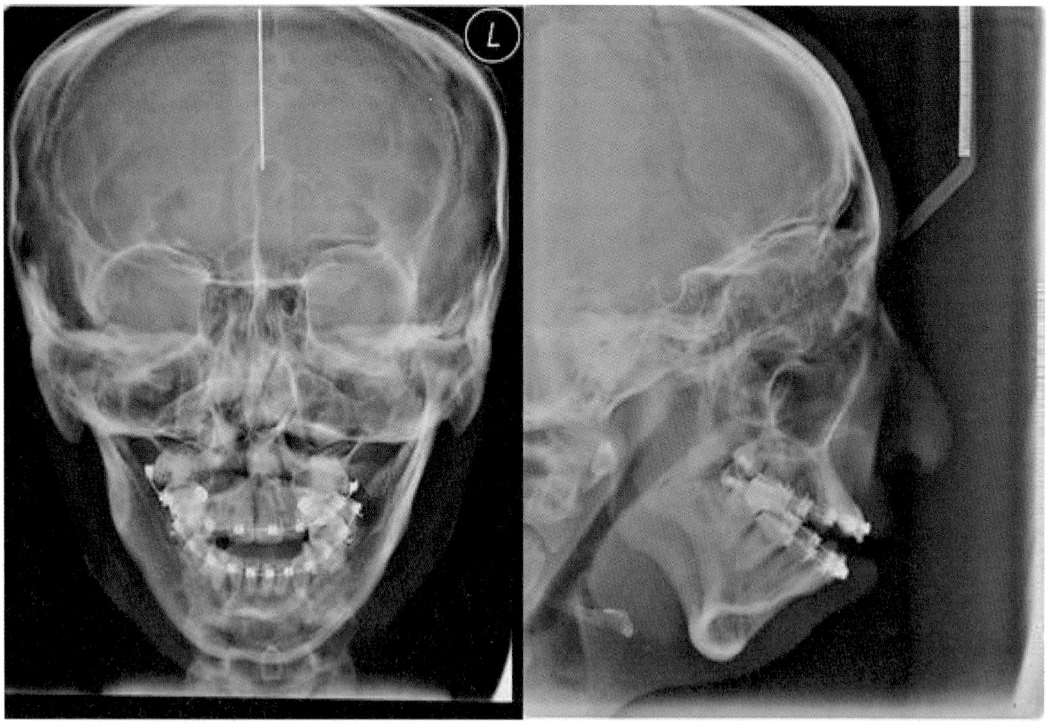

Figure Ⅲ-2-23. Lateral & posteroanterior cephalogram just before orthognathic surgery

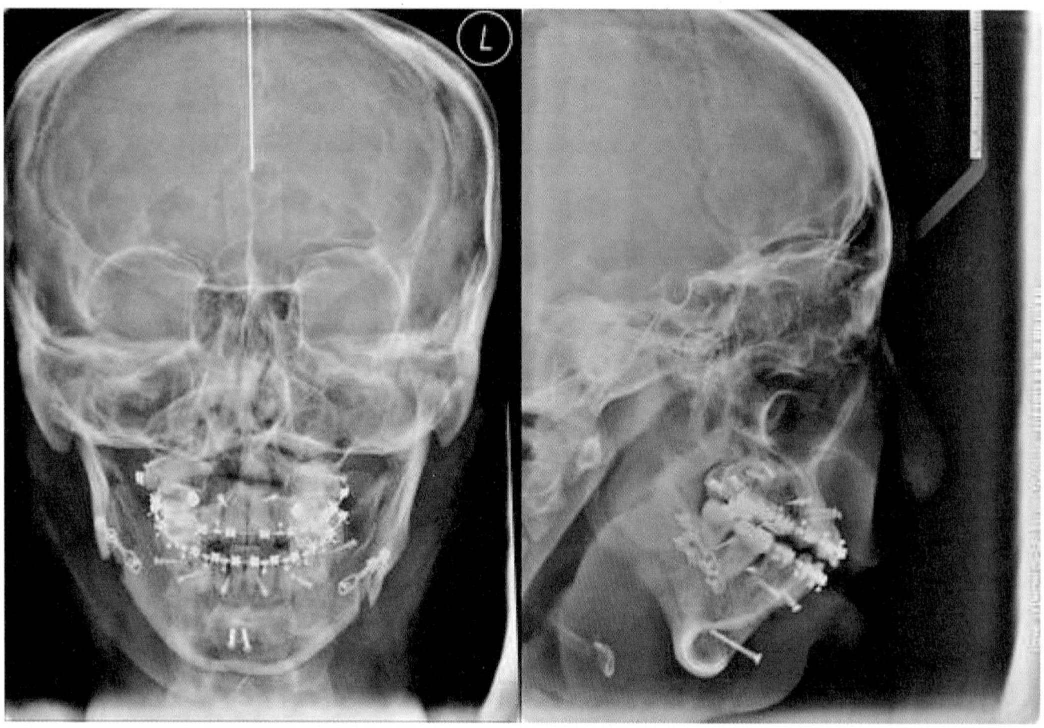

Figure Ⅲ-2-24. Lateral & posteroanterior cephalogram after orthognathic surgery

수술을 계획할 때 개방교합의 개선을 위해서는 상악 구치의 후방부 뼈를 더 삭제하는 것이(posterior impaction) 필요하였으나 교합평면이 이미 너무 가팔라 구강외과와 다시 의논하여 하악만 수술하기로 결정하였다. 이 경우 설골 하부의 근육군에 의한 골격성 개방교합의 재발이 염려되었다. 수술 후에 약간의 개방교합 상태로 교정과에 왔다. 개방교합의 재발 방지를 위해 수술 시 전치부와 소구치부에 식립한 micro-implant를 이용하여 수직 악간 고무줄을 걸게 하고, 마무리 교정치료를 시작하였다(Figure Ⅲ-2-25). 수술 4주 후 스플린트를 제거하고 수술용 호선과 micro-implant에 수직 고무줄 계속 사용하도록 지시하였다. 수술 3개월 후 정밀한 교합을 달성하기 위해 하악 치열에 MEAW 삽입하고 수직고무줄 사용을 지속하였다. 수술 6개월 후 충분한 수직피개는 얻지 못했으나 비교적 양호한 교합이 이루어져 수술 12개월 후 장치를 제거하고 교정치료를 종결하였다. 장치 제거 후에도 개방교합의 재발을 방지하기 위한 수직 고무줄을 사용하기 위해 양측 악궁의 전방부에 micro-implant를 남겨두고 악간고무줄을 걸도록 당부하였다(Figure Ⅲ-2-26).

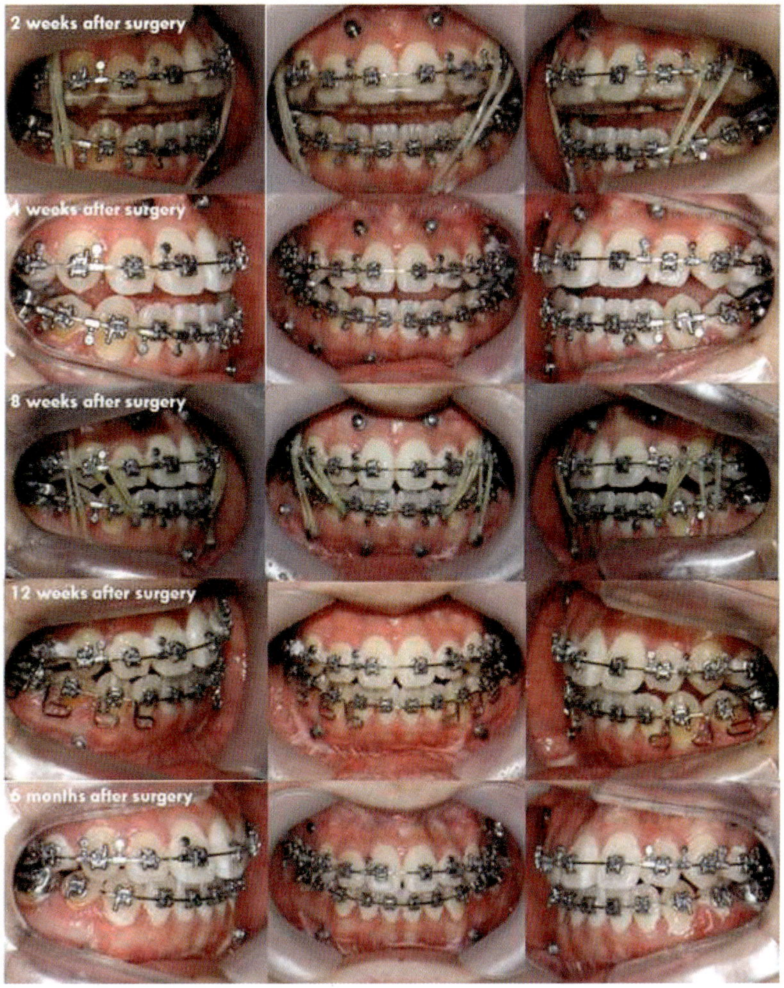

Figure Ⅲ-2-25. Treatment progress after orthognathic surgery

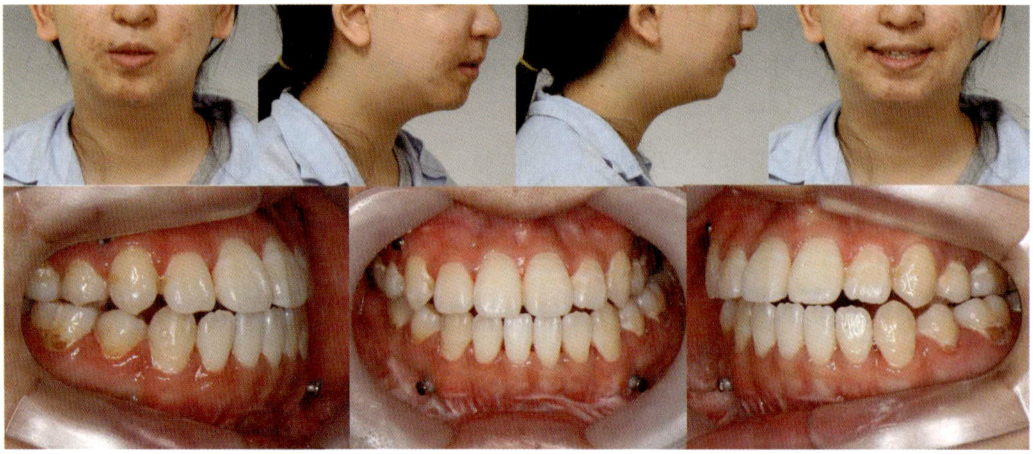

Figure Ⅲ-2-26. Facial & intraoral photo after debonding

치료 전후 측모 두부 방사선사진의 중첩에서 하악각의 감소와 개방교합의 폐쇄가 달성되었다. 측모의 개선에는 이부전진술의 효과가 컸다(Figure Ⅲ-2-27, Ⅲ-2-28).

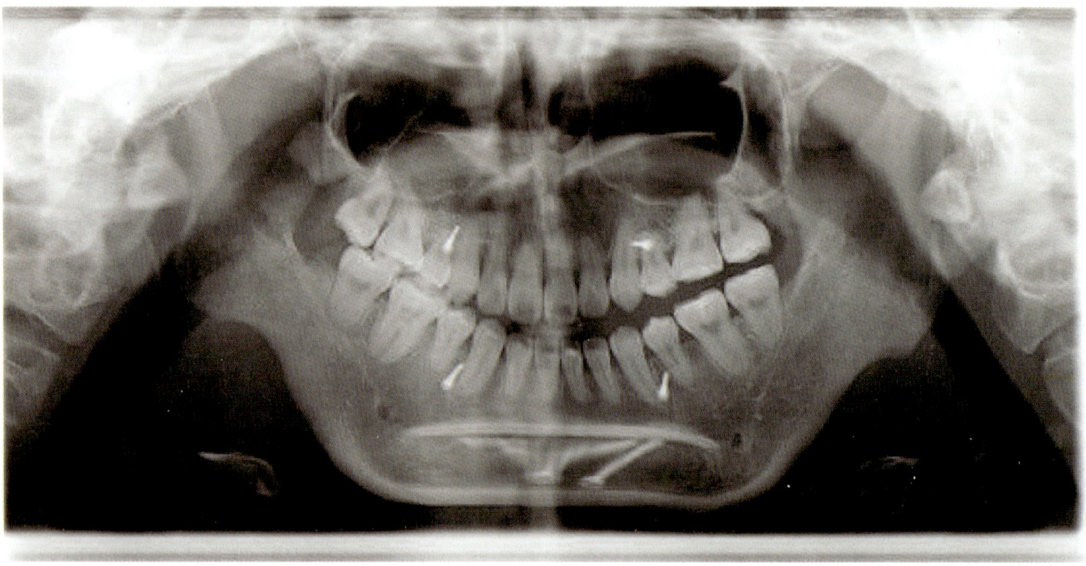

Figure Ⅲ-2-27. Panoramic radiography after debonding

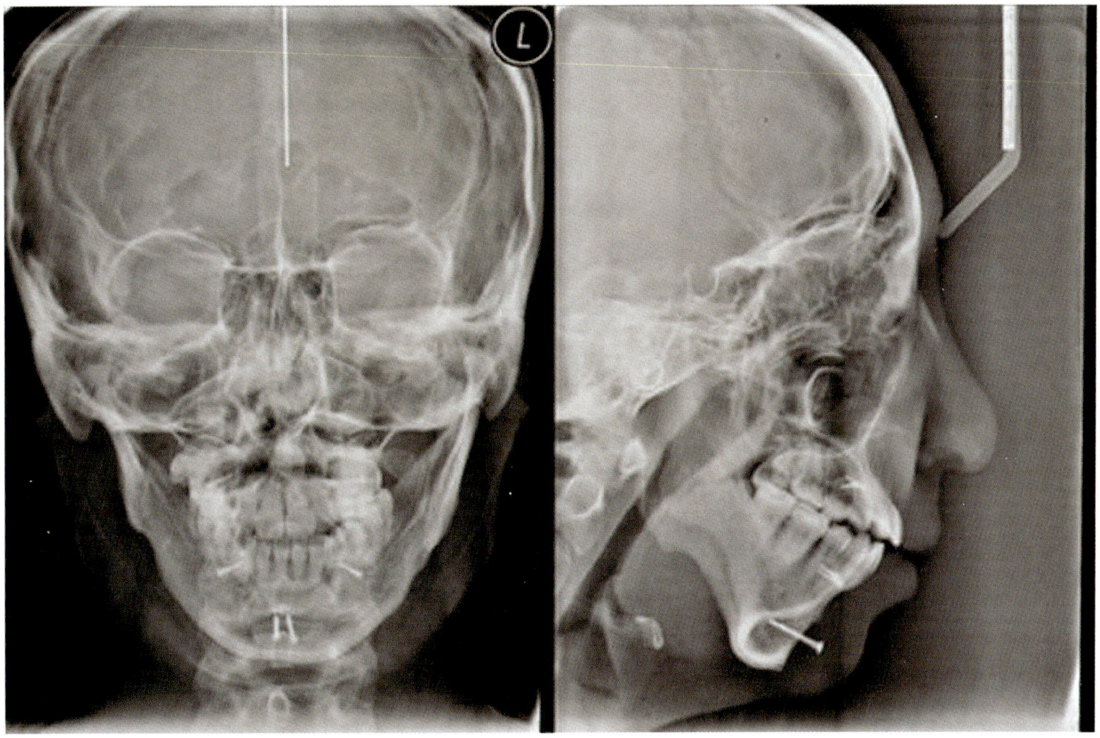

Figure Ⅲ-2-28. PA and Lateral cephalogram after debonding

이 환자에서 가장 염려되는 것은 설골 상근들의 영향으로 개방교합이 심해질 수 있다는 점이었다. 브라켓을 제거한 후에도 소구치 부위에 식립한 microscrew는 제거하지 않고 밤에는 수직 고무줄을 걸게 하였으며, 지속적으로 혀 위치를 구개의 전면에 위치시키도록 하고 연하하면서 구치를 가볍게 다물도록 연습을 시켰다. 교정장치 제거 후에도 주기적으로 내원하도록 설명하였으나 내원하지 않고, 여러 번 연락을 취하여도 더 이상 오지 않았다.

증례 2: 심한 경우

이 여성 환자는 영구치열 완성 후인 16세 7개월에 본원에 처음 내원하였다. 심한 총생으로 타 병원에서 이미 상·하악 양측 제 1소구치 발거한 5개월 후 본원으로 내원하였다. 초진 때의 안모에서 전형적인 트리처 콜린스 증후군의 특징인 관골 및 안와 외측의 발육 부전과 소하악증이 관찰되었다. 귓바퀴의 형태 이상을 보이며 청력 장애로 보청기를 착용하고 있었다. 또 안검열의 반몽고증 사면과 양안격리증이 관찰되었다(Figure Ⅲ-2-29). 측모 두부 방사선사진에서 하악지가 짧고 하악각이 큰 발산형 골격형태를 보였고, 상악전치의 전돌과 하악의 후퇴로 인해 전치부 수평피개가 매우 컸다(Figure Ⅲ-2-31, Table Ⅲ-2-2). 구강 내 소견으로 높은 구개궁과 치열궁의 심한 협착이 관찰되었다. 상악 전치는 돌출되어 있었고, 하악 전치는 과도하게 정출되어 있었다. 4개의 제 1소구치들(#14,24,34,44)은 발치된 상태였고, 구개열이나 결손치아는 없었다. 하악 치열궁은 소구치가 발거된 상태임에도 불구하고 공간이 부족하여(Arch length discrepancy in Mx: +5.4mm, in Mn.: -9.4mm) 하악 우측 측절치가 설측으로 이소맹출하였고, 좌우측 II급 구치관계였다(Figure Ⅲ-2-30, Ⅲ-2-31). 모형에서 하악 전치를 한 개 발치하고 치아 배열을 해 상악 모형과 교합을 시켜 보니(Diagnostic set-up) 비교적 교합이 잘 되어 심하게 설측에 위치된 하악 우측 측절치를 추가로 발치하기로 결정하였다.

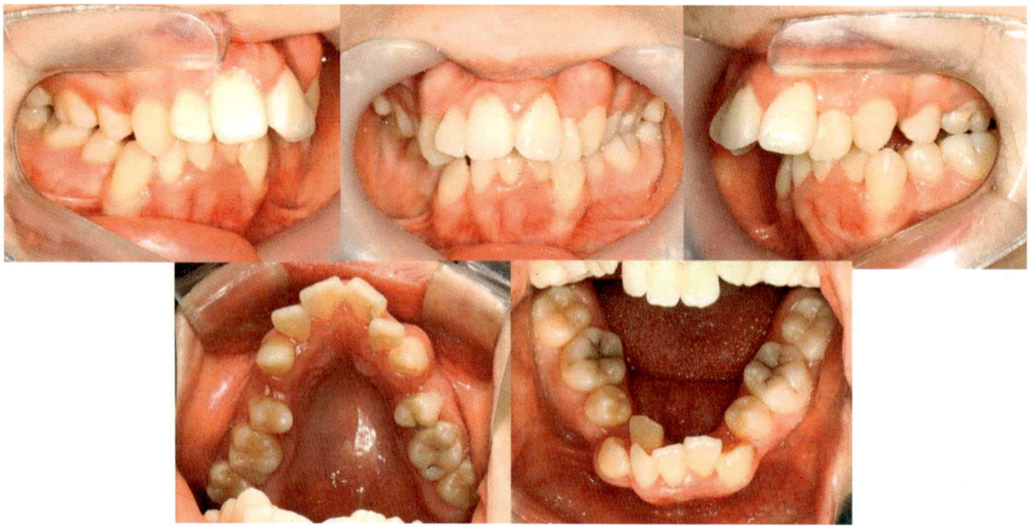

Figure Ⅲ-2-29. Pretreatment intraoral photo

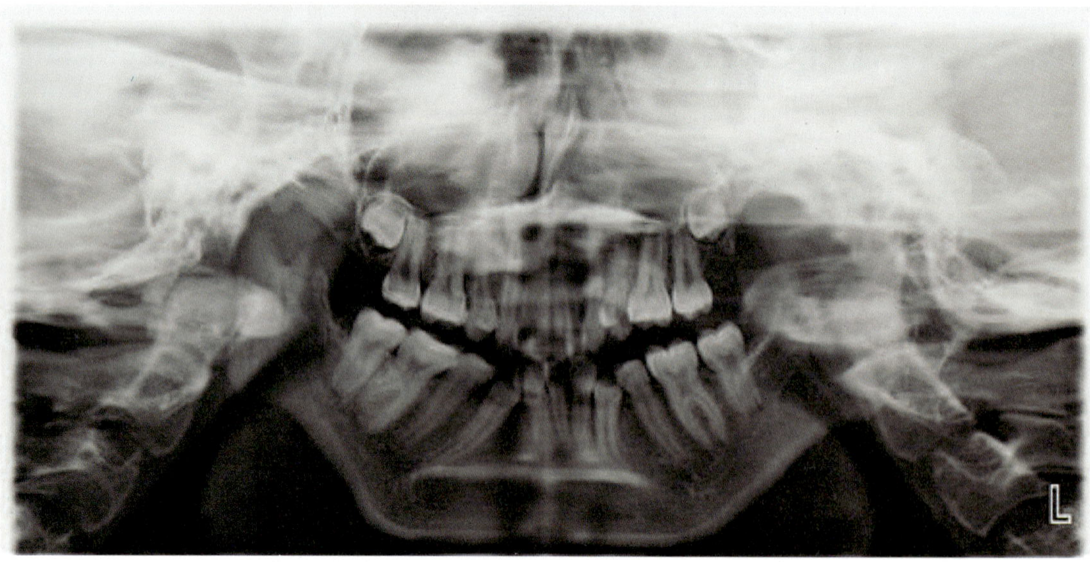

Figure Ⅲ-2-30. Pretreatment panoramic radiography

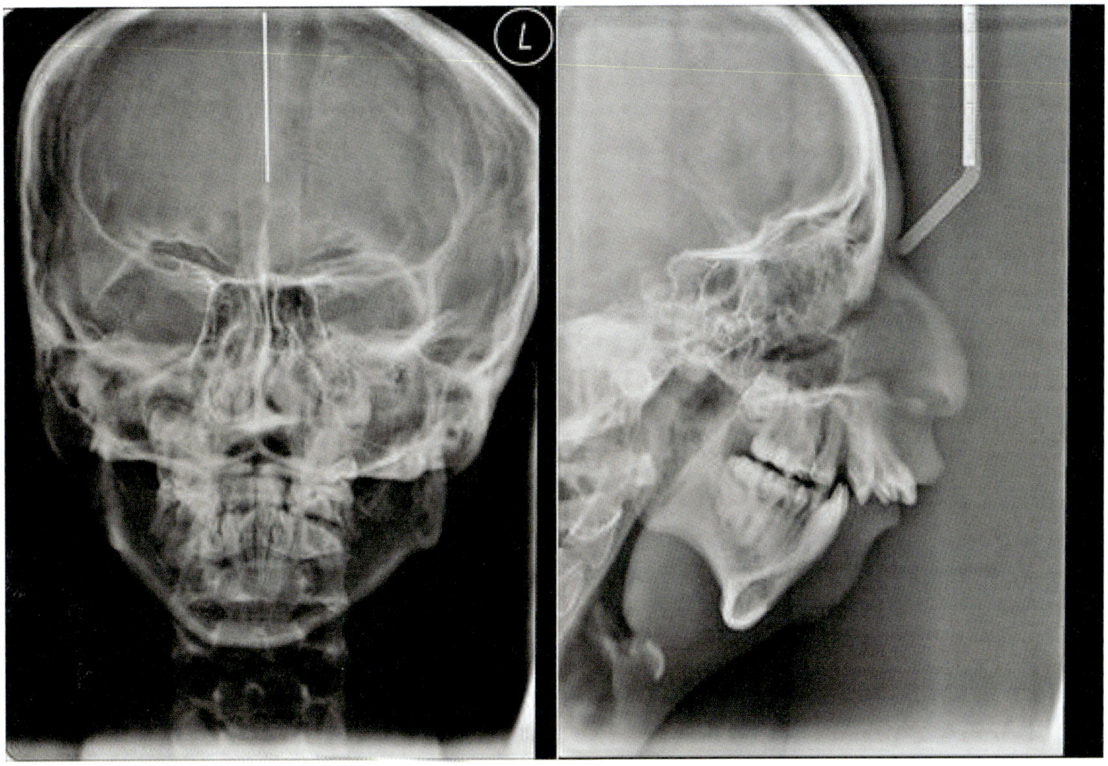

Figure Ⅲ-2-31. Pretreatment lateral & posteroanterior cephalogram

Table Ⅲ-2-2. Cephalometric analysis

Measurement	Mean	Initial	Final
SNA(°)	81.9	80.1	81.6
SNB(°)	79.5	64.2	68.7
ANB(°)	2.4	16.0	12.9
PFH/AFH	68.3	53.9	48.8
Gonial angle(°)	118.9	137.2	130.8
SN-GoMe(°)	36.0	61.2	57.2
FMA(°)	25.0	53.7	52.7
FH-Occlusal(°)	13.0	17.7	26.3
U1-SN(°)	107.9	108.8	90.9
IMPA(°)	96.7	60.6	80.7

골격성 및 치성 부정교합을 개선하기 위해 악교정 수술을 동반한 포괄적 교정치료를 계획하고 치료를 시작하였다(Figure Ⅲ-2-32). 협착된 상악궁을 quad-helix 장치를 사용하여 확장하였다. 동시에 고정식 장치를 부착하여 치아 배열을 시행하였다. 4개월 간 구개 확장 후 횡구개 호선을 이용하여 확장된 폭경을 유지하였다. 하악에는 치료 초기에 구치부 고정원 보강을 위해 설측호선을 장착하고 고정식 장치 부착하여 배열 시행하였다. 공간도 부족하였고, 악교정 수술 시 하악골의 전진량을 확보하기 위해 설측으로 이소맹출한 하악 우측 측절치는 발거하였다. 모형에서 치아배열을 해보고 비교적 양호한 교합을 얻을 수 있음을 확인하고 발치하였다.

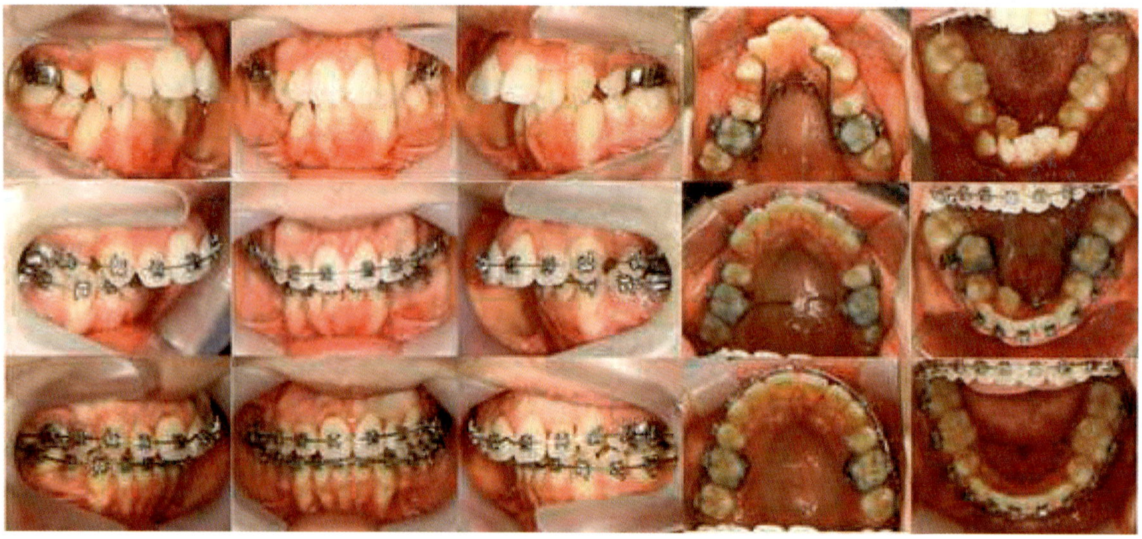

Figure Ⅲ-2-32. Treatment progress

상하악 치열궁 내 치아 배열을 완료한 시점에서 악교정 수술을 시행하였다(Figure Ⅲ-2-33, Ⅲ-2-34). 악교정 수술은 하악의 차등적 전방이동(differential advancing BSSO) 및 2단계 하악 이부 전진술(2-step advancing genioplasty)을 시행하였다(Figure Ⅲ-2-35, Ⅲ-2-36). 치료 전,후 측모두부방사선 사진의 중첩에서 측모와 전치부 수평피개가 개선되었음을 확인할 수 있었다. 악간 고무줄을 사용하여 교두감합(interdigitation)의 개선을 도모하였으나 하악에는 전치가 3전치여서 악궁 간 교합관계가 긴밀할 수는 없고 장기간의 치료에 너무 힘들어하여 치료를 종결해줄 것을 강력하게 요청하였다. 교정장치를 제거하고, 상하악 전치부에는 NiTi 유지호선을 부착하고, 상악에는 가철식 유지장치도 잘 장착하도록 당부하였다(Figure Ⅲ-2-37~Ⅲ-2-40).

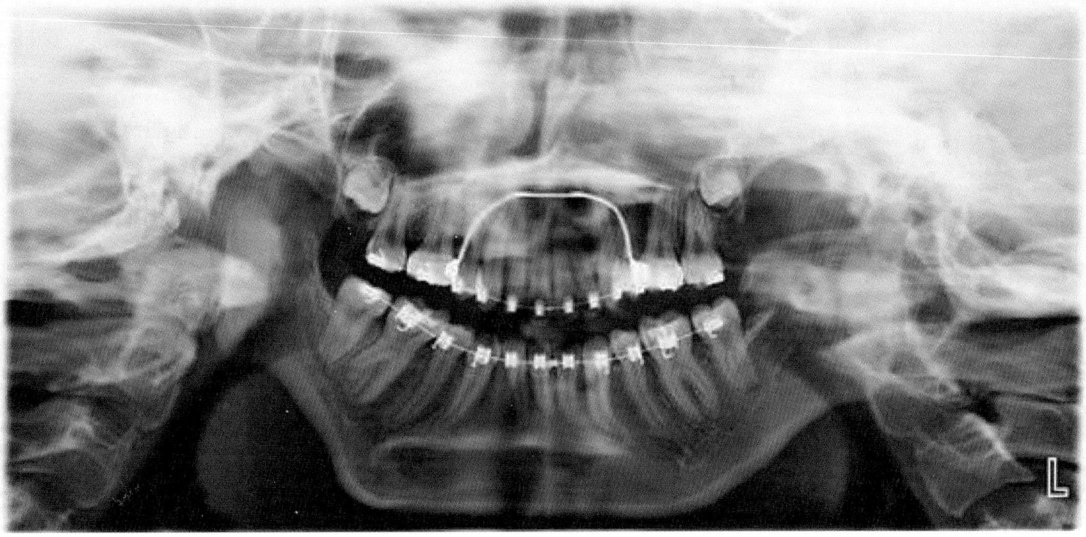

Figure Ⅲ-2-33. Panoramic radiography before surgery

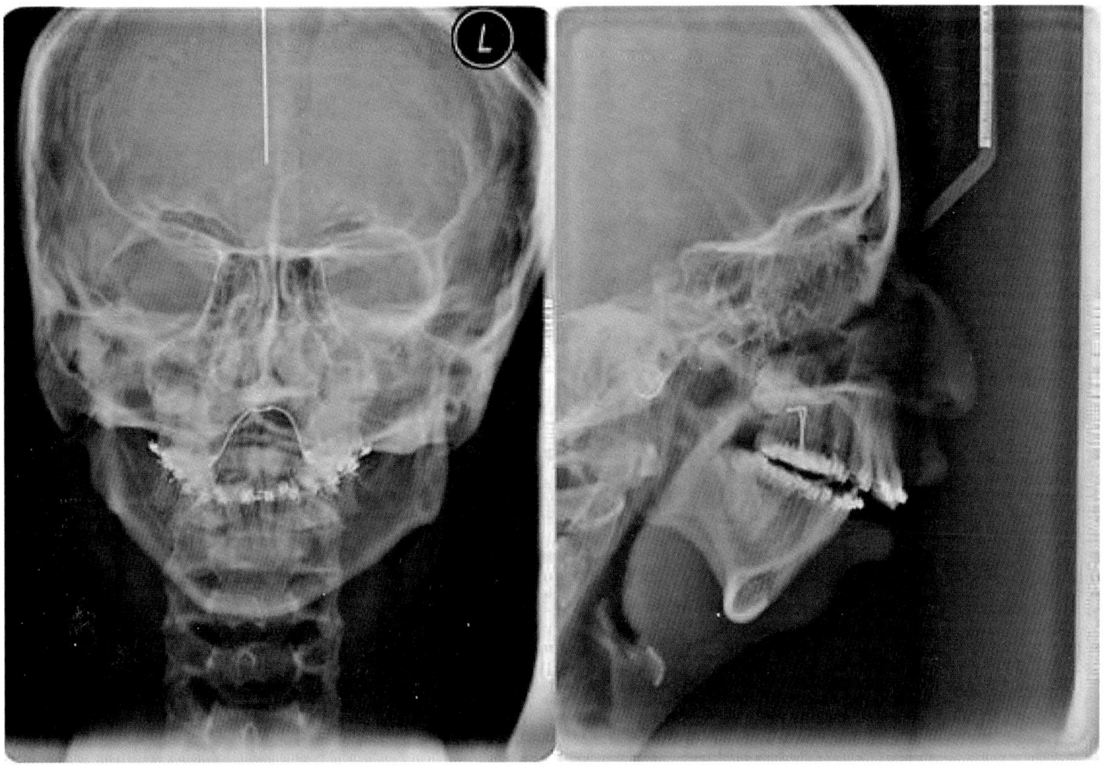

Figure Ⅲ-2-34. Lateral & posteroanterior cephalogram before surgery

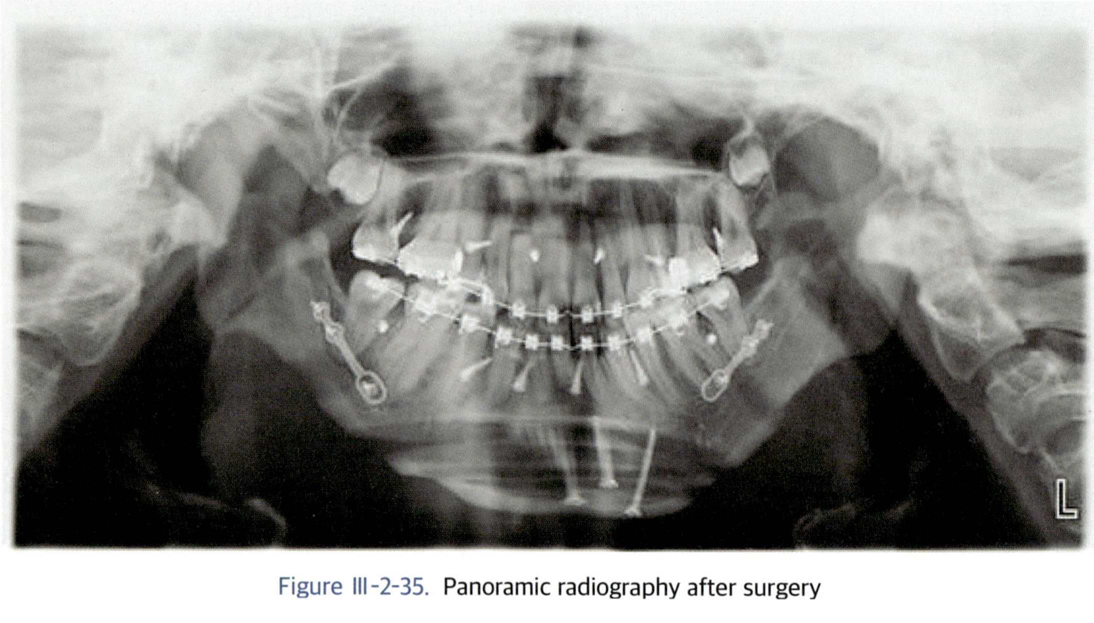

Figure Ⅲ-2-35. Panoramic radiography after surgery

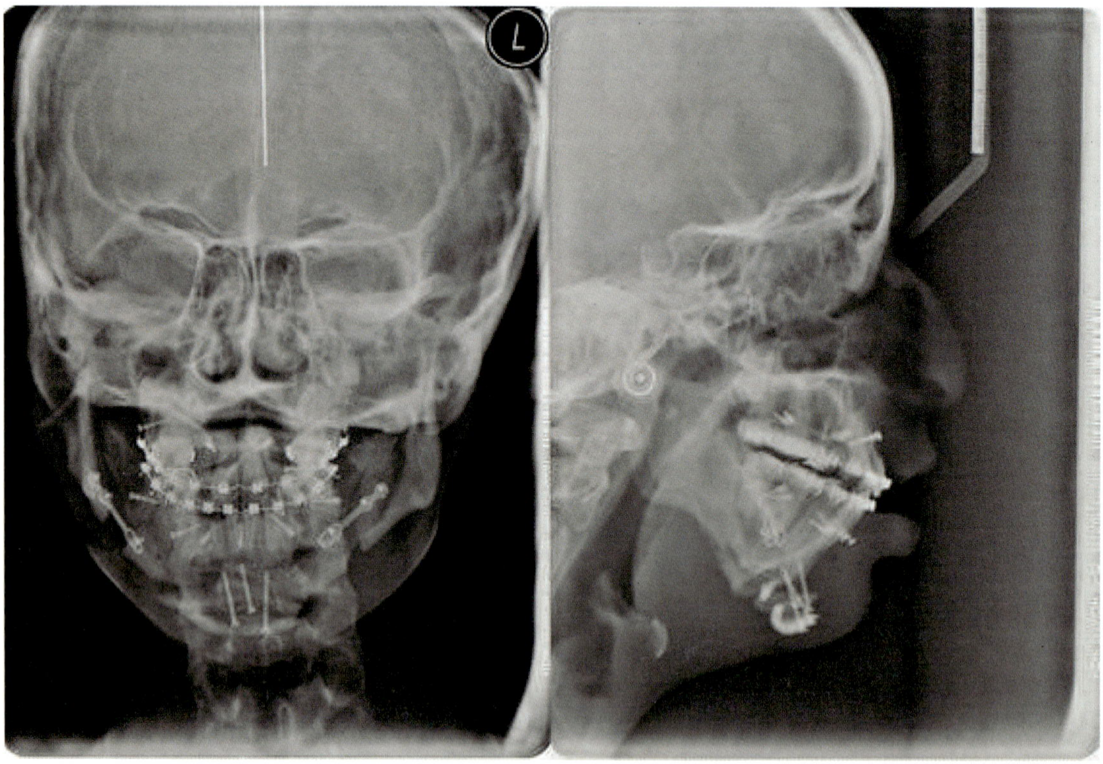

Figure Ⅲ-2-36. Lateral & posteroanterior cephalogram after surgery

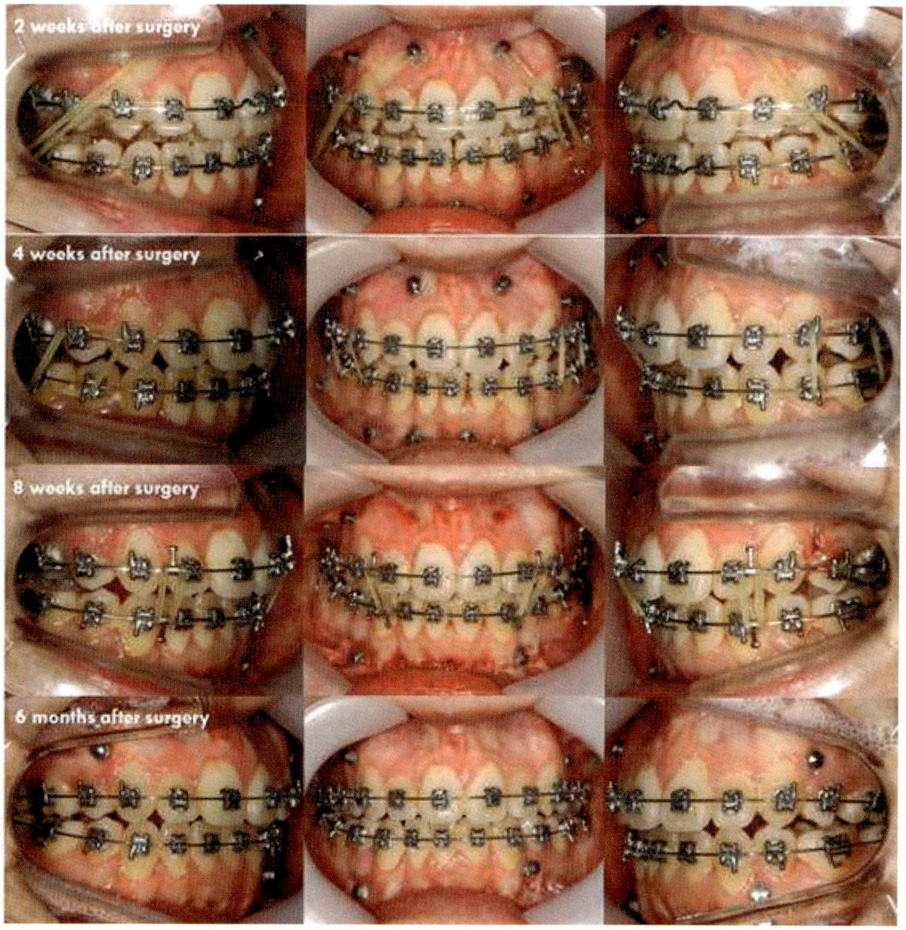

Figure Ⅲ-2-37. Treatment progress after orthognathic surgery

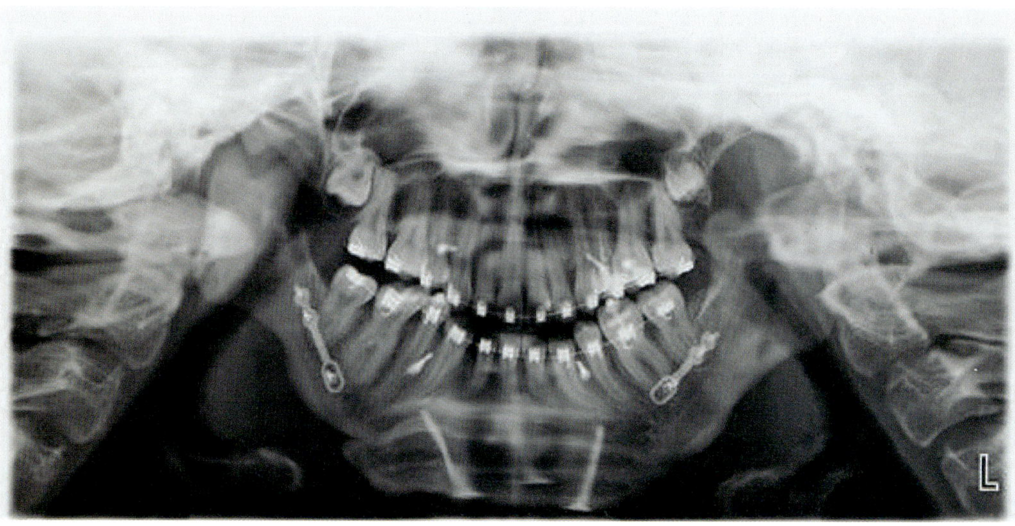

Figure Ⅲ-2-38. Panoramic radiography 10 months after surgery

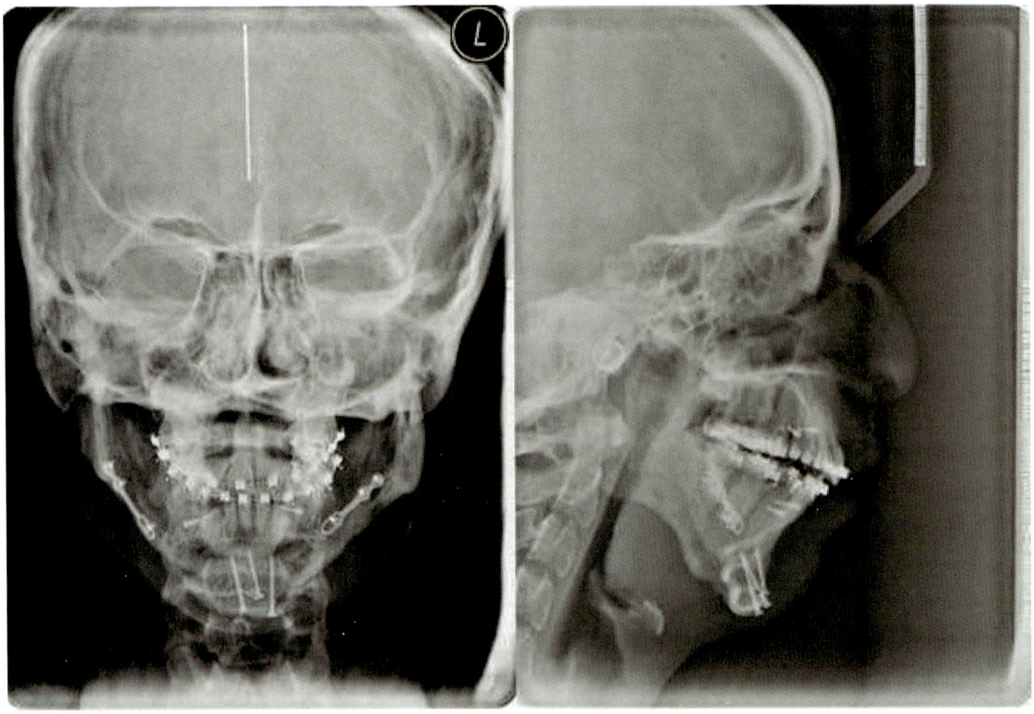

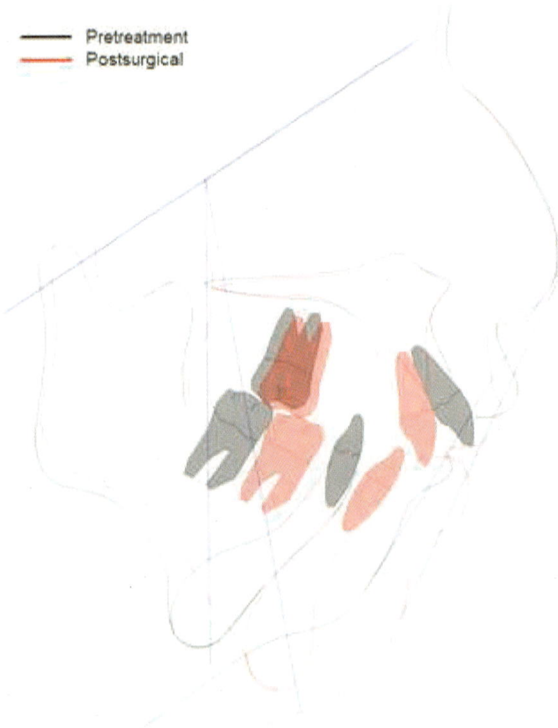

Figure Ⅲ-2-39. Superimposition before and after surgery

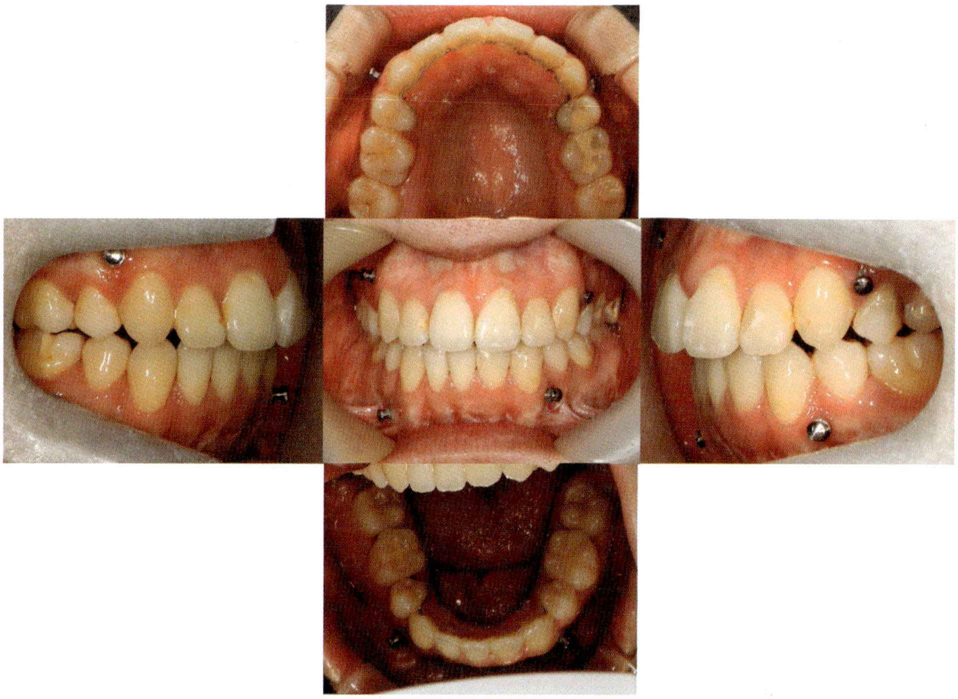

Figure Ⅲ-2-40. Intraoral photo after debonding

고찰

트리처 콜린스 증후군은 침투율이 아주 높고(high penetration) 표현형의 심각도에 변이가 매우 많기 때문에, 일부 환자들은 경미한 이상을 보이기도 하나 어떤 환자들은 매우 심각한 안면 기형을 보인다. 증례 1의 환자는 비교적 미약한 특징을 보인 반면, 증례 2의 환자는 관골 및 안와 외측의 발육 부전과 소하악증 등 전형적인 트리처 콜린스 증후군의 안면 특징을 더 뚜렷하게 나타내었다. 또 귓바퀴의 형태 이상과 양안격리증, 안검열의 심한 반몽고증 사면이 관찰되었다.

트리처 콜린스 증후군 환자의 치료를 위해서는 두개안면 외과 의사와 소아치과 의사, 교정 의사, 이비인후과 의사, 안과 의사, 언어 병리학자, 정신과 의사가 관여하는 다분야 협진 치료(multidisciplinary management)가 필요하다.

Cobb 등은 트리처 콜린스 증후군 아동의 성장기 시기별 치료를 다음과 같이 네 단계로 분류하고 기술하였다.

Phase Ⅰ: Urgent & emergency postnatal period

Phase Ⅱ: Infancy

Phase Ⅲ: Childhood

Phase Ⅳ: Adolescence & maturity. Age 16 years+

출생 직후 하악의 심한 저형성과 설하수증(glossoptosis)으로 상기도의 폐쇄가 발생될 수 있으므로 호흡을 정상적으로 할 수 있도록 비인두삽관 또는 기관절개술(tracheostomy)이 필요할 수도 있다. 눈꺼풀 기형으로 인해 눈을 제대로 감지 못하면 간단하게 taping을 하거나 필요한 경우 눈꺼풀봉합술(tarsorrhaphy)을 시행하기도 한다. 영유아기(infancy)에는 기도 확보, 안구 보호, 식이, 발음, 청력 등 기능적인 개선을 위한 치료가 이어진다. 기도 확보를 위해 골신장술이 행해질 수 있고, 구개열이 동반된 환자는 구개봉합술이 필요하다. 언어발달 장애를 방지하기 위해 청력은 1세 이전에 평가되어야 하며 문제가 있는 경우 보청기를 하게 된다. 눈꺼풀봉합술이 이 시기에 시행되기도 한다. 위의 두 환자도 청력에 문제가 있었으나 상태가 더 심한 두 번 째 환자가 청력이 더 나빴다.

아동기(childhood)로 접어들면서 치아 관리를 시작해야한다. 트리처 콜린스 증후군 환자들의 약 48%에서 구강건조증이 동반되어 치아 우식에 아주 취약하므로 구강 위생에 각별한 주의가 요구된다. 또한, 영구치열로 이행되는 단계부터 교정치료를 시작한다. 하악의 저형성이 심할 경우 성장 완료 후 계획된 악교정 수술량을 감소시키기 위해 골신장술이 시행되기도 한다. 가슴연골을 이용한 귓바퀴의 재건 수술(Autologous rib cartilage reconstruction)이 9세 이후에 권장되며, 대안으로 임플란트-지지 보철물(Implant-retained prosthesis)이 사용되기도 한다. 청력 보조를 위한 골-지지 보청기(Bone-anchored hearing aid)는 4세 이후로 착용이 가능하다. 16세 이후로는 안면 골격의 부조화를 개선하기 위한 재건 수술이 계획될 수 있다. 여기에는 악교정 수술과 관골 증대술(Malar augmentation), 코 성형술(Rhinoplasty)이 포함된다. 최근에는 CAD/CAM 기술로 더욱 정밀한 수술 계획을 세울 수 있게 되었고, 3D printing기술로 제작한 Titanum implant를 이용하여 관골을 재건함으로써 안검열의 반몽고증 사면을 심미적으로 개선한 결과도 보고되고 있다.

2016년에 Plomp 등은 트리처 콜린스 증후군에 대한 문헌들을 체계적으로 고찰하여 각 부위에서 발생되는 문제들을 시기에 따라 치료하는 지침을 추천하였는데 두개안면의 재건에 대한 충분한 근거는 확보되지 않았고, 수술 시기도 기능 장애의 정도에 따라 판단한다고 하였다. 이와 같이 두개안면의 재건 특히 실질적인 교정치료에 대해서는 상세히 다루어진 문헌이 거의 없으므로 교정치과 의사들의 역할이 더 필요하다고 생각한다.

증례 1의 환자는 하악 중절치 및 제 1대구치 맹출 시기인 6세 7개월에 처음 본원에 내원하였다. 구강 위생 및 영구치 맹출 관리를 위해 주기적으로 내원하였으며, 적절한 시기에 소구치를 발거하여 공간 부족을 해소하고 고정식 장치를 이용하여 치아 배열을 시행하였다. 성장 완료 후 악교정 수술을 통해 골격성 개방교합을 개선하고 치료를 마무리하였다. 개방교합이 재발될 수 있어 각별한 주의를 하고 있다.

증례 2의 환자는 사춘기 최대 성장기가 지난 16세 7개월에 처음 내원하였다. 안면 골격의 부조화의 개선과 구강기능의 향상을 위해 악교정 수술을 동반한 교정치료를 하였다. 교정치료 종결 후 안모의 개선을 위해 관골 증대술과 코 성형술을 고려해 볼 수 있겠다.

[참고문헌]

1. Collins E. Cases of symmetrical congenital notches in the outer part of each lower lid and defective development of the malar bones. Trans Ophthalmol Soc U K 1900;20:190-192.
2. Franceschetti AKD. The mandibulofacial dysostosis; a new hereditary syndrome. Acta Ophthalmol 1949;27:143-224.
3. Jones NC, Farlie PG, Minichiello J, Newgreen DF. Detection of an appropriate kinase activity in branchial arches I and II that coincides with peak expression of the Treacher Collins syndrome gene product, treacle. Hum Mol Genet 1999;8:2239-2245.
4. Vincent M, Genevieve D, Ostertag A, Marlin S, Lacombe D, Martin-Coignard D et al. Treacher Collins syndrome: a clinical and molecular study based on a large series of patients. Genet Med 2016;18:49-56.
5. Trainor PA, Dixon J, Dixon MJ. Treacher Collins syndrome etiology, pathogenesis and prevention. Eur J Hum Genet 2009;17:275-283.
6. Gonzales B, Henning D, So RB, Dixon J, Dixon MJ, Valdez BC. The Treacher Collins syndrome (TCOF1) gene product is involved in pre-rRNA methylation. Hum Mol Genet 2005;14:2035-2043.
7. Roberts FG, Pruzansky S, Aduss H. An x-radiocephalometric study of mandibulofacial dysostosis in man. Arch Oral Biol 1975;20:265-281.
8. Pron G, Galloway C, Armstrong D, Posnick J. Ear malformation and hearing loss in patients with Treacher Collins syndrome. Cleft Palate Craniofac J 1993;30:97-103.
9. Kobus K, Wojcicki P. Surgical treatment of Treacher Collins syndrome. Ann Plast Surg 2006;56:549-554.
10. Plomp RG, van Lieshout MJ, Joosten KF, Wolvius EB, van der Schroeff MP, Versnel SL et al. Treacher Collins Syndrome: A Systematic Review of Evidence-Based Treatment and Recommendations. Plast Reconstr Surg 2016;137:191-204.
11. Peterson-Falzone S, Pruzansky S. Cleft palate and congenital palatopharyngeal incompetency in mandibulofacial dysostosis: frequency and problems in treatment. Cleft Palate J 1976;13:354-360.

C 골형성 부전증(Osteogenesis Imperfecta)

골형성 부전증(Osteogenesis Imperfecta)은 유전적 영향으로 교원질 합성이 비정상적으로 이루어져 중배엽 및 그 유도체, 특히 골조직의 형성에 이상이 생기는 질환으로, 이 용어는 1895년에 처음 사용되었다. 15,000명 중 1명꼴로 발생하는 것으로 알려져 있고. 90% 이상이 17번 염색체에 존재하는 *COL1A1* 혹은 7번 염색체에 존재하는 *COL1A2* 유전자의 돌연변이로 나타나며, 상염색체 우성으로 유전된다. 앞서 언급한 *COL1A1*, *COL1A2* 는 대부분의 결합조직에서 발견되는 섬유소 콜라겐인 제1형 콜라겐의 주요 구성 요소를 암호화하는 유전자로 *COL1A1* 유전자의 돌연변이 시 더 심각한 문제를 나타내게 된다.

골형성 부전증의 아형(subtypes)은 관련 유전자와 증상의 심도에 따라 1형에서 9형까지 다양하며, *COL1A1* 유전자에 이상을 보이는 1형이 가장 흔하게 나타난다. 골형성 부전증 환자들은 1형 콜라겐의 부족으로 인해 결합조직의 이상을 나타낸다. 선천형(II형)에서는 모체의 자궁 내에서 골절이 발생하여 약 50%는 사산되며, 분만 중에 골절이 발생할 수도 있는데 이 경우 대부분이 출생 후에 곧 사망한다. 지연형(I형)에서는 출생 시에는 정상이며 생후 1년이 될 때까지 골절이 발생하지 않는다. 골절의 발생 빈도는 사춘기가 되면서 극적으로 감소한다. 골형성부전증에서 가장 문제가 되는 것은 골절인데 피질골이 얇고 부서지기 쉬워서 사소한 외상에도 골절이 되며 가골이 형성되어 약한 골로 대체된다. 이로인해 사지의 변형이 야기되며 인대가 느슨해져서 관절의 과도한 관절 움직임을 보인다.

골형성 부전증의 진단은 방사선사진이나 증상을 통해 추정할 수 있으며, 유전자 분석(DNA testing)을 통해 확진한다. 심한 형태의 골형성부전증의 경우 출생 전에도 유전자 분석을 통해서 진단할 수 있다.

골형성 부전증의 전신적인 증상은 아형에 따라, 그리고 사람에 따라 다양한 증상을 보일 수 있으나 대표적으로 나타나는 몇 가지 증상들을 살펴보면 중배엽에서 발생하는 공막(sclera)이 얇아지고 맥락막(choroid)의 착색으로 인해 눈이 푸른 색조를 띠면서 빛난다. 그리고 콜라겐의 이상으로 인해 혈관에 문제가 생겨 쉽게 멍이 들게 되고, 근육이 약해져 골의 형태 이상(척추의 변형)과 성장의 지연 등이 생길 수 있다. 약 50%에서 청각 소실이 나타나는데, 보통 20대에서 40대에 증상이 시작된다고 알려져 있다.

골형성 부전증, 특히 1형 골형성 부전증 환자에서 볼 수 있는 치과적 임상소견은 다음과 같다.

1. 치아 상아질의 이상이 발생할 수 있다. 이는 유치열기에서 더 심각하게 나타나며, 치아의 색이 유광회색, 갈색, 혹은 황색으로 보인다. 1형 골형성 부전증은 세부적으로 상아질형성 부전증의 유무에 따라 나누고, 상아질형성 부전증이 없는 경우가 1A형 골형성 부전증, 있는 경우가 1B형 골형성 부전증이다.

2. 상악 열성장에 의한 III급부정교합이 흔히 나타난다.

3. 부분 무치증(Hypodontia)의 빈도가 정상보다 높게 관찰된다.

또한 최근 논문에 따르면 골형성 부전증 환자의 측모 두부 방사선사진에서 sella의 위치가 낮은 양상을 보인다고 한다. 따라서 측모 두부 방사선사진에서 sella의 위치가 특이하게 낮게 위치한 경우 골형성부전증을 의심해볼 수 있다. 골형성 부전증의 치료는 근본적인 치료법은 없으며 통증 조절, 물리치료, 골절 부위에 금속판을 대어주는 수술과 같은 대증적인 치료로 이루어진다.

증례

10세 7개월 남자 환자가 총생을 주소로 내원하였다. 키 116cm, 몸무게 28kg으로, 해당 연령의 평균에 비해 키가 20cm 정도 작았고, 장골의 변형도 가지고 있었다. 병력을 청취하니 아버지가 골형성부전증이 있었다. 성장 지연으로 인해 성장호르몬 주사를 맞기로 예정되어 있었고, 두개골의 각종 신경이 통하는 구멍들이 좁아져 뇌신경장애가 있었다. 구강내 사진(Figure Ⅲ-2-41)과 파노라마 엑스레이(Figure Ⅲ-2-42)에서 거의 모든 치아의 형태가 이상하였으며 특히 대구치들이 항아리 모양이었다. 하악 우측 제 2소구치가 선천 결손되었고, 치아 맹출이 전반적으로 지연된 양상을 보였다. 또한 구개열을 동반하여 이미 구개성형술을 하였고 상악궁이 협착되었다. 상하악에 극도로 심한 총생이 관찰되었고, 좌우측 III급 구치관계였다. 구강위생 상태가 불량했으며, 전반적인 치은염이 관찰되었다.

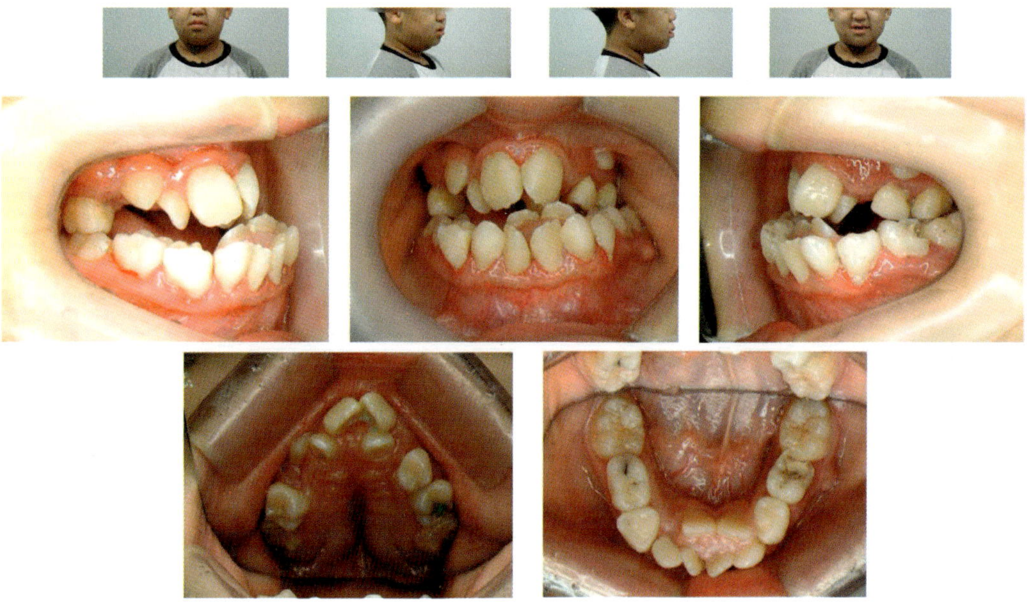

Figure Ⅲ-2-41. Facial & intraoral photo of the first visit

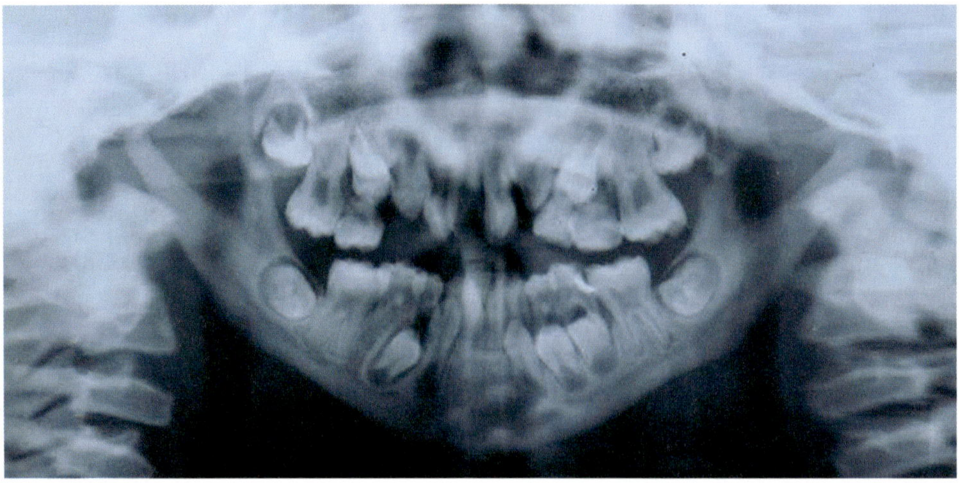

Figure Ⅲ-2-42. Pretreatment panoramic radiography of the first visit

키 뿐만 아니라 상악골에서도 성장 지연이 나타나 골격성 III급 부정교합 및 개방교합이었다. 성장이 진행되면서 전후방적인 부조화가 더 심해질 수 있음을 설명하고 지켜보기로 하였다.

이후 성장이 완료된 19세 10개월에 재평가 시행했다. 여전히 평균에 비해 작은 키(145cm)를 보였다. 상악궁 협착으로 전치부 반대교합, 구치부 반대교합이 더 심해졌으며, 상하악에 공간부족이 심하여(Arch length discrepancy in Mx.: -19.3mm, in Mn.: -14.7mm) 상하악 좌우측 측절치가 구개측 및 설측으로 맹출하였다(Figure Ⅲ-2-43). 두부방사선 계측사진(Figure Ⅲ-2-45)에서 발산형 골격형태로 수직성장 경향과 전치부 개방교합(overbite: -3.0mm) 및 반대교합(overjet: -8.6mm)이 관찰되었다. 성장하면서 상하악골의 전후방적 부조화 심해져 중안모 함몰이 심해졌다.

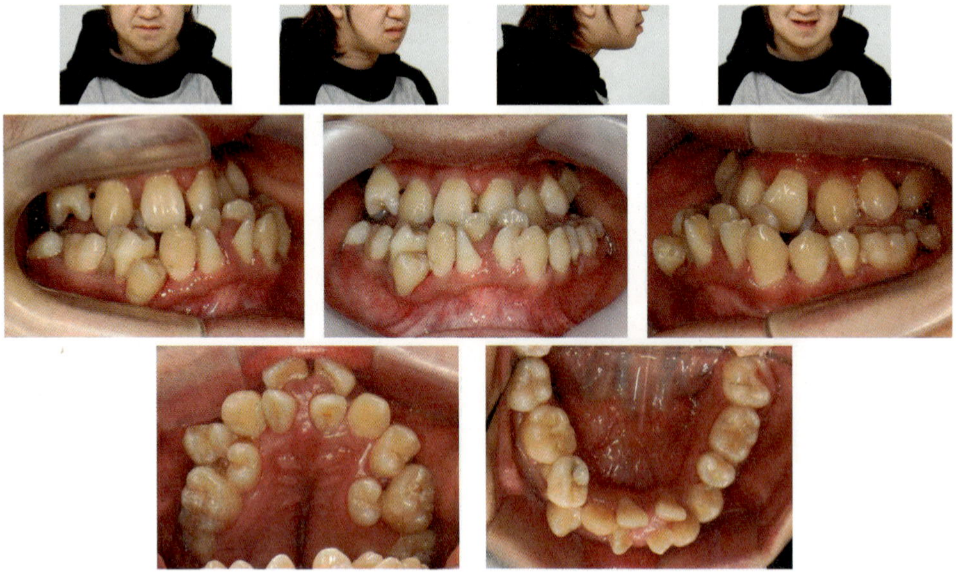

Figure Ⅲ-2-43. Pretreatment facial & intraoral photos

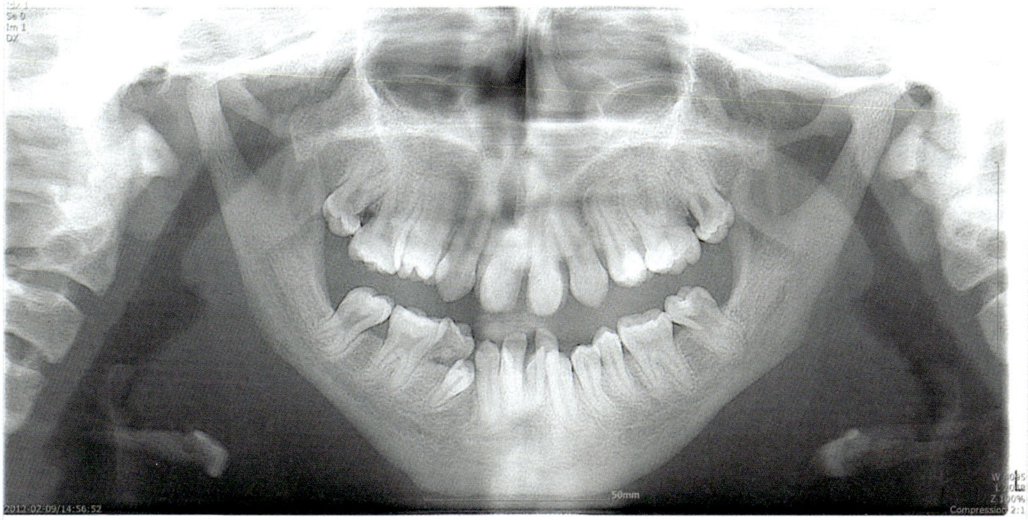

Figure Ⅲ-2-44. Pretreatment panoramic radiography

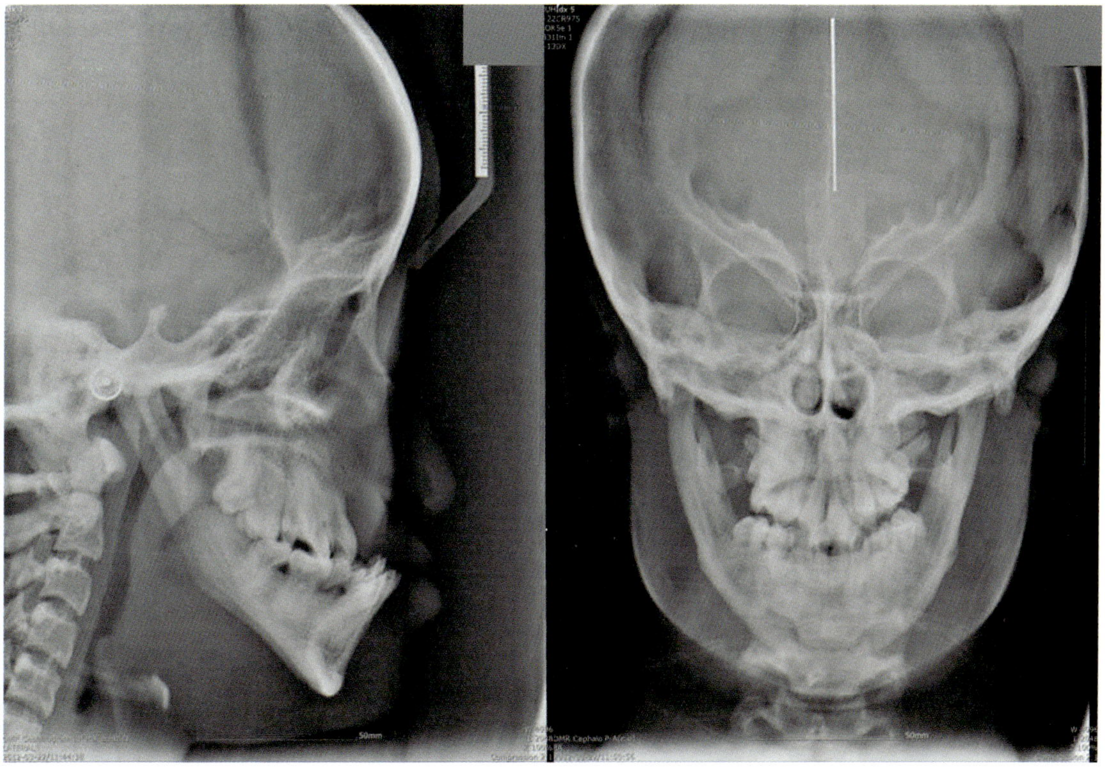

Figure Ⅲ-2-45. Cephalogram before DO

치료 과정은 먼저 상하악의 총생 해결을 위해 구개측으로 심하게 변위된 좌우측 측절치, 좌우측 제 2소구치를 발거하고, 하악에서는 선천결손된 우측 제 2소구치의 공간을 활용(하악 우측 제 2유구치 발거)하고, 설측으로 맹출한 좌우측 측절치 발거하여 공간을 확보하였다.

치아의 배열과 leveling을 시도하였으나 치아 이동 속도가 매우 느렸다. 약 3년에 걸쳐 치아를 배열한 후 수술 후 교합을 평가하니 상악의 폭경이 너무 좁고 치아 형태가 비정상적이어서 수술 후 적절한 교합을 얻을 수가 없었다. 구강악안면외과와 상의하여 심한 전후방적인 악골부조화를 감소시키기 위해 상악을 골신장술로 개선하고 차후 양악수술을 하기로 하였다. 22세에 골신장술(Distraction osteogenesis)을 시행하였는데 RED를 고정한 두피 부위의 통증이 심해 도저히 못견디겠다고 호소해 골형성이 충분히 이루어지기 전에 장치를 제거하였고 상악골이 후방으로 딸려 들어가지 않도록 통법의 상악골 전방견인장치를 쓰도록 강력히 요청하였으나 협조가 좋지 않았다. 그래도 안모 및 구강 사진(Figure Ⅲ-2-46)과 측방두부방사선 사진(Figure Ⅲ-2-47, Table Ⅲ-2-3)에서 평가해보니 미흡하지만 상하악골의 전후방적 부조화와 overjet이 감소한 것을 볼 수 있다(Figure Ⅲ-2-48).

이후 상악은 Advance Le Fort I osteotomy, 하악은 BSSO를 시행하였고, 상악과 하악의 폭경 부조화 있어 좌측은 구치부 반대교합으로 마무리하였다(Figure Ⅲ-2-49, Ⅲ-2-50).

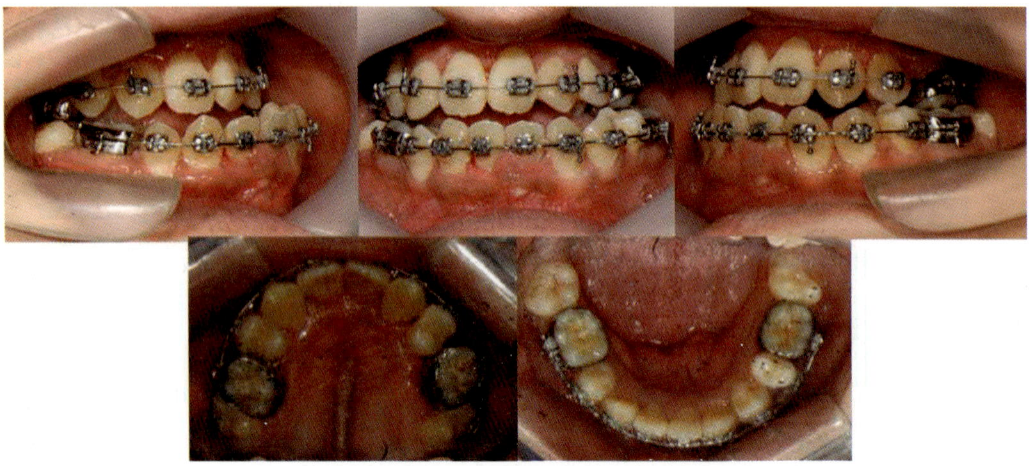

Figure Ⅲ-2-46. Intraoral photo after DO

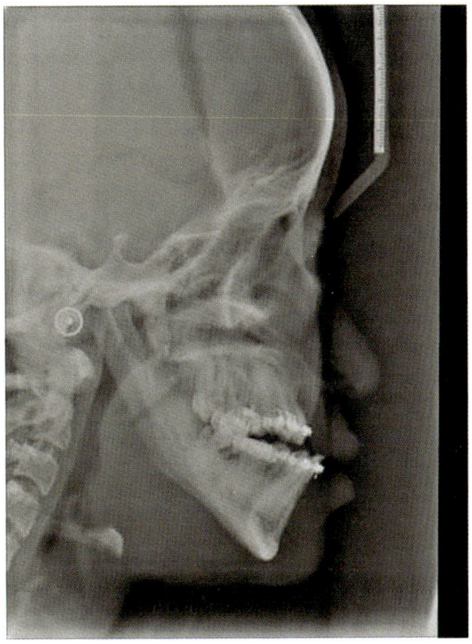

Figure Ⅲ-2-47. Lateral cephalogram after DO

Table Ⅲ-2-3. Cephalometric analysis

Measurement	Mean	Before DO	After DO
Articular angle	147.1	122.7	118.5
Gonial angle	117.1	155.1	156.2
Post.cranial base	41.3	26.9	26.9
Body length	79.0	54.0	51.9
Ramus ratio	77.0	92.8	98.1
Mn. body ratio	108.0	84.8	83.3
Y-axis	70.9	74.2	76.3
SNA	82.4	72.6	78.2
SNB	80.4	78.6	79.1
ANB	2.0	-6.0	-0.9
SN-FH	7.0	15.0	15.0
ODI	73.3	50.7	48.7
FMA	25.0	40.4	38.0
U1-SN	109.0	95.0	102.4
IMPA	96.5	90.5	92.3
A to N-per	1.1	-7.3	3.6
Pog to N-per	-0.3	-6.5	2.2
L1 to A-pog	0.0	15.0	12.7

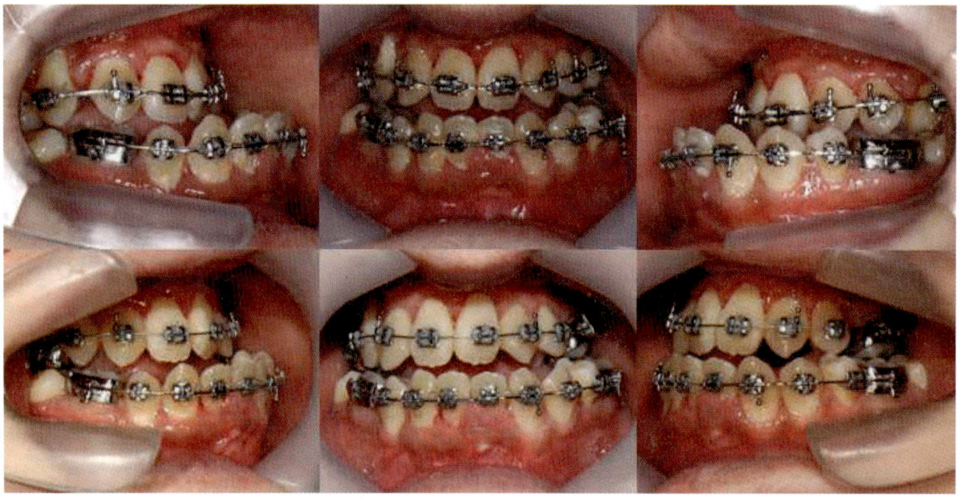

Figure Ⅲ-2-48. (Upper) Intraoral photos before DO, (Lower) Intraoral photos after DO

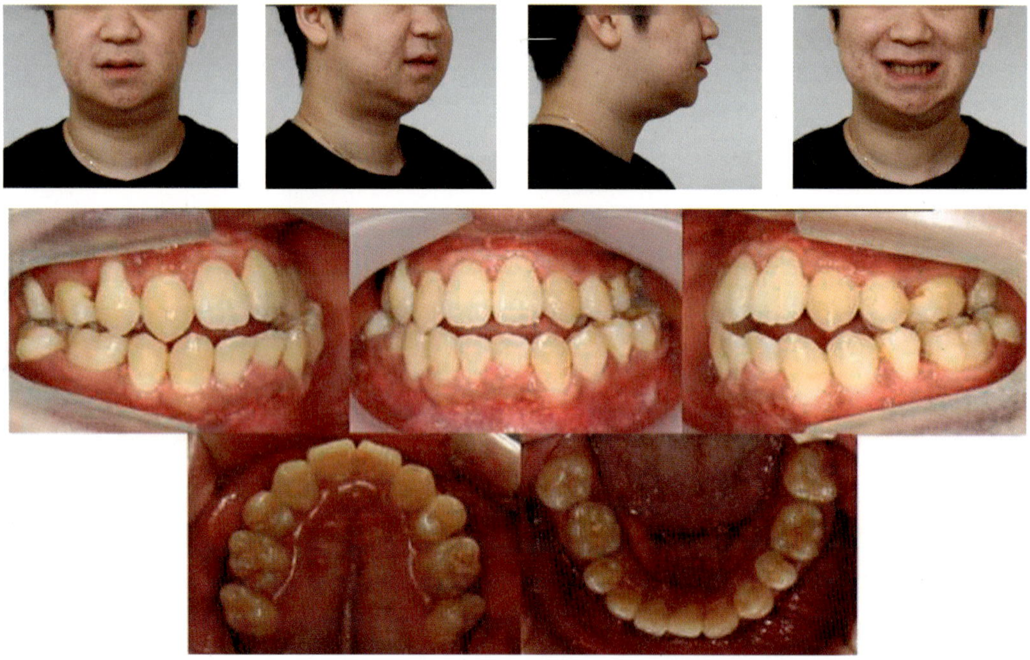

Figure Ⅲ-2-49. Facial & intraoral photo after debonding

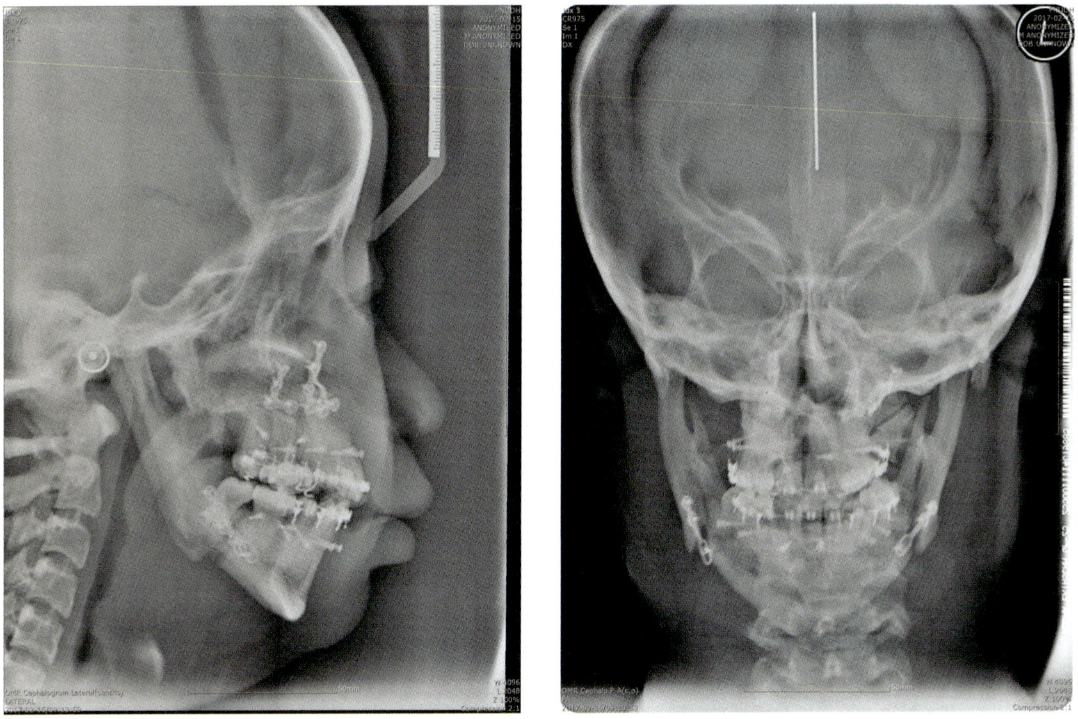

Figure Ⅲ-2-50. Lateral & posteroanterior cephalogram after orthognathic surgery

Table Ⅲ-2-4. Cephalometric analysis

Measurement	Mean	After DO	After surgery
Y-axis	70.9	76.3	78.77
SNA	82.4	78.2	79.97
SNB	80.4	79.1	74.43
ANB	2.0	-0.9	5.54

고찰

이 환자는 처음 내원할 때부터 골형성 부전증이라고 이야기하였으나, 만약 환자가 모르는 상태에서 내원하였으면 임상적 소견으로 연골 무형성증과 상아질 이형성증도 의심해 볼 수 있었을 것이다.

골형성부전증 환자에서는 상악이 후방에 위치하는 골격성 III급 부정교합을 많이 볼 수 있으며, 위의 증례와 같이 골신장술(Distraction osteogenesis)을 시행할 수 있다. 골신장술을 시행했을 때의 이점은 다음과 같다.

1. 재발을 줄이고, 전방견인을 더 안정적으로 시행할 수 있다
2. 골이식이 필요 없다
3. 수술의 위험성이 감소한다.

그리고 골신장 시 견인하는 기간은 구외장치의 경우 4~9주, 구내장치의 경우 6개월까지라고 보고되어있다.

골형성 부전증 환자에서 양악수술을 시행하는 경우, 주의해야 할 점은 골절의 위험성, 출혈의 문제를 고려해야 한다. 상악의 전방 견인을 먼저 시행하고, 몇 개월 뒤 하악의 수술을 시행하기도 한다. 골형성부전증을 가진 환자에서는, 양악수술 후에는 치유의 속도가 느릴 수 있음을 고려해야 한다.

이 환자는 상아질 이형성증을 동반한 골형성 부전증으로 얼굴의 형태, 치아 형태, 치아이동과 관계된 생물학적 반응 모두에서 심각한 이상이 있었을 뿐만 아니라 환자의 협조도 좋지 않아 치아배열은 하였으나 교합이 미흡한 상태로 치료가 종결되었다. 교정치료를 하면서 어떤 상황에서도 양호한 교합을 이루지 못하면 미안하고 스트레스를 받는다. 드물게 만나는 질환에서 치료의 기간과 결과를 예측하기는 힘들다. 환자가 치료를 수용할 의지를 미리 평가하는 것도 매우 중요한데 이런 면에서 많이 부족하였다. 따라서 드물게 만나는 문제가 많은 환자를 치료하는 경우에는 환자의 형태적, 생물학적 특성은 물론 심리적 상태와 환자의 고통, 치료에 대한 기대치를 구체적으로 파악하고 신중하게 치료를 시작하는 것이 필요하다고 생각한다.

[참고문헌]

1. Senn A. Genetic Heterogeneity in Osteogenesis Imperfecta. Otology & Neurotology. 2012; 33(9):1562-1566.
2. Schwartz ST, et al. Oral findings in osteogenesis imperfecta. Oral Surg Oral Med Oral Pathol 1984;57:161.
3. Lukinmaa PL, et al. Dental findings in osteogenesis imperfecta: II. Dysplastic and other developmental defects. J Craniofac Genet Dev Biol 1987;7:127.
4. Phillips JH, et al. Le Fort III osteotomy or distraction osteogenesis imperfecta: Your choice. Plast Reconstr Surg 2006;117:1255-1330.
5. James K, et al. Orthodontic treatment and orthognathic surgery for patients with osteogenesis imperfecta. Semin Orthod 2006;12:254-271.

D 연골 무형성증(Achondroplasia)

연골 무형성증은 연골의 뼈 형성 능력에 장애가 있는 질환으로, 정상에 비해 큰 머리, 넓고 튀어나온 이마, 낮은 콧대, 짧은 팔과 다리, 두드러진 복부와 엉덩이, 그리고 삼지창손이라 불리는 짧은 손가락이 특징적으로 나타난다. FGFR이라는 유전자의 돌연변이 때문에 발생하며 상염색체 우성으로 유전되기도 하지만 환자의 약 90%는 새로운 돌연변이에 의해 발생된다. 남녀에서 비슷한 비율로 발생하며, 신생아 15,000~35,000명당 한 명의 빈도로 발생하는 것으로 추정된다.

연골 무형성증은 출생 시부터 알아볼 수 있을 정도로 명확한 장애다. 연골 무형성증 출생아는 상대적으로 길고 좁은 몸통에 짧은 사지를 가지고 있다. 특징적으로 큰 머리에 이마가 튀어나와 있고 가운데 얼굴의 발육부전이 있으며 광대뼈는 편평하다. 코뼈는 낮다. 아기의 손가락은 짧고 네 번째, 다섯 번째 손가락이 갈라져서 손이 삼지창 모양으로 보인다. 대부분의 관절은 정상보다 더 길다. 출생 시 등의 중하부에 작은 덩어리 같은 것이 있어서 돌출되어 보이는 경우도 있으나 걸을 때쯤 덩어리는 사라지고 허리가 눈에 띄게 흔들거린다. 다리는 안으로 휜다. 아기의 근육 긴장도는 다소 떨어져 있다. 머리가 크고 근육의 긴장도가 떨어지기 때문에 연골 무형성증의 소아는 통상적으로 근육 발달 단계가 정상적인 성장 일정보다 지연될 수 있다. 연골 무형성증 환자의 지적능력은 정상이다.

성장 호르몬 치료가 효과가 있으며 최근 FGFR3 gene을 치료하려는 노력을 하고 있다.

[참고문헌]

1. Hall JG. The natural history of achondroplasia. Basic Life Sci 1988;48:3-9.
2. Shiang R, Thompson LM, Zhu YZ, Church DM, Fielder TJ, Bocian M, et al. Mutations in the transmembrane domain FGFR3 cause the most common genetic form of dwarfism, achondroplasia. Cell 1994;78(2):335-342.
3. Bellus GA, Hefferon TW, Ortiz de Luna RI, Hecht JT, Horton WA, Machado M, et al. Achondroplasia is defined by recurrent G380R mutation of FGFR3. Am J Hum Genet 1995;56(2):368-373.
4. Nelson FW, Goldie WD, Hecht JT, Butler IJ, Scott CI. Short latency somatosensory evoked potentials in the management of patients with achondroplasia. Neurology 1984;34(8):1053-108.

E 법랑질형성 부전증(Amelogenesis Imperfecta)

법랑질형성 부전증은 유전적인 요인에 의해 치아 발육 시기 중 조직-형태 분화 시기에 법랑기의 기능 이상으로 발생하며 치아 발육 중에 외배엽성 장애로 인해 발생하므로 법랑질 이외의 다른 치아 구조는 정상이다. 법랑질형성 부전증이라는 용어는 전신질환과 관계되지 않는 유전적 법랑질 이상을 표현하는 용어로서 Weinman 등에 의해 처음으로 기술되었다. 간혹 칼슘 대사에 문제가 있는 간 혹은 신장에 질환이 있는 환자나 외배엽 이형성증 환자에서도 전반적인 치아의 법랑질 형성 부전이 관찰될 수 있으므로 감별이 요구된다.

Shafer 등은 법랑질형성 부전증이 치아의 발육 단계 중 어느 시기에 영향을 받았느냐에 따라 임상적으로 다른 양상을 나타낸다고 보고하였다. 크게 3가지로 나누어 보면 유기질의 침착이 일어나는 형성 시기에 결함을 갖는 경우 형성부전형(Hypoplastic type), 기질의 석회화가 일어나는 시기에 결함을 갖는 경우 저석회화형(Hypocalcified type), 결정체가 커지고 성숙되는 시기에 결함을 갖는 경우 성숙부전형(Hypomaturation type)으로 나타난다.

형성부전형은 기질이 불완전하게 형성된 것으로 소와가 형성된 거친 법랑질 표면을 가지지만 기질의 석회화는 계속적으로 일어나므로 법랑질이 단단하다. 특징적으로 교합면과 인접면 부위의 법랑질이 결손되어 마치 보철물 장착을 위해 치관을 삭제한 듯한 모양이 나타난다.

저석회화형은 기질은 정상적인 두께로 형성되지만 석회화가 불충분하게 이루어져 나타나는 형태로 치아의 외형 및 법랑질의 두께는 정상이지만 외력에 취약하다. 따라서 치아가 맹출된 직후 교합력 등에 의해 법랑질이 소실되며, 때로는 치은연 부위까지 치관이 마모되기도 한다. 이 두 가지 형태는 표면이 거칠고, 표면 투과성이 증가되기 때문에 착색되기 쉽다.

성숙부전형은 법랑질의 결정이 충분히 성숙되지 못하여 나타나는 경우로 전 치아 또는 치아 일부에 불투명하고 하얀 반점이 나타날 수 있다. 법랑질은 매끈하고 얇게 형성되며, 마모와 치아우식증에 의해 심하게 파괴되지는 않는다.

법랑질형성 부전증은 유치와 영구치 모두에서 발생 가능하며 발생률은 모든 종류를 합해서 1:14,000-1:16,000로 지역에 따라 다양하게 보고되고 있으며 가장 발생 빈도가 높은 것은 상염체 우성 저석회화형(Autosomal dominant hypocalcification type)으로 약 1:20,000 정도로 발생되는 것으로 보고되었다. 법랑질형성 부전증의 임상 소견으로는 비정상적인 치아 외형, 치아의 변색, 치아의 마모와 그에 따른 치간 이개, 수직 고경의 감소, 치아의 과민과 통증, 저작 능력 저하, 거친 표면에 치태와 치석의 침착 등이 있다. 드물지만 전반적인 치은의 증식도 보고되었다. 법랑질 형성부전증과 함께 치아의 흡수, 맹출 지연, 치아의 결손, 전치부의 개방교합 등이 나타날 수 있는 것으로 보고되고 있다. 개방교합은 치아의 과민에 의한 혀의 위치 이상으로 인해 나타난다고 설명되며 때때로 저석회화형에서는 구치의 교모로 과개교합이 나타난다는 보고도 있다. 또 임상 치관의 길이가 짧고 인접면 접촉점이 하방에 위치되어 있는 경우를 종종 볼 수 있는데 이는 치주 수술을 통하여 개선할 수 있다.

법랑질형성 부전증의 진단은 치아의 임상적, 방사선학적인 검사 결과 및 유전검사에 의해 이루어진다. 확실한 법랑질형성 부전증이라면 일단 전신 질환에는 이환되어 있지 않고 전반적인 치아의 법랑질형성 부전을 보이며, 부모나 혈육 중에서 유전적인 요소가 발견된다.

법랑질형성 부전증 환자가 병원을 찾게 되는 이유는 치아의 심한 마모와 치아의 바스러짐(chipping)에 의해 치수가 노출되어 나타나는 치아의 과민이나 통증, 그리고 치아의 비정상적인 모양이나 변색 때문이다. 법랑질형성 부전증은 보기가 싫어 환자의 사회 심리적인 건강에 영향을 미치며 특별히 환자의 나이가 어릴수록 그 영향력이 크다는 보고가 있으므로 조기 치료를 통해 자신감을 획득할 수 있도록 하는 것도 중요한 치료 목표의 하나라고 할 수 있다.

치료 방법으로는 구강 위생교육, 식이요법, 전신요법, 구치부의 수복, 심미성을 고려한 전치부의 수복, 부정교합을 동반한 경우 이에 대한 교정치료, 치아의 맹출 유도 등이 있다. 심한 법랑질형성 부전증으로 영구치의 결손 및 맹출 장애가 나타나거나 다수 치아를 상실한 경우에는 의치의 제작이 필요할 수도 있다. 증상의 악화를 방지하기 위해 치아 맹출 후 즉각적인 임시 치료를 시행하고, 성장이 완료된 후에 보다 튼튼하며 심미적인 최종 보철물을 제작해 주는 것이 필요할 수도 있다. 이러한 치료와 병행하여 구강 위생 관리에 대한 동기를 부여하여 착색에 의한 치아의 변색, 치아우식증, 치은염, 치주염의 문제점을 방지하는 것도 중요하다. 법랑질형성 부전 환자의 치료는 결함의 정도, 환자의 성별과 연령, 환자의 정신적인 감수성, 보호자의 관심 등에 영향을 받게 되는데 크게 성장기와 성장 완료 후로 나누어 두 단계로 생각해야 한다. 첫 단계의 치료는 유치열기 및 혼합치열기의 치료로 치아의 발육, 치주 조직의 건강 그리고 악골의 성장을 감안하여 개개 치아의 수복을 통해 상하악의 성장을 허용해 주는 것이 중요하다. 이러한 방법으로 전치부에서는 심미성 회복을 위해 레진으로 수복(Direct composit resin filling)을 시행하고, 구치부에서는 치아의 교모를 예방하여 치아의 민감성을 감소시키고 교합을 안정화시키기 위하여 glass ionomer 수복이나 기성금관을 이용할 수 있다. 법랑질형성 부전증의 치아가 우식에 이환되지 않았고 환자가 어려서 회전절삭 기구를 사용하면 치수 노출의 우려가 있는 경우 치아 삭제를 시행하지 않고 과산화수소로 치아를 세척만 시행한 후 수복하기도 한다. 두 번째 단계는 모든 영구치가 제 위치에 맹출했을 때 최종 수복을 통하여 심미의 개선과 저작 기능을 유지하도록 하는 것이다. 전치부에서는 Direct composite resin filling이나 Porcelain jacket crown, porcelain laminate, resin jacket crown, PFM 등이 이용될 수 있다. 구치부는 도재금관(PFM), gold crown을 이용하여 수복해 줄 수 있다. 저석회화형을 나타내는 치아는 법랑질의 광물질 함량이 정상치보다 낮고 상대적으로 좁은 상아세관과 상아질에서 더 높은 칼슘 함량을 나타낸다는 보고가 있다. 그럼에도 불구하고 법랑질형성 부전증 환자의 각 유형마다 독특한 산부식 형태(정상적인 형태는 아니지만)를 가지고 있으므로 부식과 상아질 접착제, glass ionomer cement를 이용한 수복이 임상적으로 좋은 결과를 얻을 수 있다고 한다.

법랑질형성 부전을 보이는 환자를 교정치료 할 때는 여러 가지 특별한 고려를 해야 한다. 첫째, 브라켓의 접착인데, 저형성형 법랑질형성 부전의 경우 보통 브라켓을 접착하기 위한 법랑질의 양이 부족하여 치료 시작 시 해당 치아에 대한 수복치료가 필요하다. 글래스 아이오노머 또는 레진 수복을 통해 저형성된 법랑질 부위를 매끄럽게 하고 브라켓 접착을 시행하는 것이 고려될 수 있으나, 저석회화형 법랑질형성 부전 환자에서는 교정치료를 진행함에 따라 광화가 충분치 못한 법랑질 부위가 파절될 수 있기 때문에 수복물의 장기 예후는 불분명하다. 따라서 저석회화형 환자에서는 전 치관을 피개하는 수복물이 추천된다. 둘째, 법랑질형성 부전에서의 특징적인 임상적 합병증들을 고려하여야 한다. 법랑질 형성부전은 주로 법랑질의 형성에 영향을 미치지만, 우식에 취약하고, 급속도의 마모, 과다한 치석 침착 등의 다양한 임상적 합병증을 동반하기도 한다. 각 합병증들은 법랑질 형성부전의 정도에 따라 달라지며 교정치료 시작 전 해당 합병증들에 대한 세심한 고려가 필수적이다. 마지막으로 교정치료가 완료된 이후 전체적인 재평가와 치아 수복을 진행하여야 한다. 브라켓을 제거할 때 취약한 법랑질이 파절되는 경우가 많으므로, 치아파절의 가능성을 치료 전에 미리 이야기하고, 부착된 교정 장치를 갈아 내는 등의 특별한 주의를 해야 한다. 심한 마모로 인해 낮은 임상 치관 및 치은 과증식을 보이는 경우 치관연장술 및 치은 재형성술이 고려될 수 있으며, 상실된 수직 고경 회복을 위해 보철 수복 시 주의를 기울여야 한다.

[참고문헌]

1. Ginansanti JS. A kindred showing hypocalcified amelogenesis imperfecta : Report of case. JADA, 1973;86:675-678
2. Crawford PJM, Aldred MJ. X-linked amelogenesis imperfecta. Oral Surg Med Oral Pathol, 1973;73:449-455
3. Backman B, Lundgren T, Engstrom EU, et al.: The absence of correlations between a clinical classification and ultrastructural findings in amelogenesis imperfecta. Acta Odontol Scand, 1993;51:79-89
4. Weinman JP, Svaboda JF, Woods RW : Hereditary disturbances of enamel formation and calcification. JADA, 1945;32:397

F 상아질형성 부전증(Dentinogenesis Imperfecta)

상아질형성 부전증(Dentinogenesis Imperfecta)은 상염색체 우성으로 유전된다. 석회화가 불완전하며 불규칙적으로 형성된 상아질로 치관 및 치근 치수강이 채워지며, 이에 따라 치아가 유백색으로 나타난다. 상아질형성 부전증은 관련된 유전자에 따라 3가지 아형(subtype)으로 분류한다. 먼저 1형은 골형성 부전증환자에서 나타나는 상아질 형성부전증으로 콜라겐을 암호화하는 COL1A1 유전자의 이상으로 나타난다. 2형은 골형성부전증과 무관하며 상아질 형성과 관련된 유전자인 DSPP(Dentine sialophosphoprotein gene) 유전자의 이상으로 발생하며, 3가지 유형중 가장 흔한 유형이다. 3형은 드물게 나타나며, 2형과 동일한 유전자의 이상으로 발생하는데 특이하게 미국의 Maryland 주에 사는 한정된 민족에게서만 관찰된다.

1형과 2형 상아질형성 부전증에서 보이는 방사선 소견은 다음과 같다.

치수강에 상아질이 축적되어 좁은 형태를 보인다. 치수강이 부분적으로 또는 완전히 폐쇄되고 근관도 가늘게 보이거나 소실된다. 치관이 치경부가 좁아진 구근 모양이다. 치근 길이가 짧고, 근단부가 둥글다.

상아질형성 부전증의 경우 상아질이 연하여, 상부의 법랑질을 기능적으로 지지하기에 부적절하다. 이에 따라 법랑질이 쉽게 떨어져 나가 하방의 상아질이 노출되고 노출된 약한 상아질은 빠르게 닳는다. 특이한 점은 상아질의 노출에도 불구하고, 치아는 우식증에 쉽게 이환되지 않는다는 것이다.

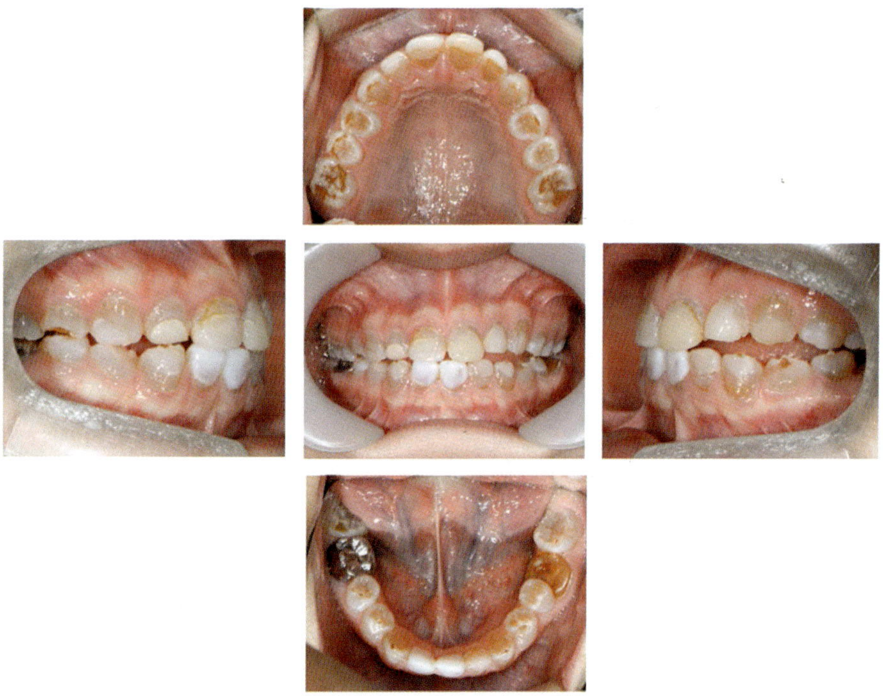

Figure Ⅲ-2-51. Intraoral photos in the patient with dentinogenesis imperfecta

상아질형성 부전증의 치료목표는 마모 및 파절로 인한 치관부의 소실을 예방하고, 수직고경의 감소를 막는 것이다. 이를 위하여 이환된 치아를 완전히 씌우는 것(구치부는 금속관, 전치부는 레진관)이 추천된다.

증례 1

아래턱이 작다고 11세 10개월 여자 어린이가 내원하였다. 병력을 청취하니 생후 1년경 구개열 수술을 했다고 하며, 구개수(uvula)가 없는 상태였다. 언어능력 및 지적 능력이 약간 저하되었다. 구강 내를 관찰하니 상하악에 다수의 치아결손을 보였다(Figure Ⅲ-2-52). 방사선 사진에서 구치들의 치경부가 협착된 구근 모양을 보였다. 또한 치근 형태가 불량하며, 특히 하악 구치의 경우 치근이 얇고 길이도 짧으며 치수강이 좁았다(Figure Ⅲ-2-53). 따라서 상아질형성 부전증으로 추정하였다. 측모 두부 방사선사진 분석에서 전두개저에 대해 하악체와 하악지가 작은 골격성 2급 1류 부정교합이었다(Figure Ⅲ-2-54). 먼저 견치가 배열될 공간을 마련하기 위해 치아배열을 시행하기로 하였다. 상악에서는 선천 결손된 상악 좌우측 제 2소구치 부위로 상악 좌우측 제 1소구치를 견인하여 견치를 배열할 공간을 마련하고, 하악에서는 정출된 전치부를 함입하고 제 2유구치는 가능한 오래 유지하다가 성장 완료후 임플란트를 하기로 계획하였다(Figure Ⅲ-2-55). 후퇴된 하악골을 전방 위치시키기 위해 골신장술(Distraction osteogenesis)도 고려하였다.

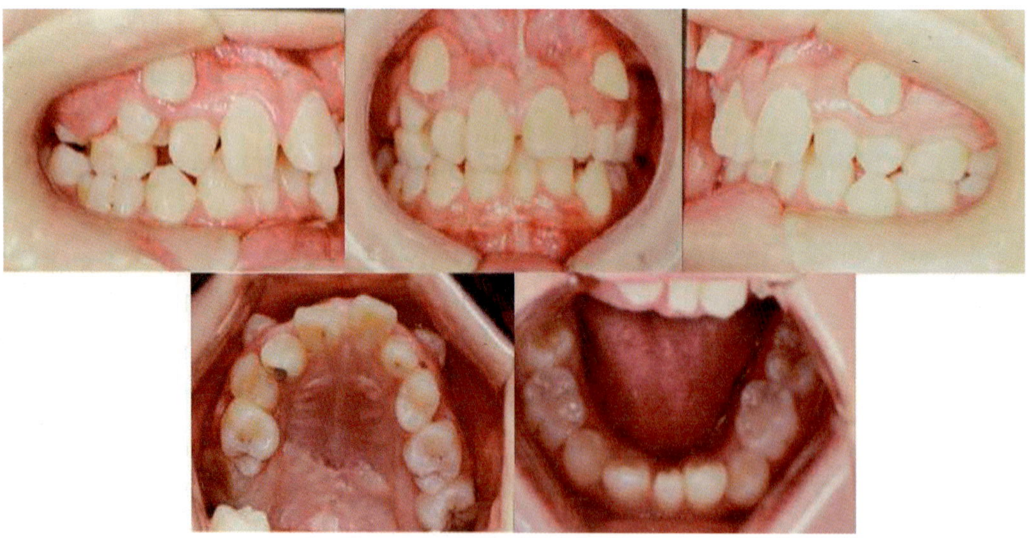

Figure Ⅲ-2-52. Pretreatment facial & intraoral photos

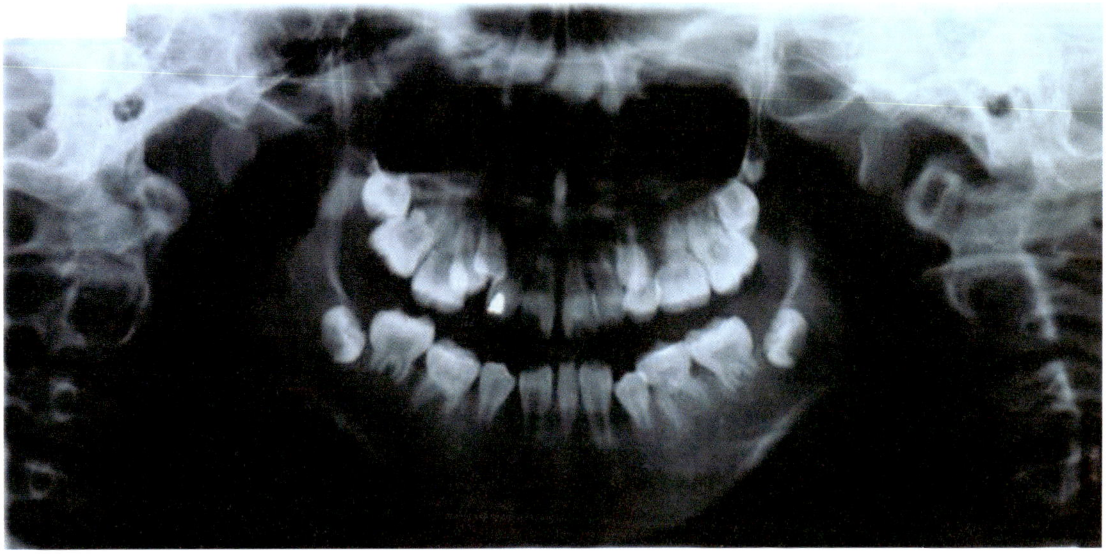

Figure Ⅲ-2-53. Pretreatment panoramic radiography

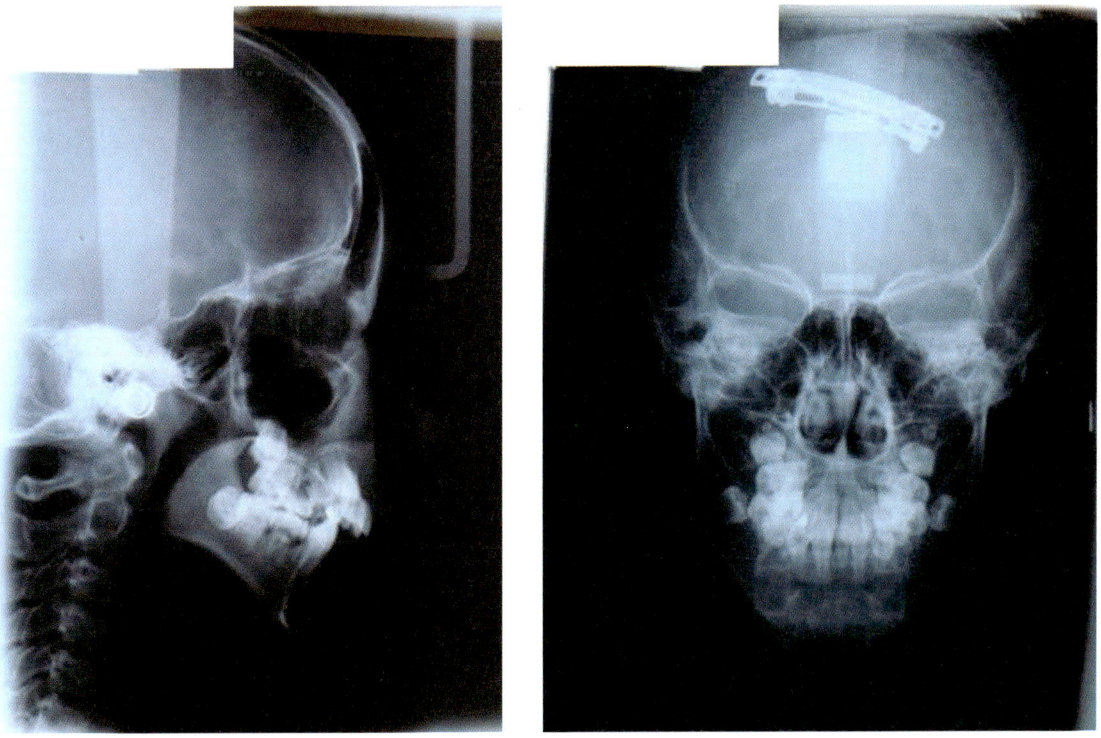

Figure Ⅲ-2-54. Pretreatment lateral & posteroanterior cephalogram

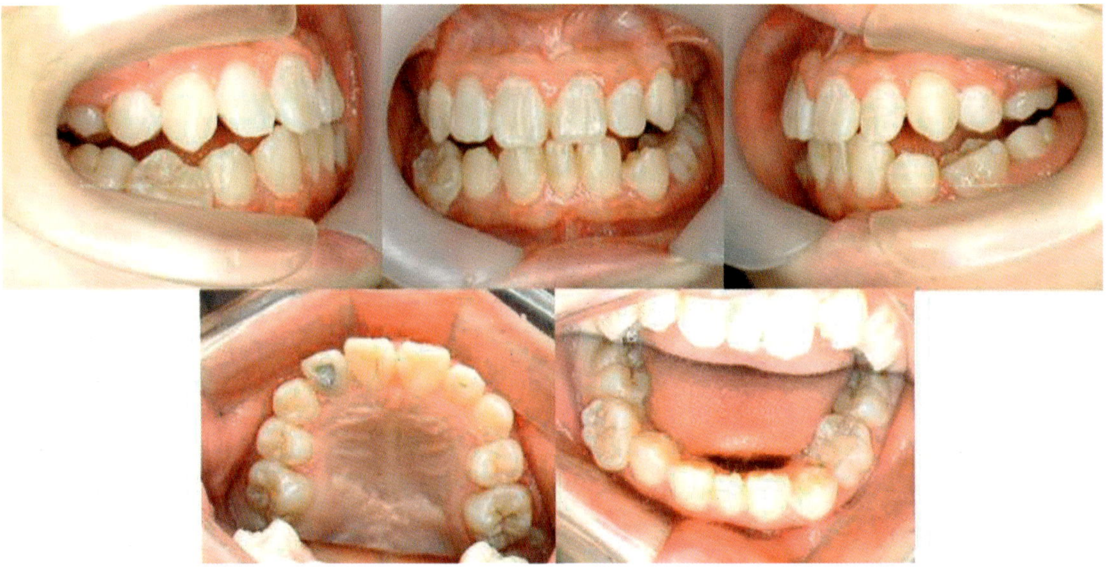

Figure Ⅲ-2-55. Facial & intraoral photos after debonding

치아 배열 후 하악이 작은 것을 치료하고자 하였으나 환자의 협조를 얻기 어렵고, 부모도 수술(골신장술)에 대해 부정적인 생각이어서 현 상태에서 최소한의 개입만 하기로 하였다. 임플란트를 위해 성장이 끝날 때까지 경과만 관찰하였고, 20세 11개월에 하악 우측 제 2유구치의 치근흡수가 진행되고 심하게 흔들려 발거하였다(Figure Ⅲ-2-56, Ⅲ-2-57). 하악 좌우측 제 2소구치의 임플란트를 위해 하악 우측 제 1대구치의 직립이 필요하였다(Figure Ⅲ-2-58). 하악 우측 제 1대구치의 직립을 위해 치근이 짧고, 동요도가 큰 우측 제 2대구치를 발거하고, 하악지 부위에 마이크로임플란트를 식립하였다(Figure Ⅲ-2-59). 하악 우측 제 1대구치의 직립 완료 후 동요가 심해 와이어를 이용하여 유지 후 장치를 제거 하였다. 이후 만기잔존 되어있던 좌측 제 2유구치도 발거하고 하악 좌우측 제 2소구치 부위에 임플란트 식립을 완료하였다(Figure Ⅲ-2-60).

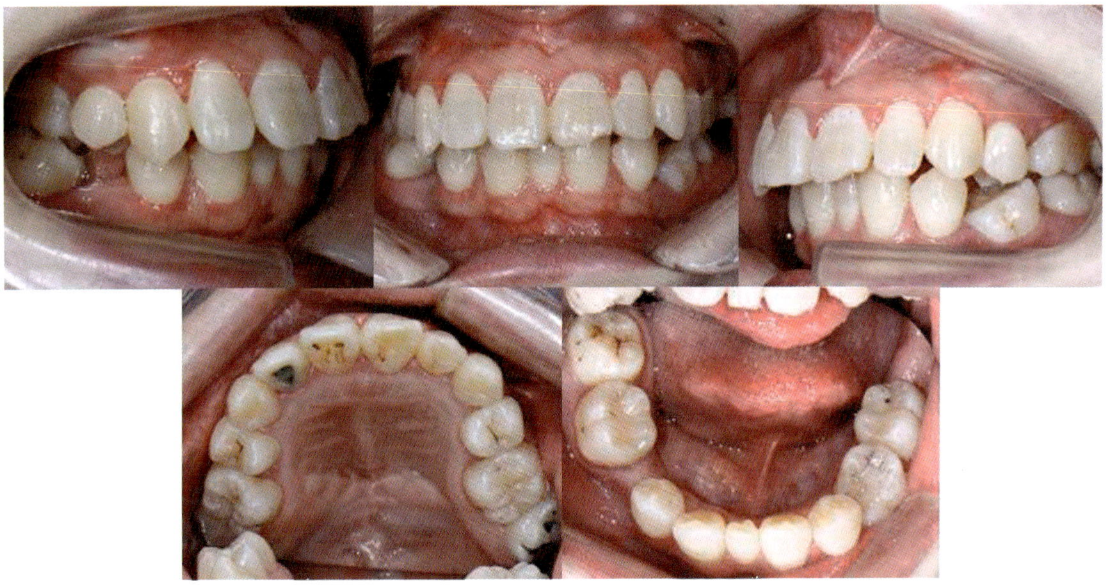

Figure Ⅲ-2-56. Pretreatment intraoral photo

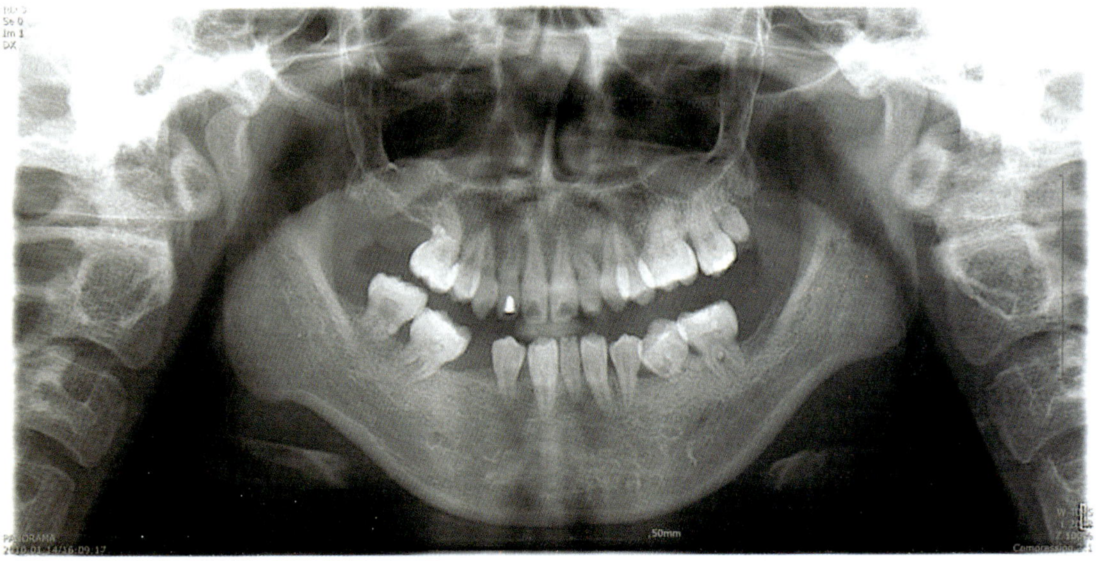

Figure Ⅲ-2-57. Pretreatment panoramic radiography

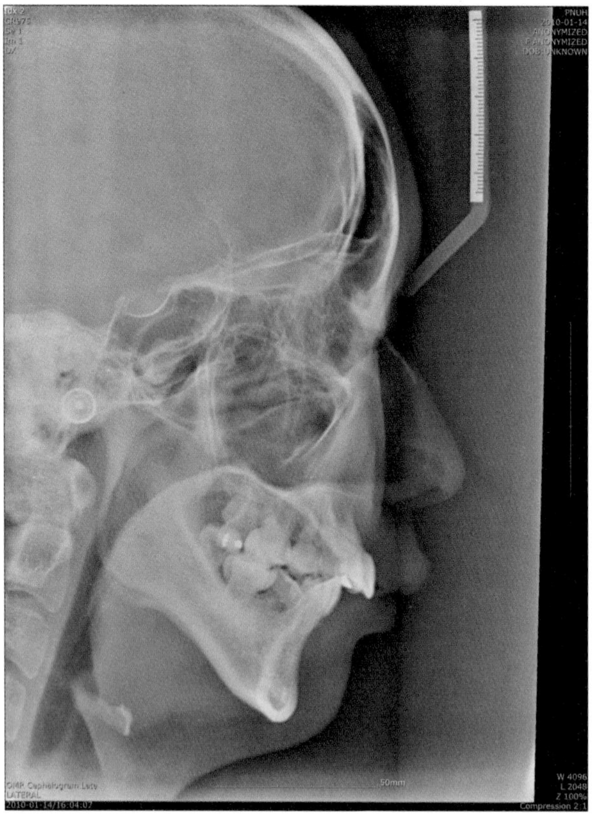

Figure Ⅲ-2-58. Pretreatment lateral cephalogram

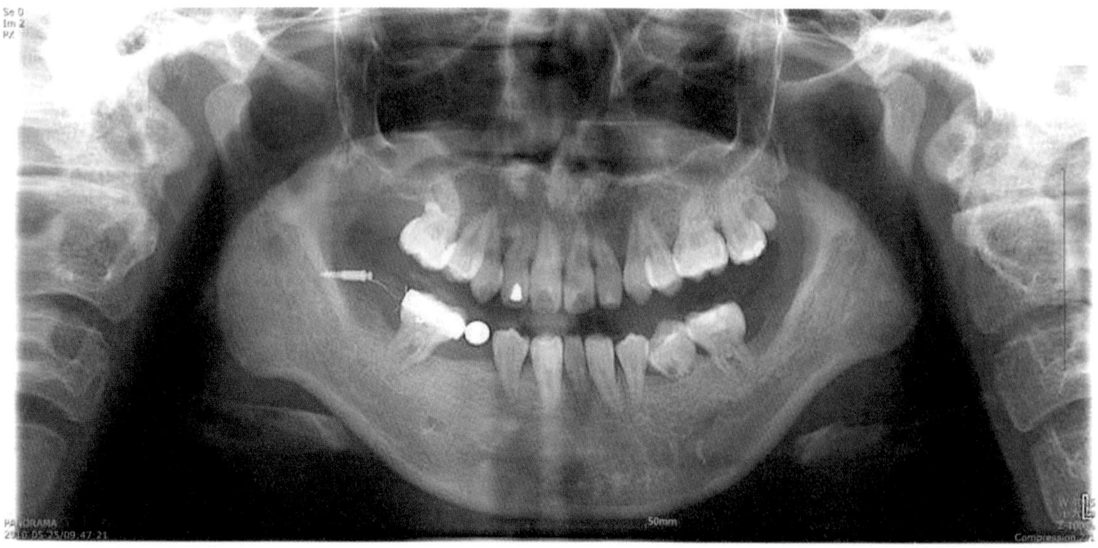

Figure Ⅲ-2-59. Treatment progress

Table Ⅲ-2-5. Cephalometric analysis

Measurement	Mean	After growth
Articular angle	147.1	154.63
Gonial angle	117.1	131.38
Post. cranial base	41.3	36.06
Body length	79.0	69.65
Ramus ratio	77.0	59.68
Mn. body ratio	108.0	98.29
Y-axis	70.9	74.97
SNA	82.4	77.72
SNB	80.4	72.95
ANB	2.0	4.77
SN-FH	7.0	5.63
ODI	73.3	76.62
FMA	25.0	39.13
U1-SN	109.0	112.8
IMPA	96.5	93.09
A to N-per	1.1	-7.59
Pog -N per	-0.3	-22.6
L1 to A-pog	0.0	2.76

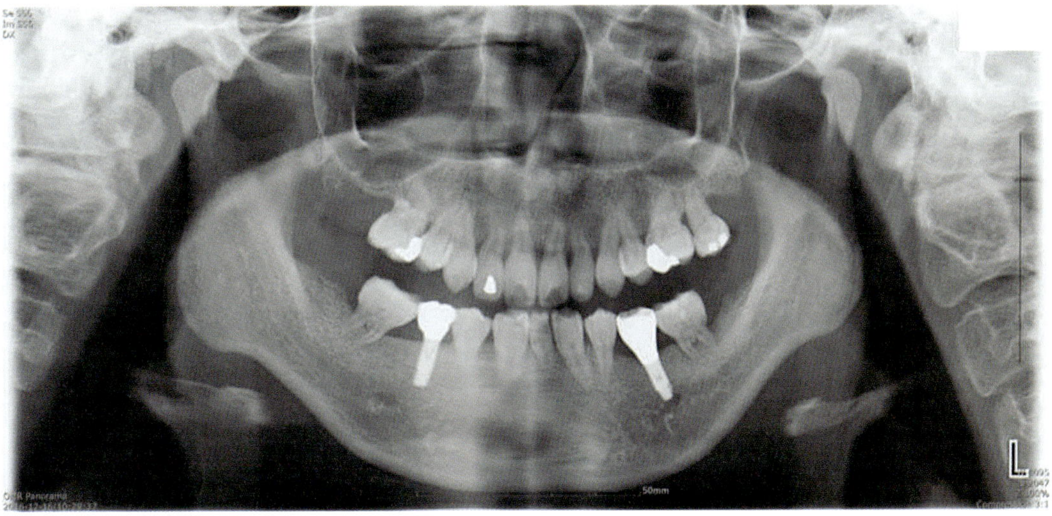

Figure Ⅲ-2-60. Panoramic radiography after debonding

증례 2

"하악 좌측 제 2소구치가 걸려 나지 않는다(locking)."를 주소로 내원한 12세 여환이다. 상하악에 총생이 있었지만 환자가 거리상, 경제적 문제로 포괄적인 교정치료는 원하지 않아 하악 좌측 제 2소구치만 배열하기로 했다(Figure Ⅲ-2-61, Ⅲ-2-62). 우선 공간 확보를 위해 sagittal appliance 사용하였다(Figure Ⅲ-2-63). 공간 확보 후 mini-tube를 사용하여 #35 회전 개선 및 배열을 시행하였다(Figure Ⅲ-2-64). 총 6개월의 치료 후 장치를 제거하였다(Figure Ⅲ-2-65, Ⅲ-2-66).

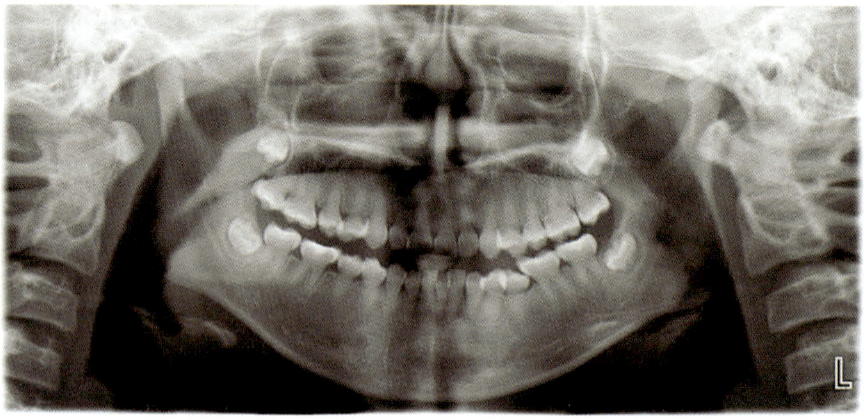

Figure Ⅲ-2-61. Pretreatment panoramic radiography

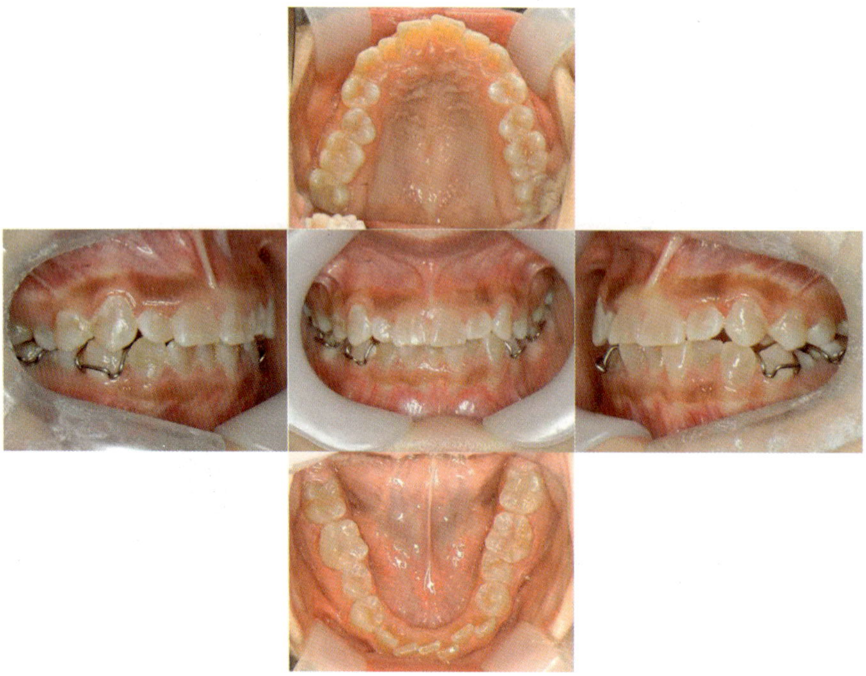

Figure Ⅲ-2-62. Pretreatment intraoral photo

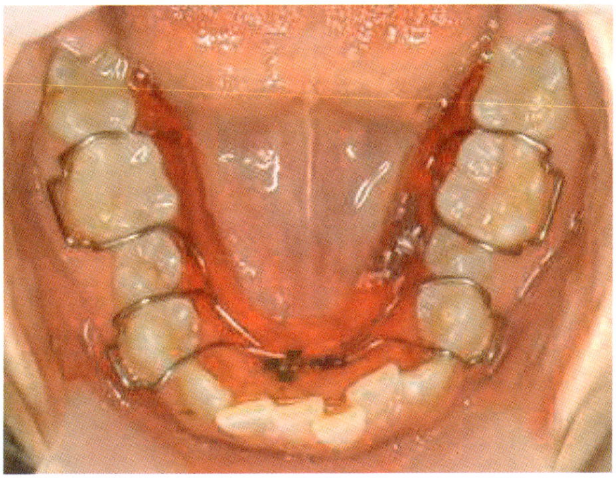

Figure Ⅲ-2-63. Sagittal appliance

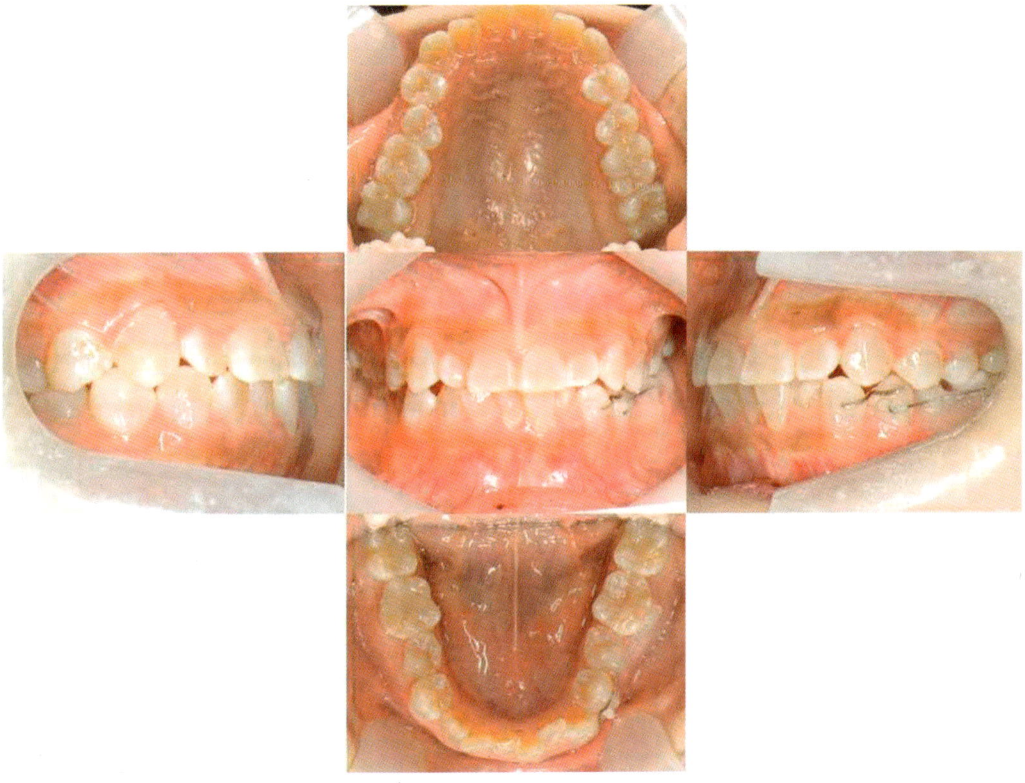

Figure Ⅲ-2-64. Treatment progress

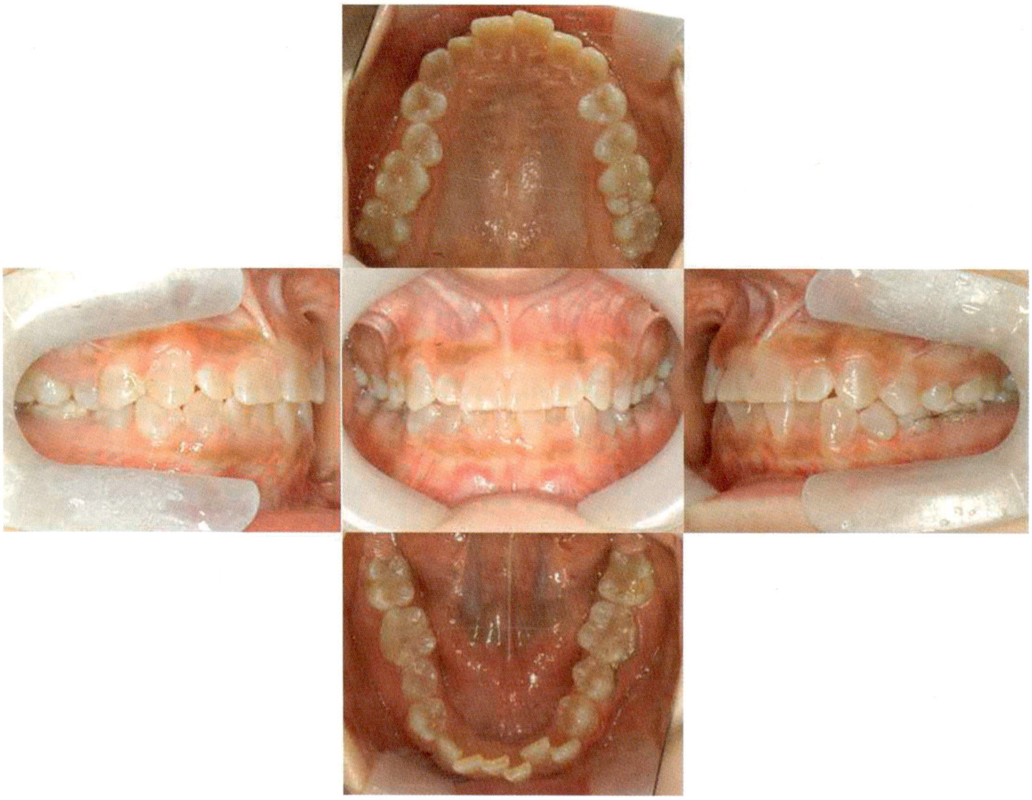

Figure Ⅲ-2-65. Posttreatment intraoral photos

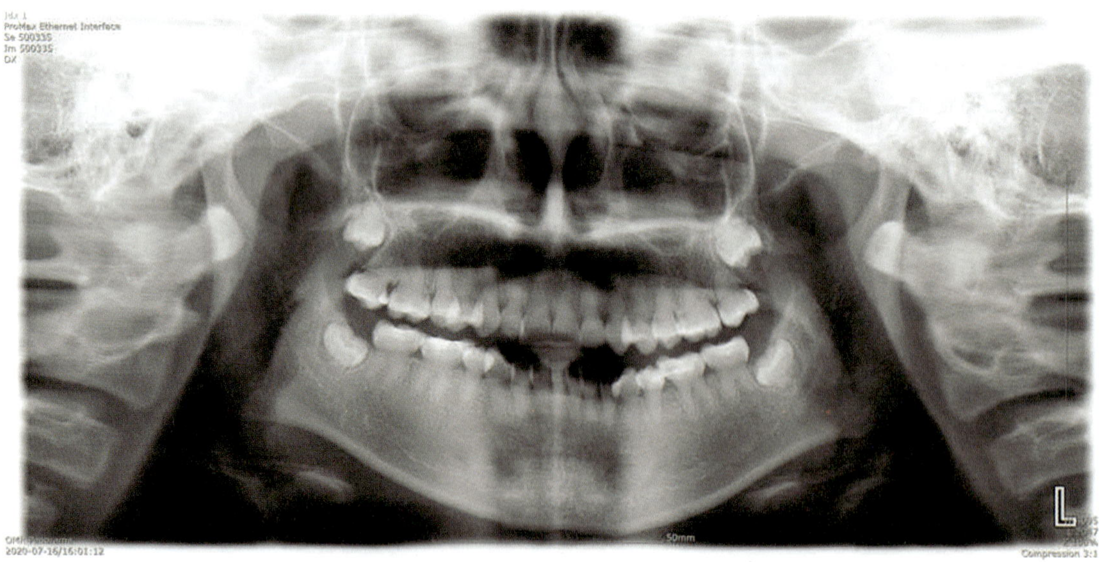

Figure Ⅲ-2-66. Posttreatment panoramic radiography

고찰

상아질형성 부전증 환자의 교정치료에서는 치아의 치경부가 좁고 치근이 짧아 치아를 이동하면 흔들릴 가능성이 크다는 점에 유의하여 치아 이동을 약한 힘으로 천천히 시행해야 한다.

그리고 상아질형성 부전증을 가진 환자들의 경우, 석회화가 불완전한 상아질로 인해 근관치료가 힘들다. 그러므로 치아의 손상이 일어나기 전에 예방적으로 수복치료를 시행하여야 하는 경우가 많다. 그럼에도 불구하고 치아가 상실되면 공간 소실이 되지 않도록 공간유지장치를 시행해야 한다. 소아청소년 시기에 우식의 이환률은 상아질형성 부전증을 가지지 않은 사람들과 비슷하나 치관부 우식 없이 치근단 병소가 높은 빈도로 나타나므로 주기적으로 관찰하고 필요하면 방사선 사진을 촬영하는 것이 필요하다.

[참고문헌]

1. Beattie ML, Kim JW, Gong SG, Murdoch-Kinch CA, Simmer JP, Hu JC. Phenotypic variation in dentinogenesis imperfecta/dentin dysplasia linked to 4q21. J Dent Res. 2006;85(4):329-333.
2. Thotakura SR, Mah T, Srinivasan R, Takagi Y, Veis A, George A. The noncollagenous dentin matrix proteins are involved in dentinogenesis imperfecta type II (DGI-II). J Dent Res. 2000;79(3):835-839.
3. Huth KC, Paschos E, Sagner T, Hickel R. Diagnostic features and pedodontic-orthodontic management in dentinogenesis imperfecta type II: a case report. Int J Paed Dent. 2002;12(5):316-321.

G 외배엽 이형성증(Ectodermal Dysplasia)

외배엽 이형성증(Ectodermal Dysplasia)은 발생과정 중 외배엽에서 유래되는 땀샘, 침샘, 모발, 손·발톱, 피부, 치아 등의 신체 기관 중 하나 이상에서 이형성을 보이는 유전적 증후군을 통칭한다. 원인 유전자가 매우 다양하며, 약 150개 이상의 종류가 있는 것으로 알려져 있지만 나타나는 증상은 매우 유사하다. 외배엽에서 발생하는 신체 기관의 이형성 외에도 정신박약, 심장질환, 구순구개열 등의 증상을 동반하기도 한다. 외배엽 이형성증의 진단은 임상 증상 및 병력을 분석하는 것으로 시작해 유전자 검사로 확진한다. 10만 명 당 1~7명에서 나타난다.

외배엽 이형성증은 임상적으로 크게 2가지로 분류할 수 있다.

1. Christ-Siemens-Touraine syndrome(X-linked Hypohidrotic form)
2. Clouston's syndrome(Hidrotic form)

Christ-Siemens-Touraine syndrome은 발한감소증(hypohidrosis), 소모증(hypotricosis), 부분무치증(hypodontia)의 세 증상과 더불어 안면부의 전형적인 이형성을 보이는 X-linked hypohidrotic form이다. 이 경우 다른 외배엽 이형성증보다 더 심한 치아 결함을 나타낸다.

Clouston's syndrome은 치아, 모발, 손·발톱 등에서의 이형성이 나타나는 상염색체 우성 질환이다. 증상이 덜 심하다.

외배엽 이형성증 환자는 비정상적 치열, 피부의 각화, 체모의 감소 등을 보이며 열에 민감하고 정상적인 땀 배출이 불가능하여 유아기에 고열증에 시달리기도 한다.

가장 흔한 구강 내 증상은 치아 결손이나 무치증이며 외배엽 이형성증 환자의 80%에서 다수의 치아 결손이 관찰된다. 이로 인해 치조골이 저발육되고, 수직고경이 상실된 경우가 많다. 치아 형태의 이상도 관찰할 수 있는데, 절치와 견치 및 소구치에서 치관의 형태가 원뿔형으로 나타난다. 구강 점막이 건조하며, 구개와 후두부 점막이 위축되어 발성장애가 있는 경우도 있다. 또 외배엽 이형성증 환자는 중안모 함몰, 하악 전돌, 구순구개열 등 악안면변형이 동반되어 나타나기도 한다.

다양한 수준의 치아-두개 기형을 보이는 외배엽 이형성증 환자는 비심미적인 안모와 저작 및 발음 등의 장애로 인해 심리적으로 위축되기 쉽다. 따라서 정확한 진단 하에 조기치료가 필요할 것이며, 보철물 제작 및 안모 개선을 위해 교정과 및 구강악안면외과와 보철과 등 타 전문과와의 협진이 필요하다.

증례 1

20세 2개월 남자 환자가 "영구치가 없고, 턱이 나왔다."는 것을 주소로 내원하였다. 구강사진(Figure Ⅲ-2-67)과 파노라마(Figure Ⅲ-2-68), 두부방사선 계측사진(Figure Ⅲ-2-69)에서 다수 치아의 선천 결손과 치조골의 저발육이 관찰되었다. 다수의 치아들(#13-15, #23-25, #32-35, #42-45)이 선천 결손되었고, 유치들(#63,73,74)이 만기 잔존상태였다. 상악 좌우측 측절치가 왜소치(Peg lateralis)이며, 하악 좌우측 제 2대구치는 형태가 이상하였고, 상악 중절치 정중이개가 관찰되었다. 또한 하악골이 전방에 위치하는 악골의 전후방적 부조화 및 우측 하악체가 좌측에 비해 길어 이부와 하악 치열 정중선이 좌측으로 편위된 안면 비대칭을 보였다. 상악 치열궁 폭경이 좁았으며, 이로 인해 상하악 폭경 부조화가 존재했다. 골격적 부조화에 대한 보상으로 하악 전치가 설측 경사 되었다. 아버지가 III급 부정교합이며, 어머니가 외배엽 이형성증인 가족력이 존재했다. 환자의 안모와 구강 소견 및 가족력을 바탕으로 외배엽 이형성증으로 진단하고 치료 계획을 세웠다.

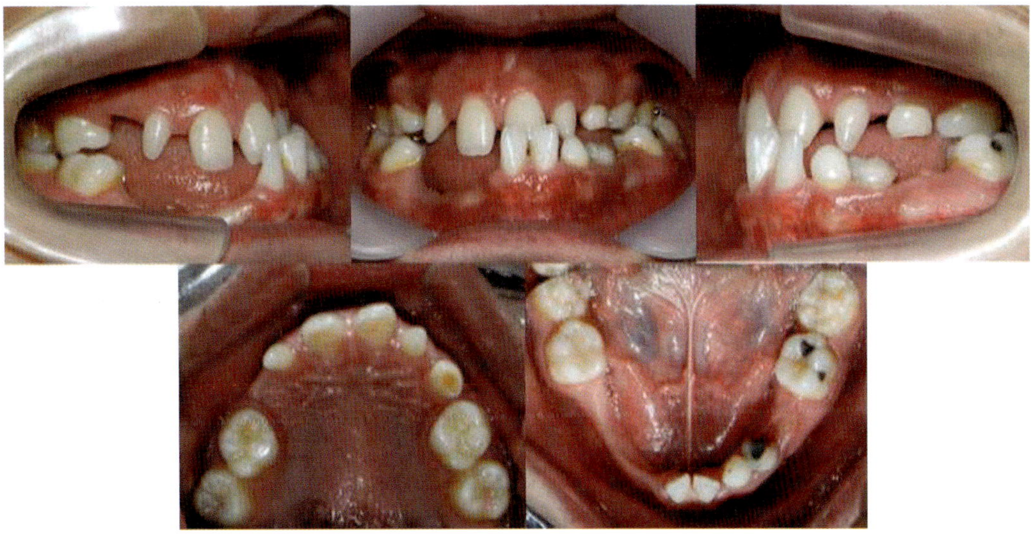

Figure Ⅲ-2-67. Pretreament intraoral photographs

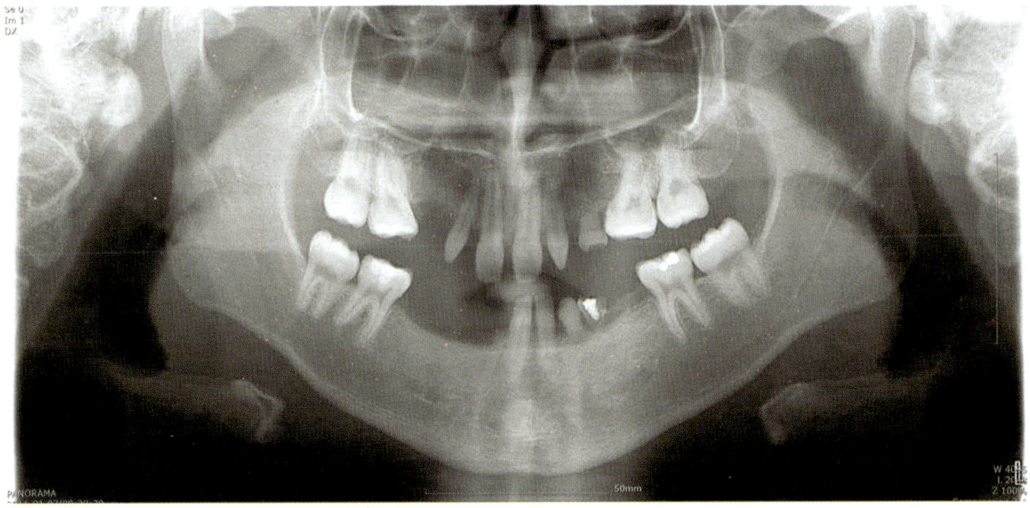

Figure Ⅲ-2-68. Pretreatment panoramic radiograph

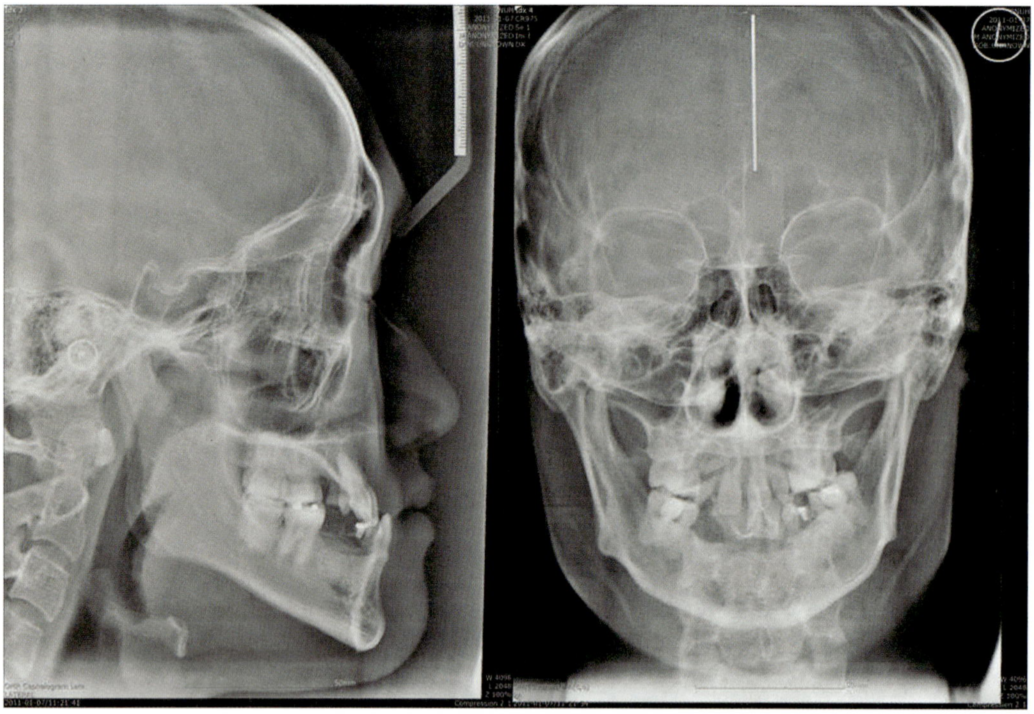

Figure Ⅲ-2-69. Pretreatment cephalogram

Table Ⅲ-2-6. Cephalometric analysis

Measurement	Mean	Initial	Final
SNA(°)	82.4	78.8	85.1
SNB(°)	80.4	84.1	80.7
ANB(°)	2.0	-5.3	4.3
APDI(°)	85.9	102.3	83.9
AFH(mm)	136.0	132.7	120.2
PFH(mm)	95.4	89.1	74.4
AFH/PFH	70.2	67.1	61.8
FMA(°)	25.0	23.7	32.6
Gonial angle(°)	117.1	123.6	130.2
U1-SN(°)	109.0	110.1	100.4
IMPA(°)	96.5	77.8	80.6

치조골이 저발육 되어있어 치아 이동은 최소화하기로 하였다. 악골의 부조화는 악교정 수술을 통해서 해소하고, 결손된 부위는 차후 임플란트로 수복을 시행하기로 하였다. 술전교정 치료 시, 보철과와 상의하여 수직 고경 및 하악골의 위치(CR)를 결정하였다. 상악 좌우 측절치는 크게 수복, 결손된 치아들(#13,14,23,33,34,35,43,44,45)은 임플란트를 하기로 계획하였다. 이에 맞추어 상악 중절치 사이 공간을 폐쇄하고, 측절치 보존 수복 공간을 형성하였다. MIA를 식립하여 상악 우측 제 2대구치를 함입하였다(Figure Ⅲ-2-70, Ⅲ-2-71).

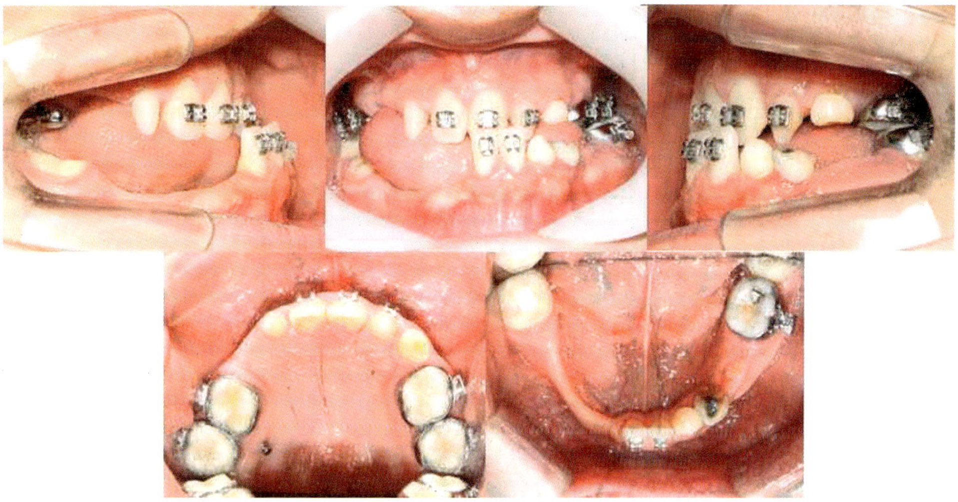

Figure Ⅲ-2-70. Presurgical facial and intraoral photographs

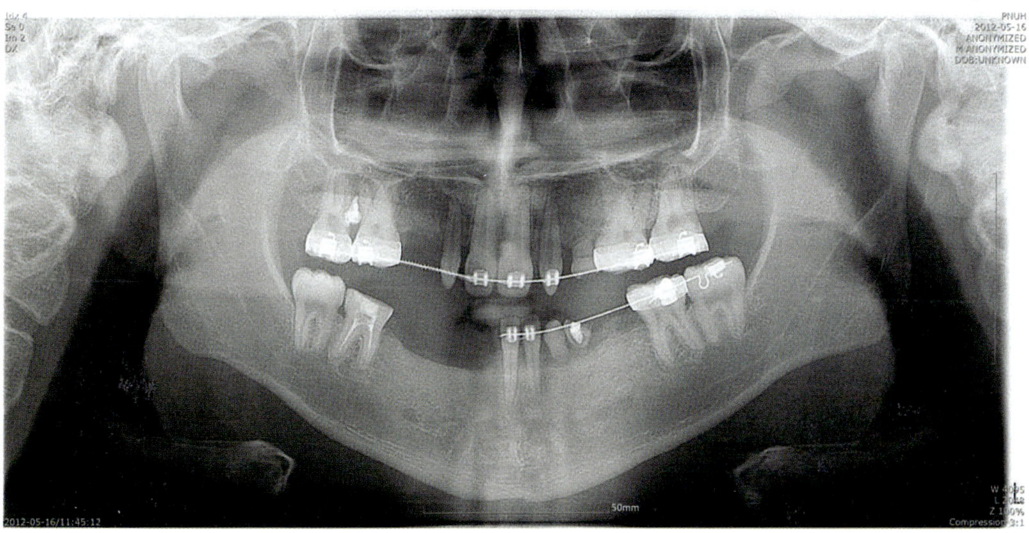

Figure Ⅲ-2-71. Presurgical Panoramic radiograph

치료 16개월 후 악교정 수술(Mx. advance & vertical reduction Le Fort I osteotomy, Mn. setback BSSO)을 시행하여 악골의 전후방적 관계를 개선하였다(Figure Ⅲ-2-72). 악교정 수술 1년 후, 저발육된 치조제 회복을 위해 Alveolar bone graft를 시행하였다.

결손된 치아의 위치에 임플란트 식립 후, zirconia 상부 보철물 제작하였고, 하악 좌·우 측절치는 cantilever type의 인공치(pontic)로 처리하였다. 왜소치인 상악 좌우 측절치는 laminate로 수복하였다. 2년 7개월 후, 보존 및 보철 치료가 완료되었다(Figure Ⅲ-2-73).

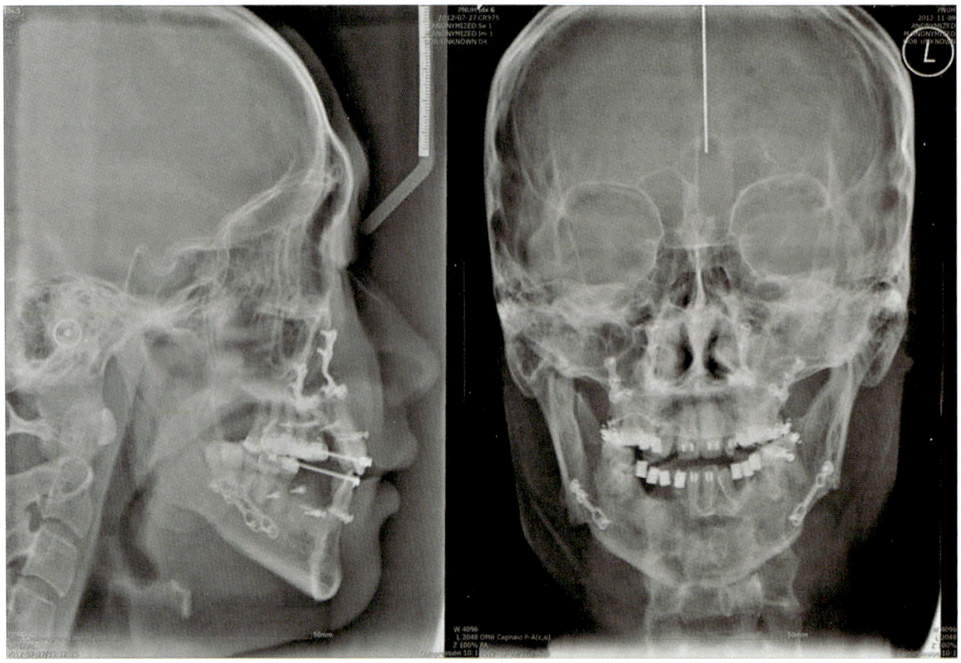

Figure Ⅲ-2-72. Postsurgical cephalograms

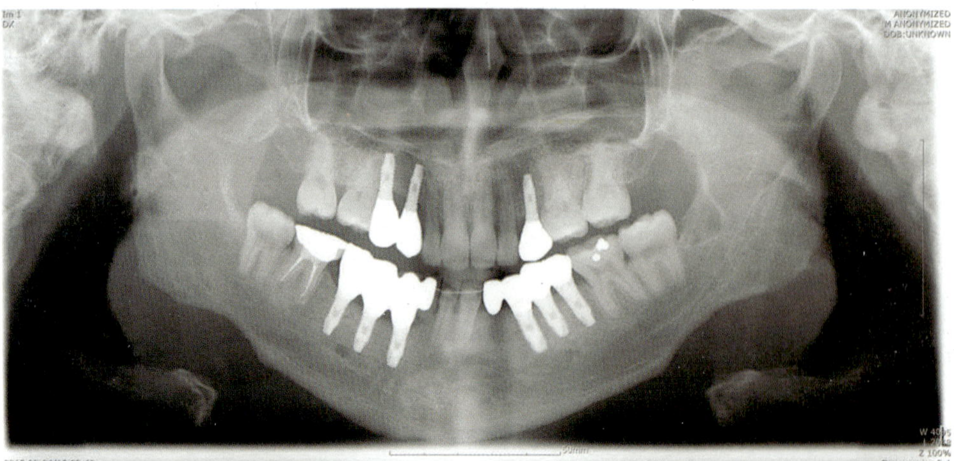

Figure Ⅲ-2-73. Posttreatment panoramic radiograph

증례 2

20세 남성이 개방교합과 다수의 결손치를 주소로 내원하였다. 구강 사진(Figure Ⅲ-2-74)에서 다수 결손치와 치아 형태 이상이 관찰되었다. 다수의 치아들(#15,23,25,32,35,45)이 결손되었고, 좁고 긴 전치부 형태, 둥근 형태의 구치(Figure Ⅲ-2-75)가 관찰되었다. 전두개저에 대해 상하악 모두 후방에 위치하나, 상악이 보다 후방에 위치하는 악골의 전후방적 부조화 존재했다. 또한 하악이 후하방 회전된 발산형 골격형태였다. 상하악 최후방 구치부 하나씩만 교합되는 개방교합을 보였다. 상하악 전치 설측 경사 관찰되었고, 구호흡 습관 및 구순 폐쇄부전 관찰되었다. 다수의 치아 결손 및 치아형태 이상, 상악골의 저발육이 되어 외배엽 이형성증으로 진단하였다.

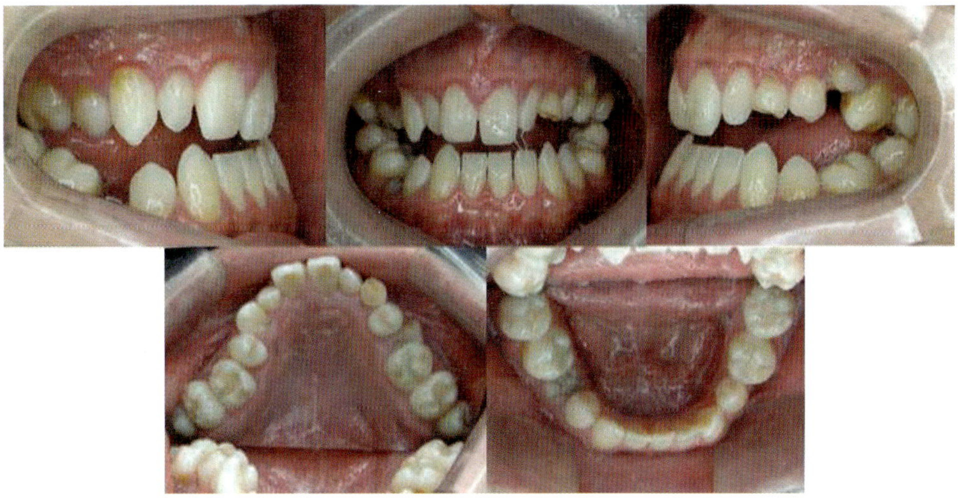

Figure Ⅲ-2-74. Pretreatment intraoral photographs

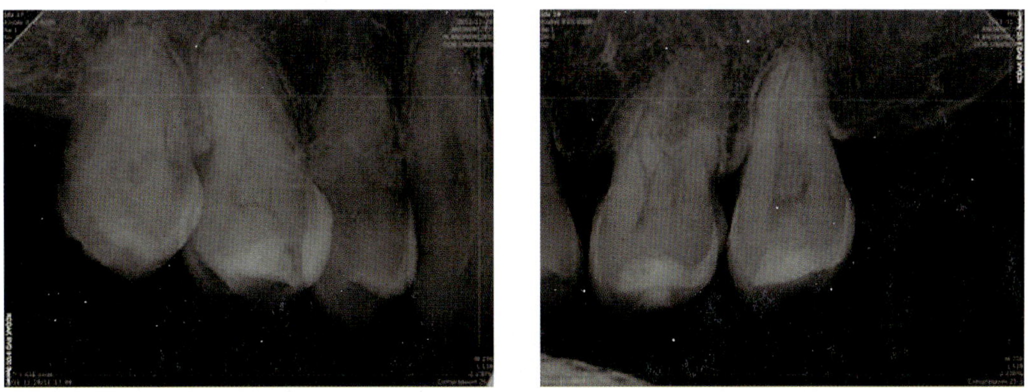

Figure Ⅲ-2-75. Maxillary molar periapical radiograph

개방교합은 재발될 가능성이 높음을 설명하고, 악골의 전후방적·수직적 부조화를 악교정 수술로 해소하기로 하였다. 결손된 상악 좌측 견치, 하악 좌측 측절치, 하악 우측 제 2소구치는 차후 보철을 하기로 하고 교정치료 시행하였다. 왜소치인 상악 좌우측 측절치(#12,22)를 포함해 상하악 구치부 형태가 이상하였으나, 형태 수정에 환자분이 동의하지 않아 치아 형태는 유지하면서 배열하기로 하였다. 만기 잔존된 유치들을 발거하고, 결손된 치아의 임플란트를 위한 공간 형성하였다(Figure Ⅲ-2-76~Ⅲ-2-78). 결손된 부위로 하악 구치부가 근심경사되어, uprighting spring으로 하악 구치를 직립시켜 공간을 형성하였다.

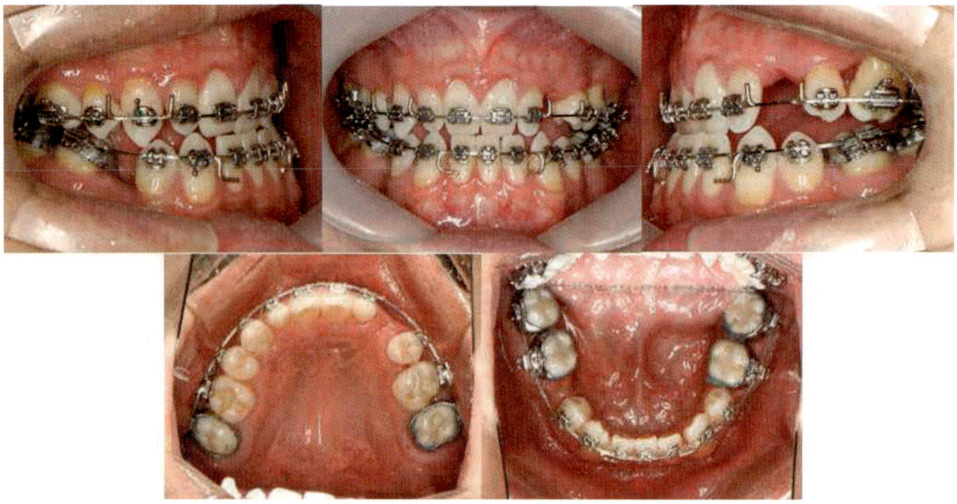

Figure Ⅲ-2-76. Presurgical intraoral photographs

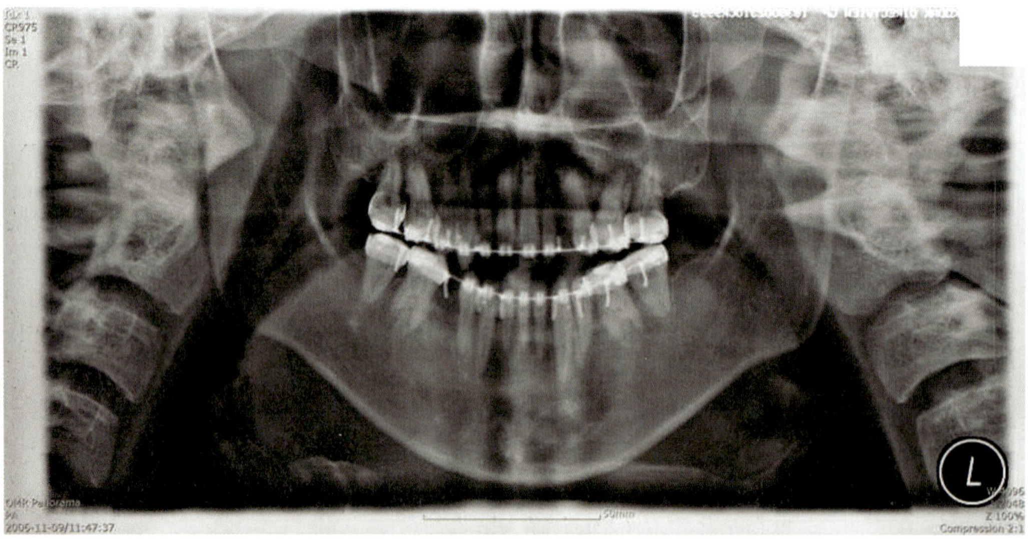

Figure Ⅲ-2-77. Presurgical Panoramic radiograph

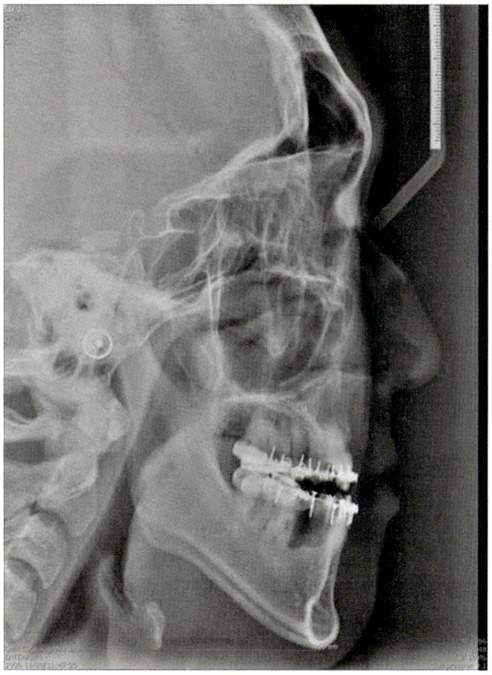

Figure Ⅲ-2-78. Presurgical cephalograms

교정 치료 9개월 후 악교정 수술(Mx. advance & vertical reduction Le Fort I osteotomy, Mn. BSSO)을 시행하여 악골의 전후방적·수직적 관계를 개선하였다(Figure Ⅲ-2-79, Ⅲ-2-80). 악교정 수술로 상하악에 정상적인 수직피개가 형성되었다. 이후 결손된 치아들(#23,32,45)은 임플란트로 수복하였다(Figure Ⅲ-2-81, Ⅲ-2-82).

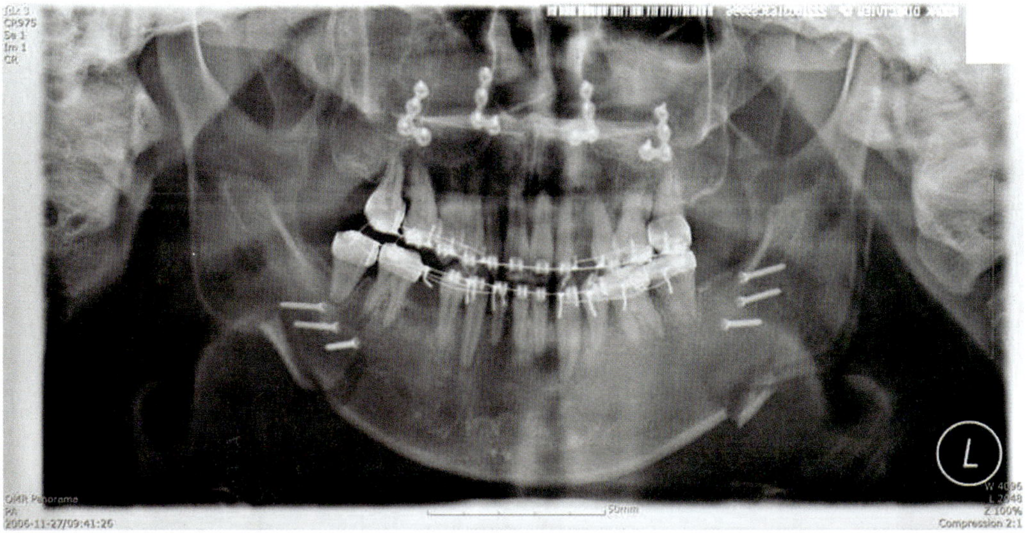

Figure Ⅲ-2-79. Postsurgical panoramic radiograph

Table Ⅲ-2-7. Cephalometric analysis

Measurement	Mean	Mid(Presurgical)	Final(Postsurgical)
SNA(°)	72.4	76.4	85.0
SNB(°)	80.4	75.9	81.7
ANB(°)	2.0	0.5	3.36
APDI(°)	85.9	79.5	73.3
AFH(mm)	136.0	162.6	136.1
PFH(mm)	95.4	103.9	97.7
AFH/PFH	70.2	63.9	71.7
FMA(°)	25.0	37.6	24.8
Gonial angle(°)	117.1	129.8	125.3
U1-SN(°)	109.0	83.7	93.9
IMPA(°)	96.5	72.6	84.6

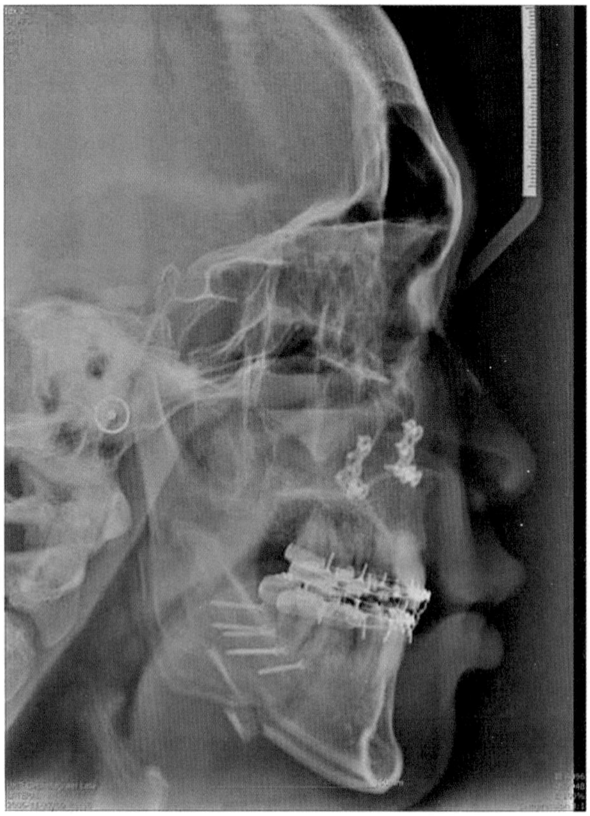

Figure Ⅲ-2-80. Postsurgical cephalograms

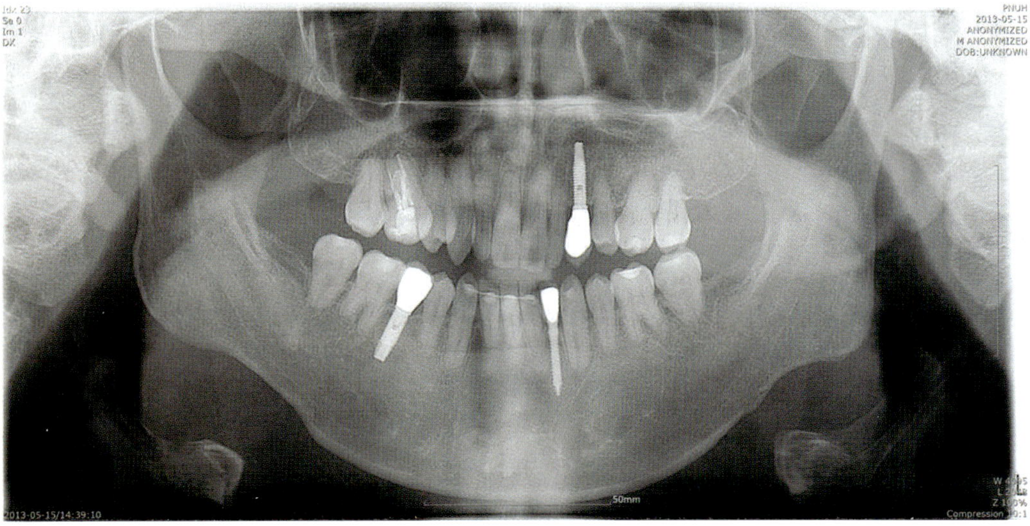

Figure Ⅲ-2-81. Posttreatment panoramic radiograph

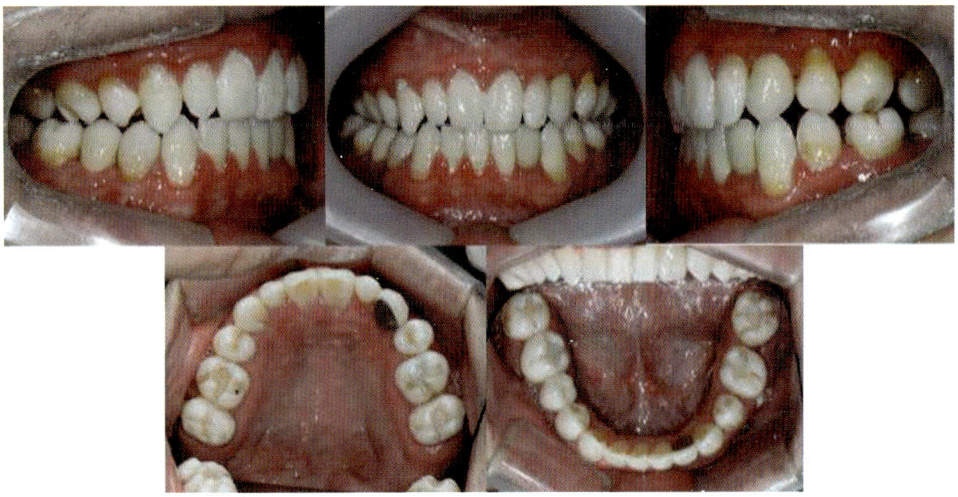

Figure Ⅲ-2-82. Posttreament intraoral photographs

증례 3

13세 4개월 여성이 "여러 개의 이가 없다."를 주소로 내원하였다. 많은 치아들(#12,13,14,22,23,24, 31,34,37,41,42,44,47)이 선천 결손되어 있었으며, 하악 좌우 유견치가 잔존되어 있었으나 치근 흡수가 관찰되었다. 하악 우측 제 3대구치가 발육 중이었다(Figure Ⅲ-2-83, Ⅲ-2-84). 하악이 전상방 회전된 하악골 전돌이 관찰되었다. 발음장애가 있었고, 아버지가 III급 부정교합이었다.

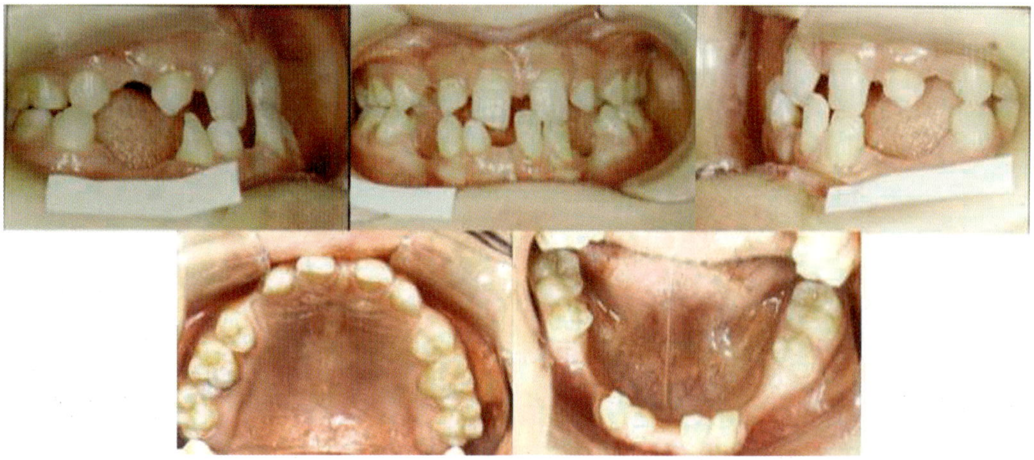

Figure Ⅲ-2-83. Pretreament intraoral photographs

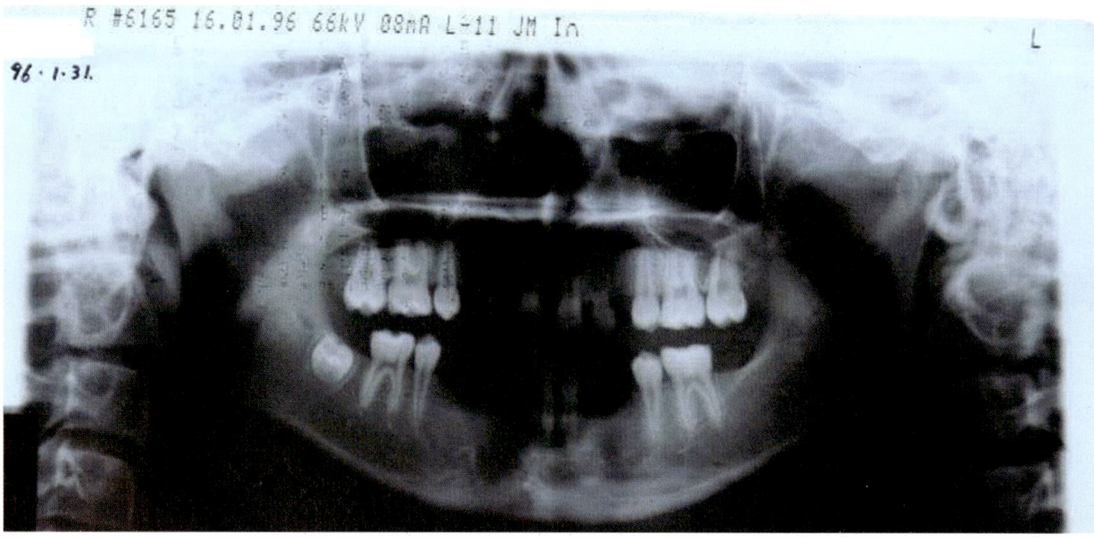

Figure Ⅲ-2-84. Pretreatment panoramic radiograph

악골의 전후방적 부조화가 심하고, 다수의 치아가 결손되어 있으므로 상악 좌우측 중절치의 정중이개 폐쇄 후 임시 보철로 주소를 해결하고, 성장 완료 후에 악교정 수술을 시행하여 악골의 전후방적 부조화를 해소한 후 마무리 보철로 치료를 종결하고자 하였다.

성장 완료 후 재평가하였을 때 하악골의 수직적 성장은 있었으나 전후방적 악골 부조화의 큰 변화는 없었다. 악교정 수술을 위해 처음 치료계획에 맞추어 정중이개 폐쇄 및 보철 공간 형성하는 술전 교정 진행하였다(Figure Ⅲ-2-85). 악교정 수술을 통해 악골의 부조화 및 안면비대칭을 개선하였고 개인 치과에서 마무리 보철 치료를 진행하였다.

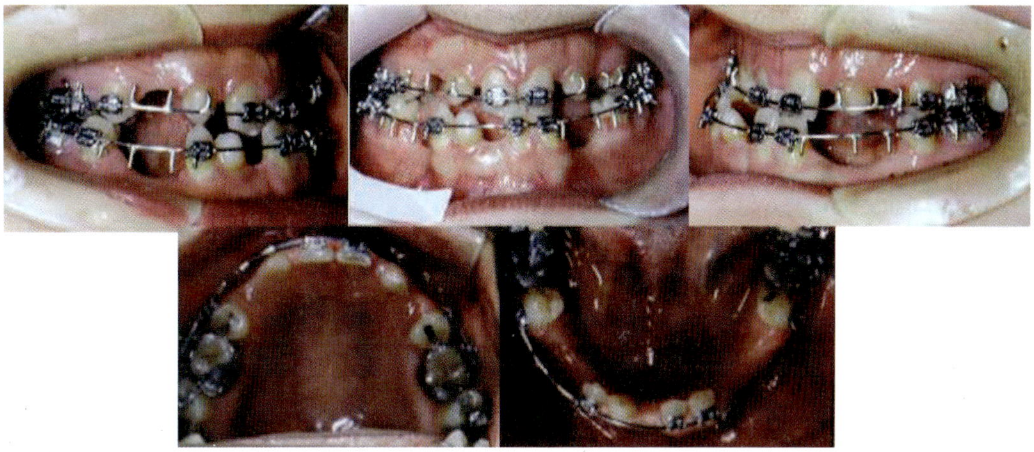

Figure Ⅲ-2-85. Presurgical intraoral photographs

증례 4

16세 남성이 이가 여러개 없고 전치부 반대교합이라고 치과병원에 내원하였다. 상악과 하악다수 치아(#13,15,16,17,23, #34,35,44,45)가 선천 결손되었다. 유치들(#74,75,84,85)이 잔존하나 치근 흡수가 진행된 상태였다(Figure Ⅲ-2-86~Ⅲ-2-88). 하악이 전돌되어 전치부 반대교합 양상을 보이고 있었다.

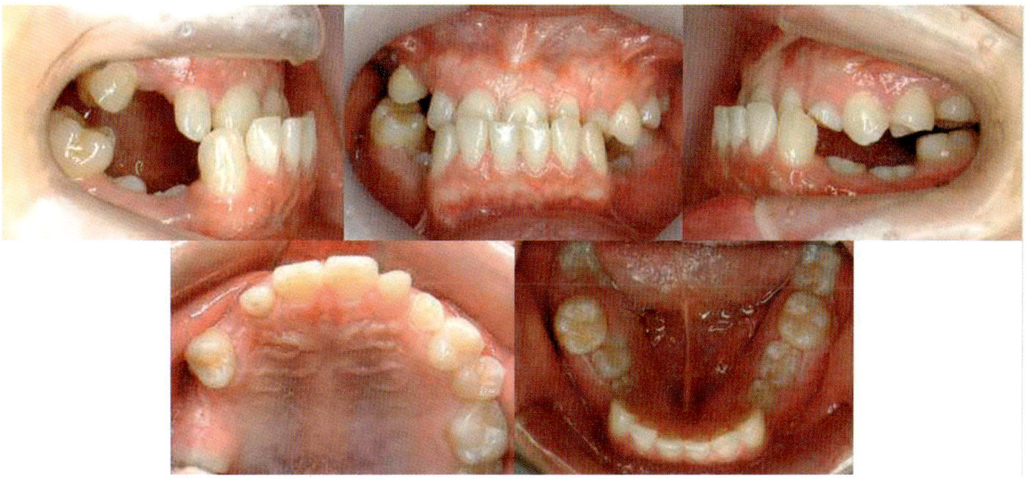

Figure Ⅲ-2-86. Pretreatment intraoral photographs

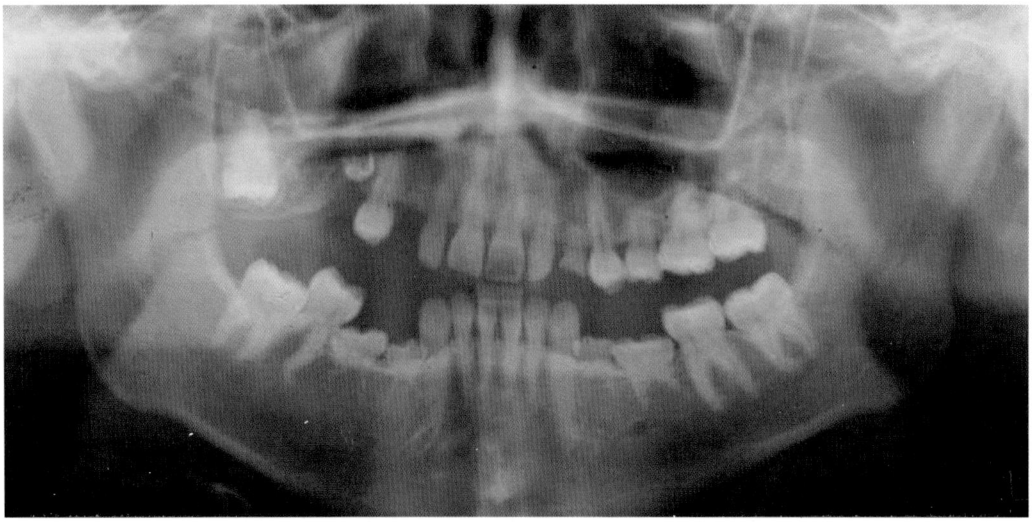

Figure Ⅲ-2-87. Pretreatment panoramic radiograph

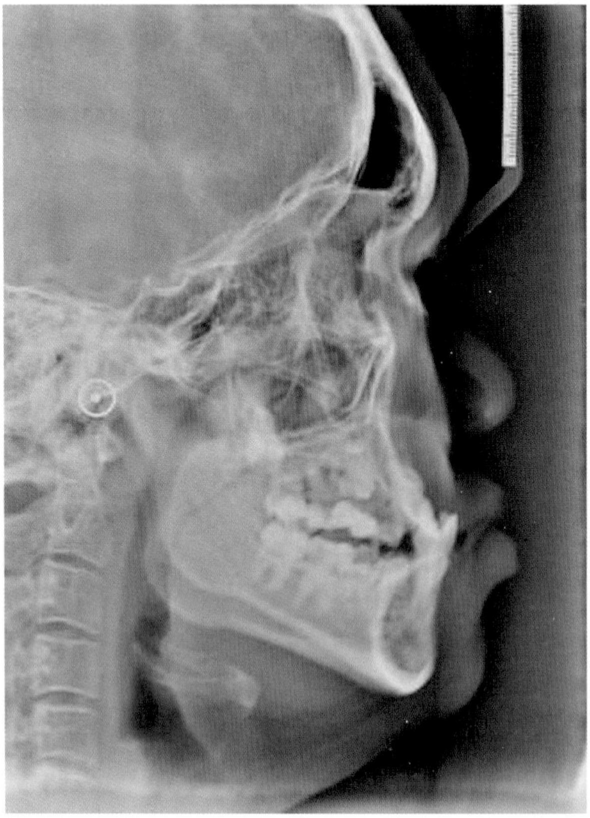

Figure Ⅲ-2-88. Pretreatment lateral cephalogram

악골의 전후방적 부조화가 심하고, 다수 치아가 결손되어 있으므로 성장 완료 후 악교정 수술을 시행하여 악골의 전후방적 부조화를 해소한 후 결손된 치아는 보철로 치료를 마무리하고자 하였다. 성장 완료 후 재평가하였을 때 하악골의 수직적 성장은 있었으나 전후방적 악골의 부조화의 큰 변화는 없었다. 환자가 이후 내원하지 않았다.

고찰

외배엽 이형성증은 변이를 일으키는 유전자가 다수이므로, 관련된 유전자에 따라 그 표현형이 다양하게 나타날 수 있다. 하지만 많은 경우에 다수의 치아 결손과 두개안면 기형을 보인다. 앞서 보고한 3가지 증례는 모두 III급 안모 및 다수의 결손치와 치아 형태 이상을 나타내었다. 여러 개의 결손치로 인해 치조골의 발육이 정상적으로 이루어지지 않았기 때문에 치아를 이동시키는 교정적 개입은 최소로 하였으며, 악골의 전후방적 부조화는 악교정 수술을 통해 해소하였고, 무치악 부위는 보철적 치료로 회복하였다. 대부분의 증례에서 임플란트를 이용하여 결손된 치아부위를 수복하였는데, 구치부 결손으로 인한 수직고경 상실시 가철성 의치를 통해 수직고경을 회복하고, 최종 보철을 위한 교정치료를 진행하여야 할 것이다.

Johnson 등은 Hypohidrotic form의 외배엽 이형성증 환자는 상악 저발육에 의한 중안모 함몰감이 나타나며, 이는 주로 상악 치아의 결손과 관련되어 있다고 보고하였다. 따라서 성장기에 외배엽 이형성증과 더불어 상악에서 다수의 치아 결손이 관찰되는 경우, 상악을 전방 견인하는 성장조절 치료가 이루어진다면 성장 완료 후 악교정 수술의 가능성을 낮출 수 있을 것이다.

여러 과의 협조로 치료를 한 모든 환자의 외모와 저작 및 발음 기능이 향상되었다. 외배엽 이형성증 환자의 바람직한 치료 결과를 위해서는 구강악안면외과, 보철과, 교정과의 긴밀한 협진이 필수적이다.

[참고문헌]

1. Kim JH, Hoe YK, Oh JK. Interdisciplinary treatment for ectodermal dysplasia. The korean journal of orthodontics. 2000;30(6):739-745.
2. 송규진, 정유진, 김보미, et al. 외배엽 이형성증의 다분야 협력 치료시 유의사항. 대한구순구개열학회지. 2006;9(1):43-54.

H 1번 염색체 단완 결실 증후군

1번 염색체 단완 결실 증후군이란 직선 눈썹, 깊은 눈과 눈 사이, 얼굴 중앙부분 후퇴, 넓고 낮은 콧등, 긴 인중, 뾰족한 턱, 대천문 패쇄 지연(77%), 소두증(65%), 안내각상의 주름(50%), 아래에 위치한 비정상적인 모양의 귀 같은 특징적인 얼굴 모양을 나타내는 유전질환이다. 또 다른 특징들로 단지증, 굴지증 그리고 짧은 발 모양을 포함하며, 발달지연, 인지능력 장애, 근력 저하(95%), 경련(44~58%)의 증상이 나타난다. 그 밖에 비정상적인 뇌 구조(88%), 선천성 심장 기형(71%), 안과적 문제(52%), 청력 장애(47%), 골격 장애(41%), 생식기 기형(25%), 신장 장애(22%)가 나타날 수 있다.

진단은 임상적인 증상으로 의심이 되면 유전검사를 의뢰하여 1번 염색체 단완 말단부분(1p36) 결실을 확인한다. 기존의 G-밴드 분석검사, FISH 검사 혹은 염색체 마이크로어레이 검사를 이용하여 결실을 확인할 수 있다. 산전 진단은 1번 염색체 단완 결실 증후군의 자녀가 있거나 부모 중 한 명이 1번 염색체 단완 부분(1p36)을 포함하여 염색체 전위가 있는 보인자일 경우에 필요하다. 결실 부분의 크기는 개인마다 다양하게 나타난다. 지금까지 1번 염색체 단완 결실 증후군은 4가지로 분류하고 있다. 약 52%에서 1번 염색체 단완의 말단부분 결실이, 약 29%에서 중간부분 결실이, 약 12%가 1번 염색체 단완 부분을 포함하여 더 복잡한 염색체 전위로 인한 복잡한 재배열을 가지고 있고, 약 7%가 1번 파생 염색체의 문제이다.

1번 염색체 단완 결실 증후군은 언어, 운동, 사회기술을 포함한 재활 및 교육 프로그램이 필요하다.

증례

"부정교합이 심하고, 없는 이가 있다."는 것을 주소로 본원에 내원한 9세 4개월 여자 환자였다. 연령에 비해 신체 성장이 지연되었다. 진주 경상대 병원에서 1번 염색체 결손환자로 진단받았으며 섭식장애, 지적장애 및 발육 장애를 보이고 의사소통이 원활하지 않았다.

얼굴 사진에서는 작은 하악이 관찰되었으며 구강 사진(Figure Ⅲ-2-89)과 파노라마 사진(Figure Ⅲ-2-90), 방사선사진(Figure Ⅲ-2-91)에서 상하악 치열궁이 좁았다(Tapered arch form). 상악에 비해 하악의 기저골 폭경이 좁고 아직 맹출하지 않은 하악 영구치들이 설측경사 되어 영구치 맹출 완료 시 가위교합이 예상되었다. 상악 좌우측 측절치가 선천결손되었고, 상악 좌우측 견치, 제 1소구치(#13,14,23,24)는 전위되어 있으며, 상악 좌측 중절치는 치내치였다. 두부방사선 계측사진(Figure Ⅲ-2-91)에서 전두개저에 대해 하악골이 상대적으로 후방위치 되고 발산형 안모를 보인다(Table Ⅲ-2-8). 이를 바탕으로 하악골이 후퇴된 골격성 II급 1류 부정교합으로 진단하였다. 정신지체가 있으므로 충분한 협조를 얻기 힘들고, 전후방적인 부조화가 크지 않으므로 #12,22 선천 결손을 고려하여 하악의 총생 해소를 위해 #32,42 발거하고 교합을 개선하기로 하였다.

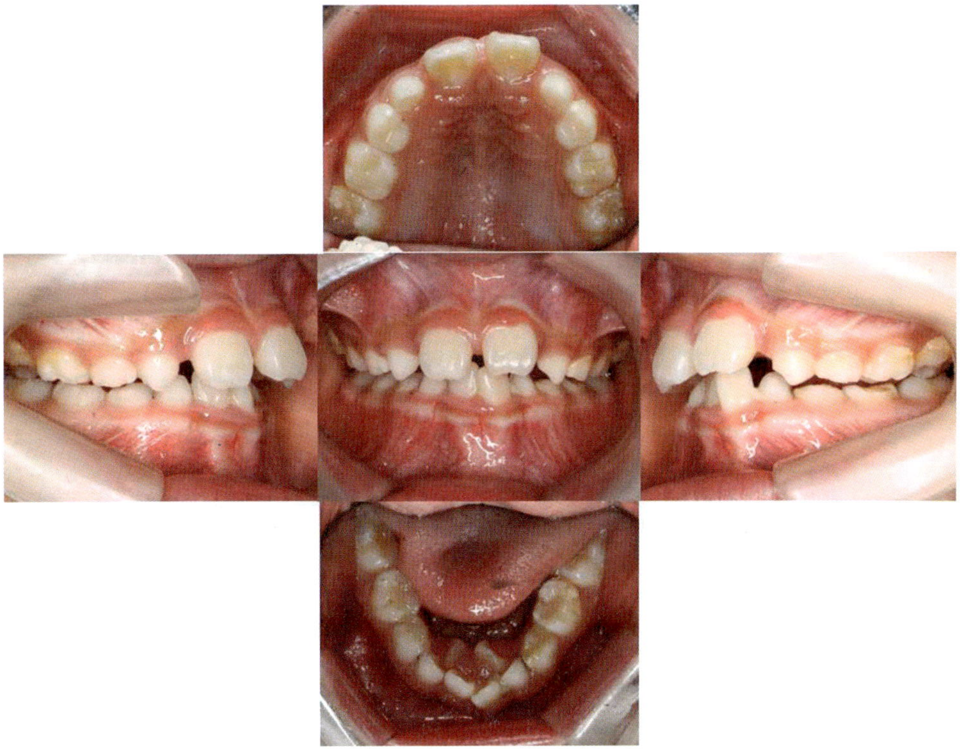

Figure Ⅲ-2-89. Pretreatment facial and intraoral photographs

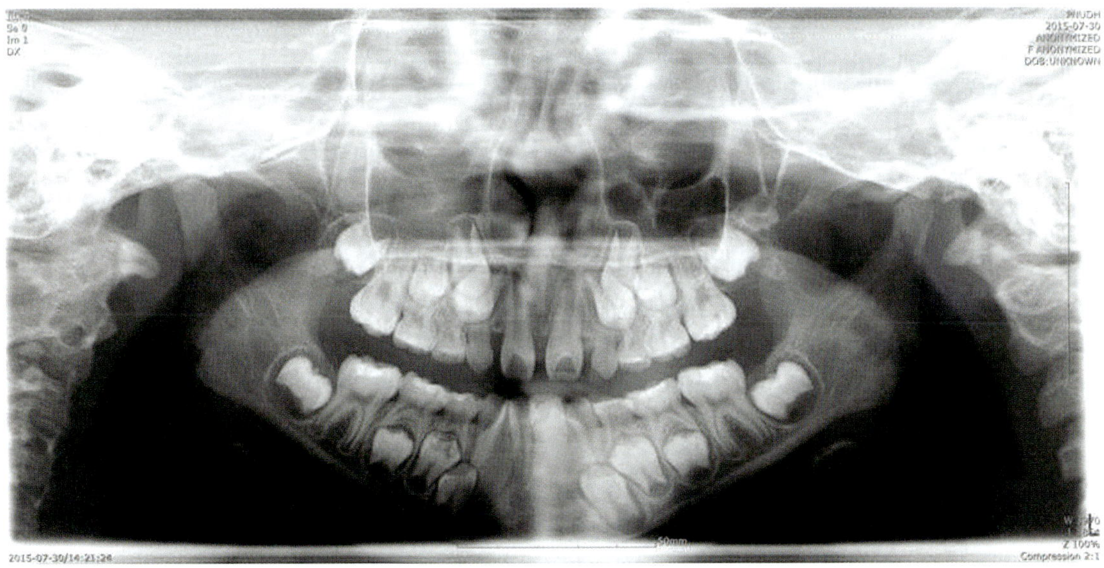

Figure Ⅲ-2-90. Pretreatment panoramic radiograph

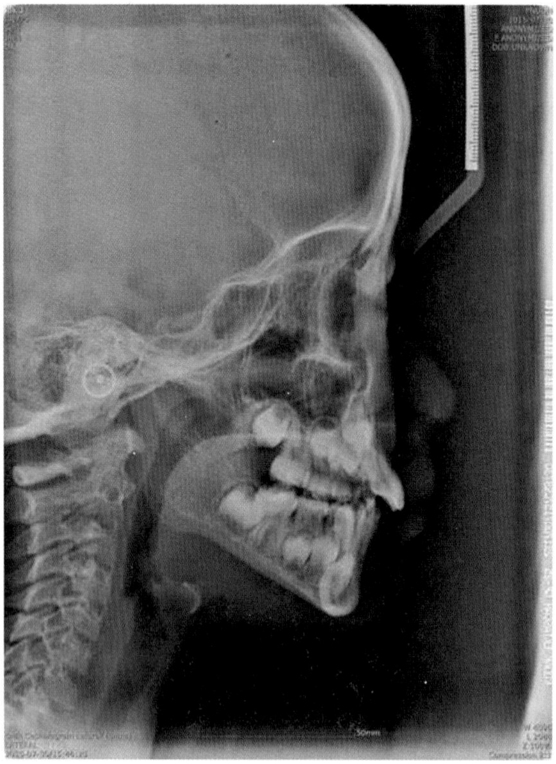

Figure Ⅲ-2-91. Pretreatment cephalogram

Table Ⅲ-2-8. Cephalometric analysis

Measurement	Mean	Initial
SNA(°)	81.0	74.5
SNB(°)	77.0	71.2
ANB(°)	3.0	3.4
APDI(°)	80.0	77.5
AFH(mm)	115.0	107.6
PFH(mm)	72.0	57.9
AFH/PFH	63.0	53.9
FMA(°)	25.0	31.0
Gonial angle(°)	121.0°	131.8°
U1-SN(°)	105.0°	103.3°
IMPA(°)	95.0°	79.3°

하악 좌우측 측절치(#32,42)를 발거하고 하악 폭경 부조화 해결을 위해 가철성 장치인 Schwarz 장치를 이용하여 하악 악궁을 확장하였다.

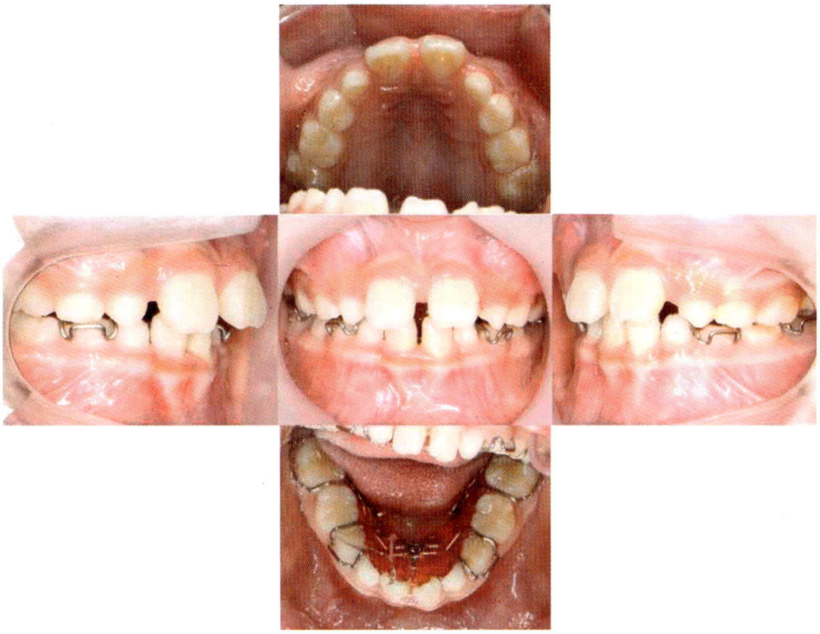

Figure Ⅲ-2-92. Schwarz appliance

상악 mini-tube bonding 후 상악 전치부의 공간을 폐쇄하였다.

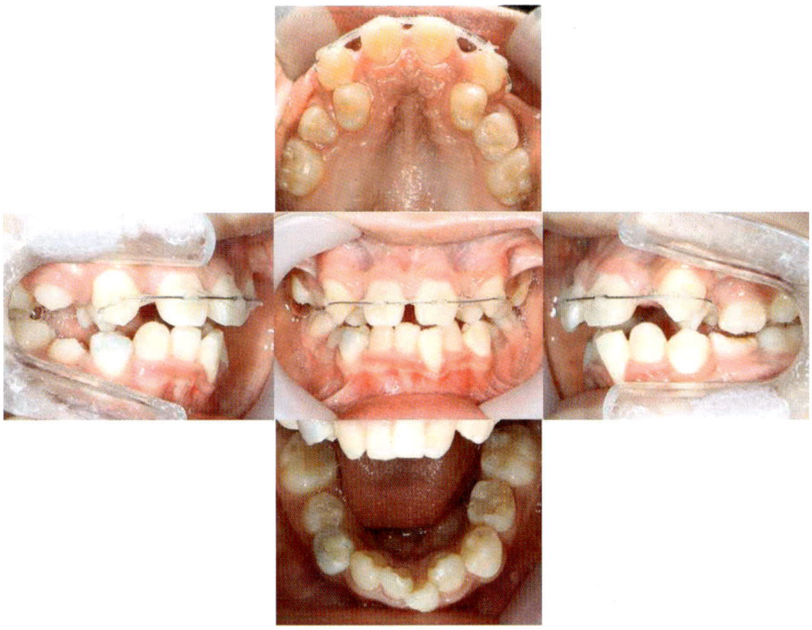

Figure Ⅲ-2-93. Minitube bonding on upper anterior teeth(#13 - #23)

상악에 TPA를 장착하여 고정원을 강화하였다. 전치부 치근 토크 조절을 위해 power arm 부착하였으며, 상악 소구치들을 배열하기 위해 mini-tube를 부착하여 super thread로 연결하였다.

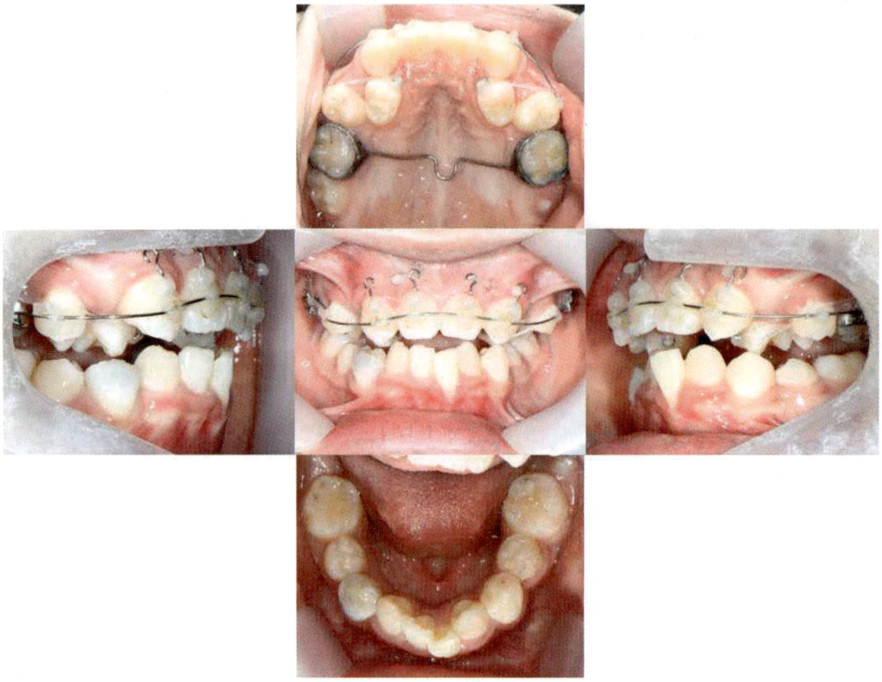

Figure Ⅲ-2-94. Torque control

브라켓을 부착하고, 소구치들의 회전을 조절하기 위해 상악 좌우측 견치의 구개면에 mini-tube를 부착하여 고무줄(Super thread)로 묶었다.

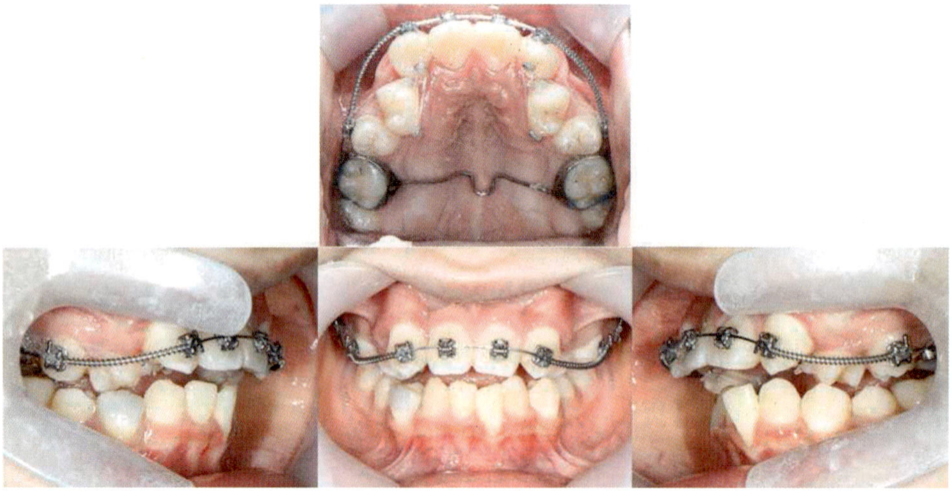

Figure Ⅲ-2-95. 2 x 4 appliance

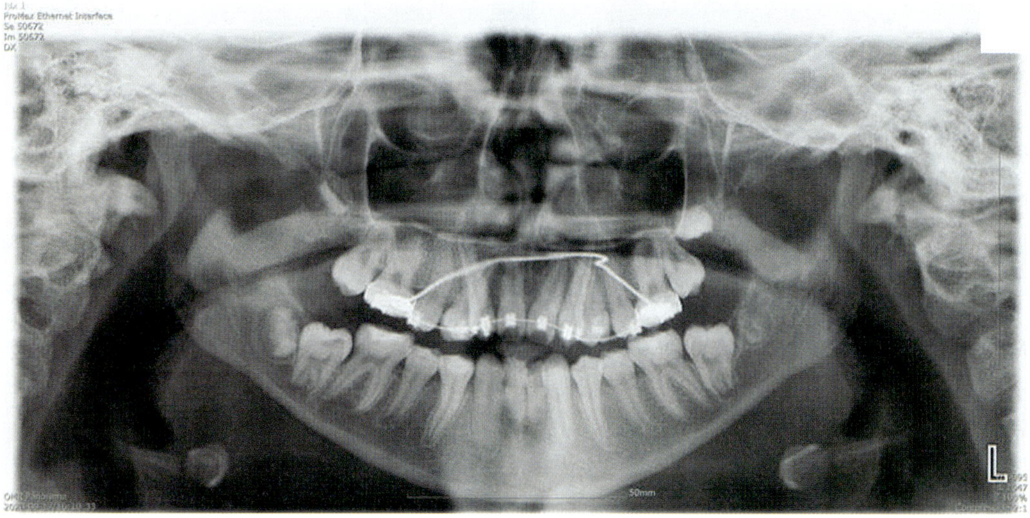

Figure Ⅲ-2-96. Midtreatment panoramic radiograph

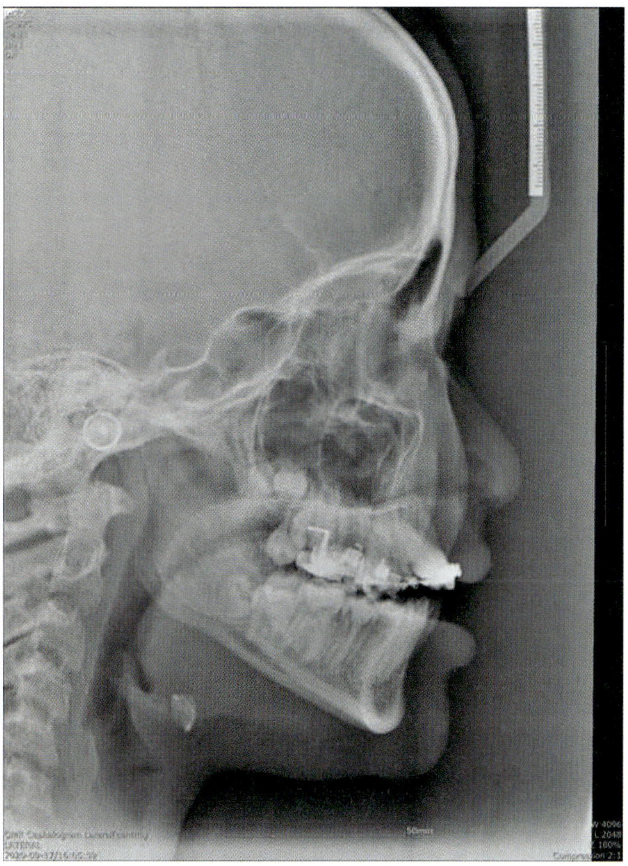

Figure Ⅲ-2-97. Midtreatment cephalogram

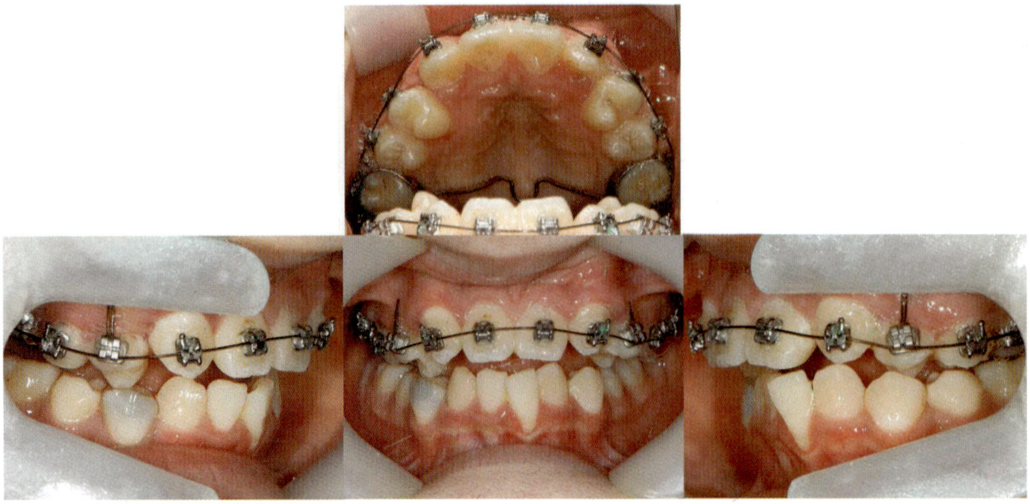

Figure Ⅲ-2-98. Midtreatment intraoral photos

[참고문헌]

1. Gajecka M, et al., Monosomy 1p36 deletion syndrome. American Journal of Medical Genetics Part C: Seminars in Medical Genetics, 2007;145:346-356.

I 프라더-윌리 증후군(Prader-Willi Syndrome)

프라더-윌리 증후군은 복잡한 신경행동적인 장애가 나타나는 유전 질환으로 1956년 Prader 등에 의해 처음 보고되었는데, 15번 염색체 장완(15q11-q13)의 이상으로 나타나며 유병률은 10,000~30,000대 1로 나타난다. 그 중 부계 유전자 결실이 원인이 되는 경우가 65~75%, 모계가 원인이 되는 경우가 20~30%, 각인 결손이 원인이 되는 경우가 1~3%를 차지한다. 현재는 특징적인 외모 및 임상적인 증상을 통해 감별하고 DNA 메틸화검사, 형광동소교잡반응검사 등의 유전자 검사를 통해 최종적 진단을 내릴 수 있다.

프리더-윌리 증후군의 가장 특징적인 임상소견은 저신장이다. 평균 성인 남자 신장은 155cm, 여자는 148cm이며 이는 성장호르몬 분비가 부족하기 때문이다. 따라서 성장기 시기에 성장호르몬 대체치료가 필요하며 호르몬 치료를 통해서 환자의 근육량을 높이고 지방량을 낮추며 신체적 활동을 증대시키고 호흡기능을 향상시킬 수 있다. 다음은 출생 후 연령에 따른 식이 습관의 이상 변화이다. 출생 시의 심각한 근긴장 저하로 인한 흡입 장애는 식욕 저하를 일으키나, 유아 후기부터 아동 초기 시 중추의 이상으로 인하여 식욕 항진이 나타나 일반적으로 비만 증세를 나타낸다. 시상하부의 장애로 인해 환자는 포만감을 느끼지 못하고 식욕 항진을 보인다. 따라서 이 환자들에게 적절한 식사조절이 이루어지지 않는다면 비만이 되기 쉽다. 프라더-윌리 증후군 환자의 식욕 항진에 대한 메커니즘에 관해서는 명확하게 밝혀지지 않았으며 식욕을 억제하는 약물은 아직 개발되지 않았다. 따라서 이 환자들의 건강한 삶을 위해서는 의료전문가와 보호자의 긴밀한 협조가 필요하다.

3세에서 30세 사이에 많이 사망하며 가장 흔한 사망의 원인은 비만으로 인한 합병증인 것으로 알려저 있다. 급하게 식사하는 과정 중에 환자가 숨이 막히거나, 위파열, 조직괴사 때문에 사망하기도 한다. 비만의 합병증으로는 심폐부전, 수면무호흡증, 혈전정맥염, 만성 다리 부종이 있다. 성인 환자 중 25%가 제2형 당뇨를 경험하며 평균 발병 시기는 만20세이다. 그 외에도 발달 지연, 지적장애, 성장호르몬 결핍 및 성장 장애, 성호르몬 결핍, 수면무호흡, 색소 저형성, 반복적이고 의례적인 행동양식, 피부 뜯기와 같은 특징적인 증상이 나타난다. 외견적 특징으로는 좁은 이마, 아몬드 형태의 눈, 가는 윗입술, 구각부의 처짐, 어깨 처짐과 같은 모습을 보인다. 청소년기에 성적발달이 미숙하고 반항심이 크고 고집이 세다. 경도의 지적장애를 보이고 25%는 자폐를 동반한다.

구강영역의 특징으로는 다발성 치아우식증, 치아 마모증, 법랑질 저형성증, 맹출 지연, 타액 분비량 감소 및 타액 구성 성분 변화, 과잉치, 소악증 등이 관찰된다. 다발성 치아우식증과 치아 마모증은 타액성상의 변화에 연관되어 야기되는 것으로 보이며 타액분비의 감소는 내분비 이상과 행동장애의 결과로 생기는 현상이기 때문에 구강 내 감염이 쉽게 일어난다.

증례

11세 1개월의 남자 아이가 아래턱이 작고 앞니가 나왔다는 것을 주소로 내원하였는데 타 병원에서 프라더-윌리 증후군을 가지고 있다고 진단받았다. 구강 내 소견으로는 상악 전치의 심한 순측 경사와 하악 전치의 심한 설측 경사가 관찰되고 하악 전치의 심한 정출이 보이며 이로 인해 깊은 스피 만곡이 존재한다. II급 구치관계이며 심한 수직(+9mm), 수평(+18mm) 피개를 보였다. 상악 치열에는 경미한 총생이, 하악 치열에는 좌측견치의 맹출 공간이 많이 부족할 것으로 예상되었다. 두부 방사선계측 사진에서 상악골의 위치는 정상이나 하악골이 후방에 위치한다. 입술 빨기와 입술 깨물기의 특징적인 구강 관련 습관을 가지고 있고 평소에도 항상 아랫 입술을 깨물고 있다(Figure Ⅲ-2-99~Ⅲ-2-100, Table Ⅲ-2-9).

하악골의 전방 유도를 통한 성장 치료를 통해 하악골이 후방에 위치하는 악골의 전후방적 부조화를 개선하기로 하였다. 구강 악습관 및 하순의 과도한 긴장 상태로 인해 환자 스스로 하악을 전방으로 유도하지 못하는 상태이므로 먼저 구강 악습관 개선 및 구강내 장치에 대한 적응과 하악 전치의 심한 설측 경사를 개선을 통해 과도한 수평피개를 감소시키기 위해 고정식 lip bumper를 사용하였다. 이후 twin block 장치로 하악골 전방 성장 유도를 도모하였다. 성장 치료 완료 후 주기적 점검 시행 후 포괄적인 교정치료 및 악교정 수술에 대한 필요 및 시기를 재평가하기로 하였다.

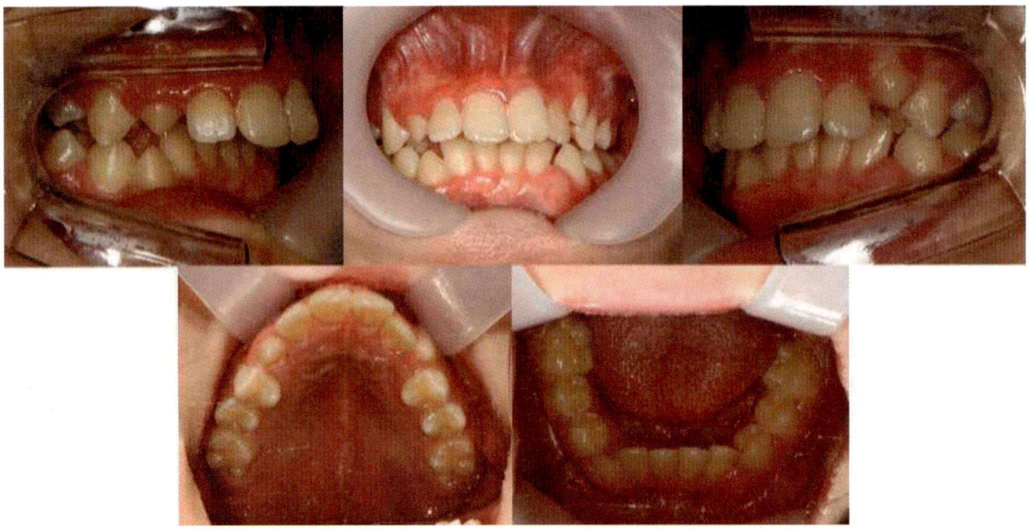

Figure Ⅲ-2-99. Pretreatment intraoral photographs (11Y 01M)

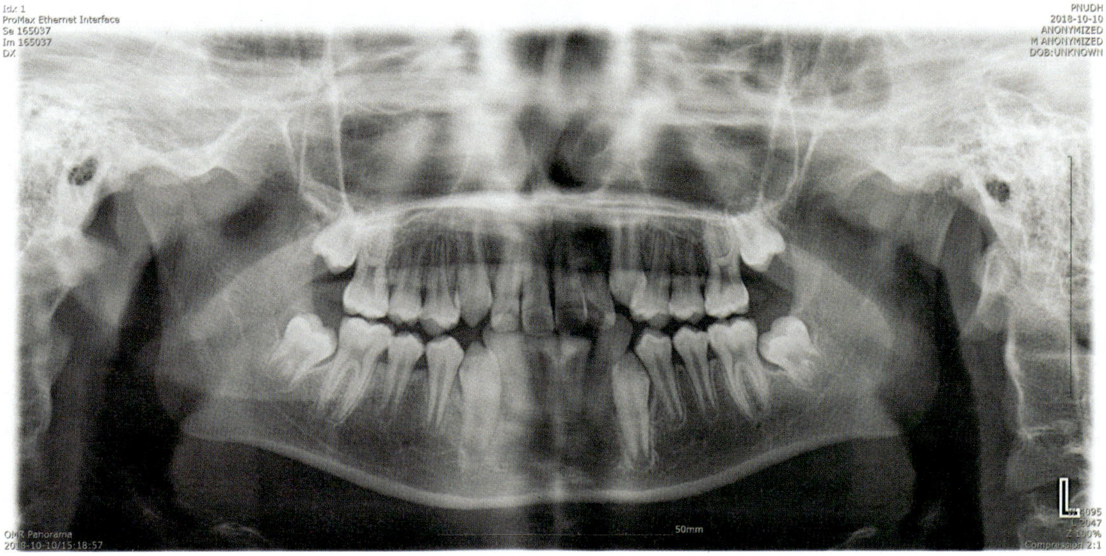

Figure Ⅲ-2-100. Pretreatment panoramic radiograph (11Y 01M)

Table Ⅲ-2-9. Cephalometric analysis.

Measurement	Mean	Initial (11Y 01M)	Mid (11Y 08M)	Mid (12Y 03M)
SNA(°)	82.40	82.08	82.44	82.11
SNB(°)	80.40	73.91	74.13	73.80
ANB(°)	2.00	8.17	8.31	8.30
PFH/AFH	70.20	66.58	66.48	68.12
Gonial angle(°)	117.10	115.88	113.33	113.29
SN-GoMe(°)	32.00	34.21	33.27	32.95
FMA(°)	25.00	28.52	27.45	27.02
FH-Occlusal(°)	13.00	15.28	14.55	14.47
U1-SN(°)	109.00	109.47	109.67	109.08
IMPA(°)	96.50	71.84	89.64	96.77

장기간 입술 물기와 입술 빨기 습관에 의해 형성된 하순의 과도한 긴장과 하악 전치의 심한 설측 경사를 개선하기 위해 약 12개월간 고정식 lip bumper를 사용하였다(Figure Ⅲ-2-101~Ⅲ-2-106). 치료 중 하악 전치의 순측 경사 개선으로 하악 전치와 lip bumper의 거리가 가까워져 lip bumper를 다시 제작하였다. 얼굴 사진에서 lip bumper 사용을 통해 입술 물기와 입술 빨기의 습관이 개선된 것을 볼 수 있으며, 하순의 긴장도 개선되어 환자 스스로 하악골을 전방으로 유도할 수 있게 되었다. 두부방사선 계측 사진에서 심한 설측경사였던 하악 전치가 많이 개선되었다(Table Ⅲ-2-9).

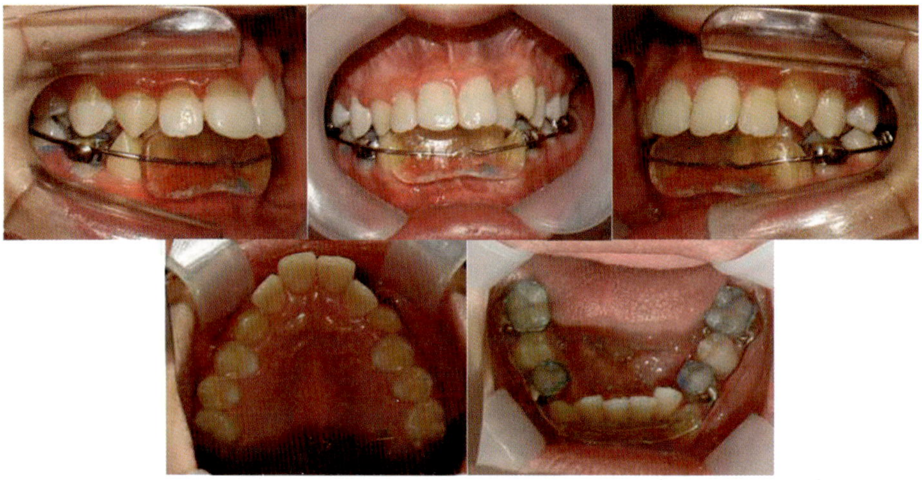

Figure Ⅲ-2-101. Midtreatment intraoral photograph (11Y 07M)

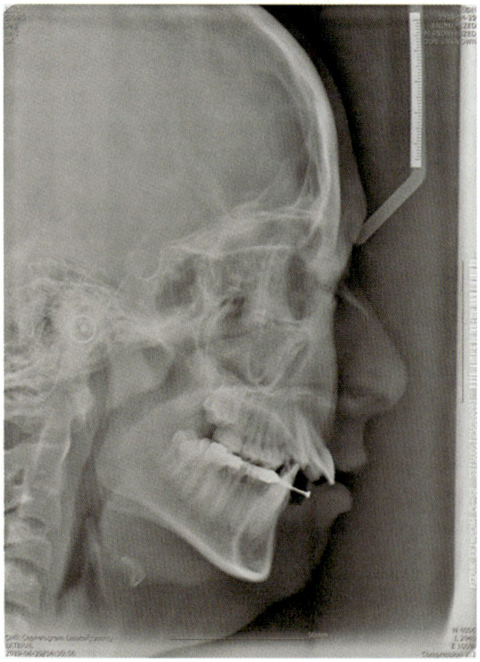

Figure Ⅲ-2-102. Midtreatment cephalogram (11Y 8M)

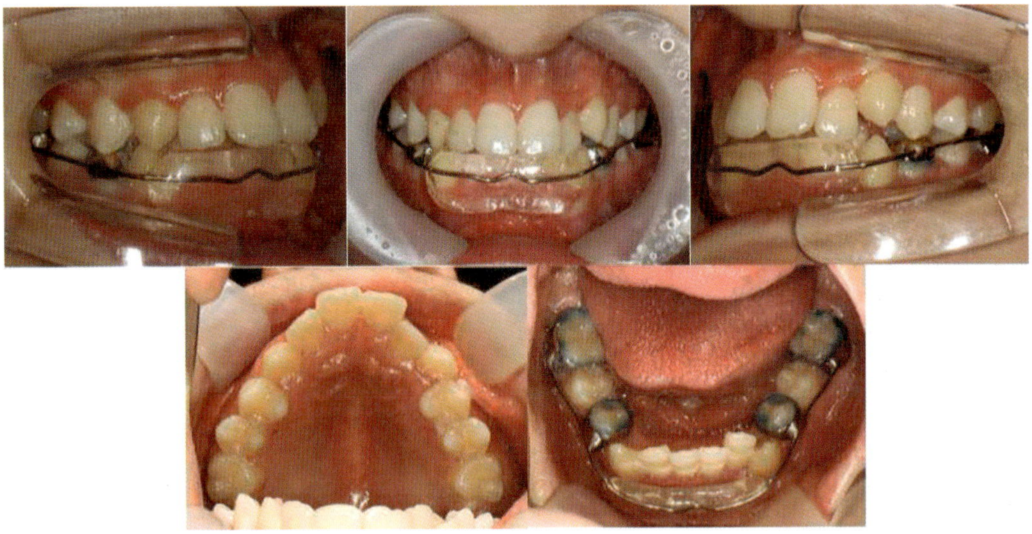

Figure Ⅲ-2-103. Midtreatment intraoral photograph (11Y 08M)

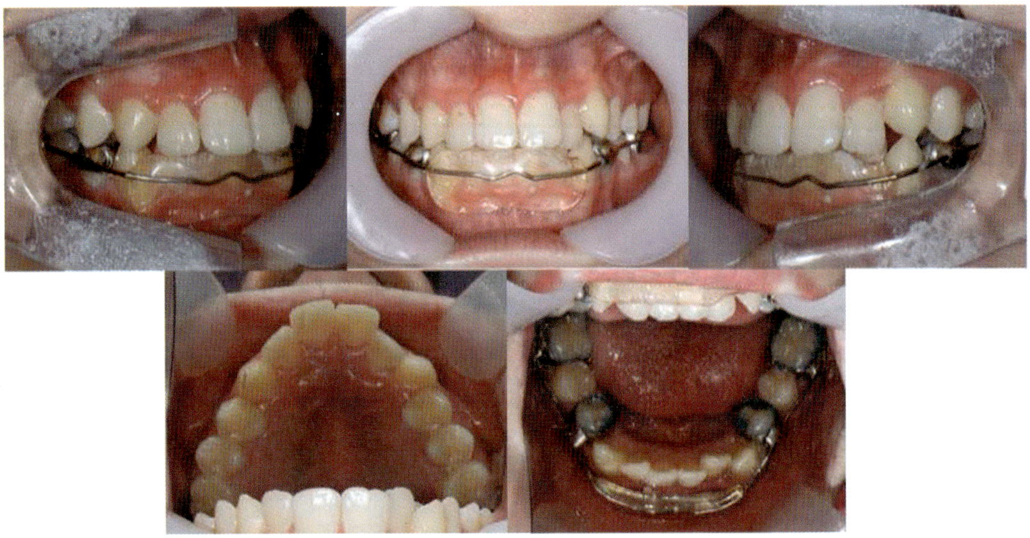

Figure Ⅲ-2-104. Midtreatment intraoral photographs (12Y 02M)

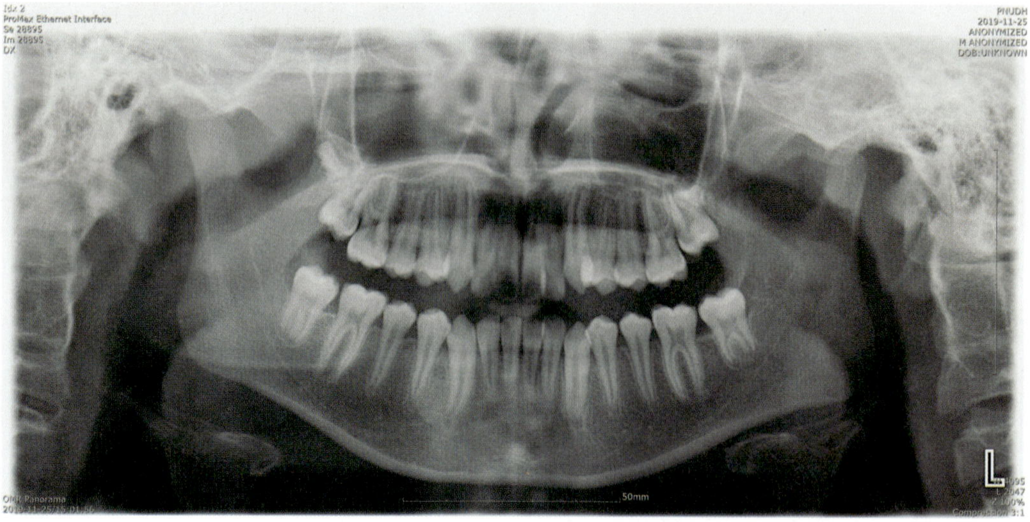

Figure Ⅲ-2-105. Midtreatment panoramic radiograph (12Y 03M)

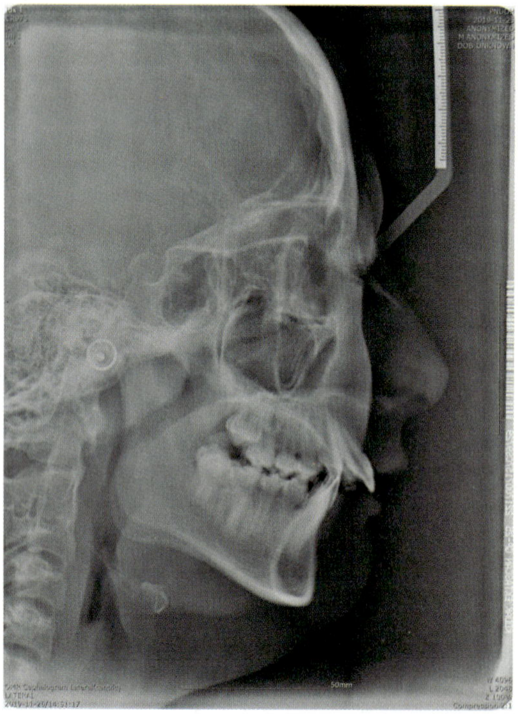

Figure Ⅲ-2-106. Midtreatment cephalometric radiograph (12Y 03M)

환자는 Lip bumper 장치 사용을 통해 교정장치에 대한 거부감도 낮아졌고, 하순의 긴장도 개선되어 스스로 하악골을 전방으로 유도할 수 있게 되었다. 이어서 하악골이 후방에 위치하는 골격적 부조화를 개선하기 위해 Twin block 장치를 통한 치료를 시작하였다. 하악골의 전방 성장시 상하악 폭경의 부조화가 예상되어 Twin block 장치에 상악 폭경 확장 장치를 포함하였고 상악 전치의 심한 순측 경사를 개선하기 위해 장치의 상악 전치부에 labial bow를 포함하였다(Figure Ⅲ-2-107). 장치 6개월 사용으로 하악의 성장이 촉진되어 I급 구치 관계, 양호한 안모를 달성할 수 있었다(Figure Ⅲ-2-108~Ⅲ-2-110, Table Ⅲ-2-10).

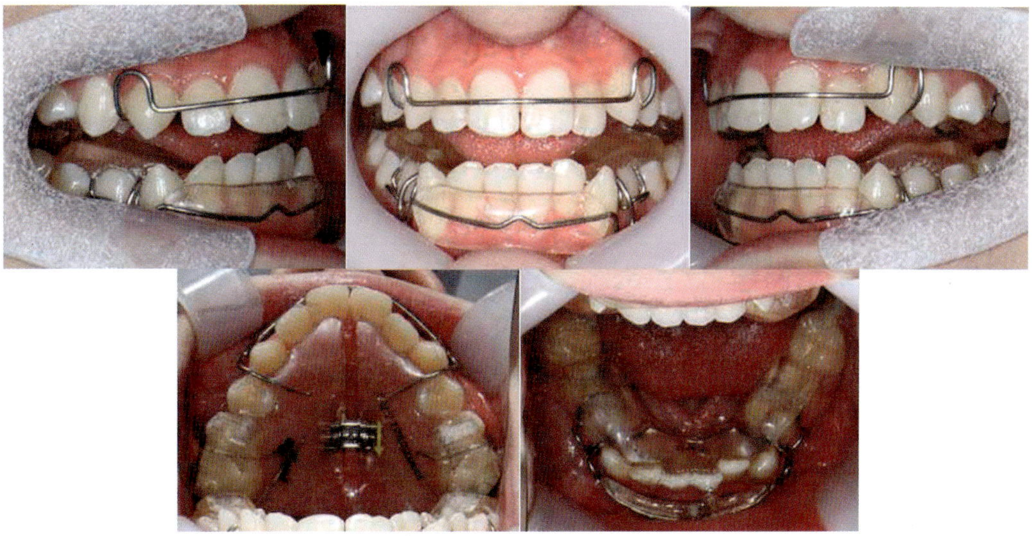

Figure Ⅲ-2-107. Midtreatment intraoral photograph (12Y 04M)

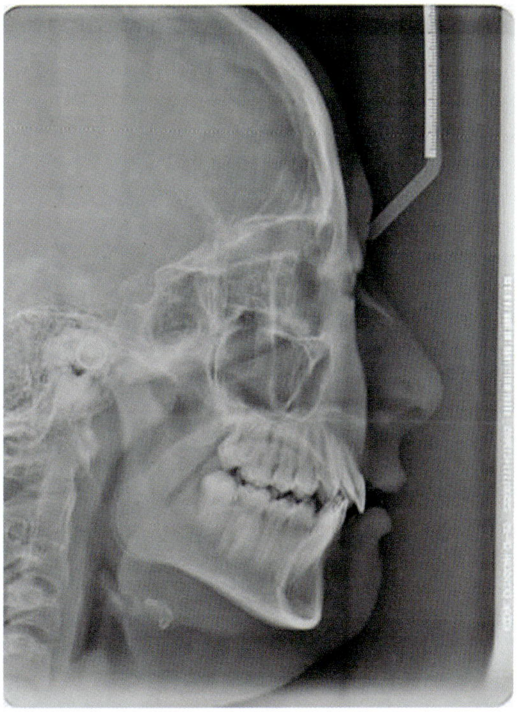

Figure Ⅲ-2-108. Midtreatment cephalometric radiograph (12Y 10M)

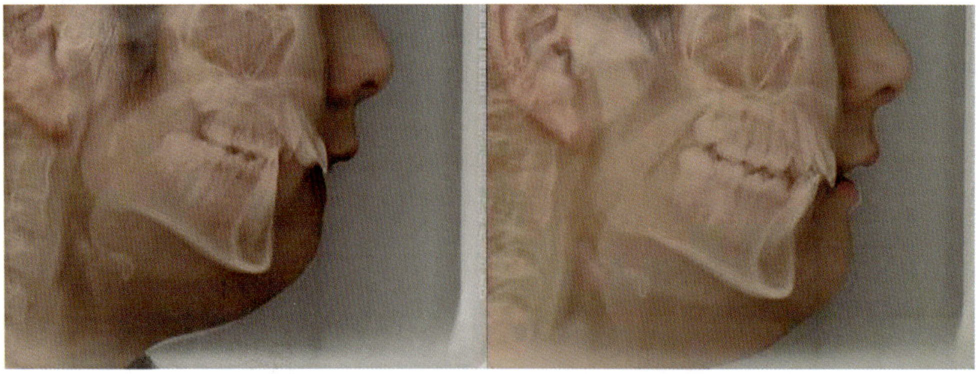

Figure Ⅲ-2-109. Midtreatment facial photograph (12Y 10M)

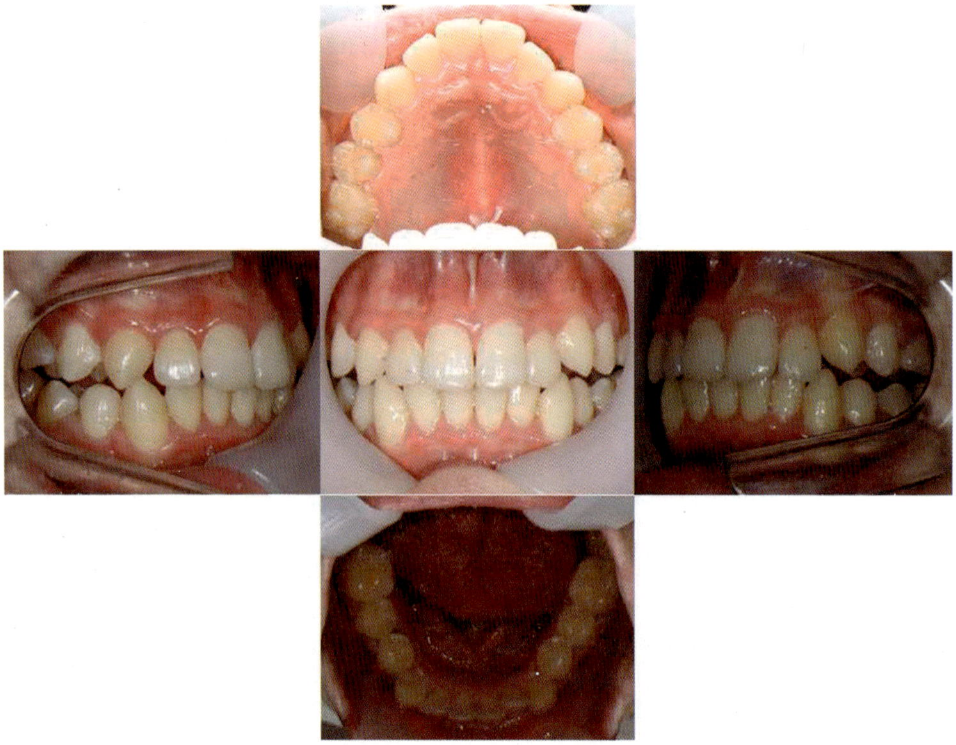

Figure Ⅲ-2-110. Midtreatment intraoral photograph (12Y 10M)

Table Ⅲ-2-10. Cephalometric analysis

Measurement	Mean	Initial (11Y 01M)	Mid (12Y 03M)	Mid (12Y 10M)	Final (13Y 10M)
SNA(°)	82.4	82.0	82.1	80.9	80.9
SNB(°)	80.4	73.9	73.8	78.9	78.5
ANB(°)	2.0	8.1	8.3	2.0	2.4
SN-GoMe(°)	32.0	34.2	32.9	33.2	33.5
FMA(°)	25.0	28.5	27.02	28.2	28.3
U1-SN(°)	106.0	111.3	112.1	102.2	103.3
IMPA(°)	96.5	71.8	96.7	99.0	102.4

그 후 고정식 장치를 이용한 포괄적 교정치료를 진행하여 적절한 교합을 형성하고 교정장치를 제거하였다(Figure Ⅲ-2-111~Ⅲ-2-116).

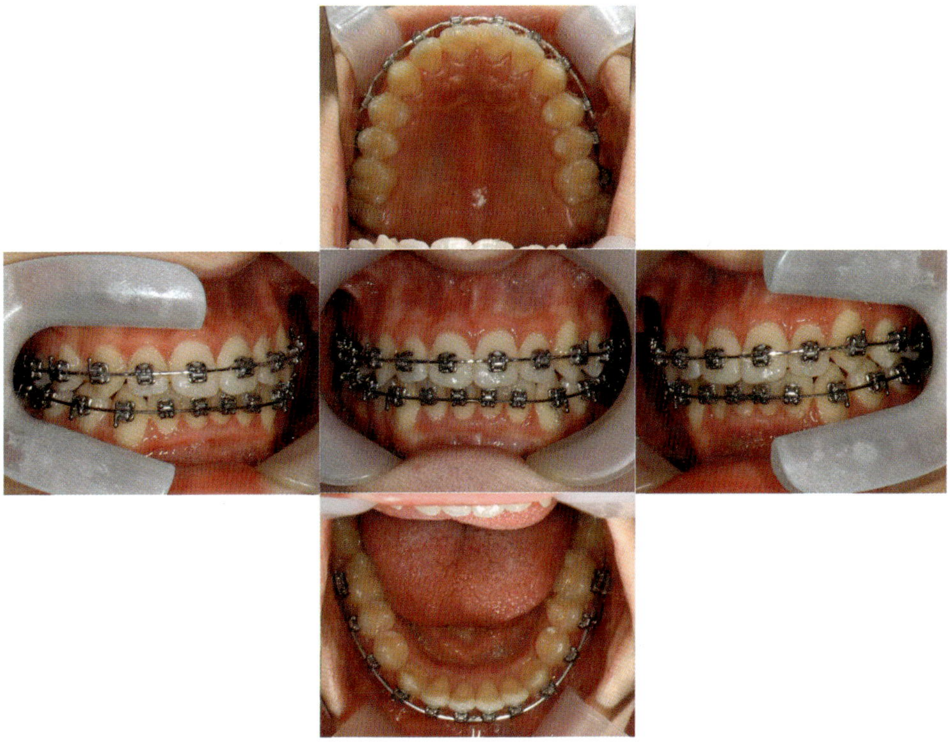

Figure Ⅲ-2-111. Midtreatment intraoral photograph (13Y 2M)

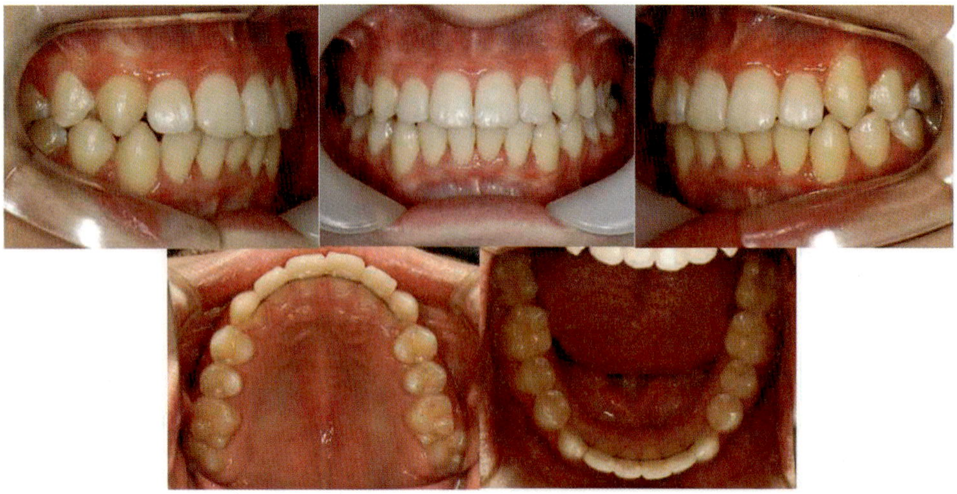

Figure Ⅲ-2-112. Post treatment intraoral photos (13Y 10M)

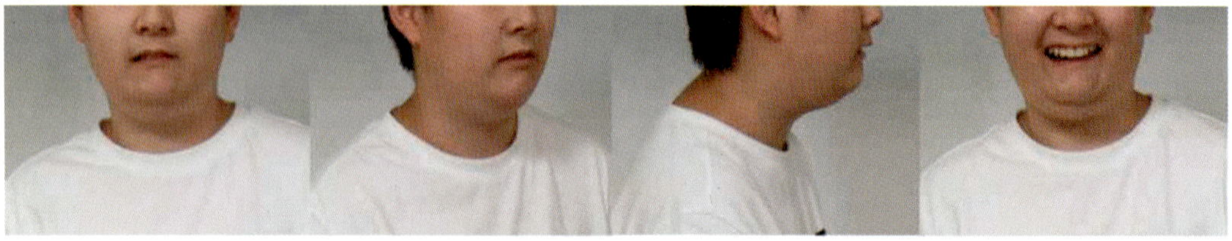

Figure Ⅲ-2-113. Post-treatment extraoral photos (13Y 10M)

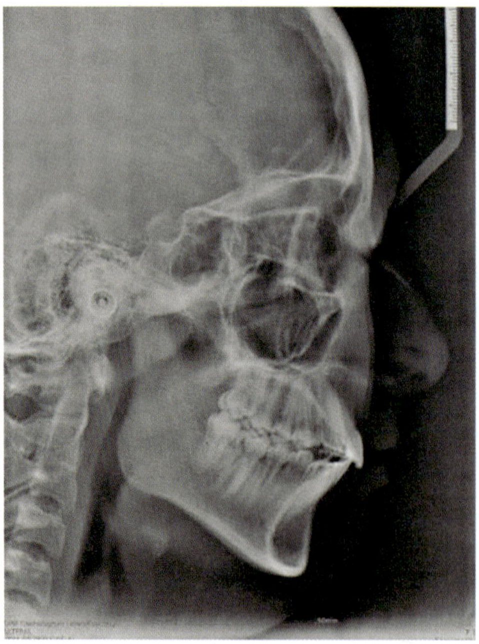

Figure Ⅲ-2-114. Post treatment cephalogram (13Y 10M)

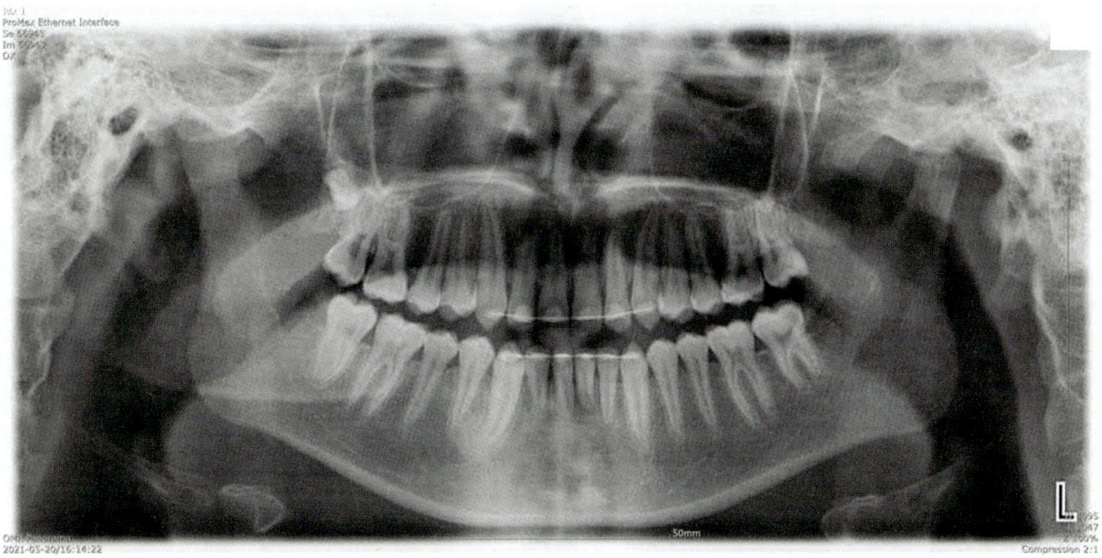

Figure Ⅲ-2-115. Post treatment panoramic radiograph (13Y 10M)

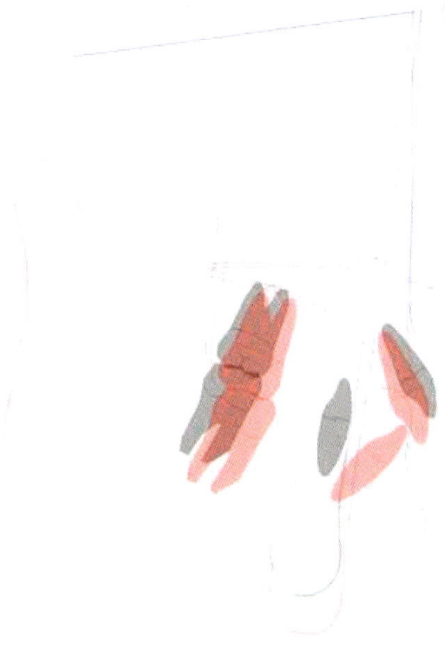

Figure Ⅲ-2-116. Superimposition between pre-treatment and post-treatment

고찰

환자는 하악골이 많이 후퇴되고 아랫입술을 깨무는 버릇이 있는데다 지적장애도 있어 치료가 잘 될지 장담할 수 없는 상태에서 치료를 시작하였는데 다행히 비교적 좋은 결과를 얻었다. 입술 주위 근육의 기능이 치료 결과의 유지에 큰 영향을 미칠 것으로 생각하여 지속적으로 근기능훈련을 강조하였다.

[참고문헌]

1. Wattendorf DJ, Muenk M. Prader-Willi Syndrome. Am Fam Physician, 2005;72:827-830.
2. Cataletto M, Angulo M, Hertz G, Whitman B. Prader-Willi syndrome: A primer for clinicians. Int J Pediatr Endocrinol, 2011;1:12.
3. Cassidy SB, Forsythe M, Heeger S et al. Comparison of phenotype between patients with Prader-Willi syndrome due to deletion 15q and uniparental disomy 15. Am J Med Genet, 1997;68:433-440.
4. Nicholls RD, Knepper JL. Genome organization, function, and imprinting in Prader-Willi and Angelman syndromes. Annu Rev Genomics Hum Genet 2001;2:153-175.
5. Buiting K. Prader-Willi syndrome and Angelman syndrome. Am J Med Genet C Semin Med Genet, 2010;154C(3):365-376.

J 18번 염색체 단완 결실 증후군

인간의 18번 염색체는 염색체 중에서 가장 유전자의 밀도가 낮은 염색체로 21번, 13번 염색체와 함께 삼염색체성(trisomy)의 염색체 중 하나이다. 18번 염색체는 20,000~25,000개의 유전자를 가지고 있으며 그 중에서 단백질을 만드는 유전자는 200~300개가 있고 단완(short arm)에는 100여개의 단백질 유전자가 있는 것으로 알려졌다.

18번 단완 결실 증후군은 1963년 Grouchy 등이 처음으로 보고했으며 유병률이 1:50,000으로 흔하지 않은 유전 질환으로 남성보다는 여성이 더 많은 빈도로 발병하는 것으로 알려졌다. 66~89%에서 부모와 상관없이 새로이 발생(de nova)하며 일부는 균형 전위를 갖는 부모의 18번 염색체 분리 오류에 의하거나 18번 염색체 단완 결실 증후군을 갖는 부모로부터 유전되어 발생된다. 18번 염색체 단완이 결손되었을 때 나타나는 임상적 증상은 결손 부위 및 범위에 따라 다양하게 나타나는데 둥근 얼굴, 안검하수, 작은 하악골, 크고 전돌된 귀, 작은 키, 전전뇌증(Holoprosencephaly)으로 인한 정신 지체, 상악 중절치 이상, 구순구개열 등이 있다. 이 질환의 관리는 조기 진단을 통한 내과 의사, 재활 치료사, 언어 치료사 등의 다분야 협력이 필요하며 치료는 증상에 따라 대증치료 한다. 전전뇌증이 없으면 대부분 성인까지 생존하는 것으로 알려져있다. 치과적 문제로는 정상인보다 치아 우식증이 많으며 하악골이 작기 때문에 II급 골격 관계와 총생 경향이 강하며 전전뇌증의 영향으로 중절치가 1개이거나 형태 이상인 경우가 있다.

본 증례는 상악 중절치 형태 이상과 작은 하악골을 가진 18번 염색체 단완 결실 증후군 환자에서 발치 교정한 치험례이다.

증례

"이가 크고 삐뚤하다."는 주소로 내원한 14세 4개월 남자 환자다. 신장 140cm, 체중 41kg으로 연령에 비해 지연된 신체 성장을 보였다. 생후 6개월에 동아대병원 소아과에서 18번 염색체 단완 결실 증후군으로 진단받았으며 지적 능력 저하와 타액분비 과다, 편도 비대가 있어 편도절제술을 시행하였다고 한다. 이러한 증상들과 관련하여 복용 중인 특별한 약물은 없었다. 구강 위생 상태가 불량했으며 구호흡, 입술 깨물기 습관이 있었다.

얼굴 사진(Figure Ⅲ-2-117)에서는 볼록한 측모, 구순 돌출감, 평편한 코, 안검하수, 특이한 귀 모양 등이 관찰되었으며 구강 사진(Figure Ⅲ-2-117)과 파노라마 사진(Figure Ⅲ-2-118), 구내 방사선 사진(Figure Ⅲ-2-119)에서 좌·우측 상악중절치가 과도하게 크고 치근이 짧았다. 두부방사선 계측사진(Figure Ⅲ-2-120)에서 전두개저에 대해 하악골이 상대적 후방위치되고 후안모 길이가 짧아 발산형 골격 관계를 보였다(Figure Ⅲ-2-120, Table Ⅲ-2-11). 이를 바탕으로 하악골이 후퇴된 골격성 II급 1류 부정교합으로 진단하였다. 정신지체가 있으므로 충분한 협조를 얻기 힘들고, 상·하악골 위치 이상과 치아 크기의 부조화로 정밀한 교합을 달성하기는 힘들 것으로 판단하여 치열을 가지런히 배열하고 저작기능에 큰 불편이 없는 상태를 만들어 주는 것을 치료 목표로 설정하여 보호자에게 설명 후 동의를 얻고 교정치료를 시행하였다. 상악의 치아 크기가 크고 하악골이 작아 상하악 모두 10mm 이상의 공간 부족이 있어 상하악 제 1소구치 발치가 불가피하다고 판단하였다.

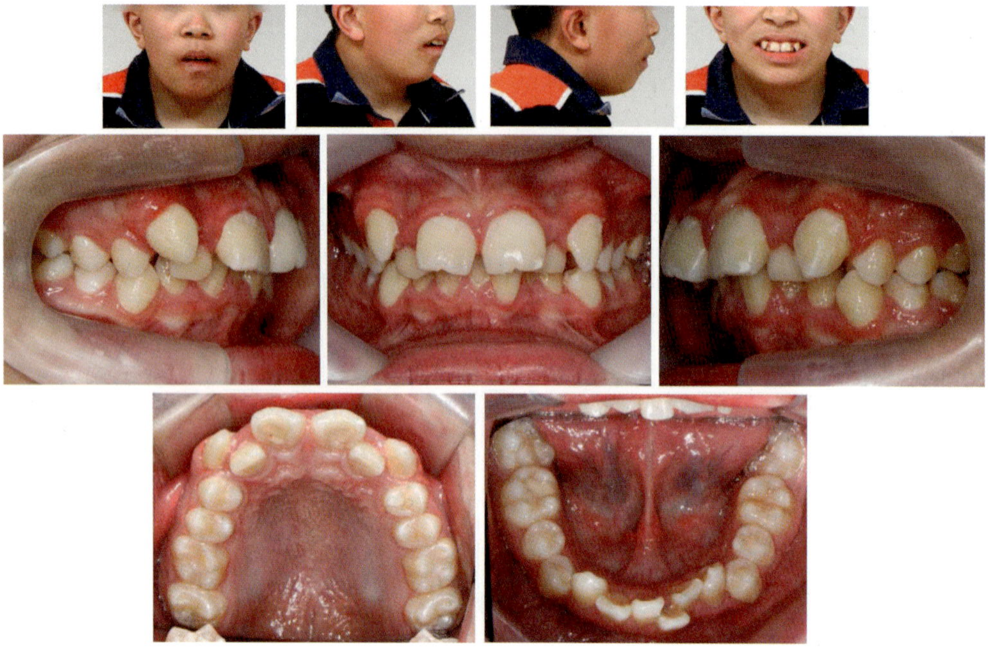

Figure Ⅲ-2-117. Pretreament facial and intraoral photographs

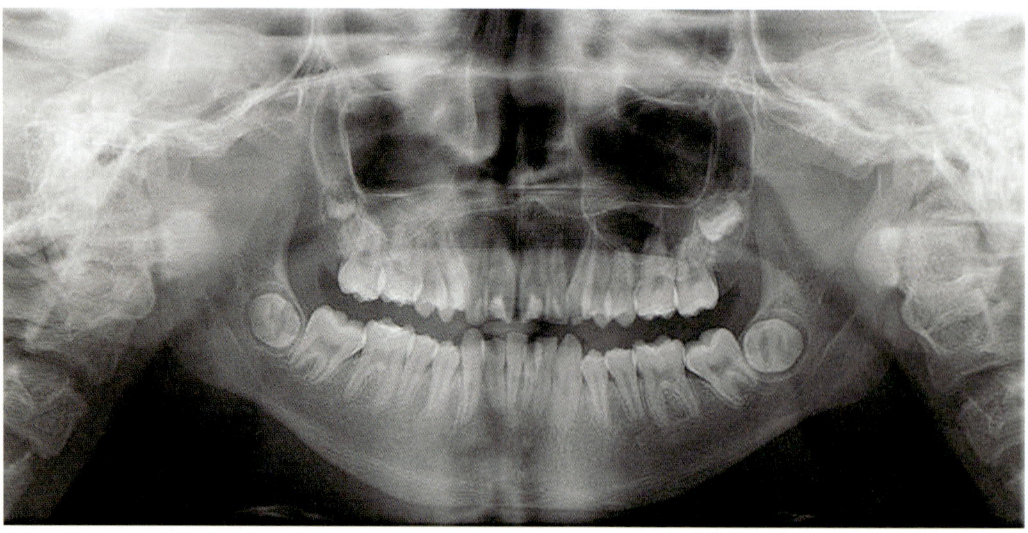

Figure Ⅲ-2-118. Pretreatment panoramic radiograph

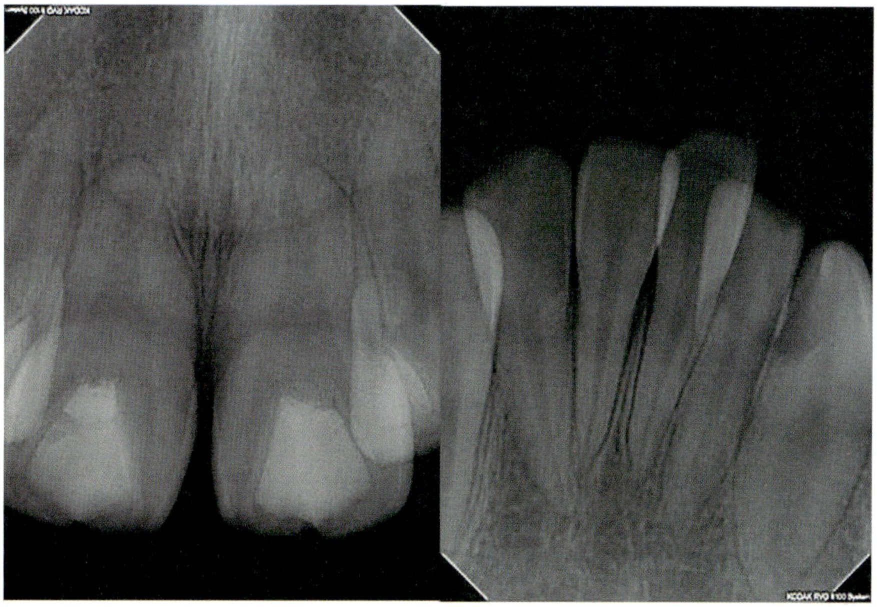

Figure Ⅲ-2-119. Pretreatment periapical radiograph

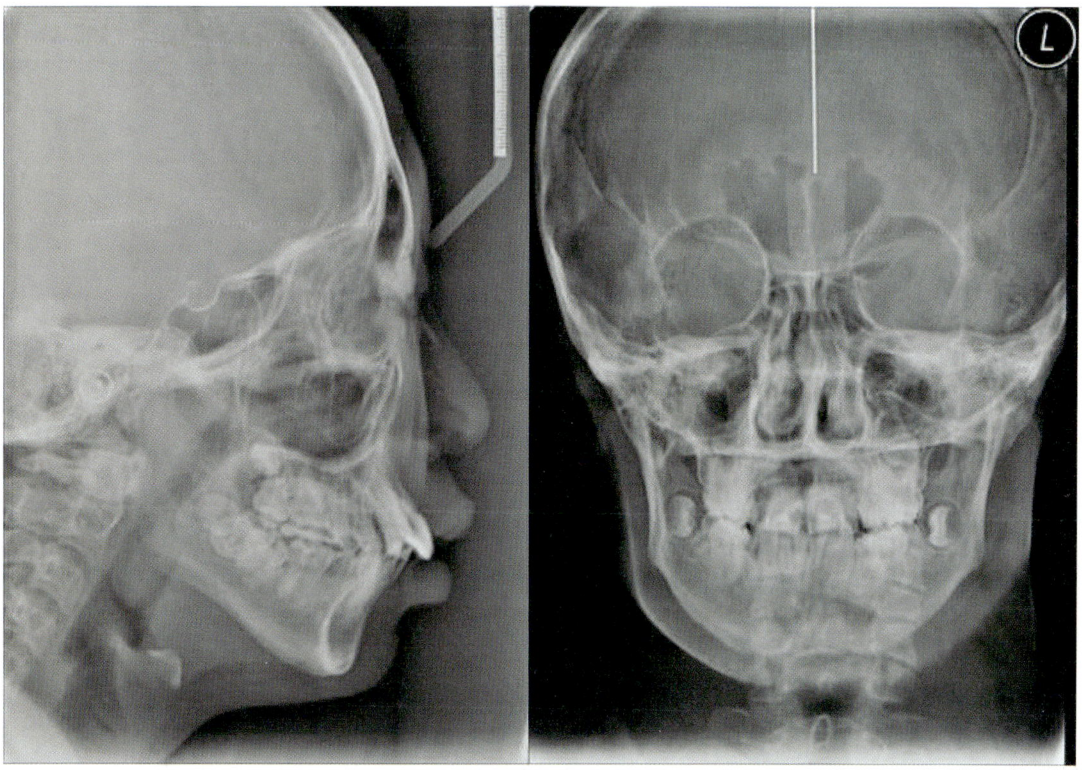

Figure Ⅲ-2-120. Pretreatment cephalogram

Table Ⅲ-2-11. Cephalometric analysis

Measurement	Mean	Initial	Final
SNA(°)	82.3	76.5	76.8
SNB(°)	80.3	73.1	74.5
ANB(°)	2.0	3.4	2.3
APDI(°)	85.6	80.1	78.7
AFH(mm)	135.2	131.2	131.9
PFH(mm)	94.4	77.9	81.3
AFH/PFH	69.9	59.4	61.6
FMA(°)	25.0	34.7	32.0
Gonial angle(°)	117.4°	120.1°	122.4°
U1-SN(°)	108.8°	106.9°	101.5°
IMPA(°)	96.5°	96.0°	89.2°

우선 18번 염색체 단완 결손 증후군 환자의 치아 이동에 관한 선례가 없고 상악 좌우측 중절치의 형태가 비정상적이며 치근이 짧았기 때문에 치아가 움직이는지를 알아보기 위해 이 치아들에만 장치 부착 후 치아 이동 시도하였다. 1개월 후 치아가 이동되는 것을 확인하고 본격적으로 교정치료 시행하였다.

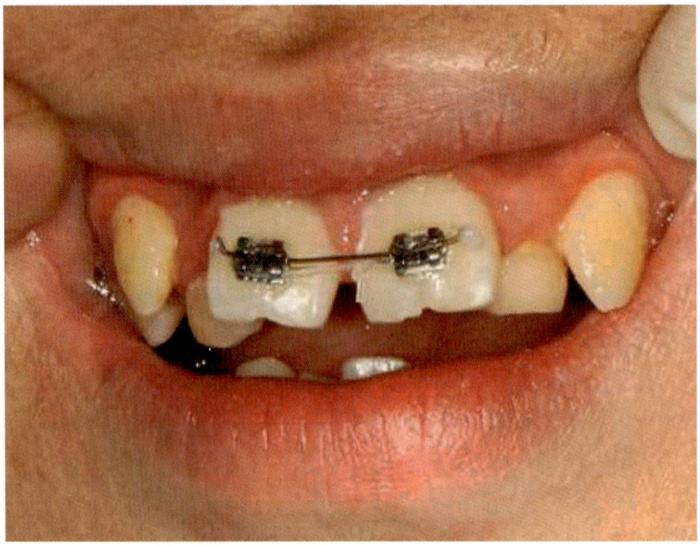

Figure Ⅲ-2-121. Test for #11,21 tooth movement

상하악 제 1소구치 발치후 교정장치를 부착하였으며 상하악 고정원 보강 위해 상악은 횡구개호선(Trans-Palatal Arch), 하악은 설측호선(Lingual Arch)을 장착하였다(Figure Ⅲ-2-122). 하악치아에 장치 부착을 하기 위해 상악에 전방교합판(Anterior bite plate)을 사용하였다.

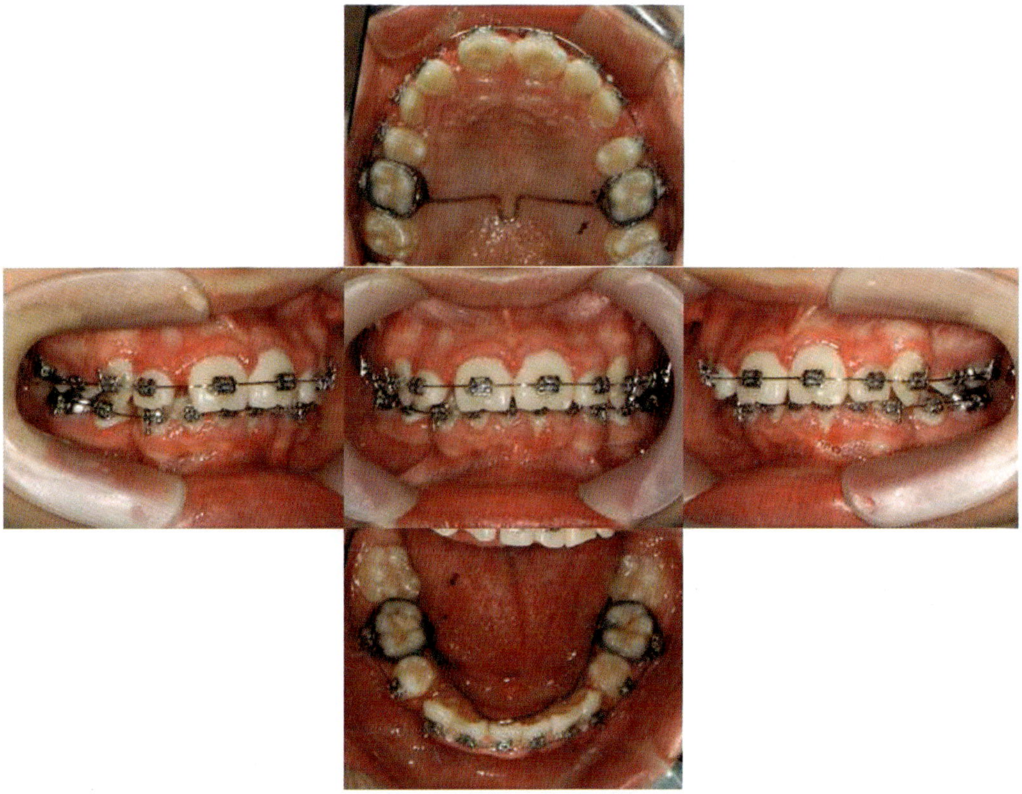

Figure Ⅲ-2-122. Anchorage reinforcement using upper TPA and lower LA

발치 공간은 레이스백(lace-back)과 고무줄(elastic module)을 이용하여 폐쇄하였으며(Figure Ⅲ-2-123) 구강위생이 극도로 불량하여 교정치료 시작 1년 2개월 후 정밀한 교합은 이루지 못하였으나 조금 빨리 교정장치를 제거하였다(Figure Ⅲ-2-124~Ⅲ-2-126).

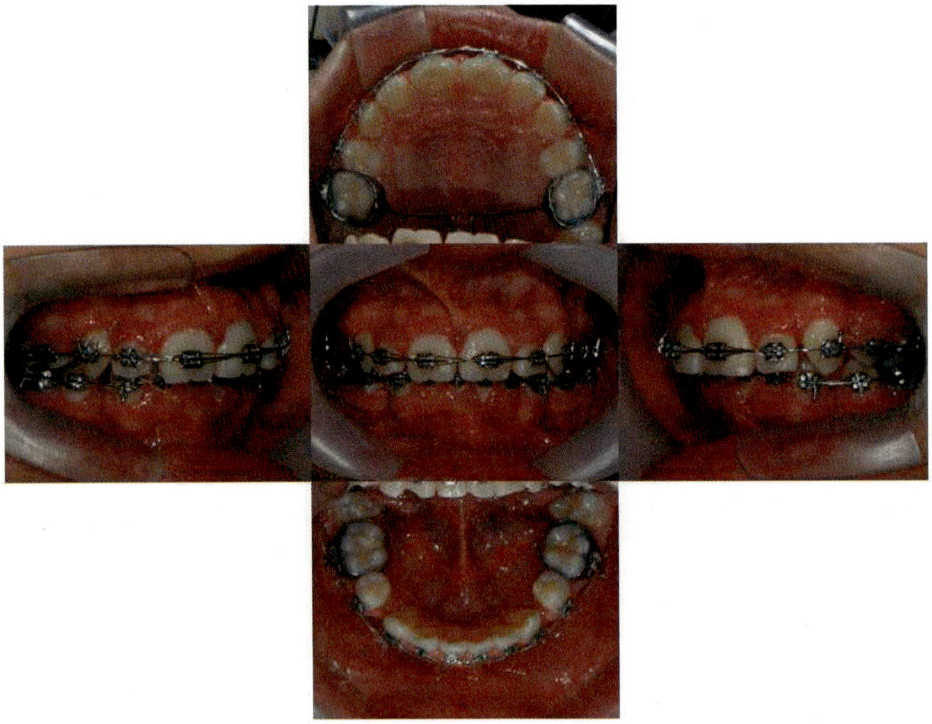

Figure Ⅲ-2-123. Space closure using lace-back and elastic modules

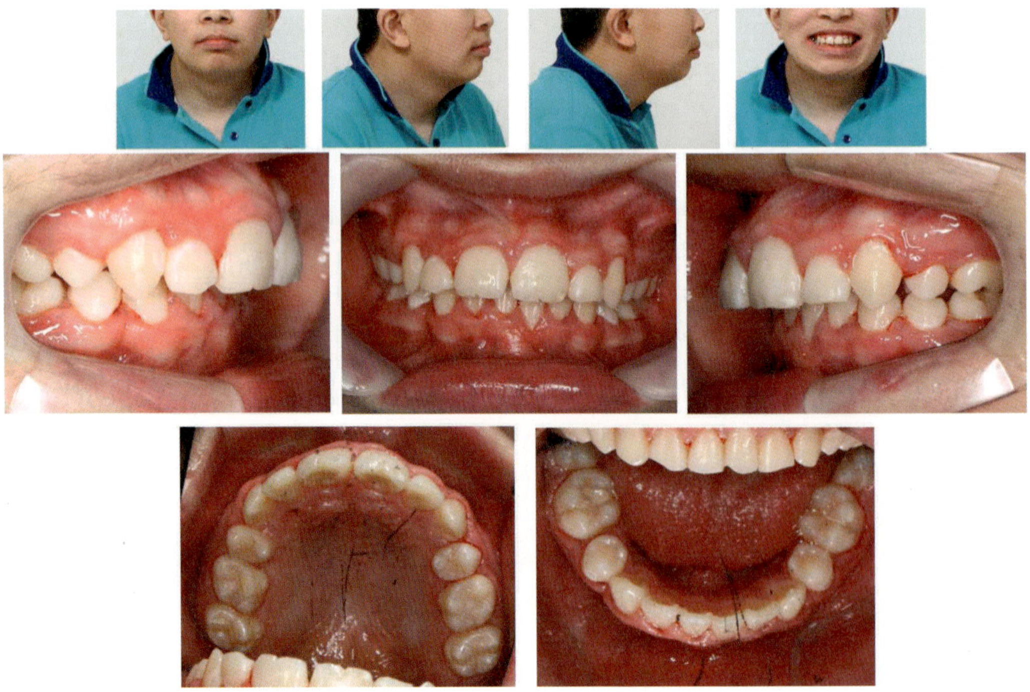

Figure Ⅲ-2-124. Posttreament facial and intraoral photographs

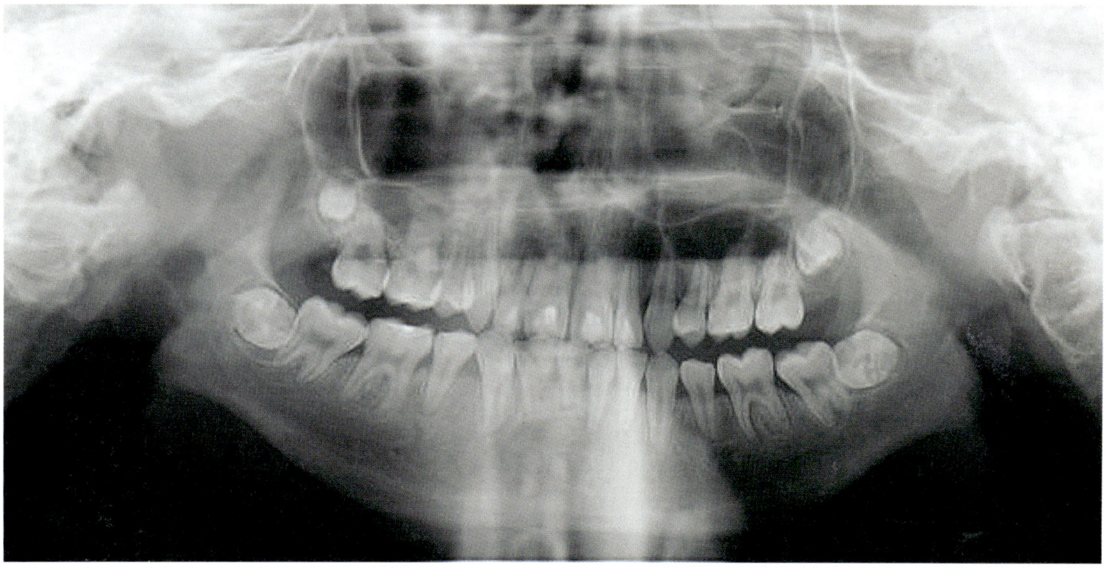

Figure Ⅲ-2-125. Posttreatment panoramic radiograph

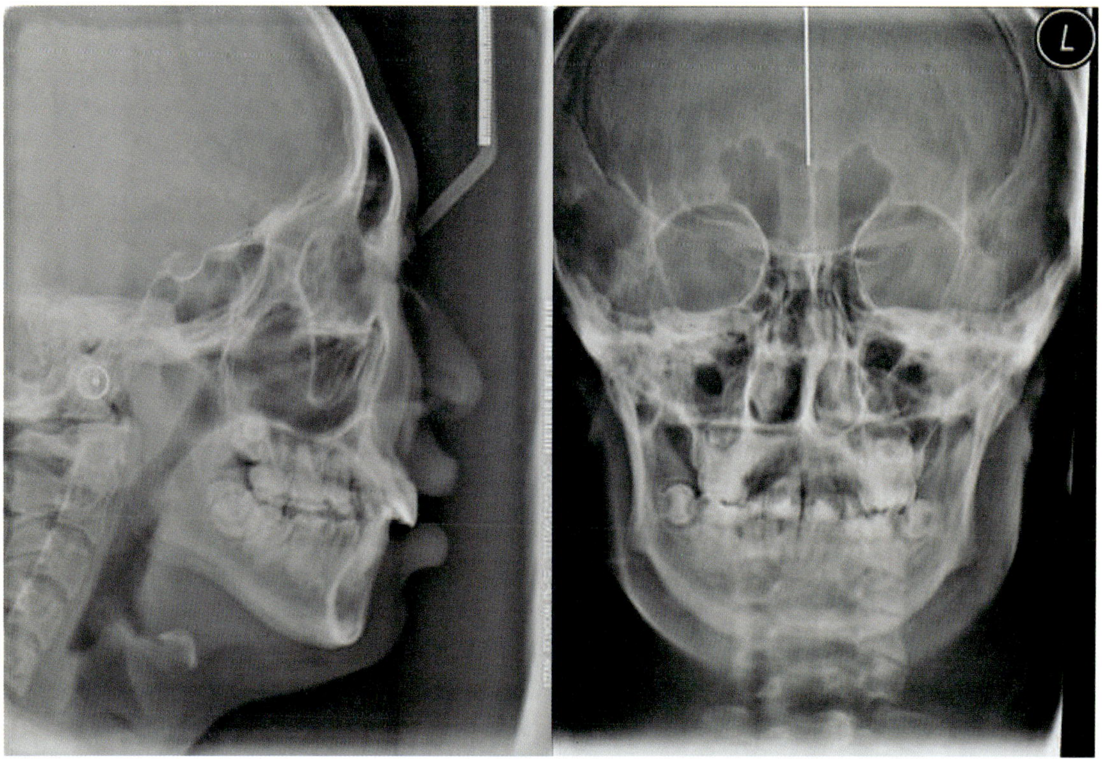

Figure Ⅲ-2-126. Posttreatment cephalogram

상하악의 설측에 고정식 유지호선을 부착했지만 타액 분비 과다 및 구강 위생 불량으로 자주 탈락하여 하악은 순측으로 고정식 유지 호선을 다시 부착하였다(Figure Ⅲ-2-127). 치료 종료 2년 후에도 잘 유지되고 있음을 확인했으며 보호자에게 구강 위생 관리의 중요성을 설명하고, 6개월 간격으로 주기적으로 검진 받을 것을 권고하였다.

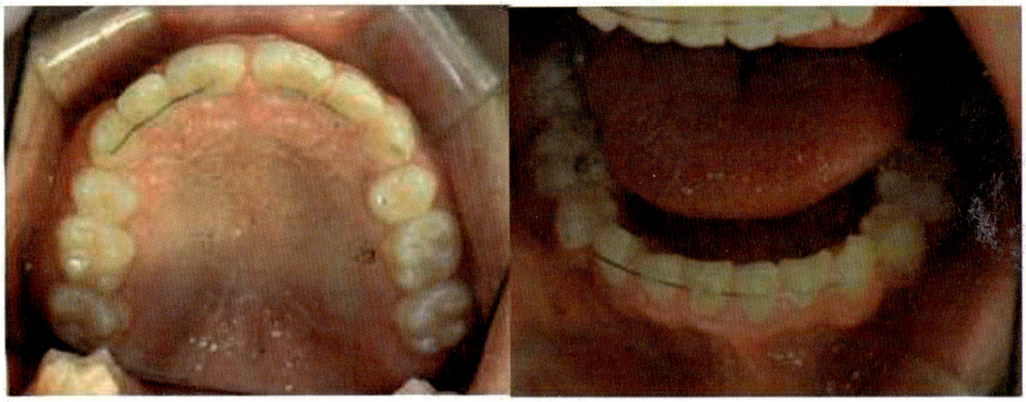

Figure Ⅲ-2-127. Upper lingual fixed retainer and lower labial fixed retainer

고찰

이 환자는 18번 염색체 단완 결실 증후군 환자로 정신 지체, 안검하수, 성장 지연, 특이한 형태의 귀, 작은 하악골의 특징을 보였으며 상악 중절치의 형태가 이상하였다. 아직 이런 환자에서 치아 이동에 관한 보고는 없어서 정상적으로 이가 움직일지 의심되었다. 우선 상악 중절치에만 브라켓을 부착하여 치아 이동이 되는지 확인 후 발치를 포함한 통상적 치료 방법으로 교정치료를 시행하였다. 그러나 환자의 협조도가 좋지 않아 구강위생이 극도로 불량하였고 타액 분비량이 많아 교정 치료에 어려움이 있어, 상하악 구치 관계가 다소 미흡하고 상하악 폭경이 맞지 않았지만 조기에 교정치료를 종결하였다.

치료 후 장기적인 유지, 관찰 중 유지호선이 끊어져 중절치 사이가 조금 벌어졌다. 혀로 미는 것 같아 더 이상의 적극적인 치료는 하지 않고 혀 위치를 개선하는 훈련을 시키고 있다.

[참고문헌]

1. Valentine G. Incidence of Chromosome Disorders. Canadian Family Physician. 1979;25:937.
2. Luthardt FW, Keitges E. Chromosomal syndromes and genetic disease. eLS. 2001.
3. Nusbaum C, Zody MC, Borowsky ML, Kamal M, Kodira CD, Taylor TD, et al. DNA sequence and analysis of human chromosome 18. Nature. 2005;437(7058):551-555.
4. De Grouchy J. The 18p-, 18q-and 18r syndromes. Birth Defects. 1969;5(5):74.
5. Maranda B, Lemieux N, Lemyre E. Familial deletion 18p syndrome: case report. BMC medical genetics. 2006;7(1):60.
6. Pachajoa H, Saldarriaga W, Isaza C. 18p-syndrome: Presentation of two cases with alobar holoprosencenphaly. Colombia Médica. 2010;41(4):367-372.
7. Turleau, Catherine. Monosomy 18p. Orphanet journal of rare diseases. 2008;3:4.
8. Schinzel A. Catalogue of unbalanced chromosome aberrations in man: Walter de Gruyter; 2001.
9. Hasi-Zogaj M, Sebold C, Heard P, Carter E, Soileau B, Hill A, et al., A review of 18p deletions. American Journal of Medical Genetics Part C: Seminars in Medical Genetics; 2015: Wiley
10. Handbook of genetic counseling/18p deletion syndrome. Available from: https://en.wikibooks.org/wiki/Handbook_of_Genetic_Counseling/18q_Deletion_Syndrome.
11. Unique 18p deletions. Rare chromosome disorder support group UK. Available from: http://www.rarechromo.org
12. Naudi AB, Fung DE. A child with 18p-syndrome: a case report. Special Care in Dentistry. 2007;27(1):12-14.
13. Hermesch CB, Cody JT, Cody JD. Dental caries history in nine children with chromosome 18p deletion syndrome. Special Care in Dentistry. 2000;20(2):53-55.
14. Gelehrter TD, Collins FS, Ginsburg D, Ginsburg D. Principles of medical genetics: Williams & Wilkins Baltimore, MD; 1990.
15. Surh LC, Ledbetter DH, Greenberg F. Interstitial deletion of chromosome 18 [del (18)(q11. 2q12. 2 or q12. 2q21. 1]. American journal of medical genetics. 1991;41(1):15-17.
16. Aughton DJ, AlSaadi AA, Transue D. Single maxillary central incisor in a girl with del (18p) syndrome. Journal of medical genetics. 1991;28(8):530.
17. Uchida IA, McRae K, Wang H, Ray M. Familial short arm deficiency of chromosome 18 concomitant with arhinencephaly and alopecia congenita. American journal of human genetics. 1965;17(5):410.
18. 손우성, 노태경, 김성훈. 18번 염색체 단완 결실 증후군 환자의 교정 치료 치험례. 대한구순구개열학회지. 2016;19(1):1-10.

K 다운 증후군(Down Syndrome, Trisomy 21)

다운 증후군은 21번 삼염색체성(Trisomy)이라고도 부르며, 21번 염색체가 정상보다 많이 발현된 경우이다. 병의 이름은 1866년에 이 병을 발견한 영국인 의사 존 랭던 다운의 이름을 따서 붙여졌다. 그 후 1838년 프랑스 의사 장 에티엔 도미닉 에스퀴롤과 1844년 미국의 에두아드 세귄에 의해 추가적인 특징이 보고되었고, 1957년에 다운 증후군이 21번 삼염색체증(Trisomy)으로 발병한다는 것이 알려졌다. 다운 증후군은 신체 발달의 지연을 일으키며 안면 기형과 지적 장애를 동반한다. 다운 증후군을 가진 청소년의 평균 지능 지수는 보통 50~60정도로, 평균적인 8~9살의 어린이와 비슷한 지능을 가진다. 다운 증후군 환자 부모의 염색체는 대부분 정상이지만 잉여 염색체가 추가 발현하여 발생된다. 20세 산모에게서는 0.1%의 확률을 보이지만 45세에 이르러 3%의 가능성을 보이게 된다. 후천적, 환경적으로 인한 영향에 대해서는 알려진 바가 없다. 다운 증후군은 산모가 임신 도중에 태아 산전 진단을 통하여 확인할 수 있으며 출산 후 직접적인 유전자 검사를 통해 판별한다. 다운 증후군의 치료에 대해서는 알려진 바가 많지 않으나 교육과 유복한 환경이 삶의 질을 향상시키는 것으로 알려져 있다. 몇몇 다운 증후군 어린이들은 다른 다운 증후군 어린이들과는 달리 높은 학습능력을 갖는 것으로 나타났으며 일부 소수는 고등학교를 졸업하고 대학에 진학한 것으로 알려져 있다. 의학 기술로 기대 수명을 50~60세까지 올리는 것이 가능하다고 한다.

다운 증후군의 임상적 특징으로는 정신 지체, 작은 키, 단두증(Brachycephaly), 짧고 넓은 목, 편평한 안면, 편평한 뒤통수, 짧고 넓은 손, 두껍고 짧은 손가락, 한 개의 손바닥 주름, 나선 위에 걸린 작은 귀와 작거나 없는 귓불, 위로 기울어진 눈꺼풀 틈새, 내안각 췌피(Epicanthic fold), 편평한 콧등, 관절의 과운동성, 백혈병과 림프종 발병 증가가 있다. 구강에서의 소견으로는 넓은 입술, 균열된 입술, 앞으로 튀어나온 혀와 벌려진 입술, 거대설, 균열설, 좁은 구개, 상악골 발육 부전으로 인한 부정교합, 선천적 치아결손, 유치와 영구치의 맹출 지연, 어린 나이에 심한 치주질환에 이환(궤양성 치은염) 등 치과적 문제들이 있다. 치아가 빼드러지고 틈이 있으나 교정적으로 폐쇄하여도 큰 혀 때문에 다시 벌어질 가능성이 높다.다운 증후군이 있는 사람은 당연히 부정교합이 심할 가능성이 높으나 협조가 잘 되지 않고 다른 신체적인 문제가 있으므로 치료 여부, 달성 가능한 치료 목표의 설정, 무리하지 않은 치료 계획의 수립을 신중히 결정해야 하겠다.

아래의 환자는 전치부 반대교합과 치열이 고르지 않고, 다수 치아의 치근이 짧으며 상악 우측 측절치가 선천 결손되었다. 그러나 음식 먹는데 큰 지장이 없고, 크게 불편해 하지도 않으며, 단지 상악 우측 제 1소구치가 견치와 제 2소구치 뒤에 붙어 있어 음식물이 많이 끼고 제거하기가 힘들다고 내원하였다. 당장은 설측에 위치한 상악 우측 제 1소구치를 발치하면 큰 문제가 없겠으나 장기적으로는 영구치가 없어도 유견치가 흡수되어 탈락될 것이므로 원하면 유견치를 뽑고 제 1소구치를 측절치 자리에 배열할 수 있다고 설명드렸다. 보호자가 더 생각해 보고 결정을 하겠다고 하였다.

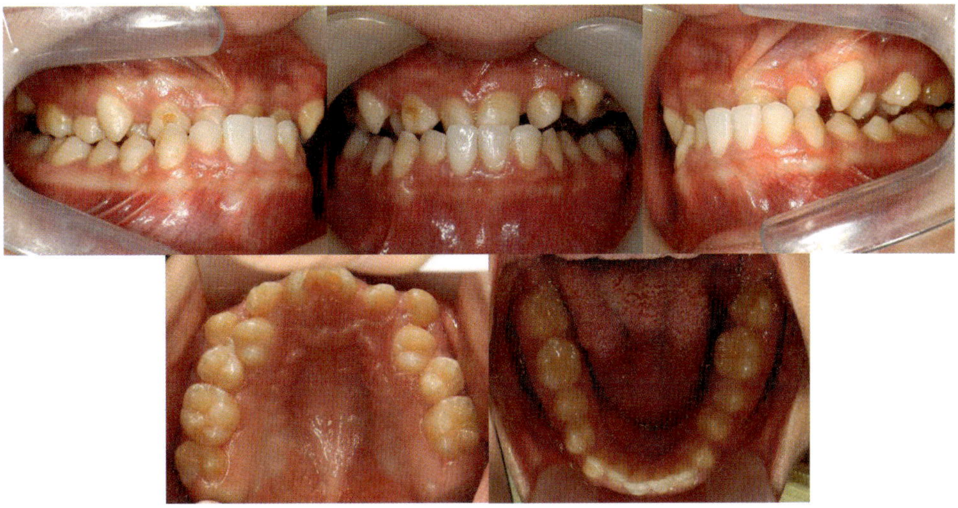

Figure Ⅲ-2-128. Intraoral photos in the patient with Down syndrome

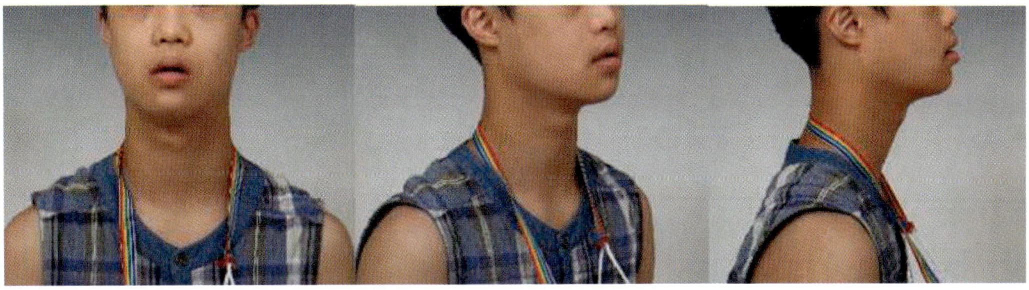

Figure Ⅲ-2-129. Facial photos in the patient with Down syndrome

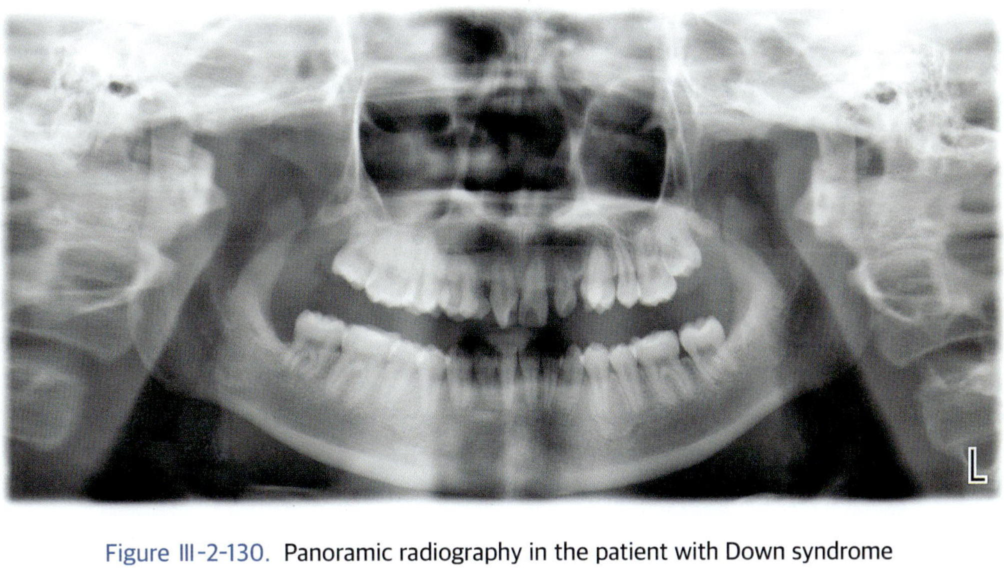

Figure Ⅲ-2-130. Panoramic radiography in the patient with Down syndrome

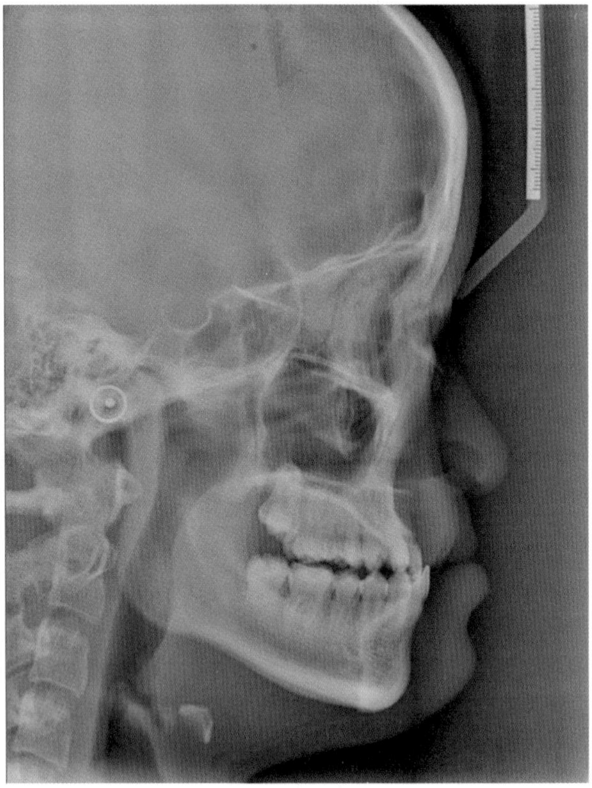

Figure Ⅲ-2-131. Lateral cephalogram in the patient with Down syndrome

[참고문헌]

1. Weijerman ME. de Winter, JP. Clinical practice. The care of children with Down syndrome. European Journal of Pediatrics 2010;169:1445-1452.
2. Patterson D. Molecular genetic analysis of Down syndrome. Human Genetics 2009;126:195-214.
3. Morris JK, Mutton DE, Alberman E. Revised estimates of the maternal age specific live birth prevalence of Down's syndrome. Journal of Medical Screening. 2002;9:2-6.
4. Aksakalli S, Ileri Z. Management of dental-orthopedic problems in down syndrome. European Journal of General Dentistry. 2012;1:58.
5. Kim NS, Lee DJ. A study on occlusal patterns of handicapped persons. The Korean Journal of Orthodontics 1983;13:31-44.

L CATCH 22 증후군(DiGeorge Syndrome)

CATCH 22 증후군은 염색체 22q11.2의 미세 결실에 의해 발생하는 질환이다. 심장 이상(Cardiac defect), 비정상적인 얼굴 모양, 흉선과 부갑상선의 형성부전(Thymic hypoplasia), 구개열(Cleft palate), 저칼슘혈증(Hypocalcemia) 등이 관찰되며, 심장 기형을 특징으로 하는 Conotruncal Anomaly Face Syndrome(CTAFS, Takao syndrome), 구개열과 안면기형을 특징으로 하는 Velocardiofacial Syndrome(VCFS), 흉선과 부갑상선 형성부전에 의해서 나타나는 면역기능 저하와 저칼슘혈증을 보이는 DiGeorge syndrome(DGS) 등의 이름으로 다르게 보고되었다. 그러나 이러한 증후군은 임상적으로 상당 부분 중복되어 나타나므로 임상적인 특징만을 사용하여 구별하는 것은 어렵다. 여러 연구를 통해 공통적으로 염색체 22q11.2의 미세 결실이 있다는 것이 확인되어 CATCH 22이라는 약어를 사용하여 하나의 증후군으로 간주하려는 시도가 있다.

CATCH 22 증후군은 상염색체 우성 유전으로 그 유병률은 3,000명 당 1명 발생하고, 90%가 태아 발달 시 일어나며, 10%는 부모로부터 유전된다. 염색체 22q11.2 결실은 대부분 초기 아동기에서 확인된다.

이 증후군의 치료는 변이가 일어난 조직 및 기관을 치료해 주는 것으로 선천성 심장 질환이나 구개 형태 이상 등을 개선하는 것이다. 조직, 기관 그리고 이와 관련된 증상들이 매우 다양하므로, 치료는 증상에 맞추어 진행되어야 한다. 저칼슘혈증과 부갑상선 호르몬 대체제의 복용이 필요할 수 있다. 또한 발달장애도 흔히 볼 수 있으므로 언어치료, 물리치료, 작업치료 등이 필요하다. 치과적으로는 구개부 이상, 맹출지연, 법랑질 저형성증, 하악 열성장 등이 관찰될 수 있으므로 이와 관련한 세심한 관찰과 시기에 따른 적절한 치료가 필요하다.

교정치과의사는 구강 기능의 회복 및 안면 기형의 문제를 해결하기 위한 역할을 하며, 특히 혼합치열기의 환자에 있어 치아 맹출이 정상적으로 이루어지는지 등을 세심하게 관찰하여, 영구치열로의 교환이 잘 이루어지도록 적절한 조치를 해야 한다.

증례

만 6세 7개월에 처음 본원에 내원한 여환으로 주기적으로 관찰하였다. 구개열이 있어 생후 16개월에 구개봉합술을 시행하였다고 하며, 서울대병원에서 small nearly closing ASD(Atrial Septal Defect), closed PDA(Patent Ductus Arteriosus), bilateral SVC(Superior Vena Cava)으로 추적 관찰하며, 칼슘 및 비타민 D 복용 중이다.

첫 내원 시 상악 우측 제 1대구치가 유치에 걸려 맹출되지 못하여 brass wire로 맹출 방향 바꾸어 출은시켰다(Figure Ⅲ-2-132). 이후 주기적으로 점검하여 적절한 시기에 유치 발거 시행하였다(Figure Ⅲ-2-133). 만 11세 내원을 마지막으로 장기간 오지 않다가, 만 18세 10개월에 "식사속도가 느리고, 씹고 나면 이가 아파요."를 주소로 다시 내원하였다.

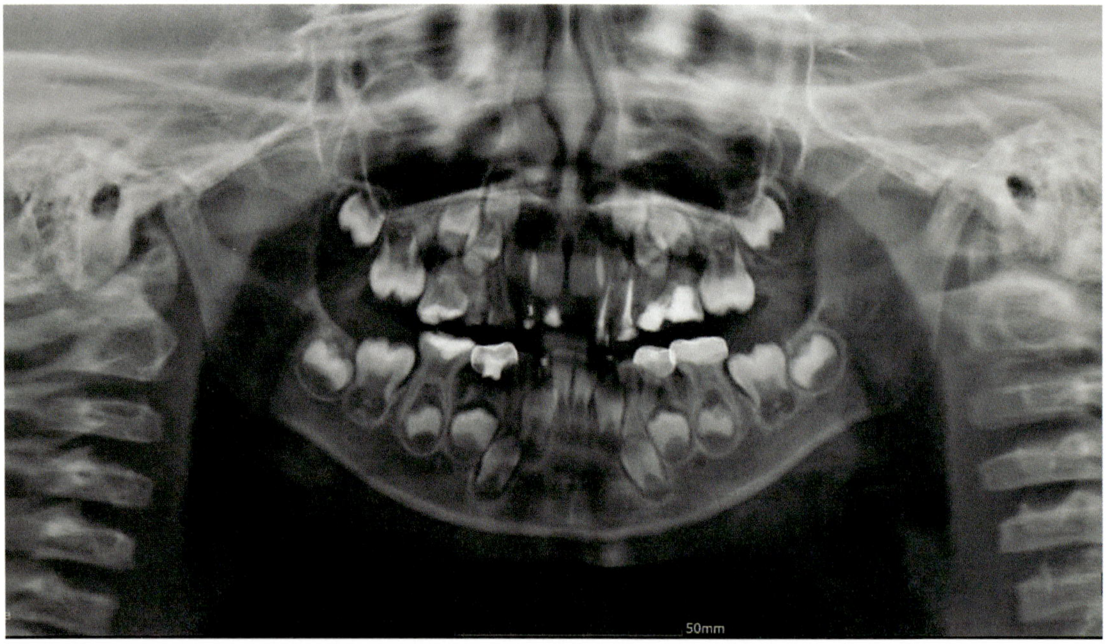

Figure Ⅲ-2-132. Panoramic radiograph (6Y 7M)

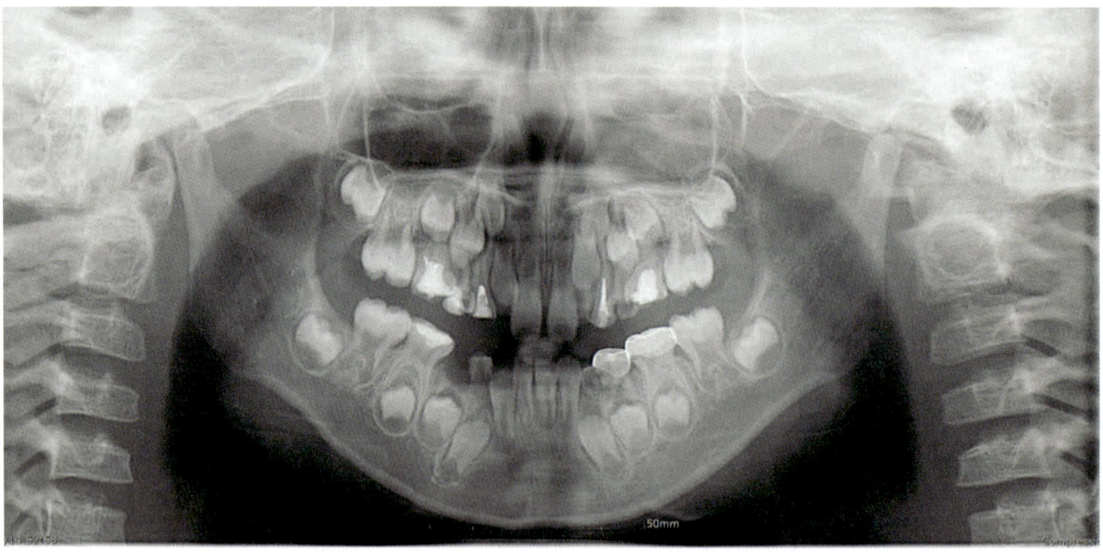

Figure Ⅲ-2-133. Panoramic radiograph (7Y 3M)

이때의 안면의 특징적인 소견으로 양안격리증, 좁고 짧은 인중, 하악 열성장을 보이며, 구강 내 소견으로는 하악 열성장으로 인한 과개교합 및 하악 총생과 구개열이 관찰되었다(Figure Ⅲ-2-134). 상하악 치아들을 가지런히 배열하고 크게 불편하지는 않은 교합 상태를 이루어 주는 것을 치료 목표로 하는데 이 증후군에 수반되는 저칼슘혈증과 부갑상선 호르몬의 이상으로 골대사의 이상이 있을 수 있어 교정적 치아 이동을 정확히 예측할 수 없음을 설명하니, 환자가 현재는 저작에 큰 문제가 없고 지금 단계에서 교정치료를 원하지 않는다고 하여 조금 더 고민해 보기로 하였다. 교정치료를 시작하면 내분비내과와 긴밀히 상의하여 칼슘 제재와 비타민 D를 섭취하게 하고, 치아이동 양상을 주의 깊게 관찰하면서 치료를 진행하여야 할 것이다.

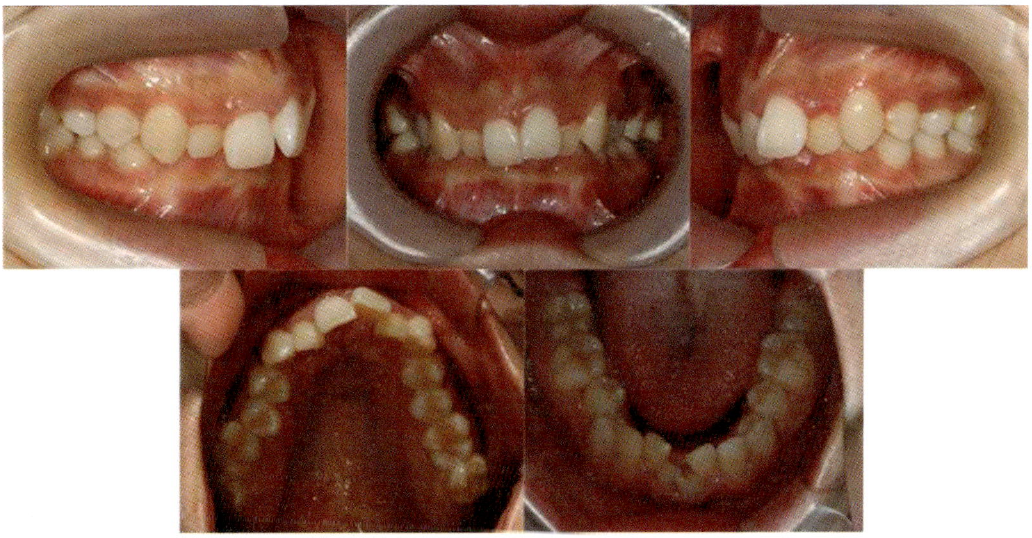

Figure Ⅲ-2-134. Intraoral photo

고찰

CATCH 22 증후군을 가진 환자는 전신적인 문제 외에도 맹출 지연, 법랑질 저형성증, 하악 열성장 등이 관찰될 수 있으므로 성장과 함께 영구치 맹출이 정상적으로 일어날 수 있도록 개입해야 하며, 필요한 경우 하악 열성장을 해소하기 위해 악정형적 치료를 시행할 수 있다. 골대사가 정상적이지 않을 수 있으므로 본격적인 치아 이동을 시행하기 전에 시험적 치아이동을 시도해 본 후 반응을 보고 진행하는 것이 바람직하겠다.

[참고문헌]

1. Burn J, et al. Conotruncal anomaly face syndrome is associated with a deletion within chromosome 22q11. Journal of Medical Genetics, 1993;30:822-824.
2. Fomin AB, et al. DiGeorge Syndrome: a not so rare disease. Clinics, 2010;65:865-869.

M 말판 증후군(Marfan Syndrome)

뼈·근육·심장, 심혈관계의 이상 발육을 유발하는 선천성 발육 이상 증후군이다. 손가락이 유난히 길기 때문에 지주지증(蜘蛛指症: 거미손가락증)이라고도 한다. 병명은 이 질환을 처음으로 발견한 프랑스의 의사 Bernard Marfan의 이름을 영어식으로 발음한 데서 연유한다.

선천성 발육 이상의 일종으로, 이 질환에 걸린 사람은 비정상적으로 키가 크고 몸이 유연하며, 팔 길이가 무릎까지 내려갈 정도로 길다. 따라서 다른 사람에 비해 운동을 잘하는 특징이 있는데, 이러한 사람은 몸이 건강한 상태라 하더라도 일단 의심을 해 보는 것이 좋다. 동맥류로 혈관벽이 늘어나 약해진 상태에서 외부의 심한 충격으로 대동맥이 파열되어 사망하기도 한다. 특히 부모가 이 질환을 앓고 있으면 염색체의 우성 유전으로 인해 자식도 이 질환에 걸릴 확률이 70~80%나 된다. 가장 큰 증상은 눈의 수정체 모양이 변형되어 물체가 찌그러져 보이거나 척추가 휘는 것이다. 미국의 제16대 대통령 링컨도 이 질환을 앓았던 것으로 알려져 있다.

인구 9,800명 당 1명꼴로 발생하는 것으로 알려져 있다. 상염색체 우성으로 유전되며, 연관된 유전자는 Fibrillin-1이며, 이 유전자의 돌연변이가 전체 환자의 66~91%에서 관찰된다. Fibrillin-1은 세포외기질을 구성하는 당단백질로서, 칼슘과 결합하는 microfibril이다. 이 단백질은 결합조직에서 탄성섬유를 지지하는 구조단백질의 역할을 한다. Fibrillin-1이 주로 발현되는 기관에는 심장이 포함되어 있다. 따라서 선천성 심장질환을 동반하는 경우가 대부분이다.

골격적으로 오목가슴, 척추측만증 등이 관찰되고 눈에는 선천성 수정체의 이상이, 폐에서는 억제성 환기 장애나 이로 인한 자발적인 흉통이 관찰될 수 있다. 길고 좁은 얼굴 형태가 특징적이다. 구강 내 소견은 하악의 형성 부전이나 후퇴 혹은 높은 아치형의 구개가 관찰된다. 치과의사로서 눈여겨보아야 할 특징으로는 높은 구개, 총생, 특징적인 얼굴 형태 등이 있다.

임상적 진단은 여러 증상을 조합하여 시행한다. 골격, 안구, 심장혈관, 폐, 피부의 특징적 임상 증상과 가족력을 조사한다. 유전학적 검사 방법으로는 Fibrillin-1 유전자 검사를 시행한다. Fibrillin-1 유전자 이외에도 TGFBR2의 변이로도 말판 증후군이 나타난다는 보고도 있다.

증례

안면 비대칭 및 장안모가 관찰되는 Marfan 증후군 환자로 양산 부산대어린이병원 소아청소년과에서 승모판 탈출, 승모판 폐쇄부전으로 진단받아 losartan 복용 중이었다. 상악 좌측 전치부에서 소구치부까지 반대교합이 관찰되었다. 상악 좌측 제 2유구치의 심한 우식으로 치관이 파절된 상태였다(Figure Ⅲ-2-135).

Gonial angle이 크고 전안면 고경이 길었다. Menton이 우측으로 변위된 안면비대칭이 있었다(Figure Ⅲ-2-136, Ⅲ-2-137).

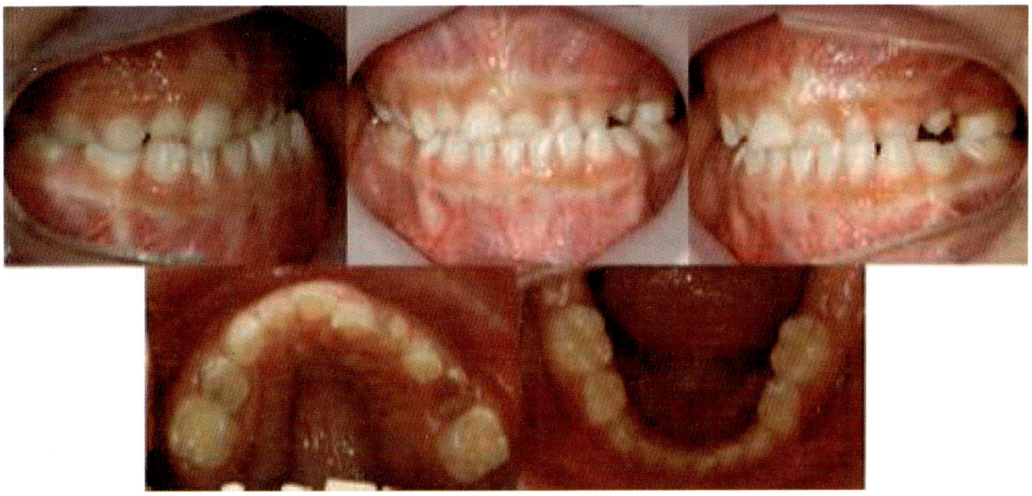

Figure Ⅲ-2-135. Pretreament intraoral photographs

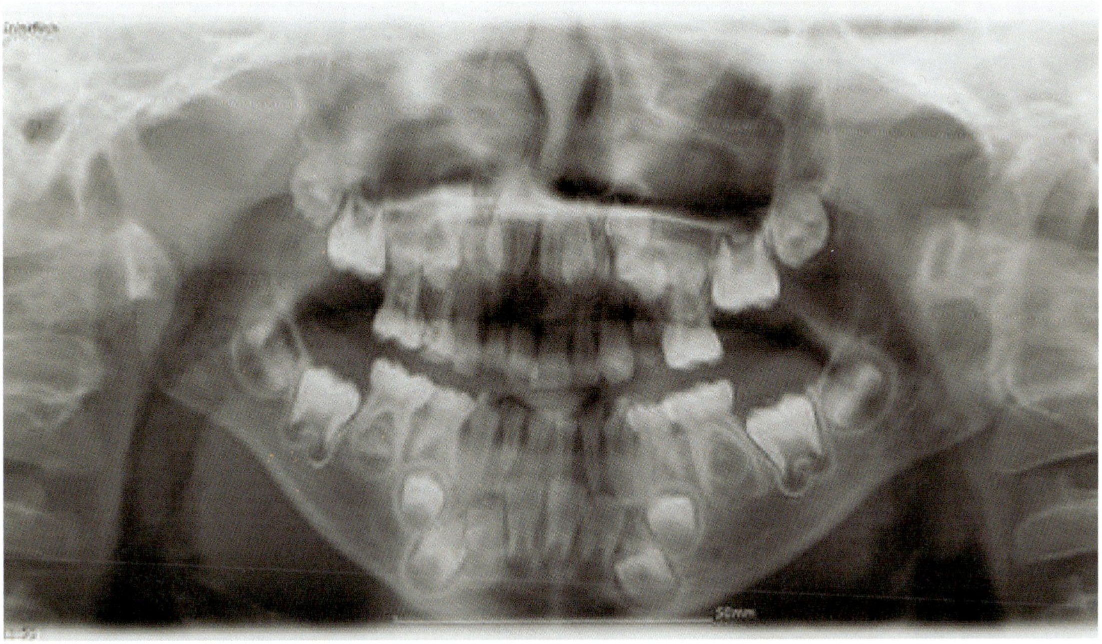

Figure Ⅲ-2-136. Pretreatment panoramic radiograph

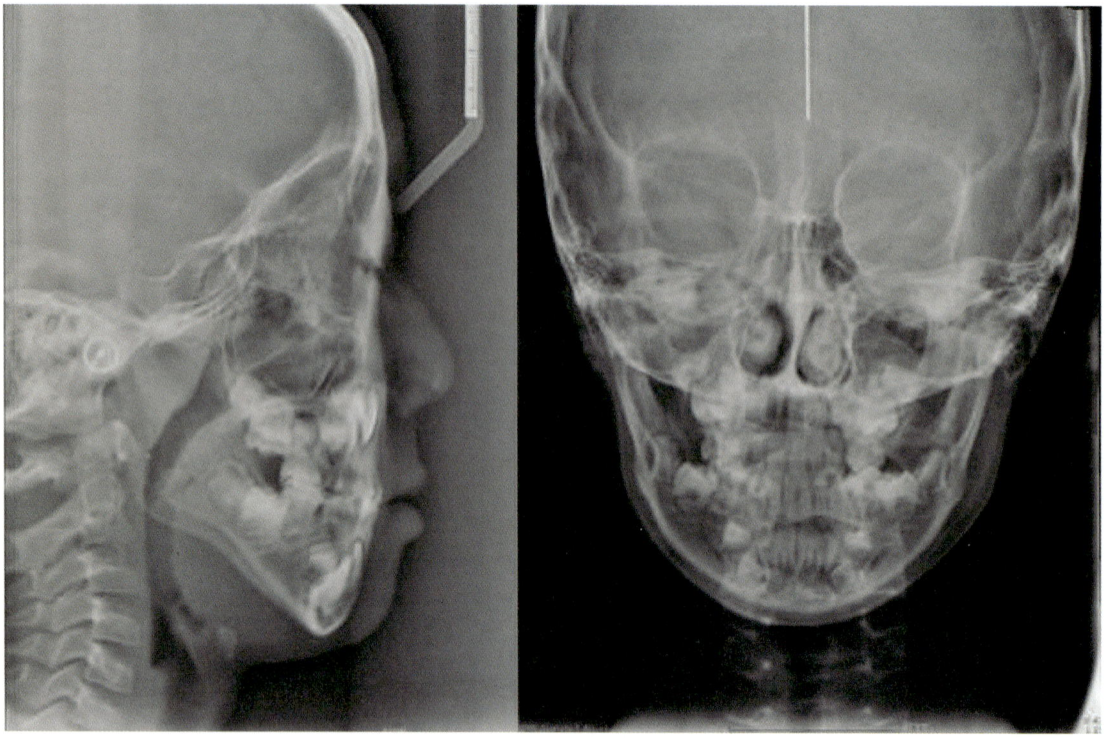

Figure Ⅲ-2-137. Pretreatment cephalogram

3년 후 파노라마 및 측방두부, 전후방 두부 방사선사진을 촬영하였다. 상악 제 2유구치의 조기 발거로 본원 소아치과에서 band & loop 공간유지장치를 장착하였다. 상악 공간 부족으로 상악 측절치가 심하게 설측으로 위치되었다. 상·하악 견치 및 소구치 맹출 공간이 부족할 것으로 예상되었다(Figure Ⅲ-2-138, Ⅲ-2-139).

하악의 전방 성장에 대해서는 주기적 관찰하며, 성장이 완료되면 악교정 수술을 할 것인지 재평가하기로 하고 치아의 맹출 유도와 전치 배열만 하는 일차 치료를 시작하기로 하였다. 좁은 상악궁 폭경 확장 및 전치부 반대교합 개선 위해 구치부 교합을 이개한 상태에서 가철성 장치를 이용하여 폭경 확장 시행하기로 계획하였다. 폭경 확장 후, 상악에서 장치 부착하여 상악 전치 경사도 개선 및 #12,22 배열하며, 동시에 상악 우측 중절치와 제 1소구치 사이의 공간 확장하여 측절치와 견치의 맹출 공간을 확보하기로 하였다.

우선 상악 좌우측 유견치 발거 및 band & loop 장치를 제거하였다. 현재 상악궁 폭경 확장을 위한 가철성 장치와 상악 전치 배열을 위한 mini-tube 사용 중이다(Figure Ⅲ-2-140~Ⅲ-2-142).

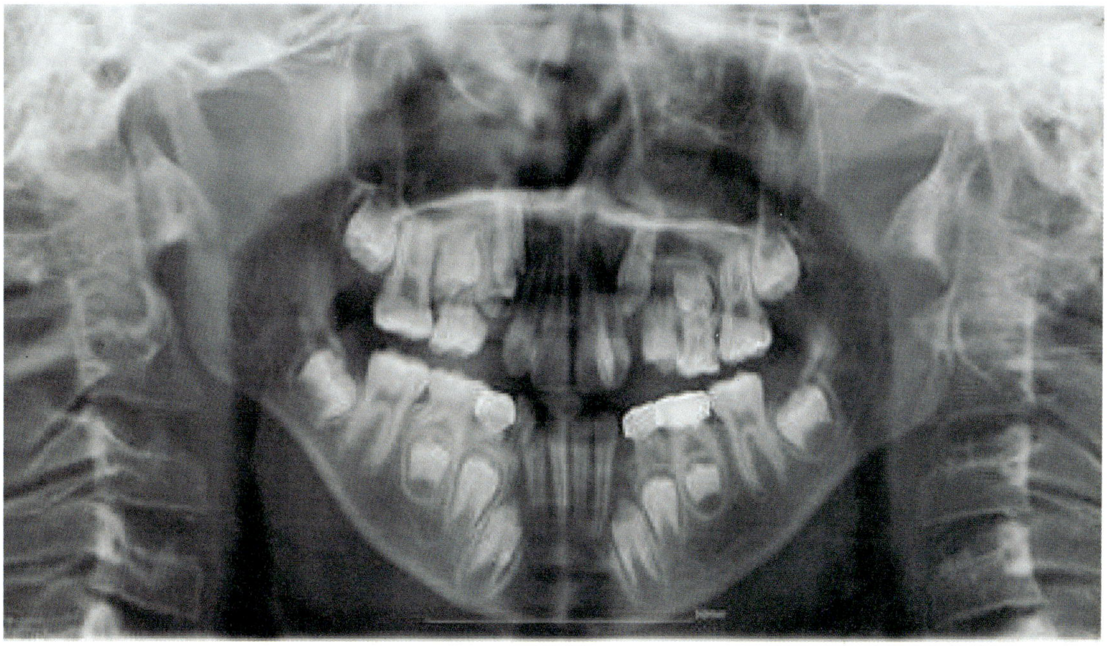

Figure Ⅲ-2-138. 3-year follow-up panoramic radiograph

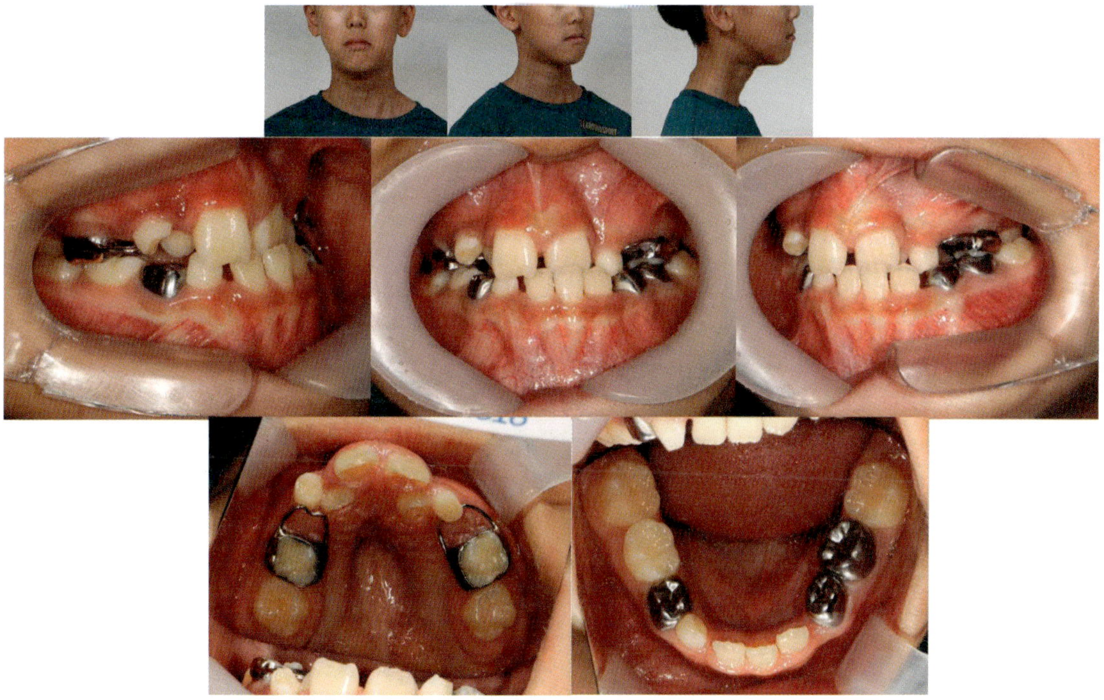

Figure Ⅲ-2-139. 3-year follow-up facial and intraoral photographs

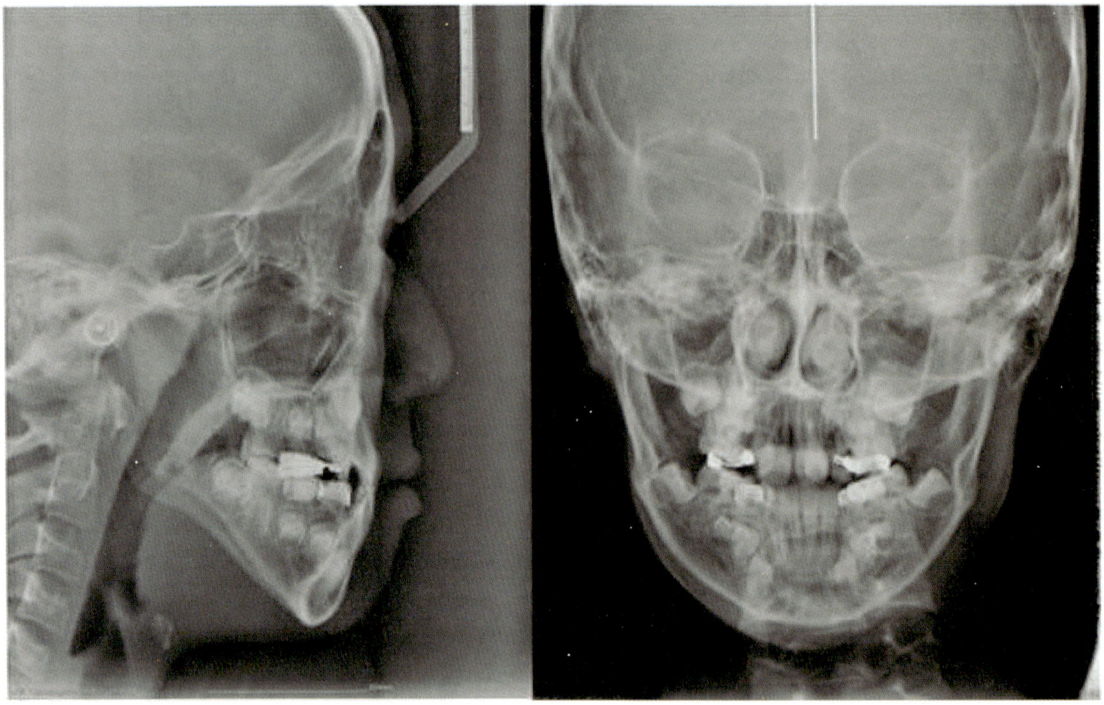

Figure Ⅲ-2-140. 3-year follow-up cephalogram

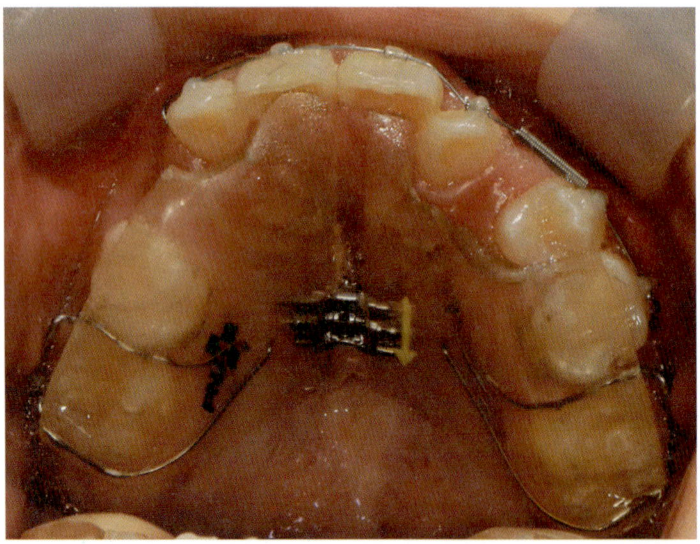

Figure Ⅲ-2-141. Maxillary expansion using removable appliance

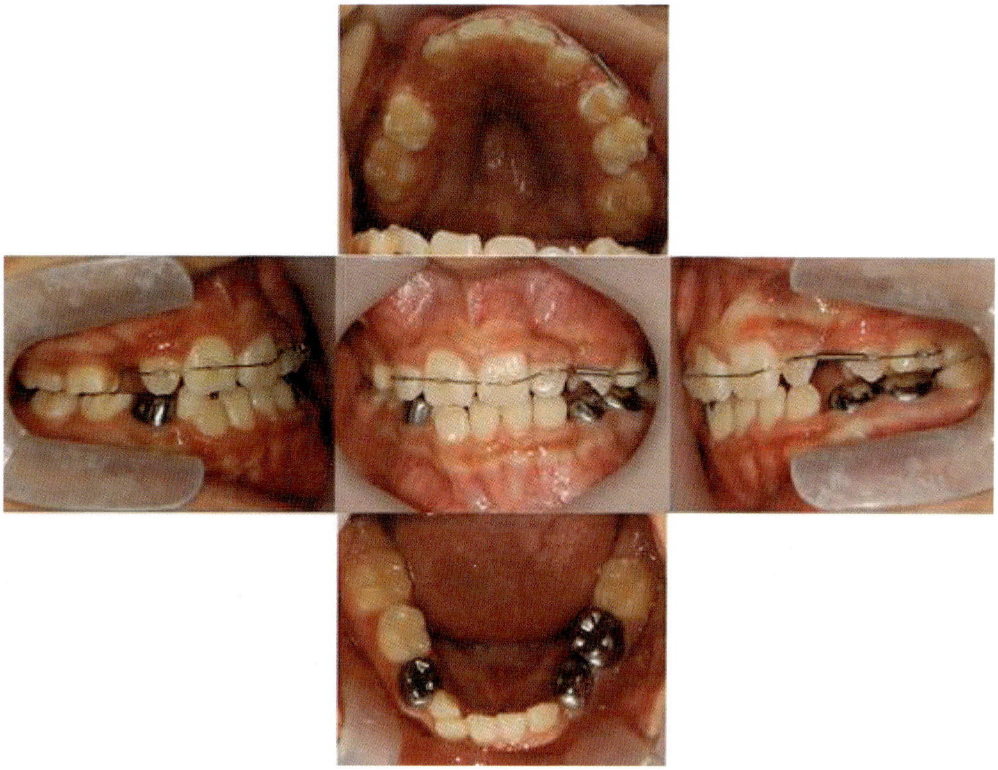

Figure III-2-142. Mini-tube for maxillary anterior alignment

고찰

Marfan 증후군 환자는 높고 좁은 구개궁과 개방교합, 총생이 특징적으로 관찰된다. 일반적인 교정치료를 시행하는 데에는 문제점이 없으며 적절한 주의만 한다면 악교정 수술까지도 가능하다는 것이 문헌에서도 보고되고 있다. 심내막염을 방지하기 위해 발치나 band 적용 시에 예방적 항생제의 복용이 권고된다. scaling이나 치근 활택술 등과 같은 관혈적인 술식을 피하기 위해 구강위생이 강조되어야 한다.

[참고문헌]

1. Mizuguchi T, et al. Heterozygous TGFBR2 mutations in Marfan syndrome. Nature genetics, 2004;36:855-860.
2. Neptune ER, et al. Dysregulation of TGF-β activation contributes to pathogenesis in Marfan syndrome. Nature genetics, 2003;33:407-411.

N 쇄골두개이형성증(Cleidocranial Dysplasia)

쇄골두개이형성증은 1765년 Martin에 의해 처음으로 보고되었다. 1897년 Marie와 Sainton은 이 질환이 막성골화가 일어나는 두개골, 쇄골, 편평골에 영향을 미친다고 생각하여 cleidocranial dysostosis로 명명하였다. 그러나 1978년 Rimoin은 이 질환이 연골내골화가 일어나는 뼈도 이환시키며, 골격계의 전반적인 이상을 나타내므로 좀 더 넓은 의미의 명칭인 Cleidocranial Dysplasia라고 명명하였다. 쇄골두개이형성증은 RUNX2 유전자의 돌연변이로 인해 나타나는 비교적 드문 상염색체 우성 유전질환으로 골의 성장, 특히 쇄골과 두개골 영역에 이상이 있다. 이 질환의 임상적 특징은 두개안면부에서는 두개골이 거꾸로 된 서양 배 모양이며 두개골이 완전히 유합되지 않아 정상인보다 큰 천문(fontanelle), 양안격리증, 중안모의 후퇴 및 상대적인 하악의 전돌을 보이며, 대부분의 환자들이 비슷한 외형을 가지고 있다. 치과적 특징으로는 유치의 흡수 및 탈락의 지연, 영구치의 맹출 지연 및 맹출 실패, 다수의 과잉치 등이 있으며, III급 부정교합의 양상을 보인다. 전신적인 특징으로는 쇄골의 무형성 또는 저형성과 함께 어깨 움직임의 범위가 커 양어깨가 닿을 수 있고, 키가 작으며, 가족력이 있다.

쇄골두개이형성증의 구강 특징 중 영구치의 매복과 다수의 과잉치는 환자의 저작 기능 저하와 함께 악골 내의 낭 형성, 악골의 골절 등의 합병증을 유발할 수 있다. 또한 중안모 후퇴 및 상악골의 열성장으로 인한 하악 전돌은 심미적 문제를 일으킬 수 있다. 따라서 교정치과의사는 이 증후군의 특징에 대해 충분히 이해하여 환자의 상태에 따라 저작 및 심미적 문제를 개선하도록 적절한 치료를 해야 한다.

쇄골두개이형성증 환자의 매복치에 대해서는 다양한 접근법이 시도되었으며, 크게 다음의 세 가지 치료법으로 나눌 수 있다.

1. 보철치료
2. 수술적 재위치
3. 교정 및 수술적 치료

먼저 보철치료는 모든 유치를 발거하고, 과잉치와 영구치는 맹출되지 않은 상태에서 국소의치 또는 총의치를 하여 환자의 저작 기능 및 심미적 문제를 즉시 해소한다. 이 치료의 단점은 치조골의 높이가 낮아 협측 전정이 낮은 경우 의치제작이 어려우며, 임플란트 기반 보철치료를 시행할 수 없다는 것이다.

수술적 재위치 치료법은 기존의 치아를 이용한 방법으로 과잉치는 제거하고, 미맹출 치아를 조심스럽게 적출하여, 미리 발치와를 형성한 부위에 이식한다. 이 접근법은 아직 장기적인 결과에 대한 보고가 부족하며, 유착 또는 치근 흡수의 가능성이 있다.

마지막으로 교정 및 수술적 치료는 유치의 발거, 영구치의 외과적 노출 및 교정적 견인술을 함께 시행하는 방법이다. 유치의 발거, 영구치의 외과적 노출술 및 교정적 견인술의 시기에 따라 크게

3가지 접근법이 제시되고 있다.

토론토-멜버른 접근법은 방해요소를 제거하면 영구치가 자연적으로 맹출할 것으로 예상하고 접근하는 방법이다. 따라서 영구치의 치근 발육 정도에 따라 단계별로 유치를 발거하고, 고정식 교정장치를 이용해 교정치료를 시행한다. 이 때 특별한 견인 장치는 쓰지 않는다. 이 접근법의 단점은 치료를 어린 나이에 시작하여 긴 기간 동안 해야 하고, 여러 번의 수술적 개입이 필요하다는 것이다.

다음으로 벨파스트-함부르크 접근법은 한 번에 모든 유치와 과잉치를 발치하고, 맹출하지 않은 영구치를 노출시키는 방법이다. 주로 12~14세에 시행하게 되며, 마찬가지로 고정식 교정장치를 이용하여 교정치료를 시행한다. 이 접근법의 한계점은 유치 및 과잉치의 발거 시점이 늦고, 이미 환자들의 성장이 거의 끝난 경우가 많다는 것이다. 따라서 성장이 멈춘 후에 유치 및 과잉치를 발거하게 되어 치조골의 수직적 성장이 부족하여 협측 전정이 얕고, 부착치은의 양의 감소, 하안모의 수직적 성장 부족이 초래된다.

마지막으로 예루살렘 접근법은 현재 가장 지지받고 있는 접근법으로 환자의 비정상적인 치아 발달 및 이 질환이 유발되는 요인에 관련된 이론적 근거에 기반한 접근법이다. 2번의 수술적 개입이 있고, 그 시기는 치아의 치근 발육 정도에 따라 결정한다. 첫 번째 수술적 개입은 7~8세에 유전치 및 과잉치를 발치하고, 영구 전치를 외과적으로 노출시켜 교정적 견인을 시행한다. 두 번째 수술적 개입은 10~11세에 잔존 유치들을 발거하고, 맹출하지 않은 견치 및 소구치를 외과적으로 노출시켜 교정치료를 시행한다. 이 접근법에서 쓰이는 교정장치는 충분히 견고한 장치여야 하고, 수직적 정출력을 가할 수 있어야 한다. 예루살렘 접근법의 한계점은 치아가 견인력에 반응하지 않아 맹출이 실패할 수 있다는 것이다.

교정치과의사는 위와 같은 다양한 치료법에 대해 잘 이해하고, 환자의 상태에 따라 적절한 치료를 제공해야 한다. 다음의 세 가지 증례는 부산대학교 치과병원 치과교정과에 내원하여 환자 상태에 따라 다른 접근법으로 치료를 진행한 쇄골두개이형성증 환자에 대한 것으로 환자의 안면 및 구강 내 특징과 교정치료 과정 및 결과를 소개한다.

증례 1

14세 0개월 남성이 영구치 맹출 지연을 주소로 내원하였다. 전신적인 특징으로 우측 쇄골 이상을 보이며, 구강 내 소견으로 4개의 과잉치가 존재하고, 제 1대구치 및 상하악 절치를 제외한 영구치는 맹출되지 않았으며, 잔존 유치의 동요도는 없었다(Figure III-2-143). 따라서 외과적 노출술 및 교정적 견인술을 시행하지 않고 맹출 양상을 관찰하여 차후 동요도가 발생하는 유치는 발거하고, 차등적인 외과적 노출술 및 교정적 견인을 시행하기로 하였다. 영구치 맹출 경로를 방해하는 과잉치는 제거하기로 하였다. 4개월 후 상악 좌·우측 제 1유구치를 뽑고, 공간 유지를 위해 TPA 장착하였다. 1년 2개월 후 상악 좌·우측 유견치도 뽑았는데 이때 제 2대구치와 상악 좌우측 제 1소구치의 맹출이 관찰되었다(Figure Ⅲ-2-144, Ⅲ-2-145). 4년 후 상악 좌측 제 2유구치 치근 흡수 관찰되어 발거하고, TPA를 제거하였다(Figure Ⅲ-2-146). 아직 맹출하지 못한 하악의 견치, 소구치들을 견인하기 위해서는 유치들을 뽑아야 하고, 견인이 실패할 수도 있다고 설명하니 현재의 상태로 지내겠다고 하여 주기적으로 오시도록 해서 점검하고 있다.

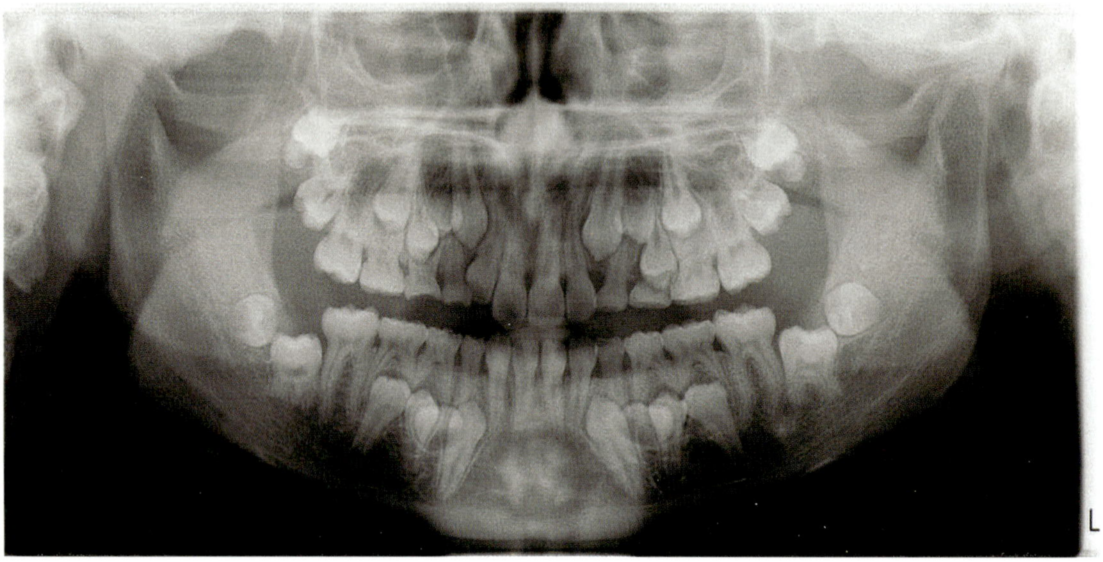

Figure Ⅲ-2-143. Pretreatment panoramic radiograph (14Y 0M)

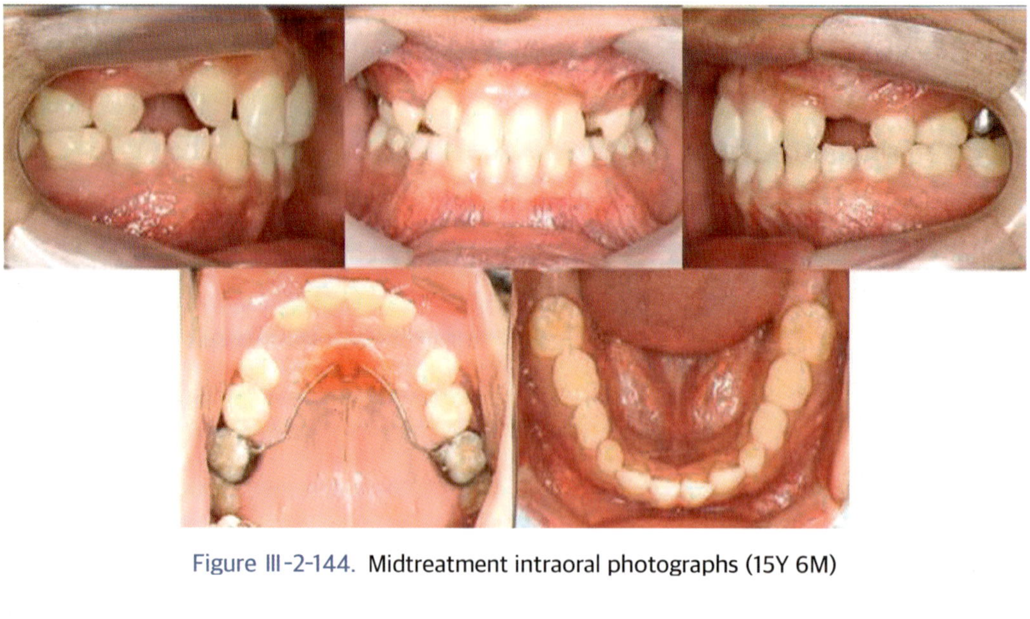

Figure Ⅲ-2-144. Midtreatment intraoral photographs (15Y 6M)

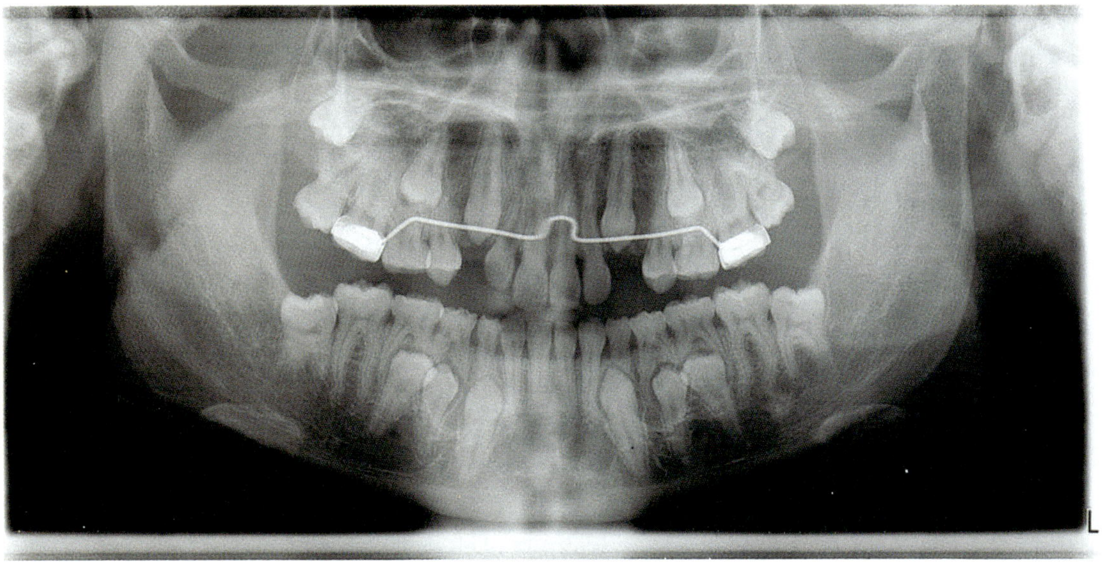

Figure Ⅲ-2-145. Midtreatment panoramic radiograph (15Y 6M)

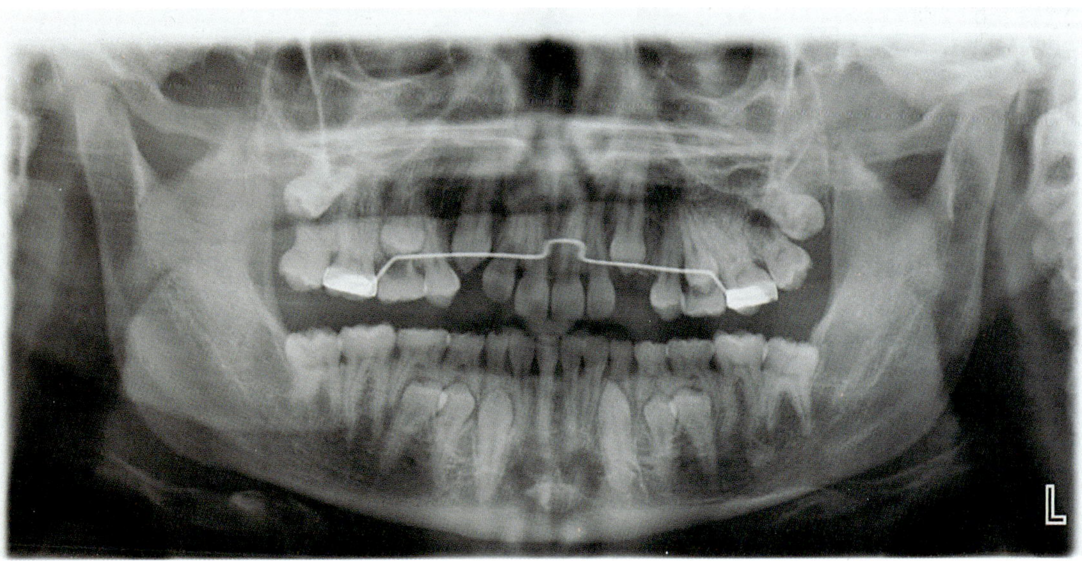

Figure Ⅲ-2-146. Midtreatment panoramic radiograph (19Y 6M)

증례 2

12세 3개월의 여성이 영구치 맹출 지연을 주소로 내원하였다. 전형적인 쇄골두개이형성증의 임상적 증상을 관찰할 수 있었다. 구강 내 소견으로 다수의 과잉치와 함께 제 1대구치를 제외한 모든 영구치 맹출의 지연 및 하악 유전치를 제외한 모든 유치가 남아 있었다(Figure Ⅲ-2-147). 영구 절치의 치근 발육을 고려하여 맹출 경로를 방해하는 과잉치와 유절치를 발거하고, 상·하악 영구 절치를 외과적으로 노출시켜 교정장치를 부착하였다(Figure Ⅲ-2-148).

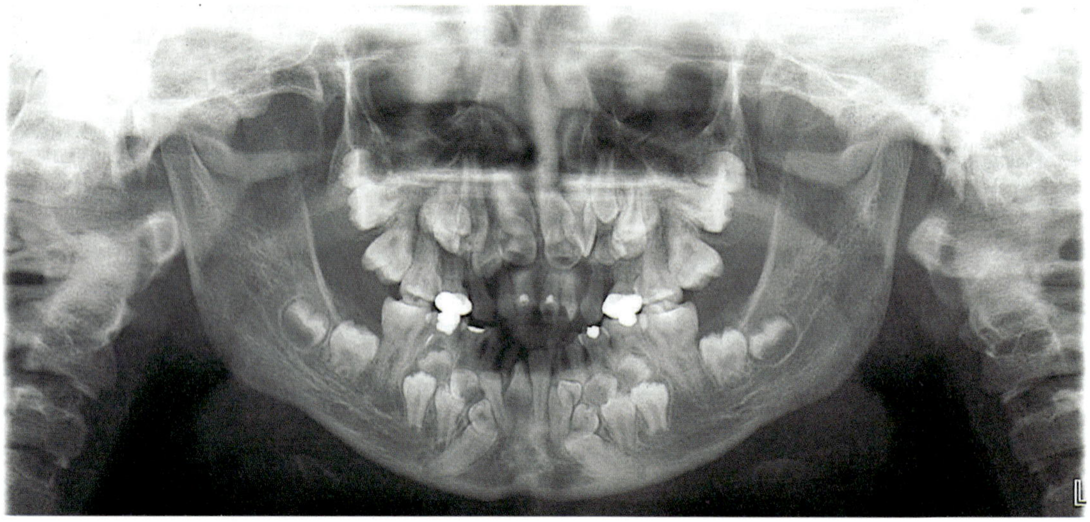

Figure Ⅲ-2-147. Pretreatment panoramic radiograph (12Y 3M)

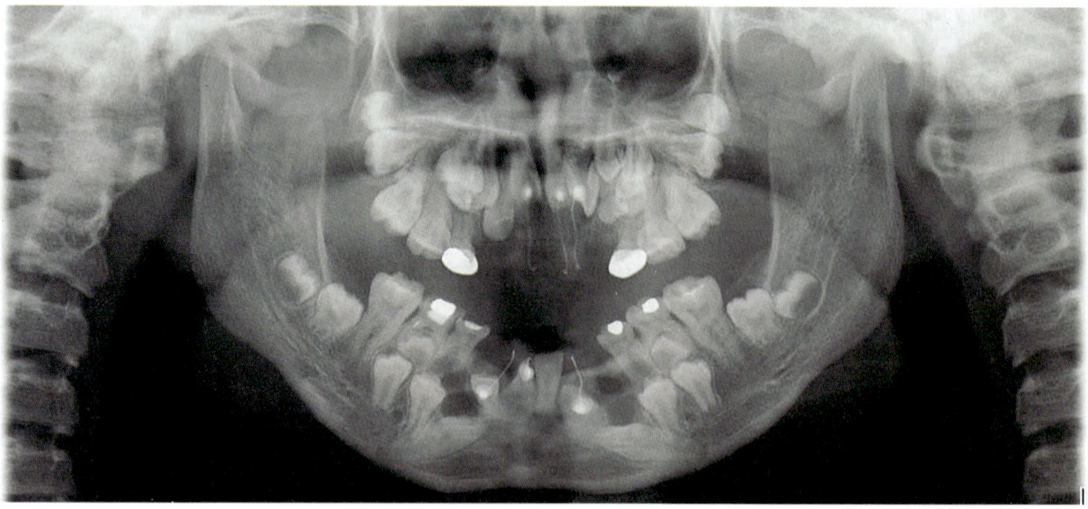

Figure Ⅲ-2-148. Postsurgical panoramic radiograph (0 month)

Labio-lingual arch에 치아 견인을 위한 고리를 만들어 상·하악 전치를 견인하였다. 33개월 후에야 상악 우측 중절치, 하악 절치가 구강 내로 맹출하였다(Figure Ⅲ-2-149, Ⅲ-2-150).

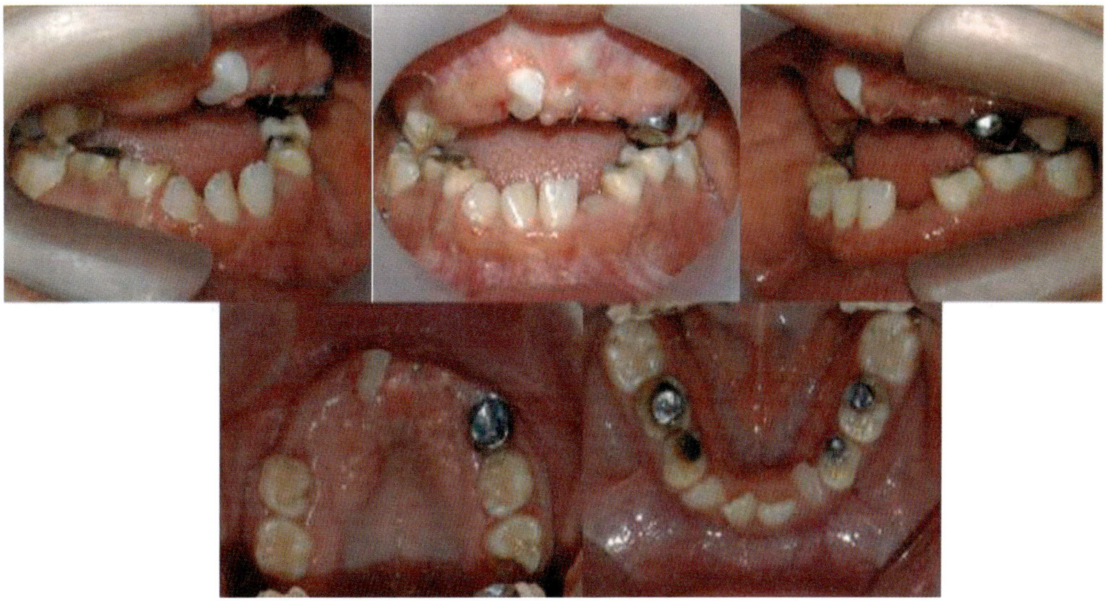

Figure Ⅲ-2-149. Midtreatment intraoral photographs (33months)

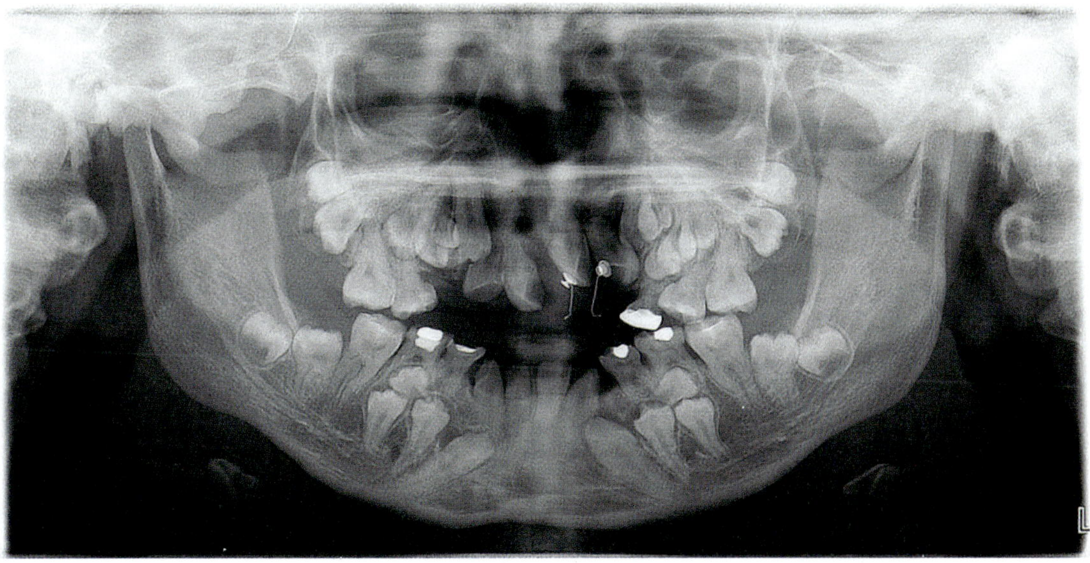

Figure Ⅲ-2-150. Midtreatment panoramic radiograph (33months)

이후 상·하악 전치들을 견인하였다(Figure Ⅲ-2-151).

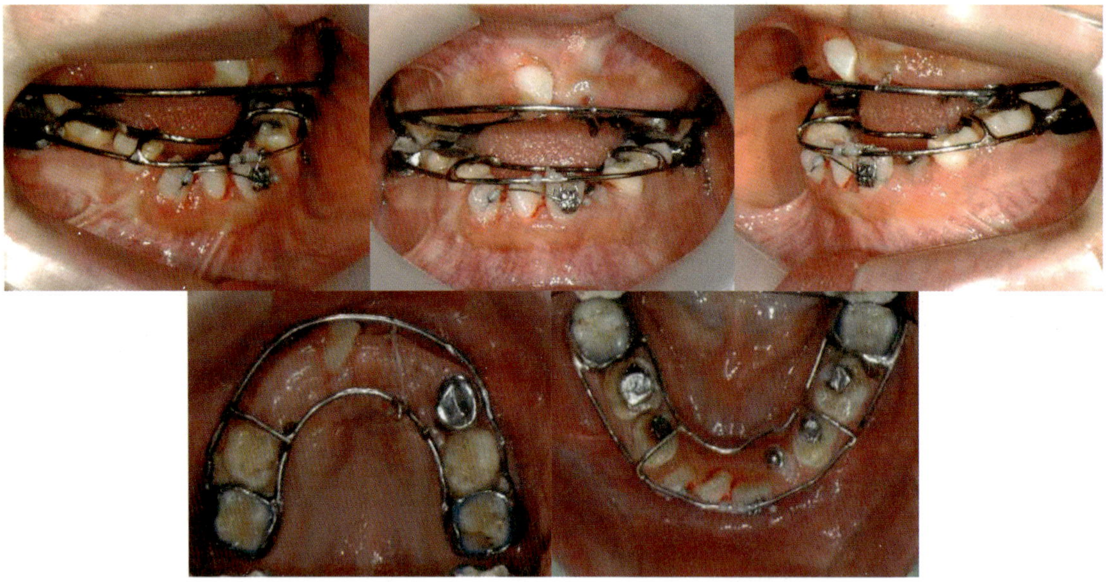

Figure Ⅲ-2-151. Midtreatment intraoral photographs (39months)

치료 51개월 후 상악 좌·우측 중절치 및 하악 전치가 구강 내로 맹출되어 고정식 교정장치를 부착하고 교정용 호선을 이용하여 치아배열을 하였다(Figure Ⅲ-2-152, Ⅲ-2-153).

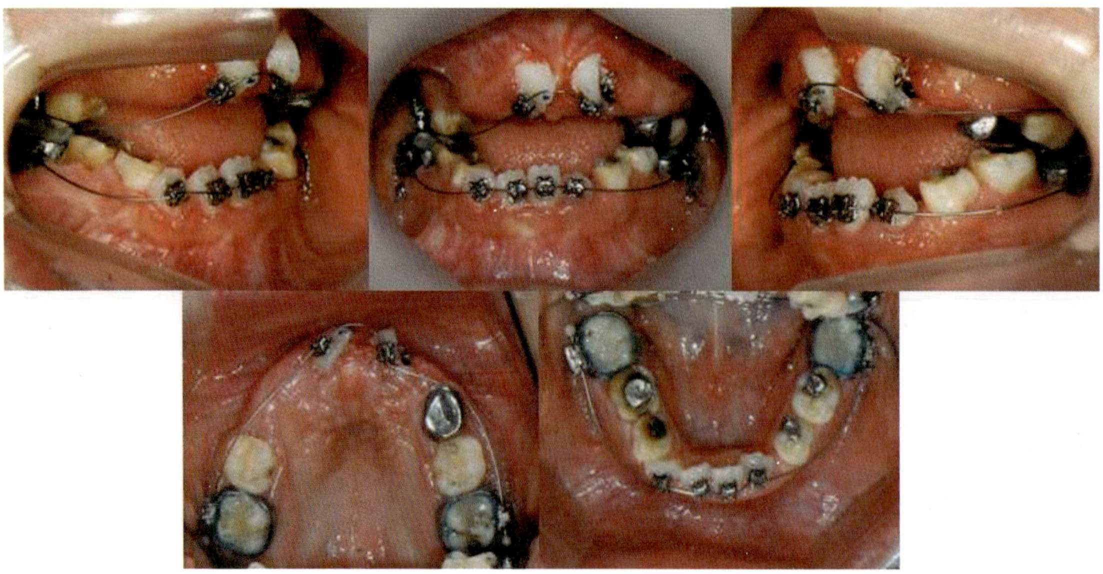

Figure Ⅲ-2-152. Midtreatment intraoral photographs (51months)

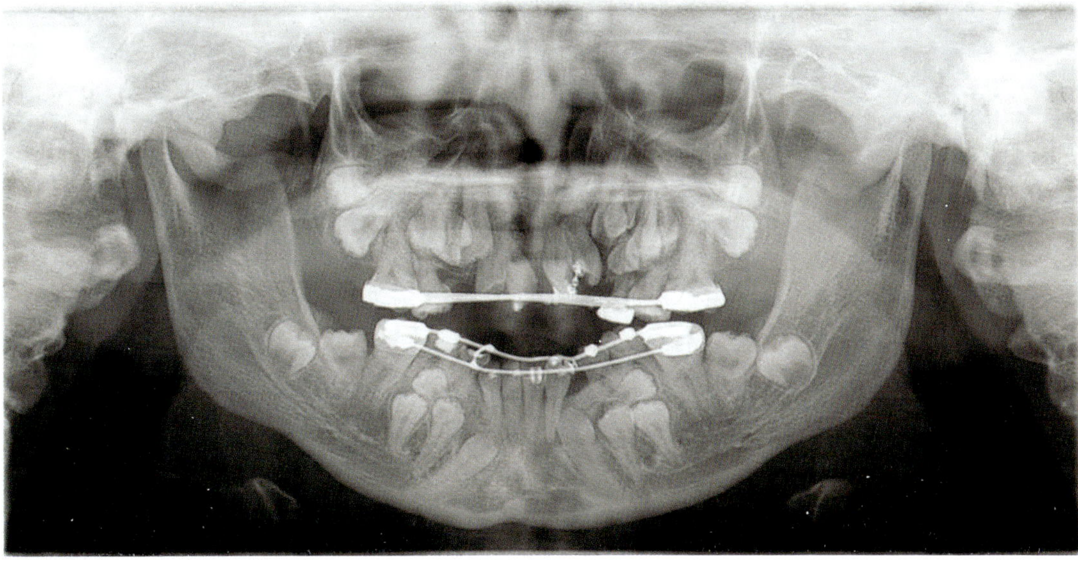

Figure Ⅲ-2-153. Mid treatment panoramic radiograph (51months)

치료 시작 74개월 후 하악 절치 배열 완료되었고, 상악 좌·우측 측절치가 구강 내로 맹출되었다 (Figure Ⅲ-2-154, Ⅲ-2-155). 그러나 상악 우측 중절치와 측절치의 치아우식이 심하여 교정장치를 모두 제거하고 수복치료를 하였다. 향후 치료 계획으로 성장 종료 후 상악 전치부 및 유치들을 재평가하여 발치를 할 것인지 보철치료를 할 것인지 결정할 것이다.

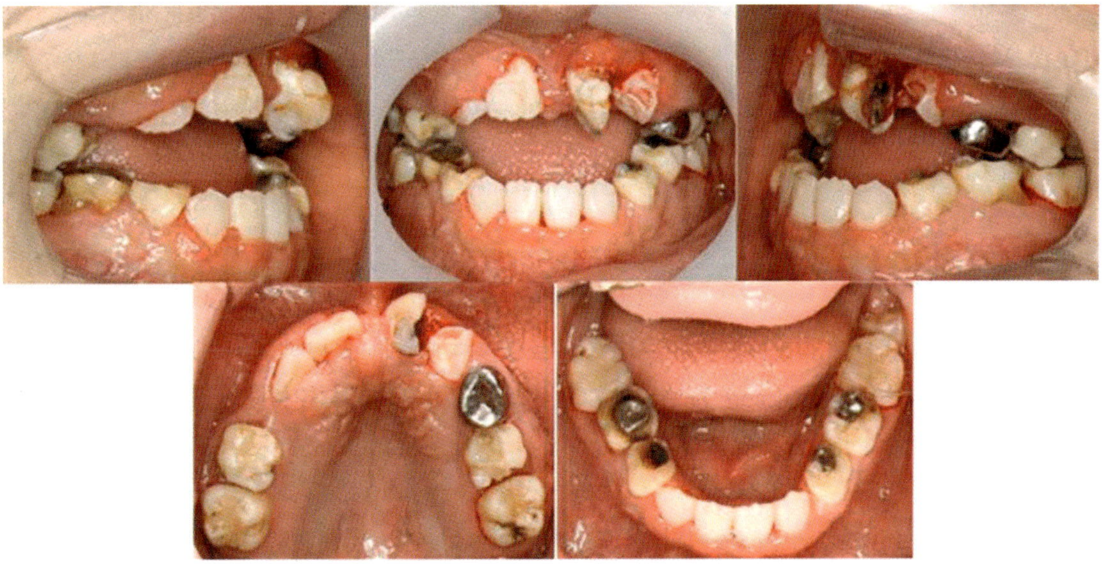

Figure Ⅲ-2-154. Posttreatment intraoral photographs (74months)

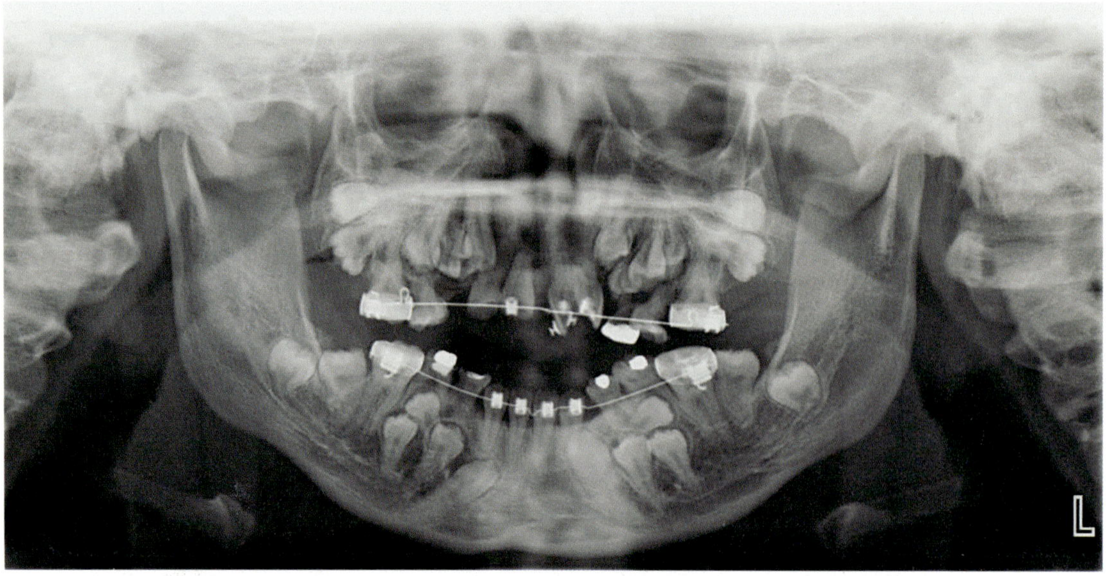

Figure Ⅲ-2-155. Posttreatment panoramic radiograph (74months)

증례 3

12세 6개월의 남성이 영구치 맹출 지연을 주소로 내원하였다. 전형적인 쇄골두개 이형성증의 특징을 보인다. 구강 내 소견으로는 전치부 반대교합 및 III급 구치관계와 함께 다수의 과잉치 존재하고, 상악 좌우측 중절치가 맹출되지 못하고 있으며, 상악 좌측 견치, 제 1소구치, 좌우측 제 1대구치와 하악 제 1, 2대구치는 맹출되었다. 하악 우측 제 1, 2유구치 하방으로 낭성 병소(cystic change)가 관찰되고, 이에 따라 하악 우측 제 1, 2소구치가 아래에 매복되어 있었다(Figure Ⅲ-2-156, Ⅲ-2-157). 두부 방사선사진에서 하악골의 전방위치와 전치부 반대교합, 하악의 우측 편위가 관찰되었다(Figure Ⅲ-2-158, Table Ⅲ-2-12). 하악 우측의 낭성 병소를 없애기 위해 하악 우측 제 1, 2유구치와 과잉치들을 발거하고, 발치공간을 유지하기 위해 가철식 공간유지장치를 사용하고(Figure Ⅲ-2-159, Ⅲ-2-160) 영구치 맹출을 관찰하였다.

20세 1개월에 재평가하였다(Figure Ⅲ-2-161~Ⅲ-2-163). 구강 소견으로 유치는 모두 발거되고, 상악 좌·우측 중절치와 하악 우측 제 1, 2소구치를 제외한 모든 영구치 맹출 완료하였다. 다수의 과잉치가 잔존하였다. 상악골의 후방위와 하악골의 전방위로 골격성 3급 부정교합 및 전치부 반대교합이 관찰되었다. 또한 하악의 우측 편위도 관찰되었다. 따라서 악교정 수술을 동반한 교정치료 및 매복치 견인 계획하였다. 먼저 치아이동에 방해가 되는 과잉치를 발거 후 고정식 교정장치 이용하여 수술 전 교정치료를 시행하였다(Figure Ⅲ-2-164~Ⅲ-2-166). 이때, 지나치게 정출된 상악 좌측 제 1대구치와 하악 좌·우측 제 3대구치를 발거하였다. 이후 중안모 함몰감 및 악골의 비대칭을 개선하기 위해 상악의 전진술(Advance Le fort I osteotomy), 하악의 차등적 후퇴(Differential setback BSSO) 및 우측 윤곽성형(Angle reduction)을 시행하였다(Figure Ⅲ-2-167~Ⅲ-2-169). 악교정 수술 3개월 후 상악 우측 중절치가 구강 내로 맹출되었고, 수직적 견인을 위해 하악 좌측 중절치의 원심 협측에 micro-implant 식립하고, 상악 우측 중절치에 lingual button을 부착하여 수직고무줄을 걸도록 지시하였다. 수술 12개월 후 plate 및 screw 제거를 위한 수술을 하였으며, 이때 하악 우측 측절치 원심 협측에 micro-implant를 식립하고, 상악 좌측 중절치를 외과적으로 노출시켜 교정장치를 부착하였다. 하악에서 고정원을 확보하기 위해 하악 좌우측 중절치와 하악 측절치 사이에 micro-implant를 식립하고 여기에 수직 고무줄을 걸어 상악 중절치를 견인하였다(Figure Ⅲ-2-170).

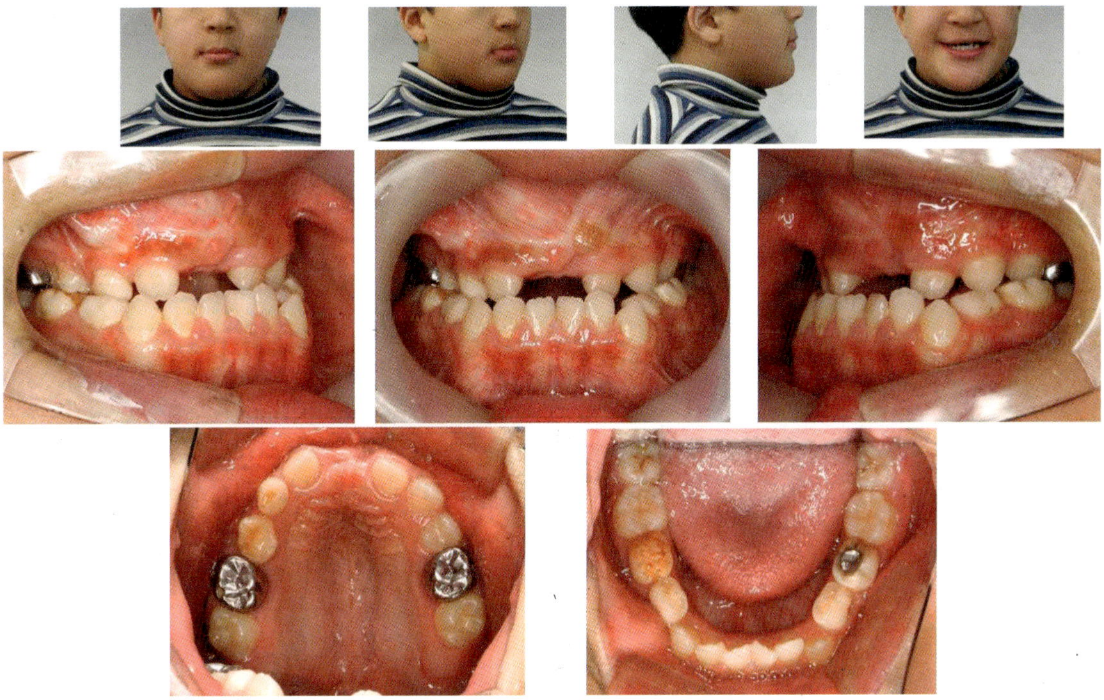

Figure Ⅲ-2-156. Pretreatment facial and intraoral photographs (12Y 6M)

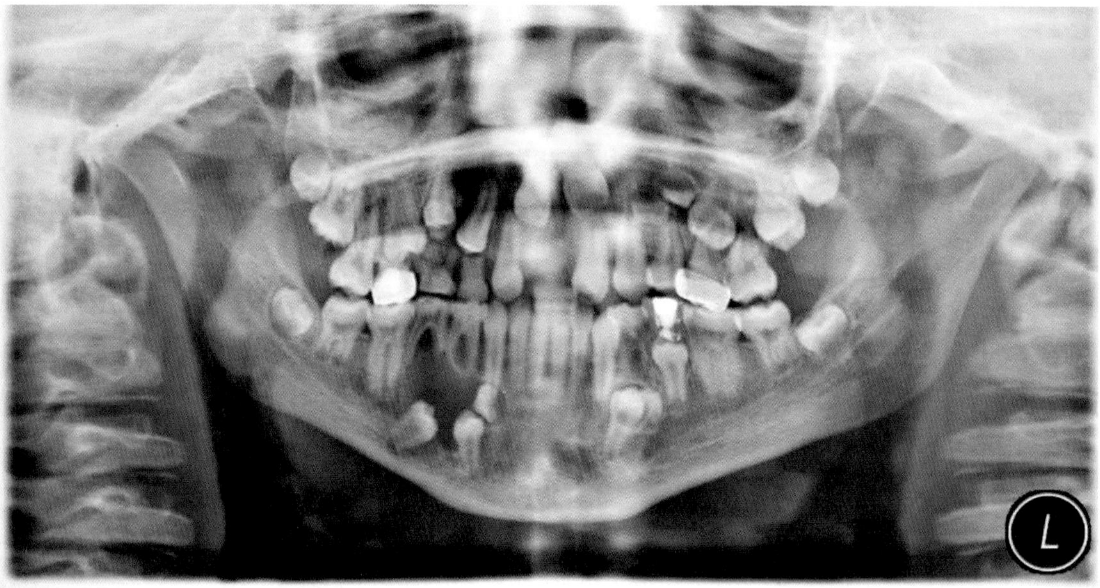

Figure Ⅲ-2-157. Pretreatment panoramic radiograph (12Y 6M)

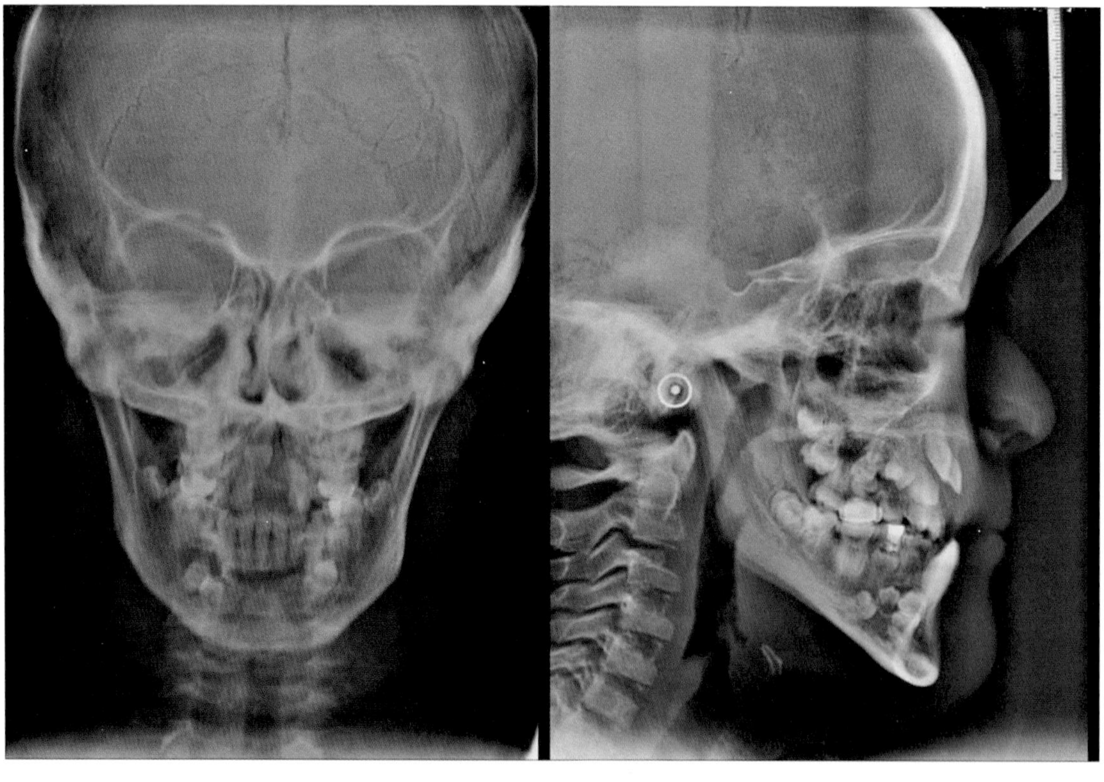

Figure Ⅲ-2-158. Pretreatment cephalograms (12Y 6M)

Table Ⅲ-2-12. Cephalometric analysis.

Measurement	Mean	Initial (12Y 7M)	Mid (20Y 6M)	Mid (22Y 0M)	Mid (22Y 1M)	Mid (23Y 1M)
SNA(°)	82.40	86.33	86.37.0	81.78	88.14	86.41
SNB(°)	80.40	86.80	89.97	85.55	81.71	81.77
ANB(°)	2.00	−0.47	−3.60	−4.24	6.43	4.64
PFH/AFH	70.20	64.29	66.27	65.05	65.46	58.58
Gonial angle(°)	117.10	136.18	138.18	139.66	131.38	140.64
SN-GoMe(°)	32.00	33.98	33.48	37.67	36.12	42.65
FMA(°)	25.00	31.95	29.26	29.33	29.37	36.29
FH-Occlusal(°)	13.00	8.68	8.11	4.04	7.32	7.94
U1-SN(°)	109.00	-	-	-		-
IMPA(°)	96.50	78.67	74.39	75.39	75.96	78.81

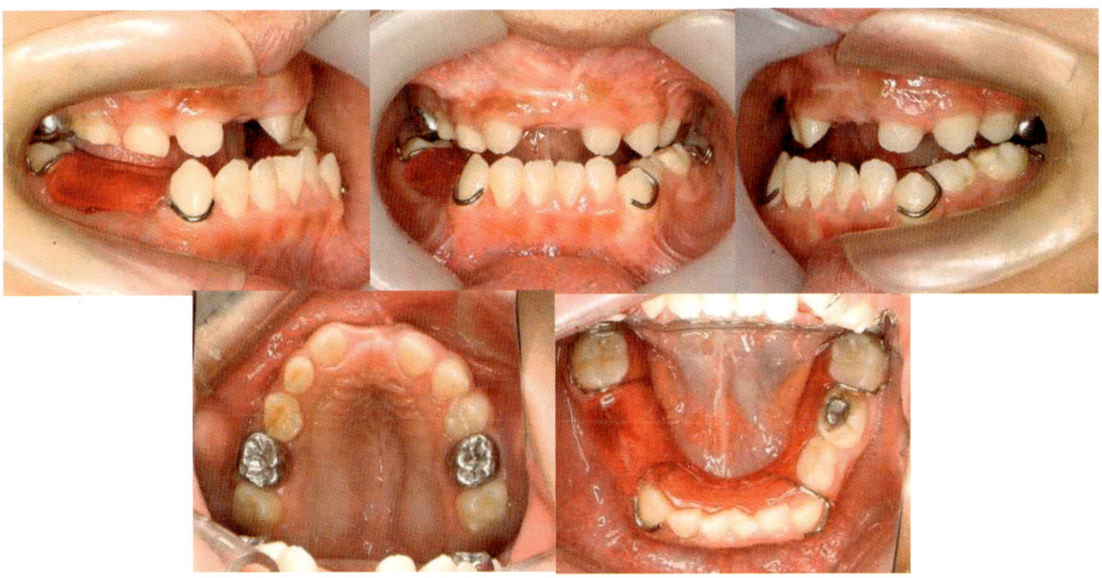

Figure Ⅲ-2-159. Midtreatment intraoral photographs (0 month)

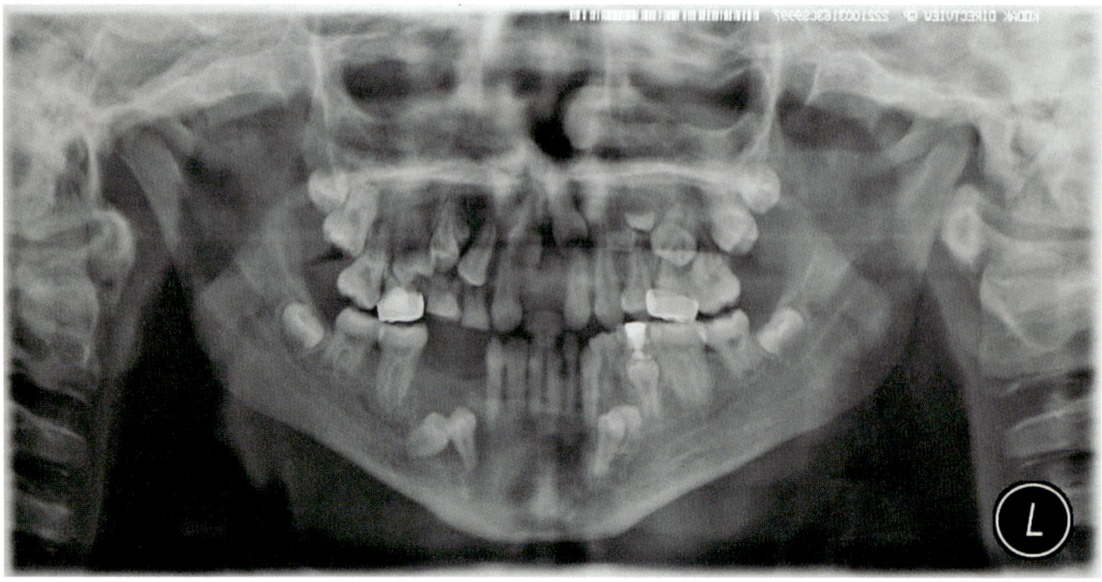

Figure Ⅲ-2-160. Midtreatment panoramic radiograph

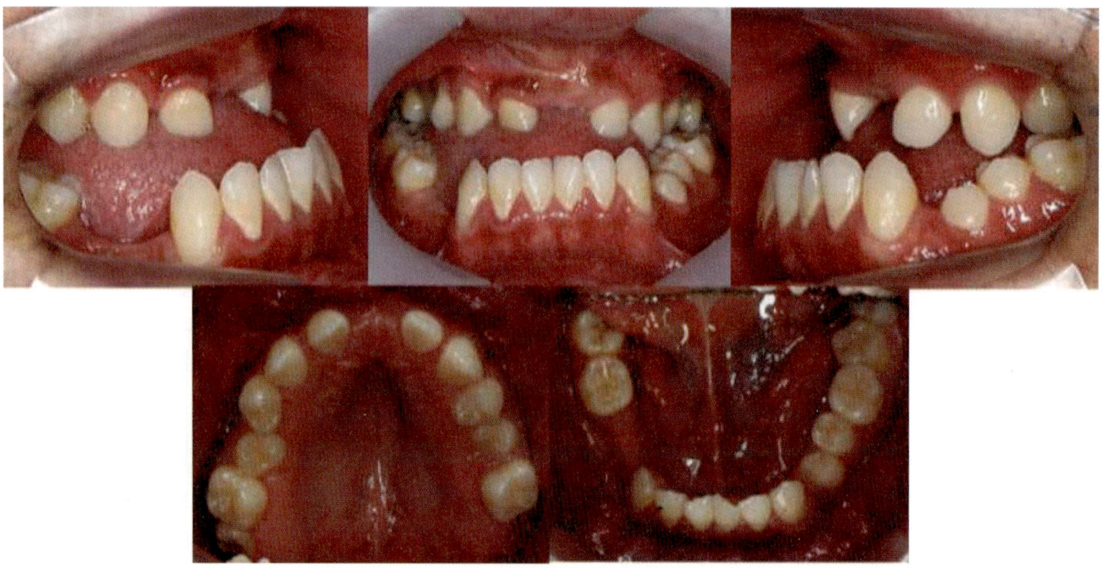

Figure Ⅲ-2-161. Intraoral photographs for re-evaluation before orthognathic surgery treatment (20Y 1M)

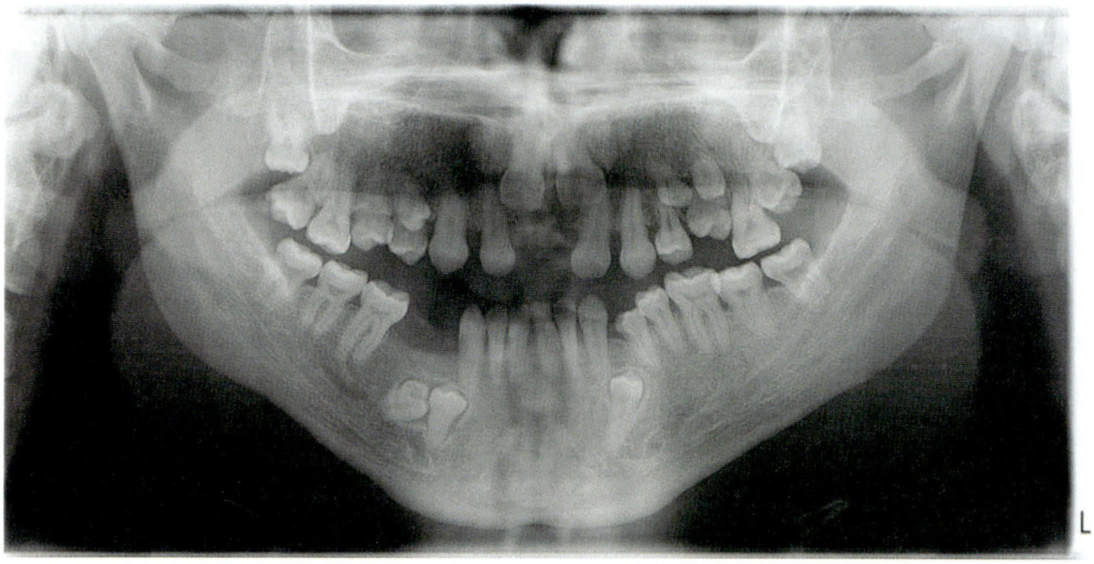

Figure Ⅲ-2-162. Panoramic radiograph for re-evaluation before orthognathic surgery treatment (20Y 1M)

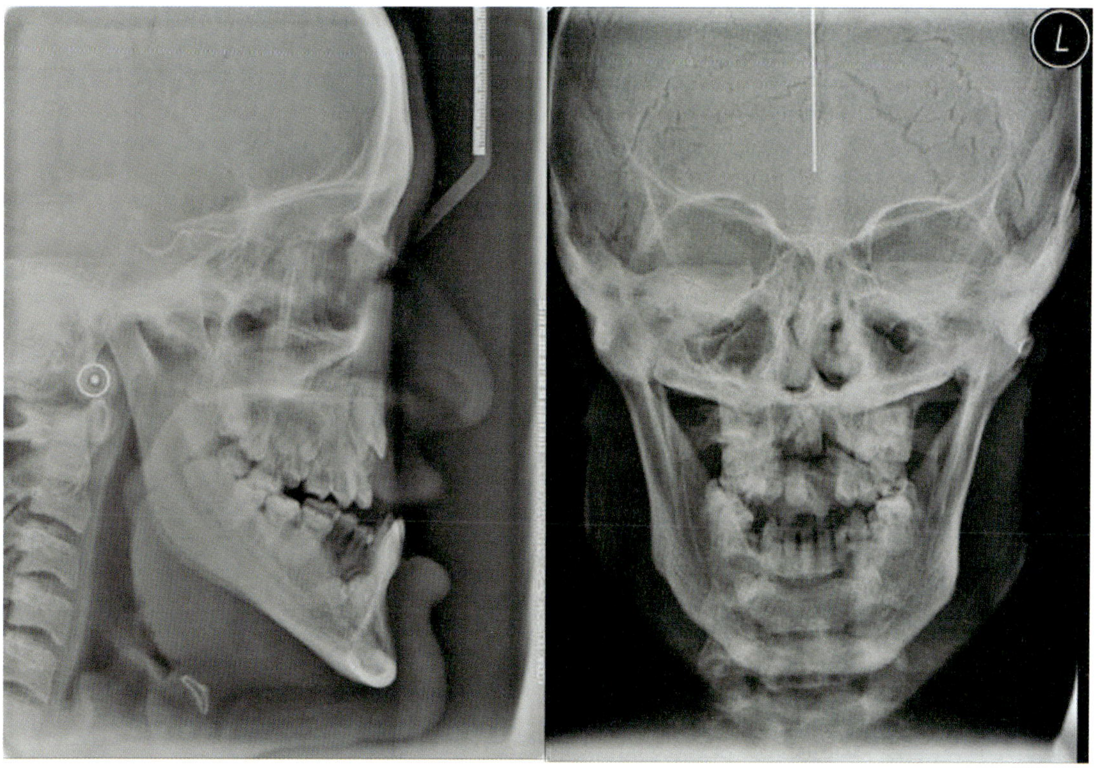

Figure Ⅲ-2-163. Cephalograms for re-evaluation before oorthognathic surgery treatment

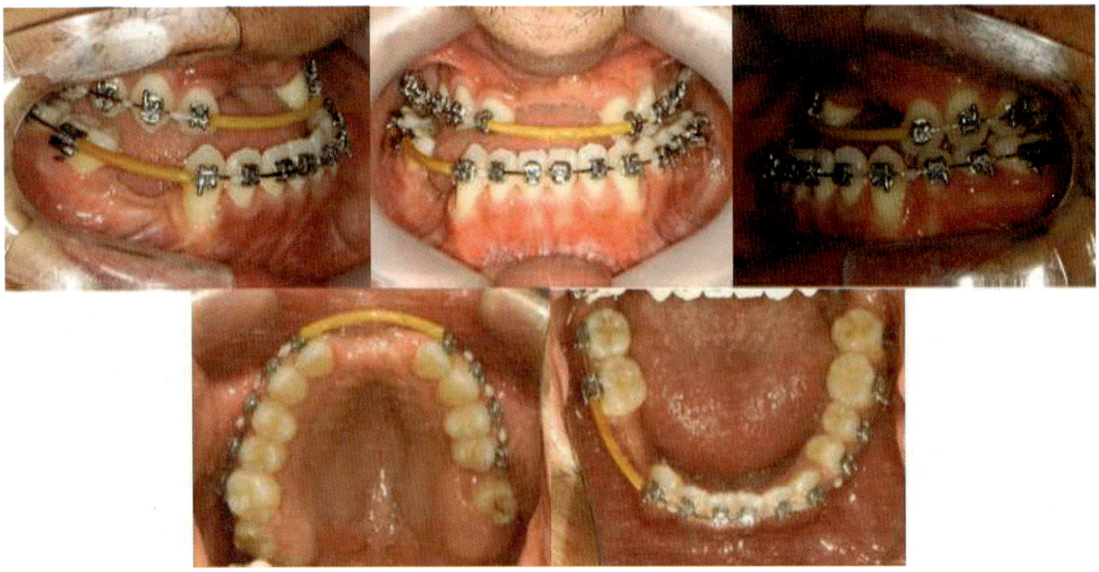

Figure Ⅲ-2-164. Presurgical intraoral photographs

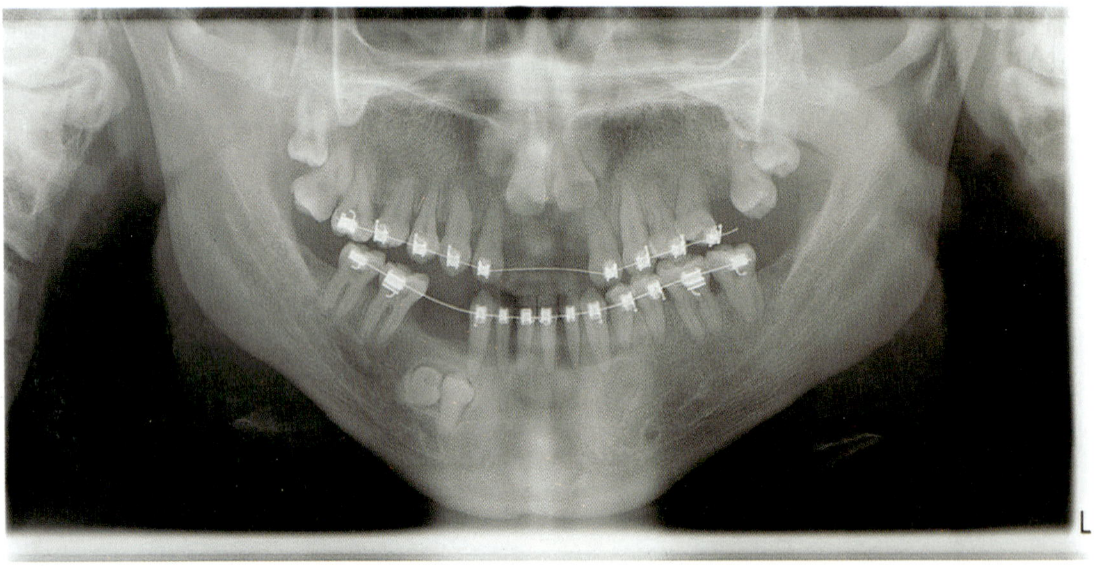

Figure Ⅲ-2-165. Presurgical panoramic radiograph

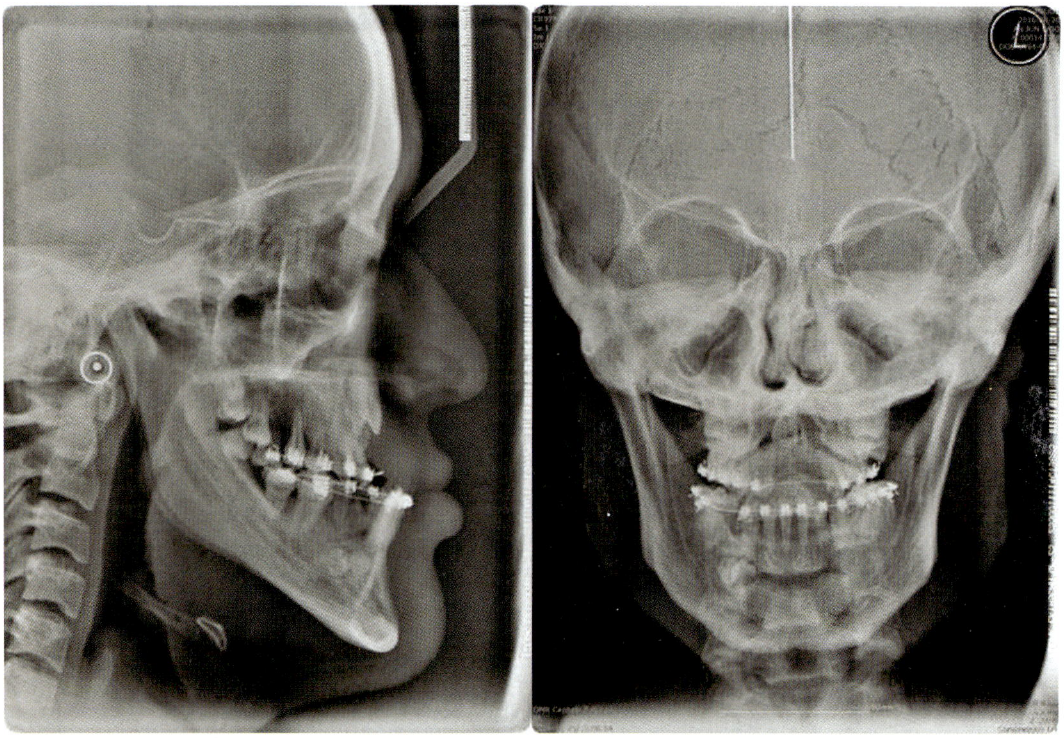

Figure Ⅲ-2-166. Presurgical cephalograms

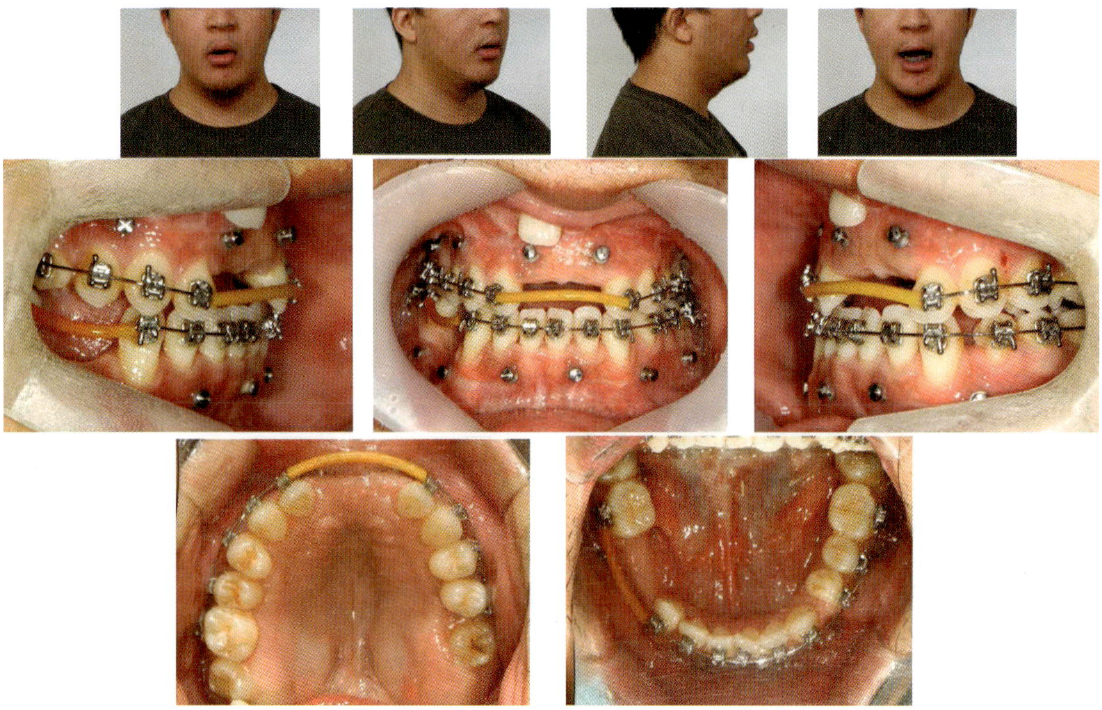

Figure Ⅲ-2-167. Postsurgical facial and intraoral photographs (3 months)

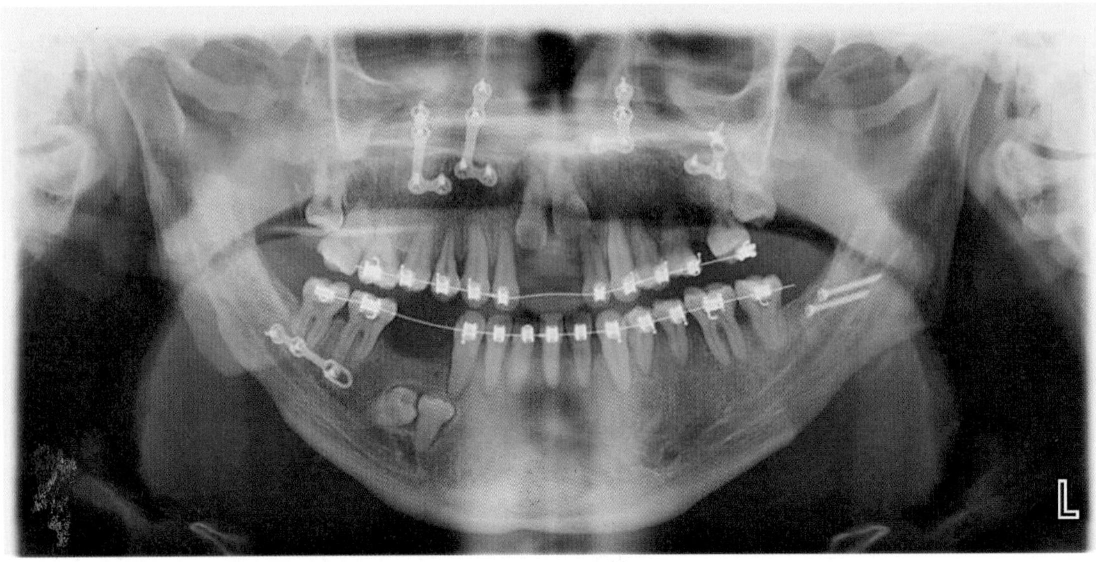

Figure Ⅲ-2-168. Postsurgical panoramic radiograph (7 months)

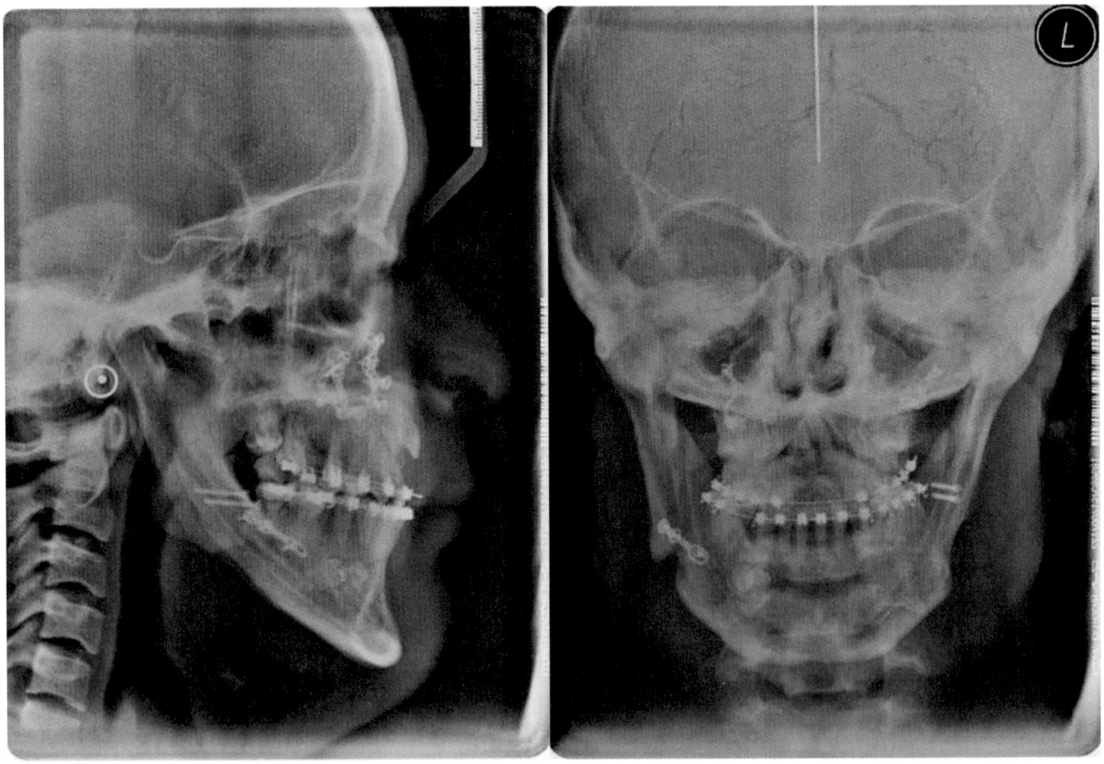

Figure Ⅲ-2-169. Postsurgical cephalograms (7 months)

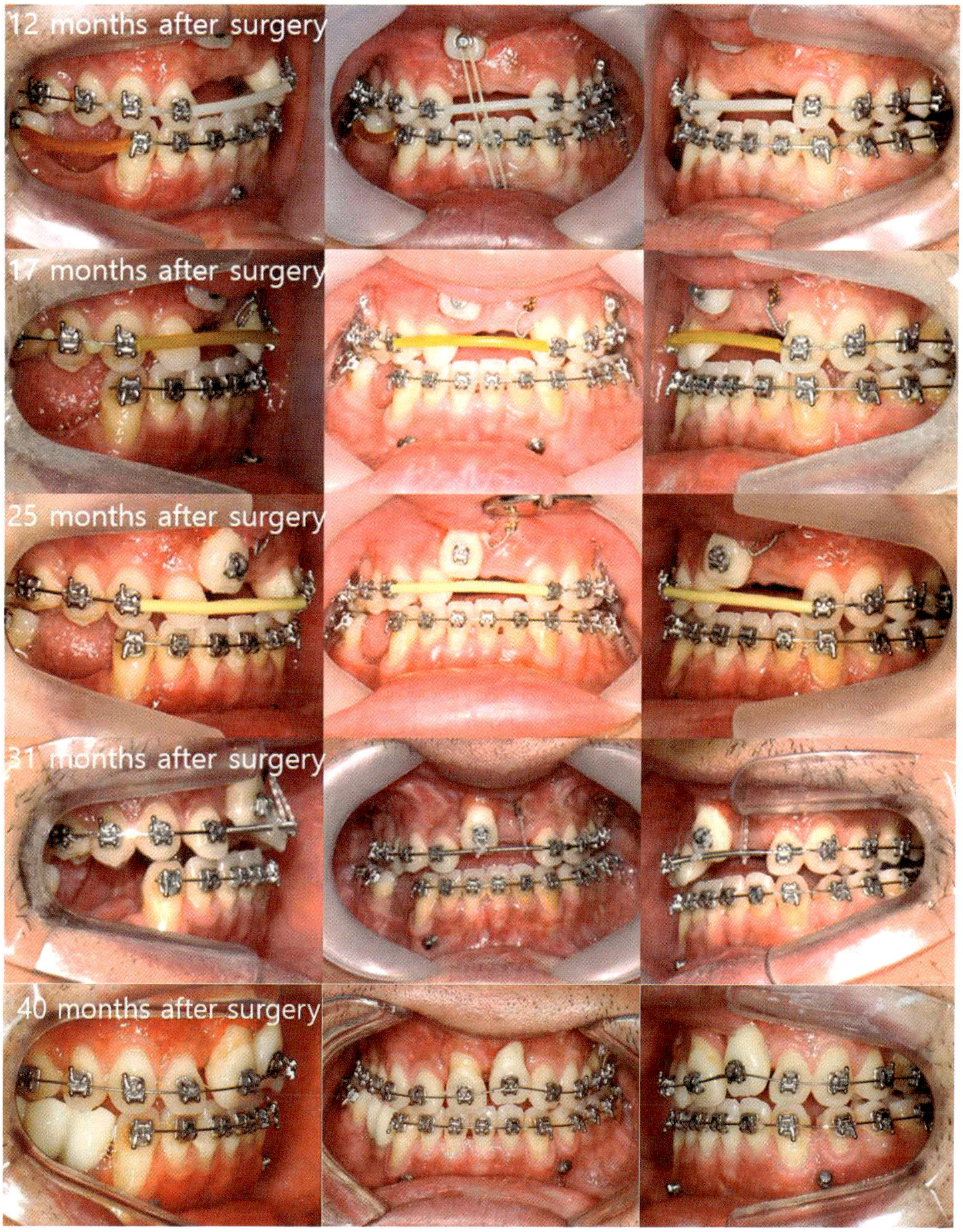

Figure Ⅲ-2-170. Postsurgical intraoral photographs

수술 후 악간 고무줄을 사용하여 교두감합(interdigitation)을 개선하고, 맹출하지 않은 하악 우측 제 1, 2소구치를 외과적으로 노출시키고 장치를 부착하여 견인하고자 하였으나 반대측 소구치와는 달리 그동안 거의 이동하지 않았고 위치가 나빠 실패 가능성을 설명하니 그냥 뽑고 임플란트를 하겠다고 하여 수용하였다. 중절치는 심미적인 면 고려하여 정출시켜 배열하고자 하였으나 악간 고무줄을 걸기가 쉽지 않고 치아의 이동 속도도 극히 느리며 굵은 교정용 호선에 중절치를 고무줄로 약하게 묶어 정출시켜도 치아의 이동은 느리고 오히려 주변 치아들이 상방으로 딸려 올라가 개방교합이 초래되었다. 이런 환자에서는 고정원의 확보가 특별히 어렵다. 일단 구강 내로 출은한 후에는 치아 이동이 빨리 되었으나, 치조골의 생성이 동반되지 못해 치은 퇴축이 일어났다.

고찰

쇄골두개이형성증은 RUNX2 유전자의 돌연변이로 인해 나타나는 상염색체 우성 유전 질환이다. RUNX2 유전자는 조골세포의 분화와 골형성에 가장 필수적인 전사인자로 골의 형태 형성에 관여하고, 핵산의 비계(scaffold) 역할을 한다. 이 유전자는 치아형성의 후기 단계에 치아 조직의 석회화에 관여하며, 치판의 증식에 영향을 미친다. 이러한 RUNX2의 역할로 인해 RUNX2의 돌연변이가 발생한 쇄골두개이형성증에서는 치판의 과활동으로 인해 과잉치가 발생하게 된다. 또 맹출 전 치아이동 시에는 치조골 내에서 골의 흡수와 첨가가 반복되어 치배가 이동하게 되는데 RUNX2 유전자의 변형으로 인해 이 과정에 문제가 생겨 치아의 맹출지연이 관찰된다. 이 외에도 영구치 맹출 지연의 원인으로 영구치 치근단 부위나 치근 이개부에서 세포성 백악질의 형성 부전, 미맹출 치아를 덮고 있는 치밀한 치조골이 거론되고 있다. 이에 반해 유치 및 제 1대구치가 자발적으로 맹출하는 것은 그 치아들의 위치가 치조골의 표층에 존재하여 치아를 덮는 골의 양이 상대적으로 적기 때문으로 알려져 있다.

쇄골두개이형성증 환자에서 영구치의 매복과 다수의 과잉치는 환자의 저작 기능 저하와 함께 여러 합병증을 유발할 수 있고 심미적 문제도 초래할 수 있다. 이러한 문제를 해결하기 위해 다양한 치료법 및 접근법이 소개되었지만 아직 하나의 정립된 치료법은 없으며, 환자의 치료 시작 시점에서의 구강 내 상태, 성장 종료 여부, 치아의 발육 상태 등에 따라 하나 또는 여러 가지 접근법이 함께 시도되어야 한다.

일반적으로 성장이 종료된 성인에서는 매복된 영구치의 발거 여부와 상관없이 고정성 보철이나 의치를 이용한 보철치료를 시행할 수 있다. 그러나 이 접근법은 매복치 및 과잉치에 의한 낭종 형성과 같은 합병증이 초래될 수 있으며, 치조골의 높이가 낮아 협측 전정이 낮은 경우 의치 제작이 어렵다.

성장기 아동에서는 악골의 잔여성장 및 치아의 맹출력이 존재하므로, 맹출 경로에 방해가 되는 과잉치는 제거하고, 매복된 영구치의 외과적 노출술 및 교정적 견인술을 통해 치아를 맹출시키고, 성장 완료 후 필요할 경우 악골의 부조화를 악교정 수술을 통해 해소하는 접근법을 시도해 볼 수 있다. 이 접근법은 환자의 치아를 맹출시켜 정상적인 교합관계 및 충분한 치조골 높이의 확보와 악골의 수직적 성장이 가능하게 한다. 비록 모든 치아의 견인에 성공하지 못하더라도 일부 맹출된 치아를 교정치료로 적절한 부위로 이동 후 보철치료를 함께 시행할 수 있어 여러모로 장점이 많다. 그러나 영구치의 맹출이 실패할 수도 있으며 치료 기간이 아주 길다는 것을 미리 예상하고 치료를 시작해야 한다. 따라서 잔존되어 있는 유치가 건전한 경우 최대한 유지하되 영구치 치근 발육 및 유치 치근 흡수 정도에 따라 선택적으로 유치의 뽑고 영구치를 외과적으로 노출시켜 교정적으로 견인해야 할 것이다.

본 증례 1,2,3 모두 영구치 미맹출을 주소로 내원하였으나 각 환자의 상태에 따라 다른 접근법을 시도하였다. 증례 1에서는 환아의 상하악 영구 절치가 맹출되어 있고, 잔존되어 있는 유치 모두 건전하며, 매우 느린 유치의 치근 흡수 관찰된다. 따라서 주기적 점검을 통해 적절한 시기에 잔존 유치 및 과잉치를 발거하였다.

증례 2에서는 증례 1과는 달리 상·하악 영구 절치가 과잉치와 잔존 유절치에 의해 맹출되지 않고 있어, 예루살렘 접근법을 시도하였다. 치근 발육 정도에 따라 유전치 및 과잉치는 발치하고, 영구전치는 외과적으로 노출시키는 동시에 교정적 견인을 시행하였다. 영구 절치가 견인이 되기는 했으나 많은 시간이 소요되고 상악 영구 전치의 경우 구강 내 맹출 후 치아우식증이 발생되어, 더 이상 치아배열 진행하지 못하고 수복치료를 위해 장치를 제거하였다. 이후 환자의 성장 완료 후 상악 전치부 및 유치 재평가하여 어떻게 치료할 것인지 결정하고자 한다.

증례 3에서는 하악의 전돌이 심하고 비대칭도 있어 성장 종료 후에 악교정수술이 필요하였다. 따라서 성장 종료 전까지는 영구치 맹출에 방해되는 과잉치와 유치를 제거하고, 외과적으로 노출시켜 교정력을 가해 견인하기로 하였다. 성장 종료 후 재평가시 구강 내 소견으로 유치는 모두 발거되고, 상악 좌·우측 중절치와 하악 우측 제 1, 2소구치를 제외한 모든 영구치가 맹출되었다. 그러나 아직 다수의 과잉치 잔존해 있었다. 상악골 후방위와 하악골의 전방위로 골격성 III급 부정교합 및 전치부 반대교합이었다. 또한 하악의 우측 편위가 관찰되었다. 이에 따라 악교정 수술을 먼저 하고 매복치의 견인을 포함한 교정치료를 하기로 계획하였다. 수술전 교정시 치아이동에 방해하는 과잉치는 제거하고, 치아배열 후 악교정 수술 시행하였다. 악교정 수술 후 미맹출 되어있던 상악 우측 중절치가 부분 맹출되어 악간 고무줄 이용하여 수직적 견인하였고, 이후 상악 좌측 중절치도 외과적으로 노출시켜 견인하였다. 미맹출된 하악 우측 제 1, 2소구치는 상방에 남아있는 치조골 양이 많아 뽑고 임플란트를 하기로 하였다.

세 증례 모두 성장기 아동인 쇄골두개이형성증 환자로 상황에 따라 다른 치료법이 시도되었다. 이처럼 쇄골두개이형성증 환자의 교정치료는 환자의 상태에 따라 진단 시점에서부터 다르게 적용되어야 한다. 한 증례를 제외하고는 모두 치과적인 문제로 병원을 내원하여 쇄골두개이형성으로 진단받았었다. 그러므로 교정치과의사는 쇄골두개이형성의 특징을 알아야 한다. 쇄골두개이형성증의 경우 모든 영구치들이 자발적으로 맹출하는 경우는 매우 드물며 치료 기간이 장기간 소요된다는 것을 환자에게 충분히 이해시키고 치료를 시작하여야 하고 구강위생에 특별한 주의를 기울여야 한다.

쇄골두개이형성증 환자로 분류되는 군(群) 내에서도 치아이동에 대한 반응이 차이가 크므로 이를 평가하는 적절한 기준이 필요하다고 생각하나 아직 미흡한 상태이다. 대다수의 환자에서 심한 골격성 III급 양상을 보이므로 악교정 수술을 하게 되는 경우가 많다.

[참고문헌]

1. Farrow E, et al. Cleidocranial dysplasia: a review of clinical, radiological, genetic implications and a guidelines proposal. Journal of Craniofacial Surgery, 2018;29:382-389.
2. Pan CY, et al. Craniofacial features of cleidocranial dysplasia. Journal of dental sciences, 2017;12:313-318.
3. Farronato G, et al. Orthodontic treatment in a patient with cleidocranial dysostosis. The Angle Orthodontist, 2009;79:178-185.
4. Baek BJ, et al. Orthodontic and Orthognathic Treatment of a Patient with Cleidocranial Dysostosis: Case Report. Journal of Korean Cleft Lip & Palate Association 2018;21:49-55.

O 반 데어 우드 증후군(Van der Woude Syndrome)

아래 입술에 함몰이 있으며 구순열 또는 구개열을 동반하는 드문 선천성 기형(유병률 10~20만 명당 1명)으로 구순구개열의 측면에서는 대표적인 증후군과 관계된 열(Syndromic clefting)로 전체 구순구개열의 2% 정도인 것으로 보고되고 있다. 1845년에 Demeoquay가 처음 보고했으며, 1954년에 Van der Woude가 구순구개열과 연계하여 자세히 설명하면서 Van der Woude syndrome으로 불리게 되었다.

가장 특징적인 양상은 아래 입술에 함몰이 있으며 구순열 또는 구개열을 동반하나(70~80%), 발현 양상이 매우 다양하다(heterogeneity). 즉 구순구개열을 동반하지 않을 수도 있고, 열(Cleft)의 양상도 구순열만 있는 경우부터 편측성 또는 양측성 구순구개열, 구개열, 점막하 구개열, 갈라진 구개수(bifid uvula)가 있는 경우도 있다. 그 외에도 치아의 선천 결손 비율이 높고 상악과 하악 치은의 유착(잇몸이 끈으로 연결됨, Oral synechiae), 설 유착(Ankyloglossia), 합지증(Syndactyly of hands), 내반 첨족(발목 관절이 안쪽으로 뒤틀리는 것), 생식기 기형, 심장 기형 등이 같이 발견될 수 있다.

제 1염색체의 장완(1q32-41) 부위의 IRF6 gene의 돌연변이로 상염색체 우성(Autosomal dominant inheritance)이며 강한 가족력이 있다. 한 사람에게서 여러 가지 유형의 구멍(pit)이 나타나기도 해 mixed type이라고 부르기도 하는데 이는 한 유전자의 다양한 표현이라고 알려져 있다. 함몰은 드물게 저절로 위축되는 경우도 보고되나, 구멍 주위로 점액이 지속적으로 분비되어 염증을 일으키기도 하므로 외과적으로 제거하게 된다.

증례

양측성 구순치조열을 가진 남자 신생아가 내원하였다. 하순에 함몰이 관찰되고(Figure Ⅲ-2-171) Van der Woude syndrome이 의심되어 소아과에 의뢰하여 확진을 받았다. 신생아 악정형장치(Rosensein이 사용하는 screw 포함된 combination appliance)와 고무 밴드를 이용하여 전방으로 돌출된 전상악골(Premaxilla)을 배열한 후(Figure Ⅲ-2-172) 입술성형술을 시행하였다(Figure Ⅲ-2-173). 생후 6개월에 늑골을 이용하여 일차 골이식을 하고 계속 관찰하였다.

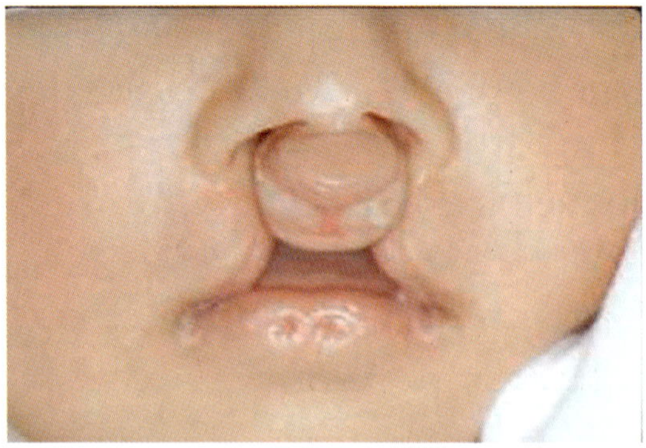

Figure Ⅲ-2-171. Lower lip pit

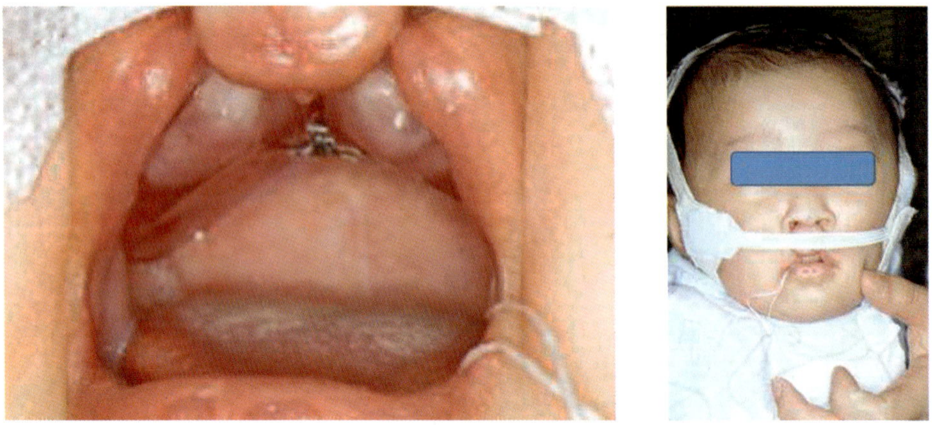

Figure Ⅲ-2-172. Combination appliance and elastic bandage

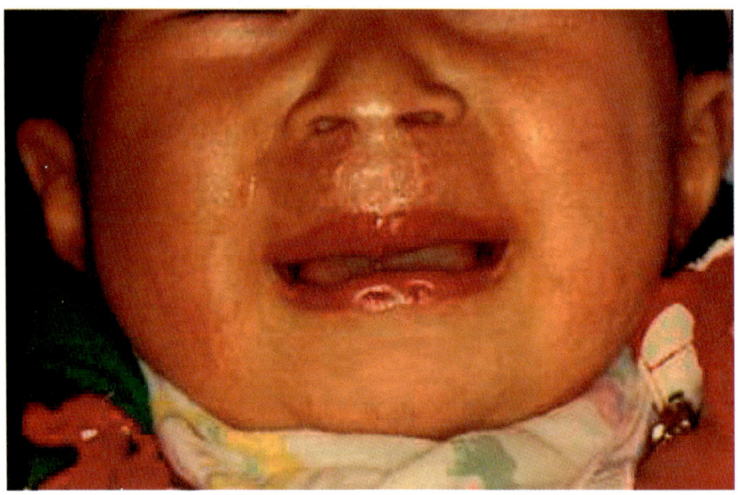

Figure Ⅲ-2-173. After cheiloplasty

5세에 하순의 함몰 부위에서 점액이 계속 분비되고 염증이 초래되어 구강악안면외과에서 수술로 제거하였다. 상악 중절치가 맹출한 7세 11개월에 진단자료 준비하여 평가하였다. 이 시점에서 앞상악골이 다소 전방 위치하였으나 입술의 압력으로 상악 중절치가 심하게 설측 경사되었다(U1 to SN : 69°). Panorama X-ray에서 #22, #35가 선천 결손된 것으로 보이고 #12는 peg lateral이었다. Sagittal appliance 사용하여 상악 중절치 순측경사 도모하여 일단 반대교합 해소하였으나 입술의 압력으로 반대교합이 재발되었다. 10세에 상악중절치와 제 1대구치에만 bracket 부착하여 expansion arch로 순측 경사 도모하여 6개월 후 반대교합이 개선되었다(Figure Ⅲ-2-174). 13세 때 상악 중절치가 조금 설측 경사되고 치아 배열이 다소 불량하였지만 외모가 크게 나쁘지 않고 잔여 성장 많이 남아 관찰만 하기로 하였다. 15세 때 전치부 반대교합이 더 심해졌지만 성장 종료 후 재평가하여 턱수술까지 할 것인지 결정하기로 하고 계속 관찰하였다(Figure Ⅲ-2-175). 23세에 전치부의 반대교합과 배열이 나쁜 것을 개선하고 싶다고 다시 내원하였다. 상하악의 전후방 부조화가 아주 심하지는 않아 치아이동만으로 반대교합은 해소가 가능하다고 판단했으나 환자가 중안면 함몰의 개선을 원해 악교정 수술을 동반한 포괄적 교정치료를 시행하였다(Figure Ⅲ-2-176~Ⅲ-2-179). 교정 장치 부착하여 10개월간 수술전 교정치료하고 상악만 5mm 전방 이동시키는 편악 수술 시행하였다(Figure Ⅲ-2-180). 수술 후 5개월에 교정장치 제거하였으며(Figure Ⅲ-2-181~Ⅲ-2-183) 그 후 계속 주기적으로 내원하여 관리하고 있다.

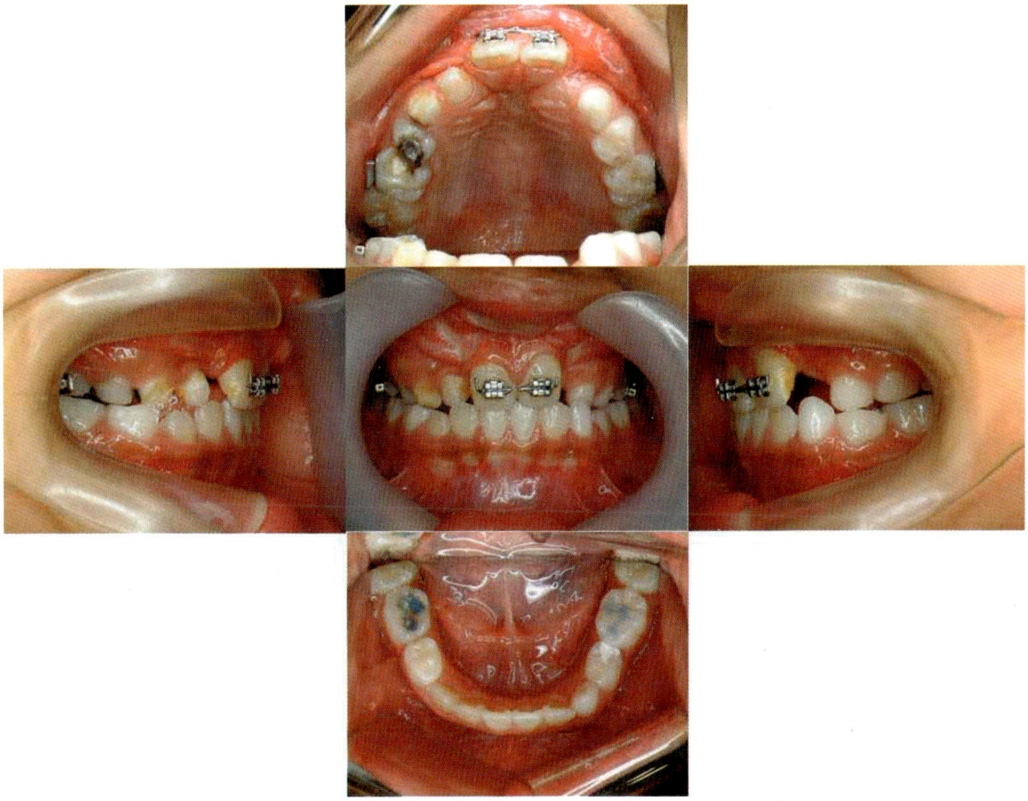

Figure Ⅲ-2-174. Treatment progress: 2x2 appliance

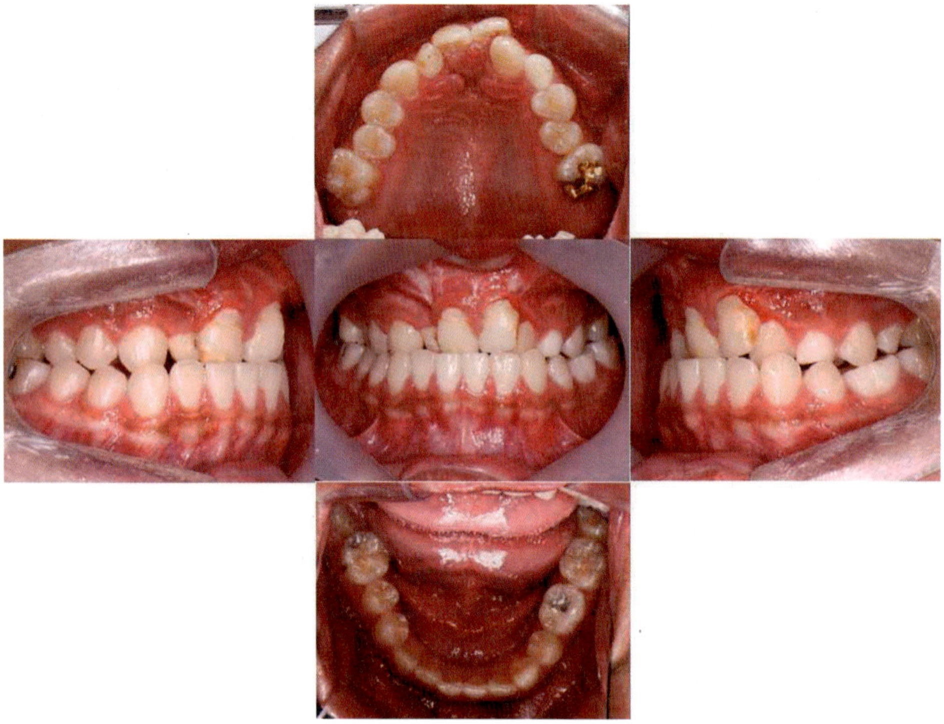

Figure Ⅲ-2-175. Pretreatment intraoral photos (15 years old)

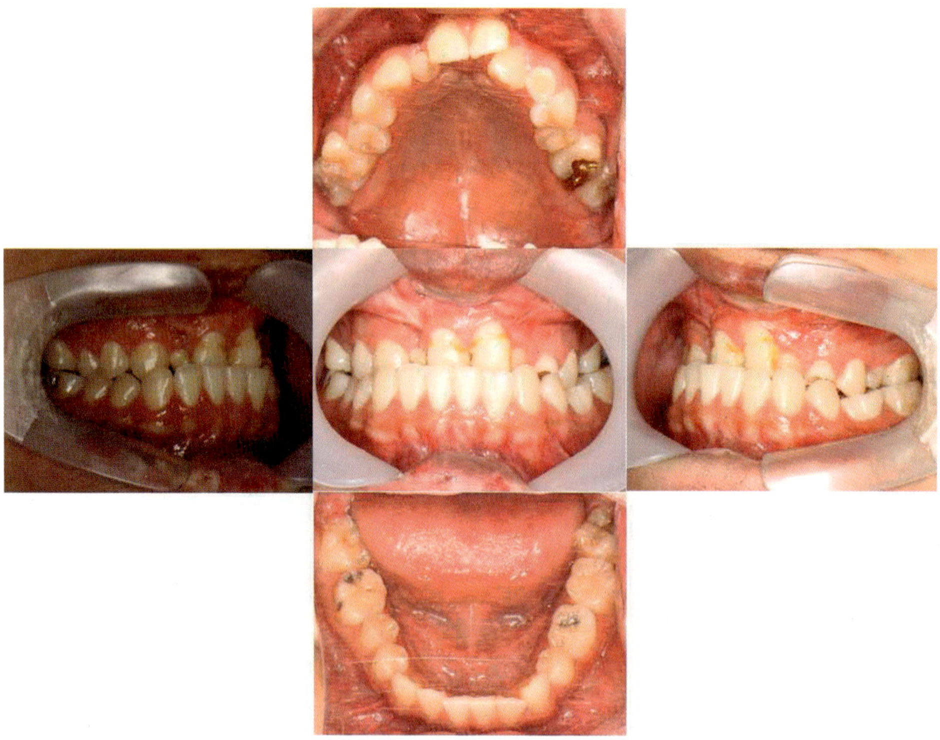

Figure Ⅲ-2-176. Pretreatment intraoral photos (23 years old)

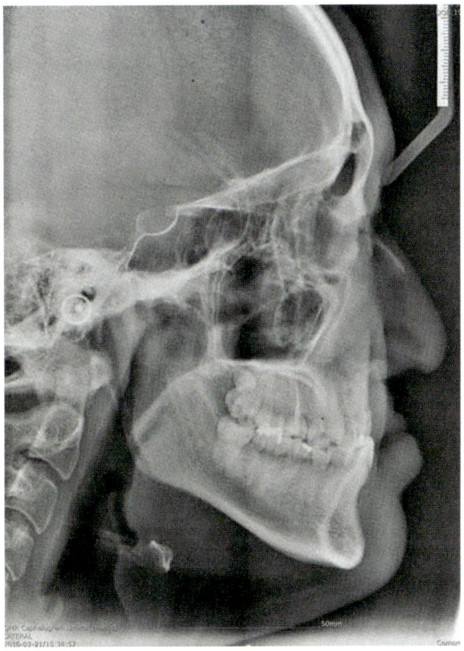

Figure Ⅲ-2-177. Pretreatment lateral cephalogram

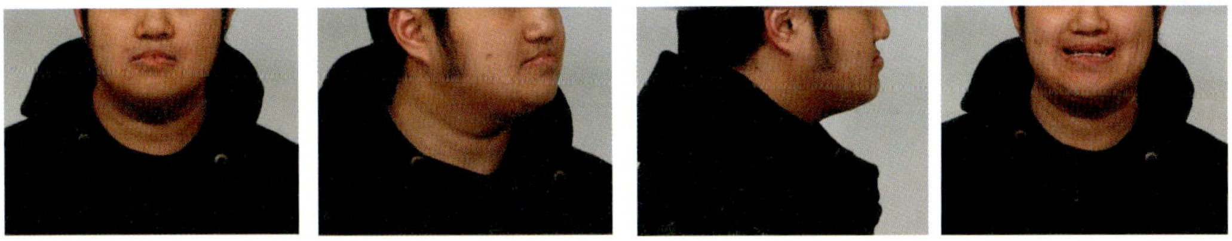

Figure Ⅲ-2-178. Pretreatment facial photo

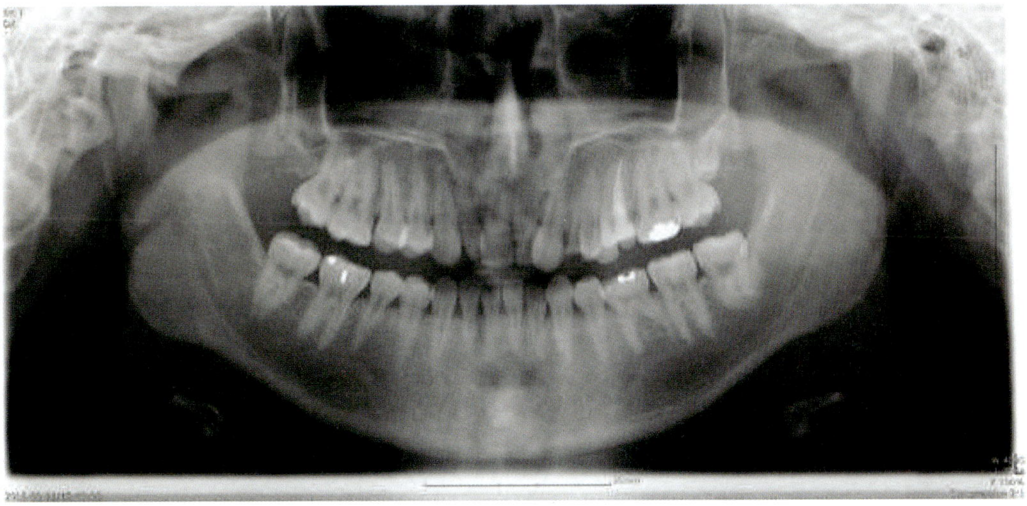

Figure Ⅲ-2-179. Pretreatment panoramic radiography

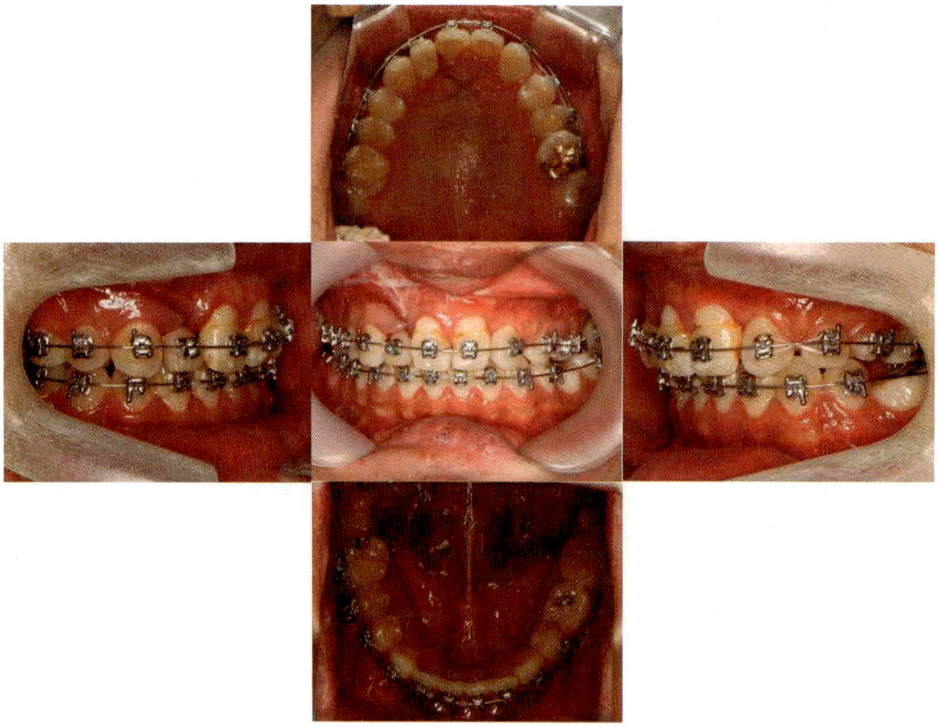

Figure Ⅲ-2-180. Intraoral photos after orthognathic surgery

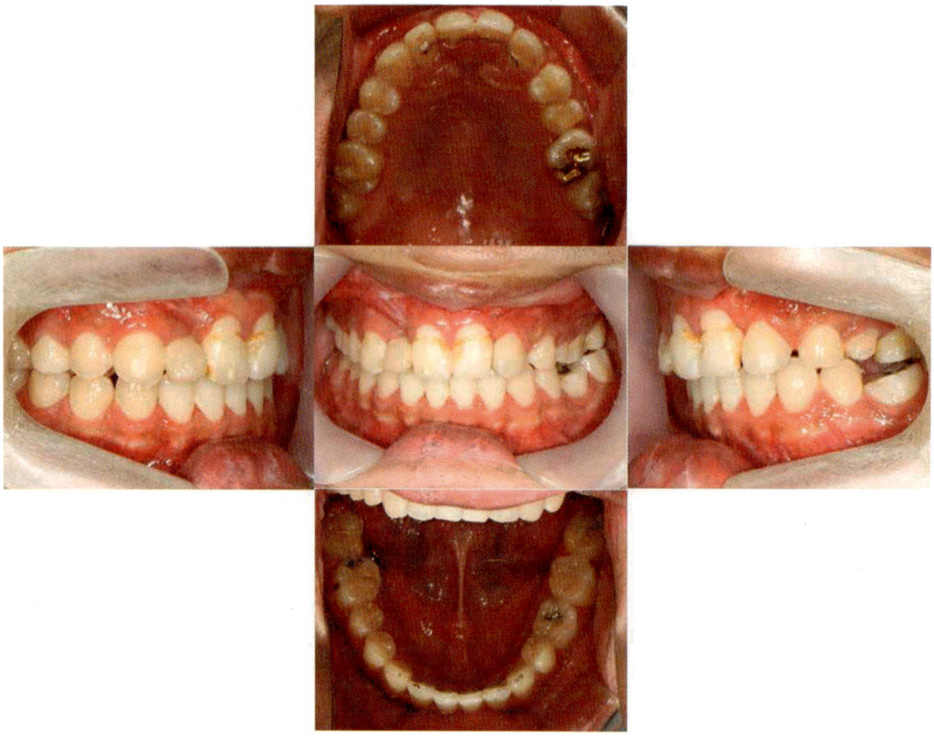

Figure Ⅲ-2-181. Intraoral photo after debonding

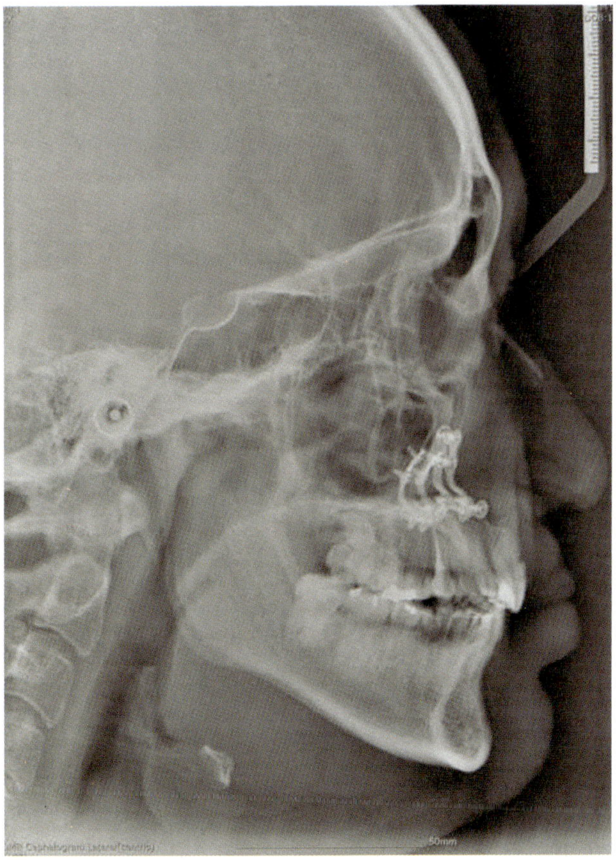

Figure Ⅲ-2-182. Lateral cephalogram after debonding

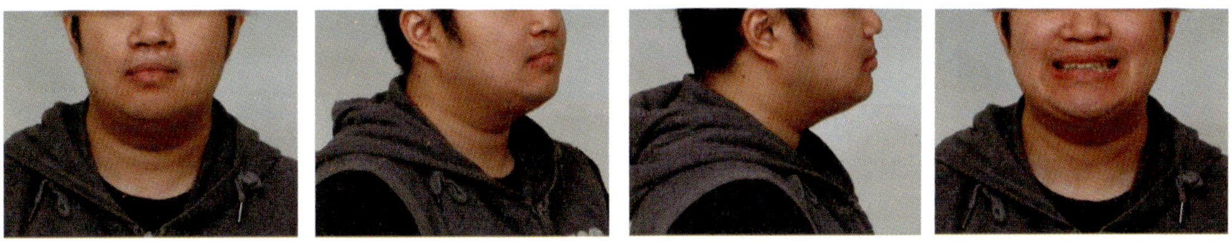

Figure Ⅲ-2-183. Facial photo after debonding

고찰

이 환자에서는 성장이 종료된 후 악골부조화와 전치의 반대교합이 있었으나 외모가 크게 불량하지 않아 치료를 하지 않거나, 치아 이동을 통한 보상성 치료도 가능하였으나 환자가 더 나은 결과를 위해 악교정 수술, 즉 상악골 전진술을 시행하였다.

[참고문헌]

1. Demarquay JN. Quelque consideration surle bec-de-lievre. Gaz Med de Paris 1845;13:52-53.
2. Van der Woude A. Fistula labii inferioris congenita and its association with cleft lip and palate. Am J Hum Genet 1954;6:244-256.
3. Velez A, Alamillos FJ, Dean A, Ruiz Masera JJ. Congenital lower lip pit (Van der Woude) syndrome. J Am Acad Dermatol 1995;32:520-521.
4. Rintala AE, Ranta R. Lower lip sinuses: Epidemiology, microforms and transverse sulci. Br J Plast Surg 1981;34:26-30.
5. Day DW. Genetics of congenital lip defects. Clin Plast Surg 1984;11:4-6.
6. Cervenka J, Gorlin RJ, Anderson VE. The syndrome of pits of the lower lip and cleft lip and/or palate. Genetic considerations. Am J Hum Genet 1967;19:416-432.
7. Schinzel A, Klausler M. The Van der Woude syndrome (dominantly inherited lip pits and clefts). J Med Genet 1986;23:291-294.
8. Menko FH, Koedijk PH, Baart JA, Kwee ML. Van der Woude syndrome-recognition of lesser expression: case report. Cleft Palate J 1988;25:318-321.
9. Schneider EL. Lip pits and congenital absence of second premolars. Varied expression of the lip pit syndrome. J Med Genet 1973;10:346-349.

P 신경섬유종증(Neurofibromatosis)

신경계통에 종양이 발생하는 질병이다. 1882년 독일의 병리학자 레클링하우젠이 처음으로 명명하였다. 피부와 신경계통에 가장 심한 변화가 나타나고 그 외에 뼈와 연조직 등에도 다양한 증세가 일어나는 전신적 질병이다. 신경이 있는 신체 어느 부위에나 종양이 발생할 수 있고, 다발성으로 일어나기 때문에 신경섬유종증이라고 한다. 질환의 주된 증세는 신경섬유종이고, 흑색세포(melanocyte)의 기능이상으로 거대색소성 모발성 모반, 밀크커피색 반점(café au lait spots)이 피하조직에서 관찰된다. 그 외에 천골부(척추뼈와 꼬리뼈 사아의 삼각형 모양의 넓은 뼈)에 털이 많고, 겨드랑이의 주근깨, 청동색 색소침착, 대설증 등이 나타난다. 또한 척수신경 말단에 압력이 가해지는 등 신경에 문제를 초래하기도 한다. 이 질환은 상염색체 우성으로 유전하며, 다음 세대 중 50% 정도에서 발생할 수 있다. 이 환자의 약 50%는 유전이 아니라 당대에 자연발생적으로 생기기도 하며, 남성과 여성에서 비슷한 비율로 발생한다.

신경섬유종증(Neurofibromatosis)에는 7가지 유형이 있다.

① 제1형 : 레클링하우젠병이라고도 하며, 환자의 85%가 이 유형에 속한다. 피부나 피하에 신경섬유종과 다수의 밀크커피색 반점이 광범위하게 분포하며, 말초신경에서 많이 발생한다. 뼈가 굵어지면서 변형이 올 수도 있고, 척추측만증이 일어날 수도 있다. 간혹 종양이 뇌나 척수에서 발생할 수도 있으며, 환자의 50% 정도에서는 학습장애가 온다.

② 제2형 : 양측성 청신경성 신경섬유종증이라고도 한다. 중추신경 또는 청각신경에서 주로 발생하는 섬유종이다. 뇌신경이나 척수신경에 다수의 종양이 생기는데, 특징적으로 양쪽 청각신경에 신경섬유종이 발생한다. 증세는 대부분 청력 저하로 청소년기에 나타나기 시작한다.

③ 제3형 및 제4형: 제2형과 비슷하지만 더 많은 수의 피부 신경섬유종이 나타난다. 시신경교종(Optic nerve glioma), 신경초종(Schwannoma), 뇌수막종(Meningioma) 등을 초래하는 경우가 많다.

④ 제5형 : 피부절 신경섬유종으로, 수정 후 체세포분열 중 돌연변이로 일어난다.

⑤ 제6형 : 밀크커피색 반점만 나타난다.

⑥ 제7형 : 20세 이전에는 나타나지 않는다.

7가지 유형 중 1~4유형까지는 모두 상염색체 우성으로 유전한다.

해당 질환의 치료는 지금으로서는 수술을 통해 종양을 제거하는 것이 최선의 방법이다. 수술적인 절제가 불가능한 경우에는 방사선 치료를 한다. 수술로 제거하여도 재발이 계속 일어나는 것이 큰 문제이다.

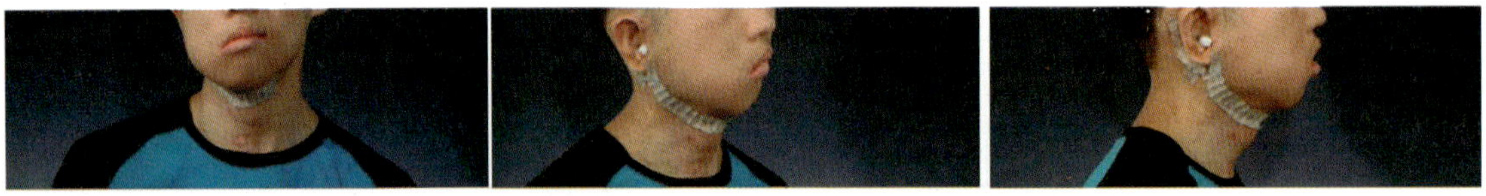

Figure Ⅲ-2-184. Facial photo in the patient with neurofibromatosis

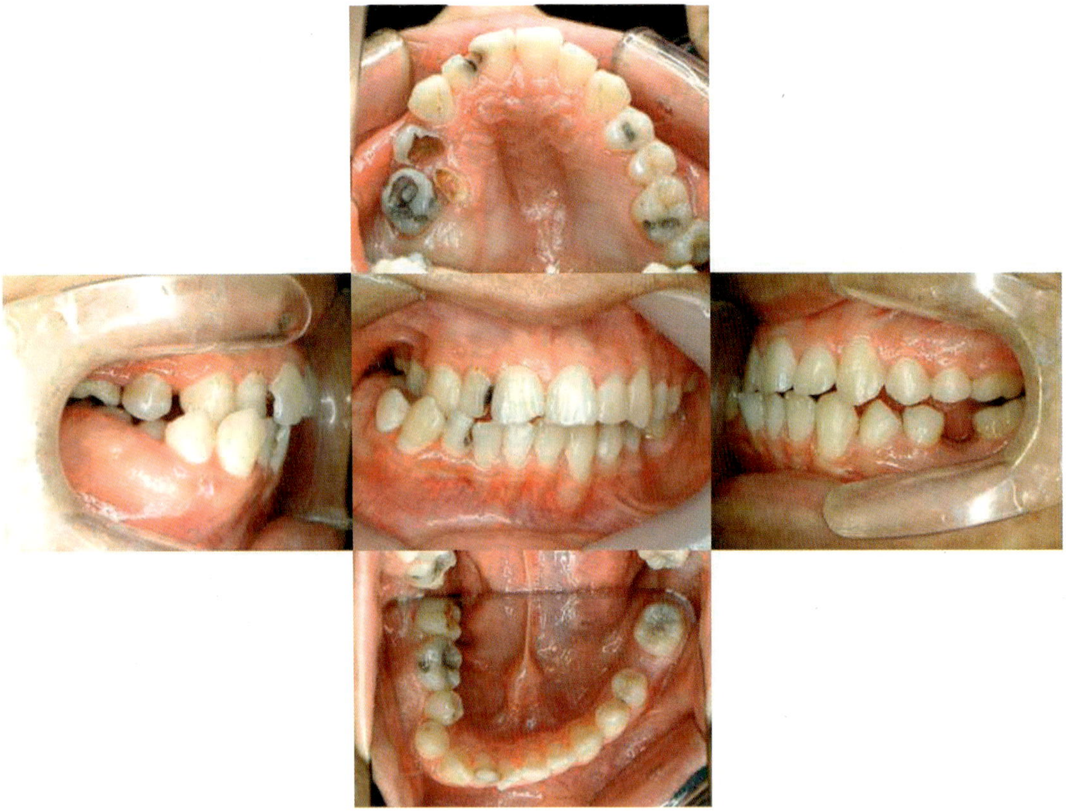

Figure Ⅲ-2-185. Intraoral photo in the patient with neurofibromatosis

[참고문헌]

1. Visnapuu V, Peltonen S, Alivuotila L, Happonen R, Peltonen J. Craniofacial and oral alterations in patients with Neurofibromatosis 1 Orphanet J Rare Dis. 2018;13:131.
2. Wotjiuk F, Hyon S, Dajean-Trutaud S, ZBadran, Prud'homme T. Dental Management of Neurofibromatosis Type 1: A Case Report and Literature Review. Int J Clin Pediatr Dent. 2019;12:577-581.

Q 가부키 증후군(Kabuki Syndrome)

가부키 증후군은 유전자의 돌연변이로 인해 특징적인 얼굴(아치형의 넓은 눈썹, 낮은 코끝, 컵 모양의 큰 귓바퀴, 아래 외측 눈꺼풀의 외전), 골격계 기형, 성장 결핍증, 그리고 지적장애를 나타내는 유전질환이다. 선천성 심장기형, 비뇨생식기 기형, 구순구개열, 항문 폐쇄증을 포함한 위장관 기형, 안검 하수와 사시 등의 증상이 동반되기도 한다.

가부키 증후군 환자의 대부분에서 식도역류 증상이 나타난다. 때로는 자폐증과 같은 경계성 장애가 나타나기도 한다. 그리고 약 25~89%에서 근력 저하가, 약 10~39%에서 경련 증상이 나타난다.

가부키 증후군의 약 70%는 12번 염색체의 장완(13q13.12)에 위치한 KMT2D 유전자의 돌연변이에 의해 발병되며, 상염색체 우성 유전이다. 비정상적인 KMT2D 단백질로 인해 히스톤 메틸화(histone methylation) 역할이 억제되고, 신체의 여러 장기와 조직에서 특정 유전자의 활성이 정상적으로 이뤄지지 못하여, 특징적인 외형과 기능장애가 유발된다. 부모에게 KMT2D 유전자 돌연변이가 있다면, 자식에게 유전될 확률은 50%이다. 유전자 이상은 서열분석(Sequence analysis), 결손/중복분석(Deletion/duplication analysis)방법을 통해 진단이 가능하며, 보인자 검사, 산전 검사를 통해 확인한다.

해당 질환은 주기적인 검진 관리가 필요하다. 검진 시, 신장, 체중을 측정하여 표준 성장량과 비교하거나 갑상선기능저하증과 호르몬 결핍 평가를 시행한다. 그리고 발달평가를 시행하며, 근력 저하를 보일 경우 물리치료가 필요하다. 심장기형의 발생률이 높으므로 심장초음파검사를 시행하고 구순구개열, 점막하 구개열, 비인강폐쇄 부전이 있는지 평가한다.

유동식 수유와 수유 후 체위변경으로 위역류 증상을 예방하고, 경련 증상의 치료를 위한 항간질약을 투여하며, 심각한 부정교합이나 치아 발육부전이 나타날 경우 치아 교정을 고려해야 한다. 일반적으로 출생 후 발달지연이 나타나고, 성장 속도가 느릴 수 있으므로 음식섭취 등에 관한 면밀한 관찰이 필요하다. 그리고 성장 호르몬 결핍으로 인한 성장지연이 나타날 수 있으므로, 호르몬 요법을 고려해야 한다.

구강 내 특징으로는 비정상적인 치아 모양, 상악골의 저성장, 치아 맹출 지연이 있다. 높은 구개궁, 구개열, 과교합, 교차교합, 치아의 배열이상, 부분 무치증, 원뿔(cone) 형태의 치아가 관찰된다는 보고도 있다. 30% 정도에서 구개열이 관찰되며, 이 경우 중이염이 동반되기 쉬우므로 주의가 필요하다.

증례

해당 환자는 세브란스 병원 임상유전과에서 가부키 증후군으로 진단받았다. 상악에 정중구개열(Median cleft palate)이 존재하여 누공(fistula)이 관찰되었으며, 상악궁 폭경이 좁아 구치부가 반대교합이었다. 파노라마 방사선 사진에서 상악 전치부의 치근이 짧았다. 또한 상악 우측 제 2소구치와 측절치 및 하악 좌측 제 2소구치가 결손되었다(Figure Ⅲ-2-186, Ⅲ-2-187). 측방두부 방사선사진 분석 상, 상악과 하악이 모두 후방에 위치하는 전후방적인 부조화 존재하였다. 그리고 상악 전치가 설측 경사되어 있어 U1-SN 및 U1-FH 각도가 작고, 교합평면의 경사가 컸다(Figure Ⅲ-2-188).

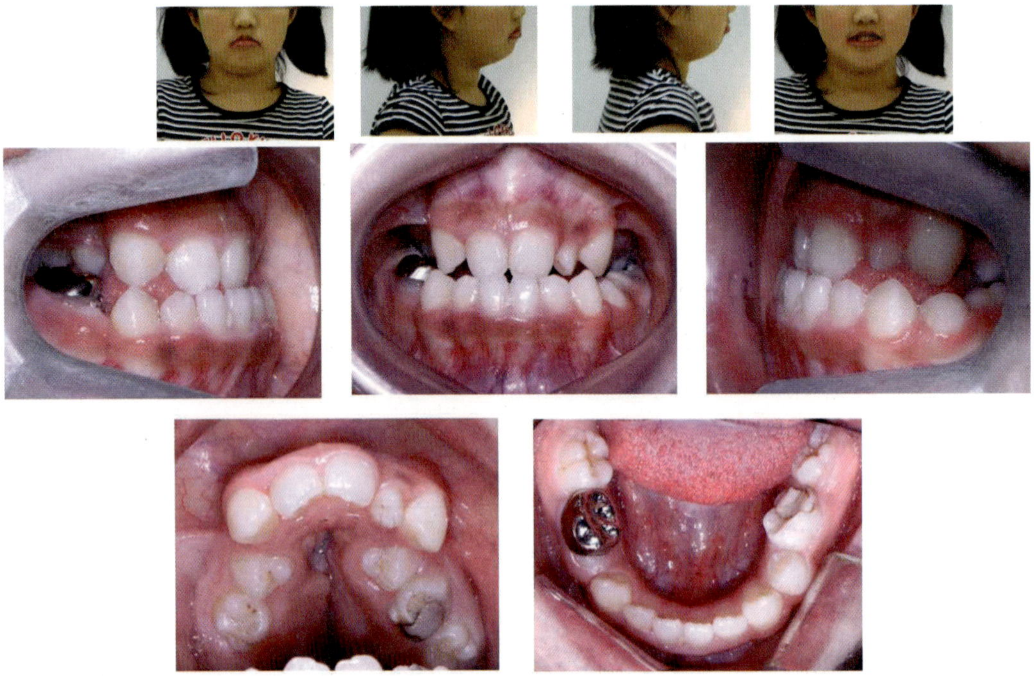

Figure Ⅲ-2-186. Pretreament facial and intraoral photographs

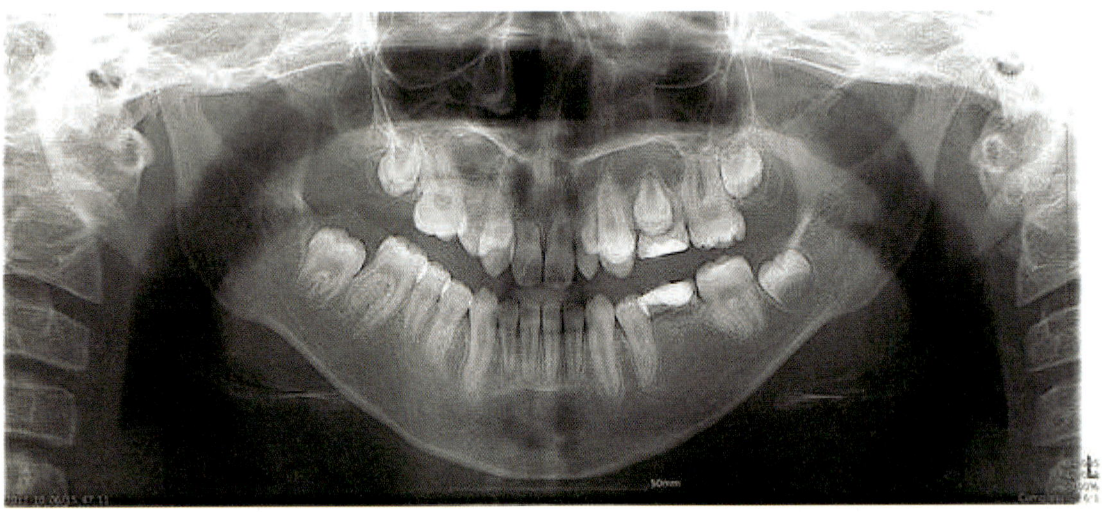

Figure Ⅲ-2-187. Pretreatment panoramic radiograph

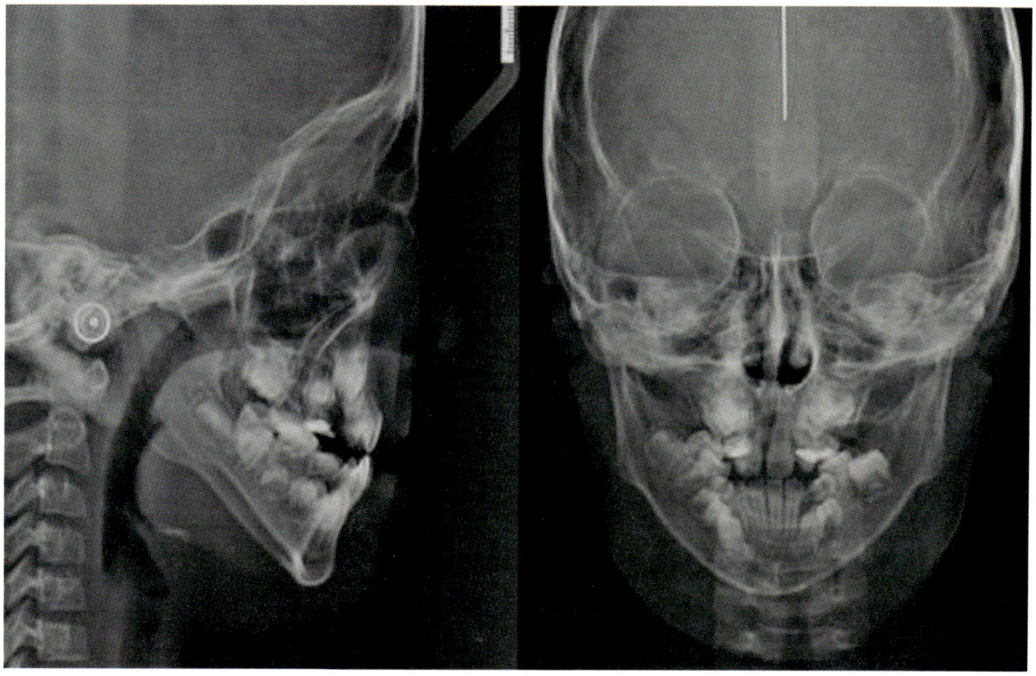

Figure Ⅲ-2-188. Pretreatment cephalogram

영구치로의 교환을 유도하며 1년 관찰 후 파노라마 방사선 사진 촬영하였다. 상악 좌측 제 2유구치와 하악 좌측 제 2유구치의 치근흡수가 관찰되었다(Figure Ⅲ-2-189). 다시 3년 후 관찰하였을 때, 상악 우측 제 2소구치 맹출한 상태였다. 교합상태에 대하여 환자가 크게 불편감 호소하지 않아 성장 완료 후 치료 시작하기를 추천하였다. 5년 후 경과관찰 시행하였다. 상악궁 폭경에는 큰 변화가 없었다(Figure Ⅲ-2-190, Ⅲ-2-191). 5년 후 환자가 이사를 하게 되어 전원하였다.

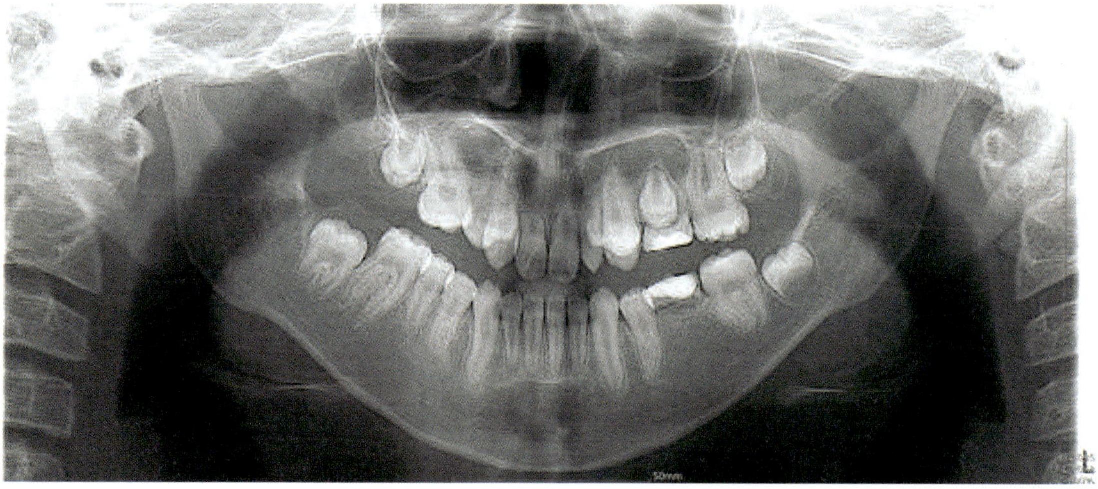

Figure Ⅲ-2-189. 1-year follow-up panoramic radiograph

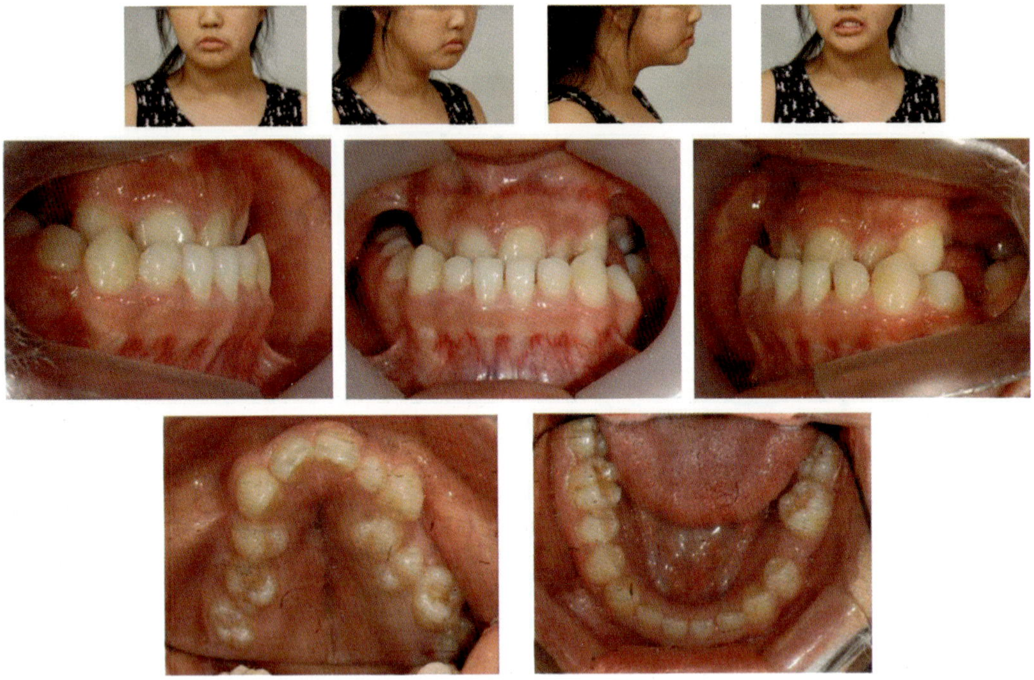

Figure Ⅲ-2-190. 5-years follow-up facial and intraoral photographs

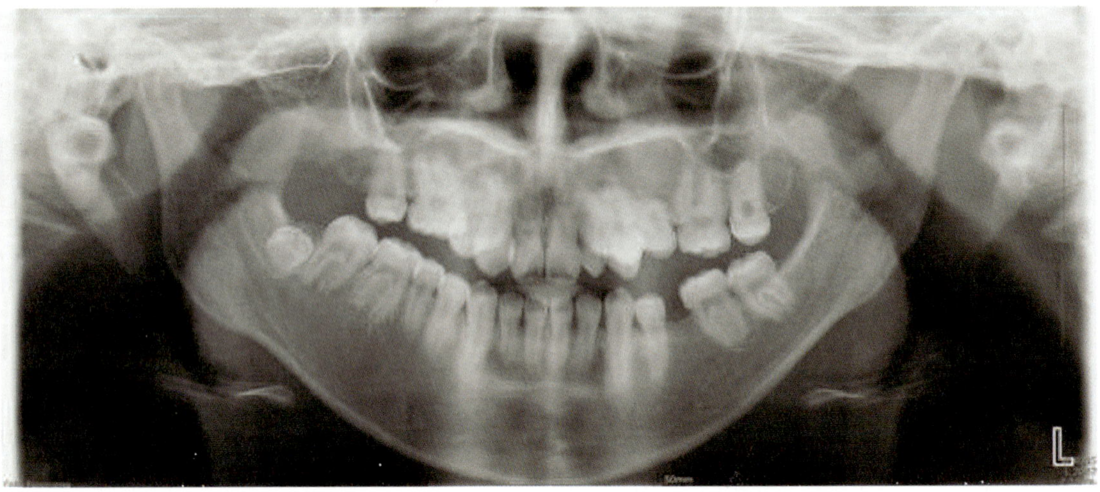

Figure Ⅲ-2-191. 5-years follow-up panoramic radiograph

고찰

가부키 증후군 환자의 구강내 특징으로는 30% 정도에서 구개열이 있으며, 60%에서 치아 형성의 이상을 보인다. 다양한 문헌에서 구강 내 특징으로 하악의 총생과 치아의 맹출 지연 및 높은 구개궁을 들고 있다. 심각한 불편이 없다면 주기적 검진을 시행하고 성장 완료될 때까지 치료를 하지 않고 기다린다. 교정치료는 구개열의 여부와 치아 형태의 이상 여부를 확인하여 그 개입 시기를 결정하는 것이 좋을 것으로 판단된다.

[참고문헌]

1. Matsumoto N, Niikawa N. Kabuki make-up syndrome: a review. Paper presented at: American Journal of Medical Genetics Part C: Seminars in Medical Genetics. 2003.
2. Kawame H, Hannibal MC, Hudgins L, Pagon RA. Phenotypic spectrum and management issues in Kabuki syndrome. The Journal of pediatrics. 1999;134(4):480-485.
3. Lin JL, Lee WI, Huang JL, et al. Immunologic assessment and KMT2D mutation detection in Kabuki syndrome. Clinical genetics. 2015;88(3):255-260.
4. Van Laarhoven PM. Mutational and functional analyses of Kabuki syndrome genes demonstrate critical roles in craniofacial, heart and brain development, University of Colorado Anschutz Medical Campus. Strauss Health Sciences Library; 2015.
5. Schrander-Stumpel C, Meinecke P, Wilson G, et al. The Kabuki (Niikawa-Kuroki) syndrome: further delineation of the phenotype in 29 non-Japanese patients. European journal of pediatrics. 1994;153(6):438-445.
6. Chu DC, Finley SC, Young DW, Proud VK. CNS malformation in a child with Kabuki (Niikawa-Kuroki) syndrome: Report and review. American journal of medical genetics. 1997;72(2):205-209.
7. White S, Thompson E, Kidd A, et al. Growth, behavior, and clinical findings in 27 patients with Kabuki (Niikawa-Kuroki) syndrome. American Journal of Medical Genetics Part A. 2004;127(2):118-127.
8. Petzold D, Kratzsch E, Opitz C, Tinschert S. The Kabuki syndrome: four patients with oral abnormalities. The European Journal of Orthodontics. 2003;25(1):13-19.
9. Matsune K, Shimizu T, Tohma T, Asada Y, Ohashi H, Maeda T. Craniofacial and dental characteristics of Kabuki syndrome. American journal of medical genetics. 2001;98(2):185-190.
10. Mhanni A, Cross H, Chudley A. Kabuki syndrome: description of dental findings in 8 patients. Clinical genetics. 1999;56(2):154-157.

R 체루비즘(Cherubism)

'체루비즘'이란 병명은 환자의 얼굴 생김새가 르네상스 회화에 묘사된 볼이 통통한 작은 천사(cherubs)를 닮았다 하여 붙여졌다. 양측성으로 볼 부위가 부어있는 것처럼 보이는 것을 특징으로 하는 질환으로, 유아기에 증상이 나타나기 시작하며 대부분의 경우 사춘기 이후 자발적으로 사라지게 된다. 간혹 '가족성 섬유이형성증'이란 용어로도 불리는데, 체루비즘은 '섬유이형성증'과 관련이 없는 질환이므로 해당 용어는 적절하지 않다.

4번 염색체에 위치한 SH3BP2 유전자의 돌연변이가 원인으로, 3BP2 단백질과 연관된 신호전달 경로가 활성화되고 이에 따라 파골세포 생성이 촉진되면서 뼈가 흡수되어 병변이 발생하게 된다. 상염색체 우성형질로 유전될 수 있으나, 많은 경우 새로 발생한 돌연변이에 의해 발병한다. 보통 2~5세에 질환의 특징이 나타나기 시작하며, 증상이 가벼운 경우에는 10~12세에 첫 진단이 이루어진다. 사춘기까지는 증상이 점점 진행되다가, 그 이후에는 안정화되거나 자발적으로 사라지게 된다. 하악 후방부가 양측성으로 부어 통통한 볼을 갖게 되며, 종창으로 인한 통증은 발생하지 않는다.

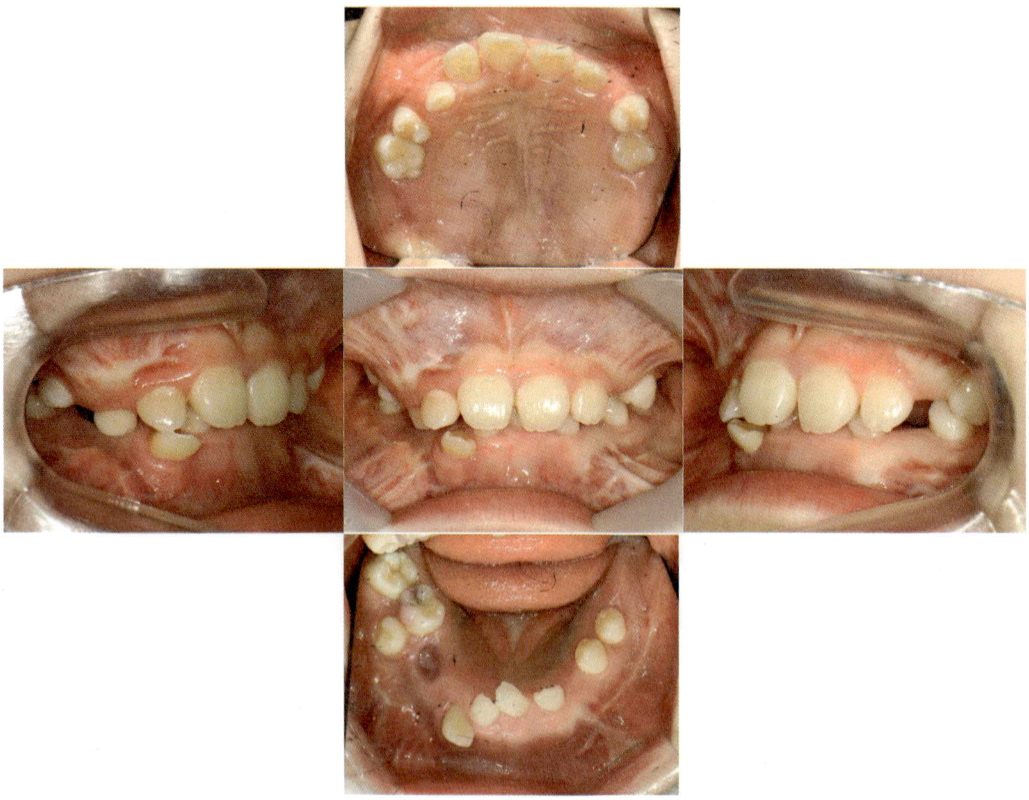

Figure Ⅲ-2-192. Intraoral photo in the patient with cherubism

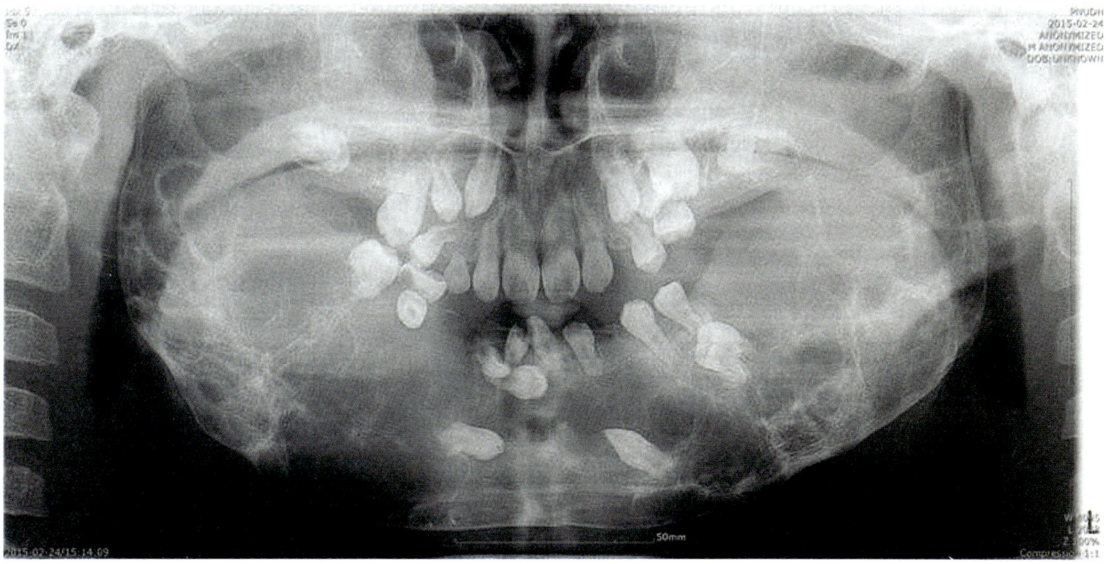

Figure Ⅲ-2-193. Panoramic radiography in the patient with cherubism

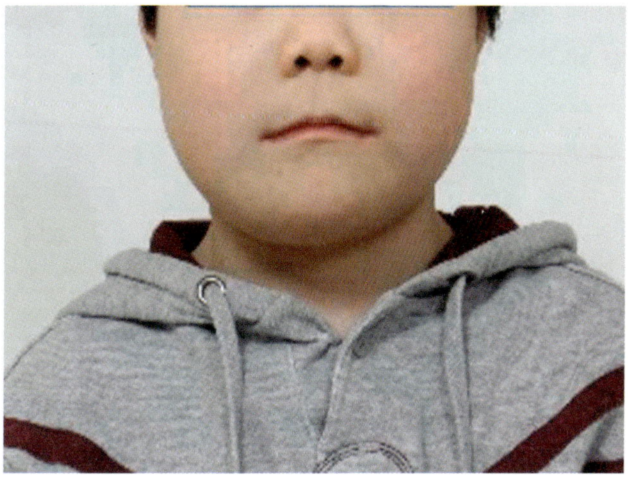

Figure Ⅲ-2-194. Facial photo in the patient with cherubism

[참고문헌]

1. De Lange J, Van den Akker HP. Clinical and radiological features of central giant-cell lesions of the jaw. Oral Surg Oral Med Oral Pathol Oral Radiol Endod. 2005;99:464-470.
2. Anderson DE, McClendon JL. Cherubism-hereditary fibrous dysplasia of the jaws; genetic considerations. Oral Surg Oral Med Oral Pathol. 1962;15:5-16.

S 파피용-레페브르 증후군(Papillon-Lefevre Syndrome)

Papillon-Lefevre Syndrome(PLS)은 손바닥 발바닥에서 명확한 경계를 보이는 과각화증이 특징인 매우 드문 유전성 질환이다. 치주염의 유무가 다른 손, 발바닥 과각화증과 PLS를 구별해준다. 이 질환의 특징들은 2~4세가 되면 명확해지기 시작한다. 손,발바닥 과각화증은 시간이 지남에 따라 개선된다고 한다. 염증성의 중증 치주염은 4세 이전에 유치의 완전 소실을 가져올 수 있다. 동일한 과정이 이후에도 나타나면 성인에서의 영구치의 완전 소실도 발생할 수 있다. 치주염이 발생하는 특정 기전에 대해서는 아직 알려진 바가 없다.

PLS은 상염색체 열성 질환으로 유병률은 인구 100만 명 당 1~4명으로 보고된 드문 질환이다. 염색체 11q14에 위치한 cathepsin C 유전자(CTSC)의 변이에 의해 발생한다. 장척각화증(손바닥, 발바닥의 이상 각질 증식)과 치근막염을 특징으로 하는데 장척각화증은 주로 4세 이전에 발생하고 치근막염은 보통 3~4세 사이에 발생한 후 빠르게 진행하여 14~16세가 되면 치아를 상실할 수 있다.

PLS는 현재까지 치료법이 정립되지 않은 실정이고 대부분에서 특별한 치료가 필요하지 않지만, 피부 증상은 피부 연화 크림, 살리신산, 그리고 요소로 치료한다. 치주염의 관리에 각별히 신경을 써 치아를 보존하도록 노력해야 한다.

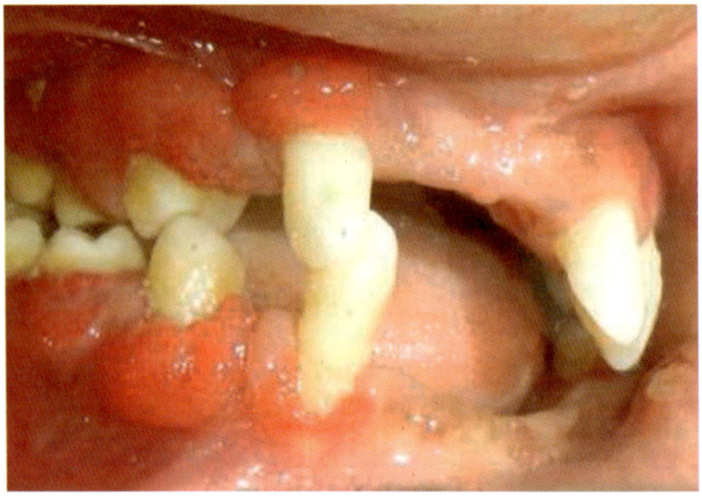

Figure Ⅲ-2-195. Intraoral photo in the patient with PLS

[참고문헌]

1. Gorlin RJ, Sedano H, Anderson VE. The syndrome of palmar-plantar hyperkeratosis and premature periodontal destruction of the teeth. A clinical and genetic analysis of the Papillon-Lef'evre syndrome. J Pediatr 1964;65:895-908.
2. Dalgıc B, Bukulmez A, Sarı S. Eponym: Papillon-Lefevre syndrome. Eur J Pediatr 2011;170(6):689-691.
3. Siragusa M, Romano C, Batticane N, Batolo D, Schepis C. A new family with Papillon-Lefèvre syndrome: effectiveness of etretinate treatment. Cutis 2000;65(3):151-155.

T 전전뇌증(Holoprosencephaly)

전전뇌증은 배아기 때 전뇌의 분화 과정 이상으로 대뇌 반구와 간뇌가 발달되지 못하고 하나의 뇌실을 가지면서 안면 중앙의 기형이 동반되는 질환이다. 1882년 Kundart가 무후뇌증(Arhinencephaly)라고 기술했고 이후 1959년에 Yakovlev가 holtelencephaly라는 용어를 사용했으며, 현재는 Zeiman에 의해 기술된 전전뇌증(Holoprosencephaly)이라는 용어를 사용하고 있다. 발생빈도는 출생 1만명 당 0.5~1.2명 정도이며, 경미한 형태의 전전뇌증은 포함되지 않았을 가능성이 크므로 실제 유병률은 더 높을 것이다.

원인 요소로 확실히 규명된 것은 없지만 20~40%가 염색체 이상을 가진다고 한다. 그 중 55~75%가 Trisomy 13이고 Trisomy 18이 두 번째다. 염색체 이상은 염색체의 중복, 소실, 원형 배열을 포함한다. 원인으로 확인된 첫 번째 유전자는 Sonic Hedgehog(SHH)이었다. 이는 중추신경계의 복측(ventral)을 정상적으로 발육시키는데 중요한 역할을 하는 유전자이다. SHH 돌연변이 외의 두 가지 다른 유전자로 SIX3와 ZIC2가 발견되었다. 산전 요소로는 저칼로리 식이, 항간질 약물 노출, 설파살라진, 거대세포 봉입체병, 그리고 Retinoic acid 등이 있다. 그러나 역학연구로 확인된 유일한 환경적 영향은 산모 당뇨병으로 임신성 당뇨병은 전전뇌증 발생위험을 3배 이상 증가시킨다고 보고되었다. 또한 임신 초반의 기관 형성 시기에 산모의 알코올 노출은 전전뇌증 발생을 유도한다는 동물실험도 보고되었다.

전전뇌증 환자의 약 80%에서 두개안면 이상을 보인다. 또한 대부분의 환자에서 심한 발달장애가 있다. 그 외에도 발작이나 뇌하수체의 기능이상이 흔히 동반되며, 이 질환이 있는 태아의 경우 대부분 생존이 어렵고, 심각하게 이환된 경우 출생하더라도 영아기를 넘기기는 어렵다. 가볍게 이환된 환아에서는 12개월을 넘겨 생존하기도 한다. 대표적인 증상은 심한 발달지연, 뇌전증, 수두증, 수유장애, 뇌하수체 이상 등이다.

전전뇌증은 전통적으로 무엽형 전전뇌증, 반엽형 전전뇌증, 엽성형 전전뇌증, 중앙반구사이형 전전뇌증으로 구분하기도 한다.

염색체 이상이 없는 경우 30~54%가 1년 동안 생존하나, 염색체가 비정상적인 경우에는 예후가 나빠 질환에 이환된 사람들 중 2% 만이 1년 이상 생존한다. 또한 분류형에 따라 차이가 많아서 무엽형은 치명적으로 사산되거나 생후 곧 사망하며 반엽형 및 엽성형은 영아기 및 유아기까지 생존할 수는 있으나 정신 및 운동 발달 지연을 보인다고 한다.

[참고문헌]

1. DeMyer W, Zeman W, Palmer CG. The face predicts the brain diagnostic significance of median facial anomalies for holoprosencephaly. Pediatrics 1964;34:256-263.
2. Croen LA, Shaw GM, Lammer EJ. Holoprosencephaly : epidemiologic and clinical characteristics of a California population. Am J Med Genet 1996;64:465-472.
3. Olsen CL, Hughes JP, Youngblood LG, Sharpe- Stimac M. Epidemiology of holoprosencephaly and phenotypic characteristics of affected children : New York State. 1984-1989. Am J Med Genet 1997;73:217-226.
4. Roessler E, et al. Mutations in the human Sonic Hedgehog gene cause holoprosencephaly. Nat Genet 1996;14:357-360.

U 터너 증후군(Turner Syndrome)

터너 증후군은 성염색체 이상의 하나로, 정상 여성의 성염색체는 XX 두 개인데, X염색체가 하나 밖에 없기 때문에 발생하는 증후군이다. 1938년 헨리 터너가 처음으로 기술하여 터너 증후군으로 명명하였다.

해당 질환은 Insulin-like Growth Factor(IGF)와 IGF Binding Protein(IGFBP) axis에 장애가 생겨 뼈의 성장에 지장이 있다. 따라서 키가 작고 아래턱도 작은 것이 특징이다. 생식기는 여성의 특징이 나타나지만, 난소의 발육이 완전하지 않아 2차 성장이 나타나지 않는다. 특징적인 증상은 작은 키, 신생아의 손과 발의 림프 부종, 넓은 흉위, 넓게 배치된 유두, 뒤쪽 머리의 적은 머리선, 낮게 위치한 귀, 불임, 무월경, 비만, 짧아진 4번 손가락뼈, 짧은 손톱, 대동맥판막 협착증, 대동맥 축착, 이엽성 대동맥판, 시각 장애, 녹내장, 귀 감염과 청각의 손실, 엉덩이가 허리보다 크지 않음 등이다. 간혹 목에 물갈퀴 모양의 살이 생기는 경우도 있는데, 이는 림프계 발달에 이상이 있어서 생겨난 것이다.

지능은 일반적으로 정상이나 조금 낮은 범위에 속한다. 다른 성염색체 이상 증후군에 비해 언어 능력이 좋은 편이어서 학습 문제는 적은 편이다.

하악골이 작을 뿐만 아니라 두개저도 짧고 하악골이 후하방으로 회전되어 얼굴이 길고 후퇴된 모습을 보이며(Figure Ⅲ-2-196), 구강내에서는 개방교합이 관찰된다(Figure Ⅲ-2-197).

Figure Ⅲ-2-196. Facial photos in the patient with Turner syndrome

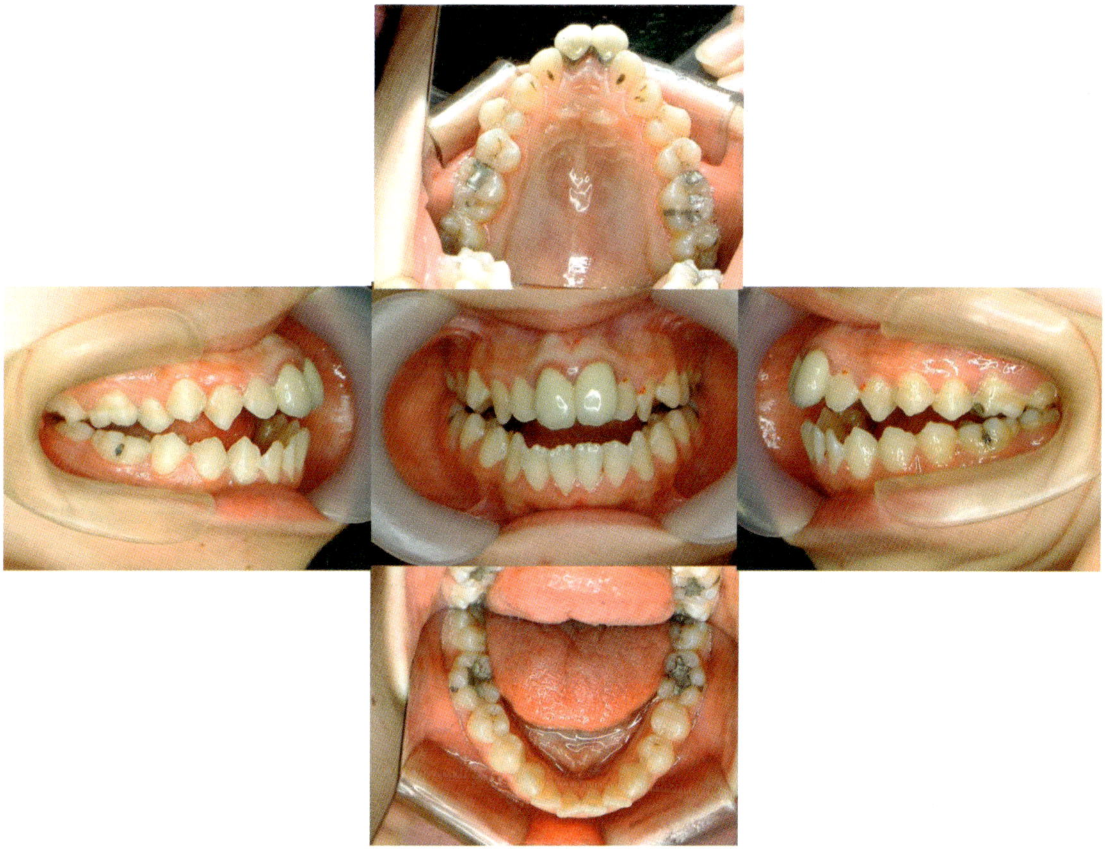

Figure Ⅲ-2-197. Intraoral photos in the patient with Turner syndrome

[참고문헌]

1. Borkowska M, Gawlik A, Hankus M, Małecka-Tendera M.Dental abnormalities and orthodontic disorders in Turner's syndrome patients.Pediatr Endocrinol Diabetes Metab. 2016;21(3):143-18.
2. Wójcik D, Beń-Skowronek I. Craniofacial Morphology in Children with Growth Hormone Deficiency and Turner Syndrome.Diagnostics (Basel). 2020;10(2):88.

V 클리네펠터 증후군(Klinefelter Syndrome)

1942년 Harry Klinefelter가 보고한 성염색체 이상 증후군이다. 정상인의 성염색체형은 남성에서 XY, 여성에서 XX를 나타내지만, 이 증후군에서는 성염색체형이 XXY, XXYY, XXXXY 등의 여러 가지 형태를 나타낸다. 그러나 외성기(外性器)·체격·성징(性徵) 등에서 외형상 정상인 남자와 크게 다른 점이 없는 경우가 많다. 이에 따라 완전한 남성이 결혼하여 성생활까지 하였으나, 자식이 없자 부부가 함께 병원을 찾아가서 염색체를 검사해 보고 남자에게 이 증후군이 있음을 알게 되는 경우도 있다고 한다. 해당 질환은 가진 경우, 성인이 되어 나타나는 주요 증세는 소고환(小睾丸), 여성형 유방증, 무정자증, 불임(不姙), 요중 고나도트로핀(gonadotropin)의 상승, 지능 저하 등이다.

구강악안면에 나타나는 특징으로는 하악전돌이 나타나는 경우가 많고(Figure Ⅲ-2-198), 대구치가 우상치(taurodontism)인 경우도 많다고 한다.

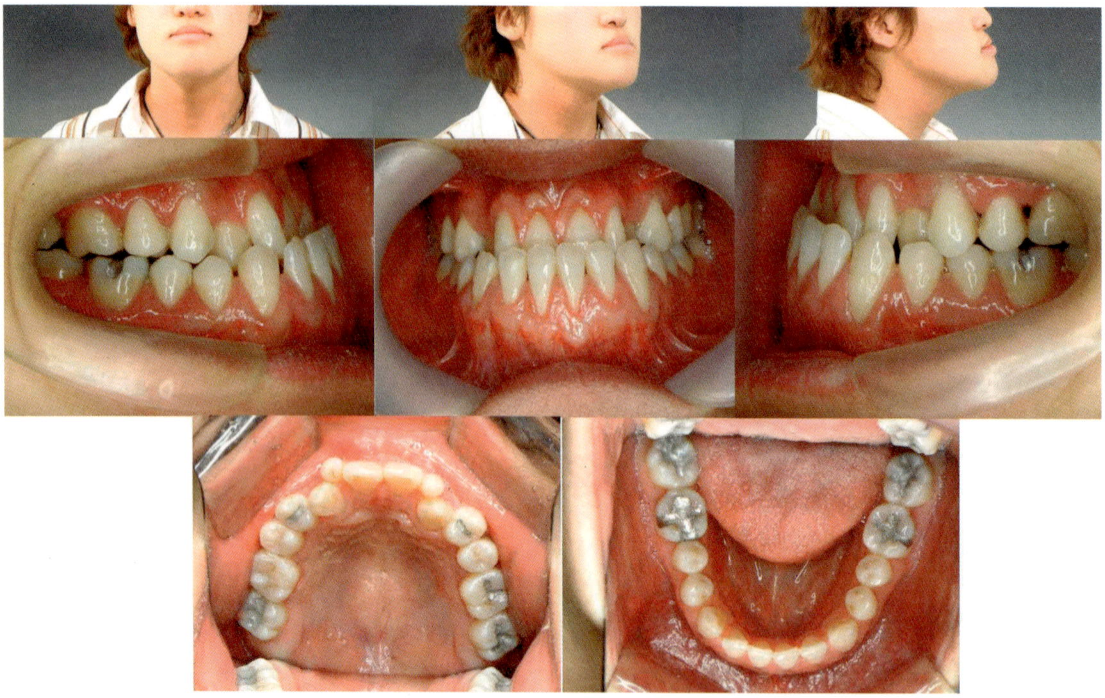

Figure Ⅲ-2-198. Facial & intraoral photos of Klinefelter's syndrome

[참고문헌]

1. Belling K, Russo F, Jensen AB et al. Klinefelter syndrome comorbidities linked to increased X chromosome gene dosage and altered protein interactome activity 2017;26(7):1219-1229.
2. Maier C, Dumančić J, Brkić H, Kaić Z, Pavičin IS, Poje Z, Scott R. Tooth Crown Morphology in Turner and Klinefelter Syndrome Individuals from a Croatian Sample. Acta Stomatol Croat. 2019;53(2):106-118.

3. 선천성 비유전 질환

A 반안면왜소증(Hemifacial Microsomia, HFM)

반안면왜소증(HFM)은 출생시 1:3,000에서 1:5,000의 비율로 발생한다고 보고되며 안면 부위에서 구순구개열 다음으로 많이 발생하는 선천성 장애이다. 남성이 여성에 비해 발병률이 높으며(남성:여성=3:2) 좌측에 비해 우측에 발생하는 경우가 더 많다. 대부분의 경우 편측성(70%)으로 발생하지만 양측에 발생할 때도 있으며 그런 경우에도 한쪽이 다른 쪽보다 더 영향을 받아 비대칭형 안모를 가지게 된다. 48%의 정도는 Goldenhar syndrome과 같은 증후군의 일부분으로 발현되는 것으로 알려져 있다.

반안면왜소증의 원인은 아직 정확하게는 알려져 있지 않으나 임신 첫 6주 동안에 제 1, 2인두궁의 성장이 저해되는 것과 연관된 것으로 여겨진다. 이로 인해 반안면왜소증은 제 1, 2인두궁에서 발생하는 하악, 상악, 귀, 안면 연조직 및 근육, 안면신경과 같은 구조물들이 결핍되거나 저형성되어 있다. Poswillo는 제 1, 2인두궁 주위에 결함이 있는 등골동맥(stapedial artery)에서 배아기에 발생한 출혈로 인해 반안면왜소증이 발생한다고 설명하였다. Johnston은 제 1, 2인두궁 영역으로 신경능선세포의 이동이 결핍되어 반안면왜소증이 발생한다고 설명하였다. 종래에는 유전질환이 아닌 것으로 생각했으나, 최근에 쥐 모델에서 이식실험을 통해 *Hfm*(염색체 10의 B1에서 B3)이라 불리는 유전자의 돌연변이도 반안면왜소증을 발생시킬 수도 있는 것이 확인되었다. 또 *far*이라 불리는 유전자의 돌연변이가 관련이 있다는 연구도 있다.

반안면왜소증은 안면 골격(하악, 상악, 관골, 측두골), 귀(외이도, 중이도) 그리고 안면 연조직의 비대칭적인 저형성 및 이형성을 나타낸다. 현재까지 반안면왜소증의 명확한 진단 기준은 없으나 임상검사를 통해 외이, 하악골, 측두골, 관골, 중이, 안면 근육, 안면 신경, 그리고 인접한 골과 연조직의 저형성, 무형성, 혹은 이형성에 근거하여 진단한다. 하악과 귀의 이상이 반안면왜소증의 핵심 구성 요소를 이루고 있으며 이 중에서도 특히 하악 저형성의 심각한 정도와 다른 결함 사이에는 상관관계가 존재한다는 것이 밝혀졌다. Table Ⅲ-3-1은 반안면왜소증을 진단하는 최소한의 기준을 요약한 것이다. 앞서 언급한 부위 외에도 두개안면부나 전신적인 변이가 존재할 수 있다. 반안면왜소증 환자의 55%가 중추신경계, 골격, 심장, 폐, 위장 및 신장 결손과 같은 두개안면부 외의 이상이 존재한다고 한다. Table Ⅲ-3-2은 반안면왜소증의 임상적으로 주요한 결함들 및 이에 관련된 다른 결함들을 요약한 것이다.

Table Ⅲ-3-1. Guidelines for the minimum diagnostic criteria for HFM.

I	Ipsilateral mandibular AND ear (external/middle) defects
II	Asymmetrical mandibular OR ear (external/middle) defects in association with: - two or more indirectly associated anomalies OR - a positive family history of HFM

Table Ⅲ-3-2. The range of anomalies commonly recorded in HFM

<table>
<tr><th></th><th>Principal defects</th><th colspan="2">Associated defects</th></tr>
<tr><td rowspan="2">Mandibule</td><td rowspan="2">mandibular hypoplasia
(89~100%)
malformed glenoid fossa
(24~27%)</td><td>Craniofacial</td><td>General</td></tr>
<tr><td rowspan="4">velopharyngeal insufficiency
(35~55%)
palatal deviation (39~50%)
orbital dystopia (15~43%)
ocular motility disorders (19~22%)
epibulbar dermoids (4~35%)
cranial base anomalies (9~30%)
cleft lip and/or palate (15~22%)
eyelid defects (12~25%)
hypodontia/dental hypoplasia
(8~25%)
lacrimal drainage abnormalities
(11~14%)
frontal plagiocephaly (10~12%)
sensorineural hearing loss (6~16%)
preauricular sinus (6~9%)
parotid gland hypoplasia
other cranial nerve defects e.g. V, IX, XII</td><td rowspan="4">vertebral/rib defects
(16~60%)
cervical spine anomalies
(24~42%)
scoliosis (11~26%)
cardiac anomalies
(4~33%)
pigmentation change
(13~14%)
extremity defects
(3~21%)
CNS defects (5~18%)
genitourinary defects
(4~15%)
pulmonary anomalies
(l~15%)
gastrointestinal defects
(2~12%)</td></tr>
<tr><td>Ear</td><td>microtia (66~99%)
preauricular tags
(34~61%)
conductive hearing loss
(50~66%)
middle ear (ossicle)
defects</td></tr>
<tr><td>Midfacie</td><td>maxillary hypoplasia
zygomatic hypoplasia
occlusal canting</td></tr>
<tr><td>Soft tissue</td><td>masticatory muscles
hypoplasia (85~95%)
macrostomia (17~62%)
VII nerve palsy (10~45%)</td></tr>
</table>

반안면왜소증을 분류하기 위해 가장 많이 사용하는 방법은 골격-귀-연조직 분류법(Skeletal-Auricular-soft Tissue, SAT)과 안와 비대칭-하악 저형성-귀 기형-신경 기능 장애-연조직(Orbital asymmetry-mandibular hypoplasia-ear malformation-nerve dysfunction-soft tissue, OMENS) 결핍 분류이다. 특히 OMENS 분류는 골격과 연조직 뿐만이 아니라 안면신경과 두개부 이외의 이상을 포괄적으로 포함하고 있어 많이 사용되는 분류이다. 반안면왜소증에서 확장되어 Goldenhar syndrome과 같이 임상적으로 중대한 결함이 있는 경우에는 이를 식별하기 위해 OMENS' 또는 OMENS+와 같이 부호를 추가적으로 표시하여 구별한다.

현재 임상적으로 가장 많이 사용되는 간단한 분류법은 Pruzansky와 Kaban의 분류이다. Pruzansky는 3가지 다른 유형의 하악 기형에 기초하여 간단하게 하악을 분류하는 시스템을 제안하였다. Pruzansky 시스템에서 Type I은 하악이 작지만 정상적인 턱관절(TMJ)을 가지고 있는 경우이다. 즉 정상적인 관절와와 저작근을 가지고 있는, 형태는 정상적이지만 크기가 작은 하악을 의미한다. 이런 경우 하악은 성장하며 시간이 지남에 따라 변이가 악화되지 않았다. Pruzansky Type II에서는 하악이 비정상적인 형태이며 턱관절의 기능을 하는 과두와가 작고 비정상적인 형태의 하악지가 있는 경우로 저작근이 다소 결핍되어 있다. Pruzansky Type III의 하악은 관절와와 하악지가 없으며 턱관절 또한 존재하지 않는데, 본질적으로 하악지가 형성되지 못한 경우이다. 따라서 연조직의 심각한 변형도 존재한다. Type III 하악의 경우 성장함에 따라 기형이 더욱 악화된다.

Kaban은 Pruzansky의 분류 시스템에서 Type I과 Type III는 그대로 두고 Type II를 관절와의 위치에 따라 IIA와 IIB로 세분화 하였다. Kaban Type IIA는 턱관절, 하악지 및 관절와는 저형성 및 이형성 되고 위치가 변위되어 있지만 변형된 관절이 적절하게 위치되어 있어 대칭적으로 하악을 벌릴 수 있는 경우이다. Type IIB의 경우 관절이 전하방으로 변위되어 있어 대칭적으로 하악을 벌릴 수 없다. Table III-3-3은 Kaban & Pruzansky의 분류를 나타낸 표이며 Figure III-3-1~III-3-3은 이에 해당하는 환자들이다.

Table III-3-3. Kaban's modification of the Pruzansky classification system.

I	Small mandible
IIA	Short mandibular ramus of abnormal shape; glenoid fossa in satisfactory position
IIB	TMJ abnormally placed inferiorly, medially and anteriorly
III	Absent TMJ

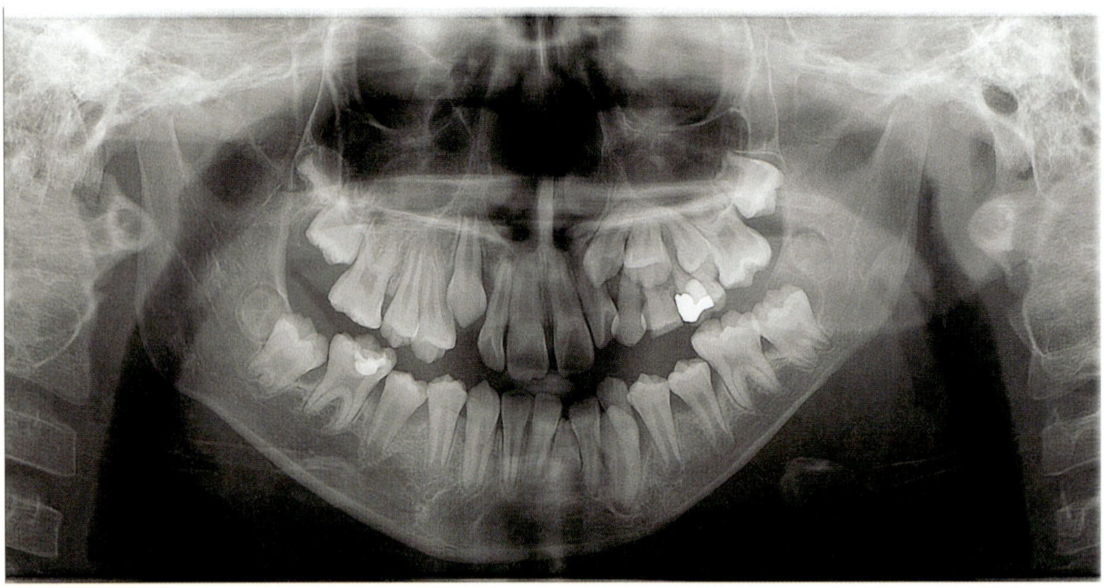

Figure III-3-1. Kaban & Pruzansky type I (Lt. site).

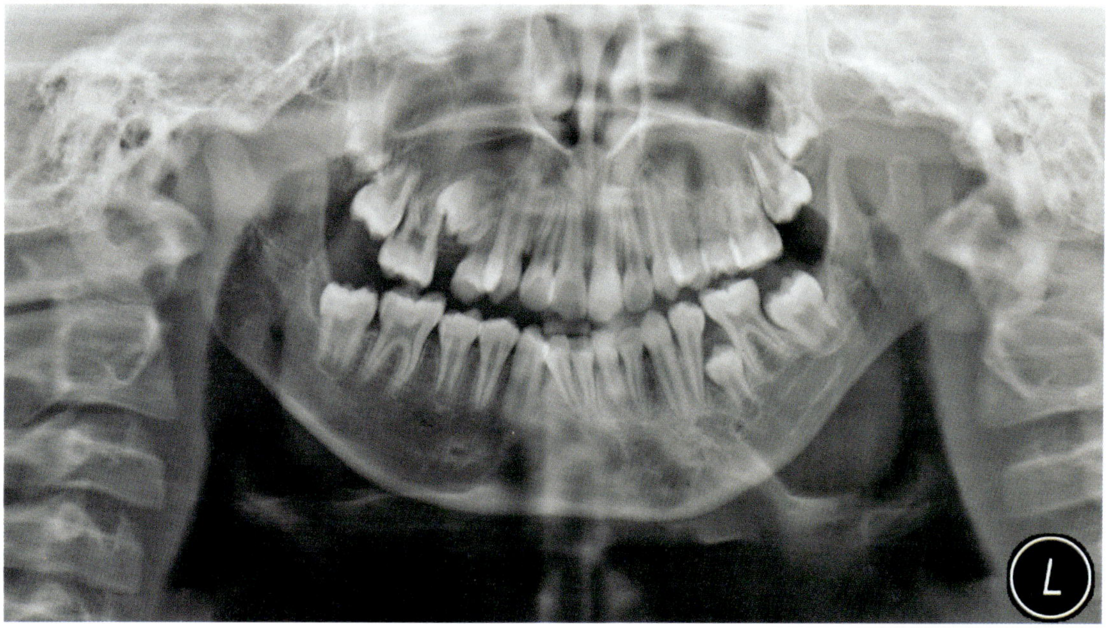

Figure Ⅲ-3-2. Kaban & Pruzansky type IIA (Lt. site).

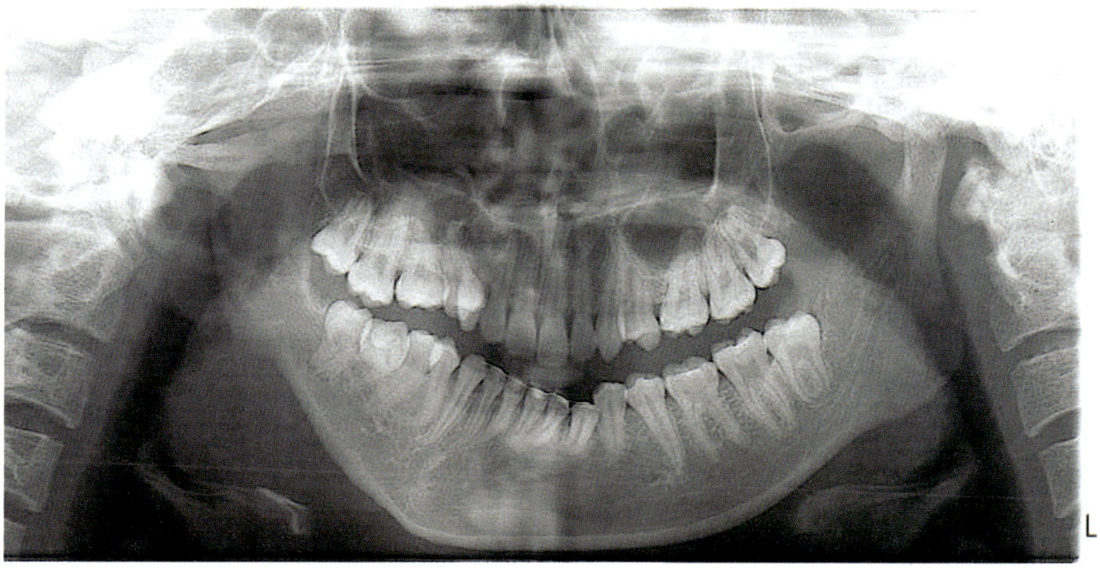

Figure Ⅲ-3-3. Kaban & Pruzansky type IIB (Rt. site).

증례 1: Pruzansky-Kaban Type IIB로 골신장술, 악교정 수술한 증례

11세 6개월 여성 환자가 안면 비대칭을 주소로 내원하였다. 2세 경에 부산대학교병원 성형외과에서 구개성형술을 받았으며 7세경에 부산대학교병원 성형외과에서 골신장술을 받았다고 한다. 얼굴은(Figure Ⅲ-3-4) 우측 안면 부위가 저성장 되었으며 턱끝(이부, menton)이 심하게 우측으로 편위되었다. 우측 귀는 정상적인 형태를 보였으나 좌측에 비해 하방에 위치하였다. 구강 소견 상(Figure Ⅲ-3-4) 영구치열기로 교환 중으로 하악 우측 제 2소구치와 제 1대구치가 맹출하지 못한 상태였다. 상하악골이 우측으로 편위되어 있었으며 교합평면은 우상방으로 기울어져 있었다. 현 단계에서는 맹출하지 못하는 치아를 유도하여 배열하고 성장 종료 후 재평가하여 악교정 수술과 함께 치료하기로 하였다. 상·하악에 총생 존재하여 구개측에 맹출한 #14와 회전하여 맹출한 #25는 뽑고 고정식 장치 부착하여 배열하였다. 성장 완료 후 악교정 수술을 동반한 포괄적 교정치료를 시행하기 전까지는 hybrid 장치 사용하여 교합평면의 경사를 개선하면서 경과를 관찰하기로 하였다.

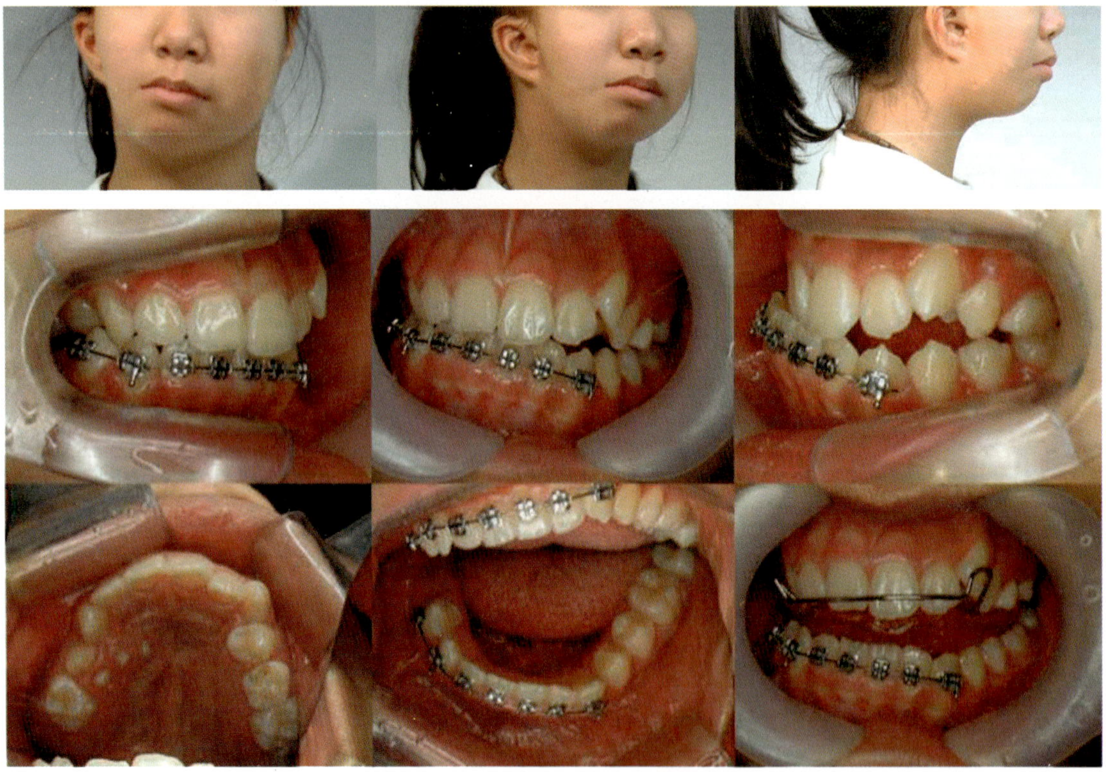

Figure Ⅲ-3-4. Facial and intraoral photographs (12Y)

성장이 완료된 18세 5개월경에 재평가 시행하였다. 파노라마(Figure Ⅲ-3-6)와 측모두부 방사선 사진(Figure Ⅲ-3-7) 소견에서 우측 과두가 저형성되어 형태가 이상하였고 내전방에 위치하여 측두골과 접촉이 없는 상태였기에 Pruzansky-Kaban 분류에 따라 Type IIB로 진단하였다.

우측 하악체를 비롯하여 하악각과 하악지 또한 저형성되어 있었으며 영구치는 모두 맹출한 상태였으나 #46의 치근형태 이상이 관찰되었다. 이것은 유치열기에 골신장술 시행 중 치배가 손상된 것이 원인이라고 추측한다.

초진 시와 마찬가지로 우측 안면부위의 저성장, 이부의 우측으로 편위, 상하악골의 우측으로 편위, 교합 평면의 우상방으로 경사 관찰되었으며 하악이 후방에 위치하여 볼록한 안모를 보였다(Figure Ⅲ-3-5).

하악 치열의 정중선은 상악에 비해 우측으로 편위되어 있었다. 상악 우측 제 2소구치와 제 1대구치의 설측 경사, 하악 우측 제 1대구치의 순측 경사로 인해 우측 구치부가 반대교합 상태였다. 상악 우측 제 2소구치와 좌측 제 2소구치는 발거된 상태이고 좌우측 II급 구치관계다(Figure Ⅲ-3-5).

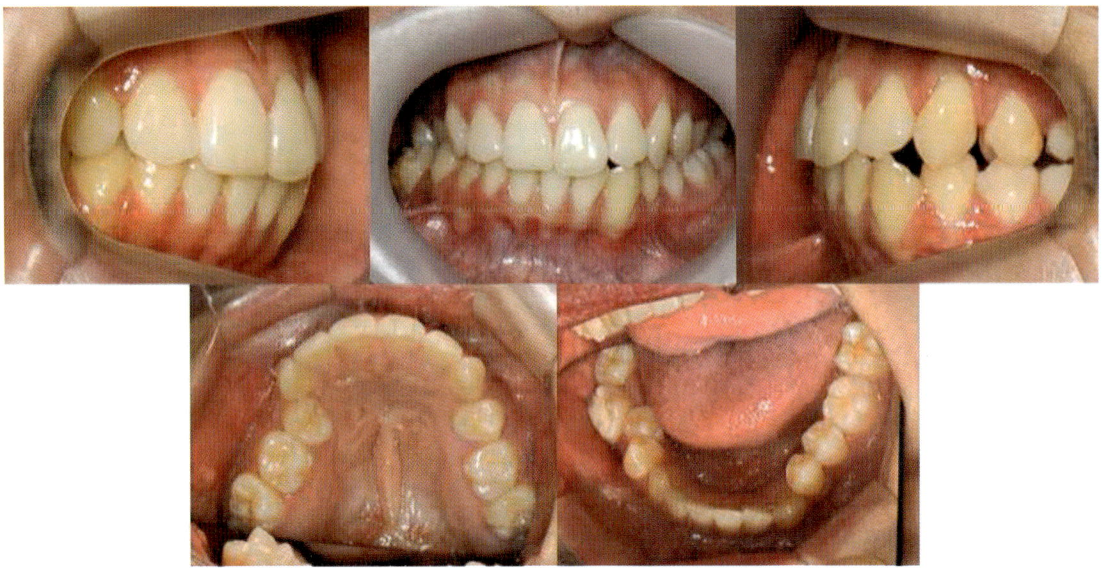

Figure Ⅲ-3-5. Pretreatment intraoral photographs (19Y)

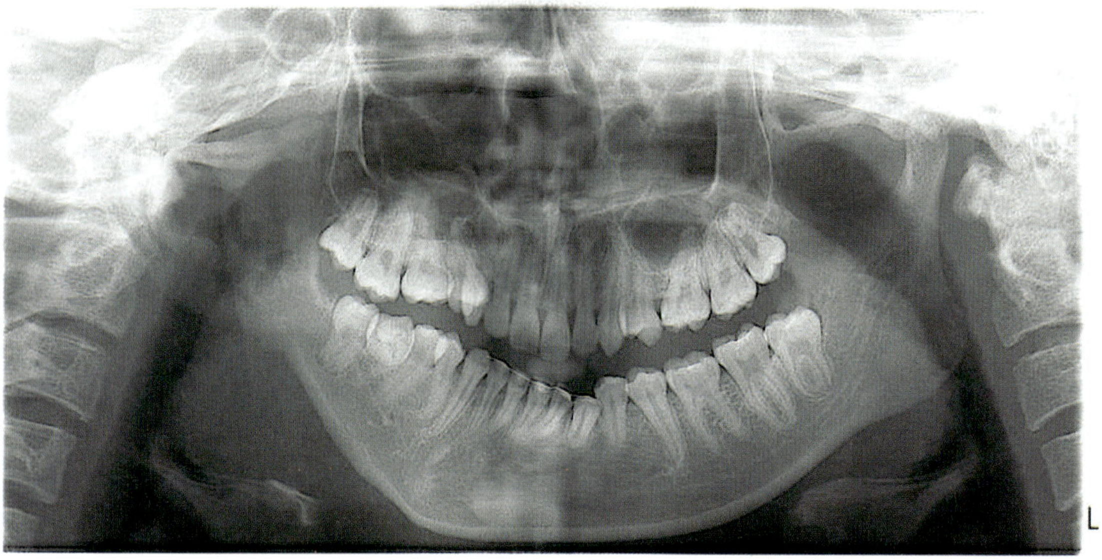

Figure Ⅲ-3-6. Pretreatment panoramic radiograph (19Y)

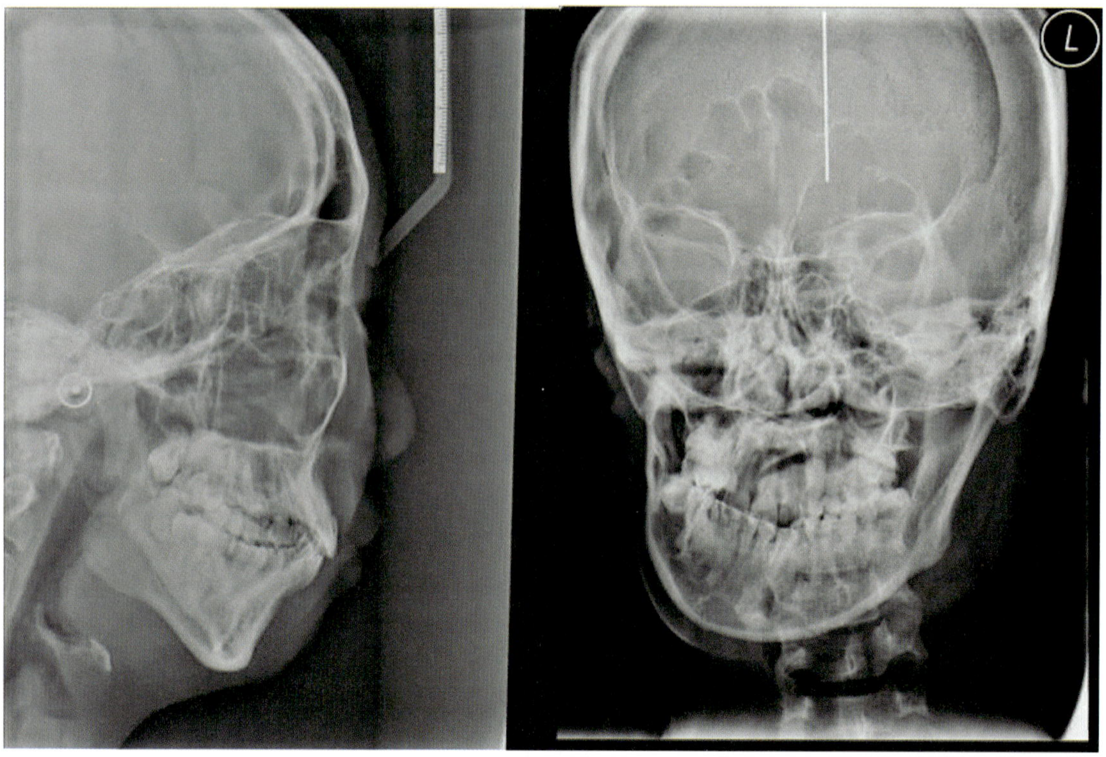

Figure Ⅲ-3-7. Pretreatment cephalometric radiograph (19Y)

하악의 총생 해소를 위해 치근 형태가 불량한 #46과 #34를 발거하기로 하였다. 상하악에 고정식 장치 부착하여 배열하였다. #47을 제외하고 배열이 완료된 시점에서 악교정 수술 시행하였다.

악교정 수술은 상악에서는 sliding & propelling Le Fort I osteotomy를 시행하였으며 좌측의 iliac bone block을 이용해 interpositional bone graft를 하였다. 하악에서는 repositioning BSSO 및 genioplasty를 시행하였고, 좌측 부위에서는 lateral angle reduction을 시행하였다. 좌측 부위에서는 buccal fat pad와 masseter muscle reduction을 추가로 시행하였다.

수술 후 교합 평면의 경사와 상하악골의 우측 편위는 개선되고 구강 소견상으로 상하악 치열 정중선도 일치하였다(Figure Ⅲ-3-8). 그러나 골격적으로는 많이 개선되어도 근육과 피부가 부족하여 좌측 부위의 연조직 절제를 하였음에도 불구하고 완전한 대칭적 안모를 이루지는 못하였고 입술의 경사도 눈에 띈다(Figure Ⅲ-3-9).

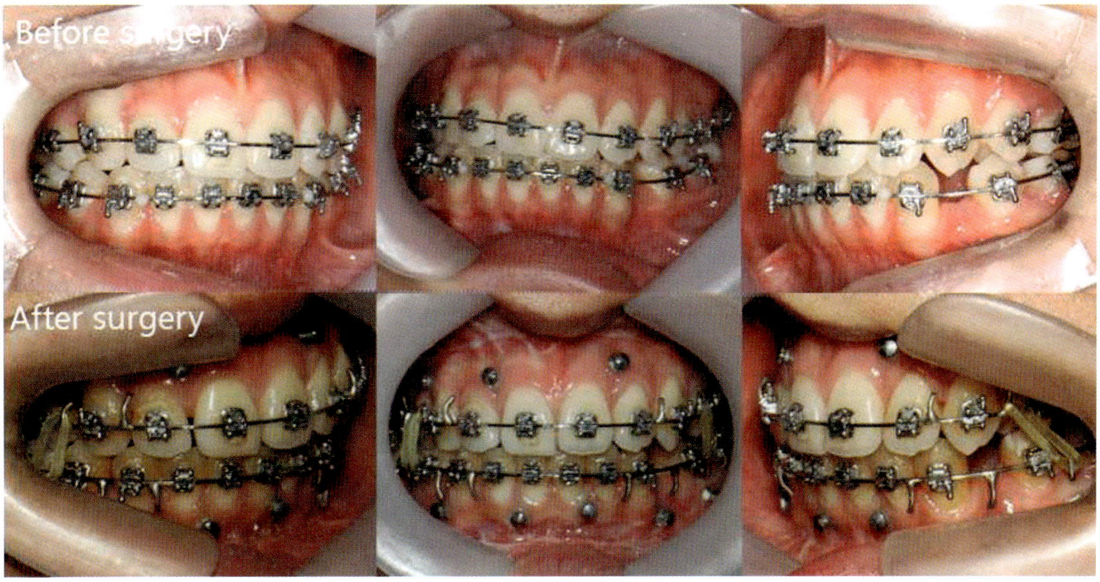

Figure Ⅲ-3-8. Before & after surgical intraoral photographs

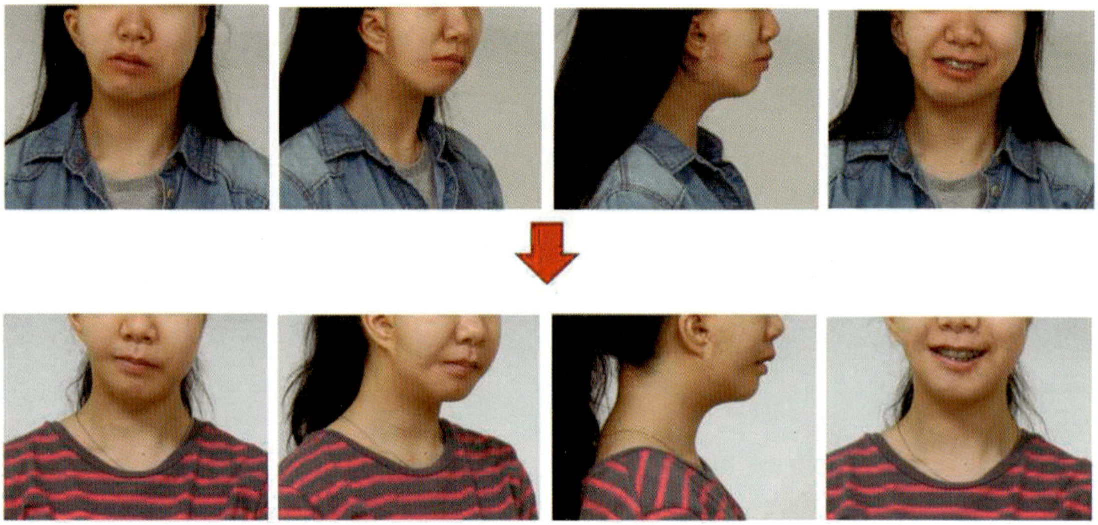

Figure Ⅲ-3-9. Before & after surgical extraoral photographs

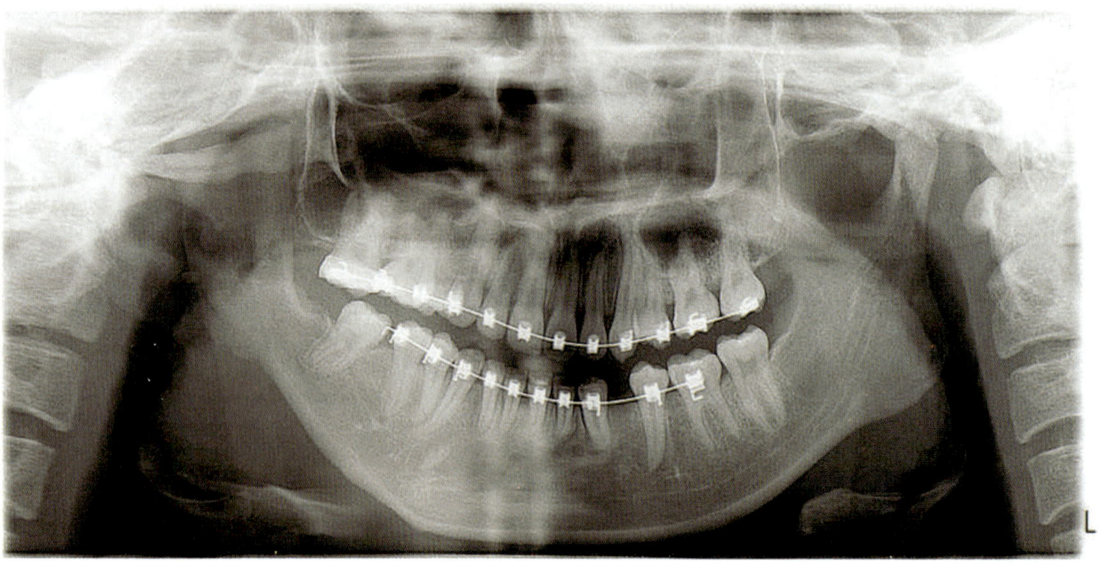

Figure Ⅲ-3-10. Presurgical panoramic radiograph

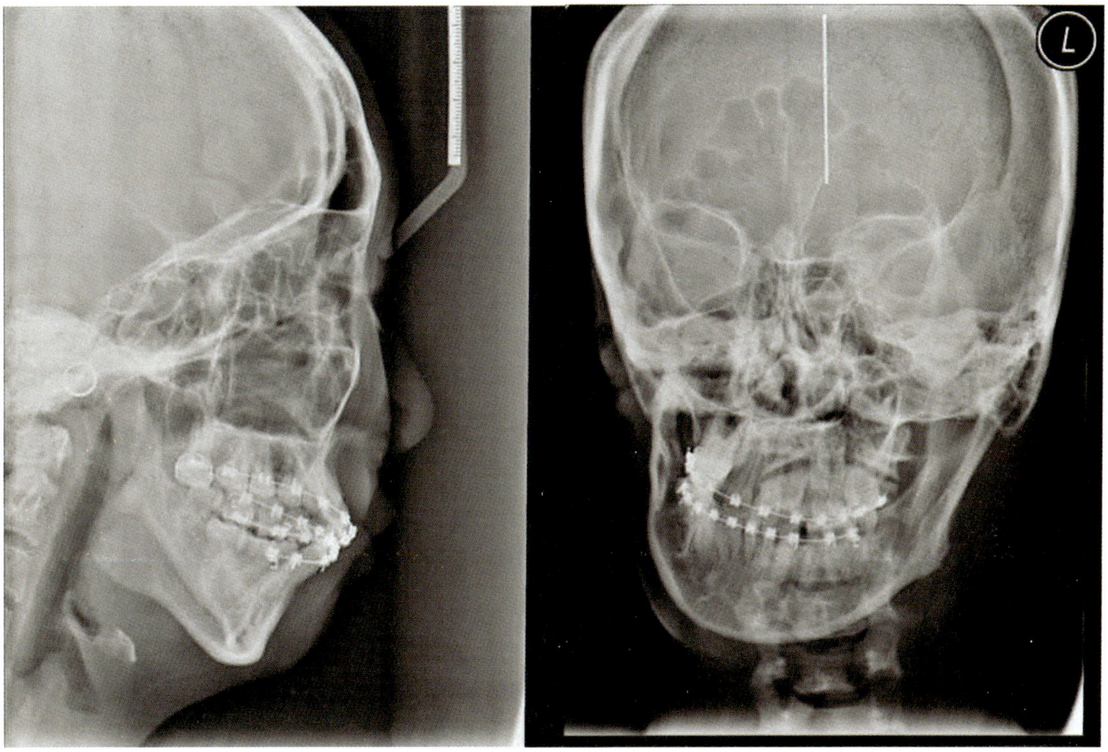

Figure Ⅲ-3-11. Presurgical cephalometric radiograph

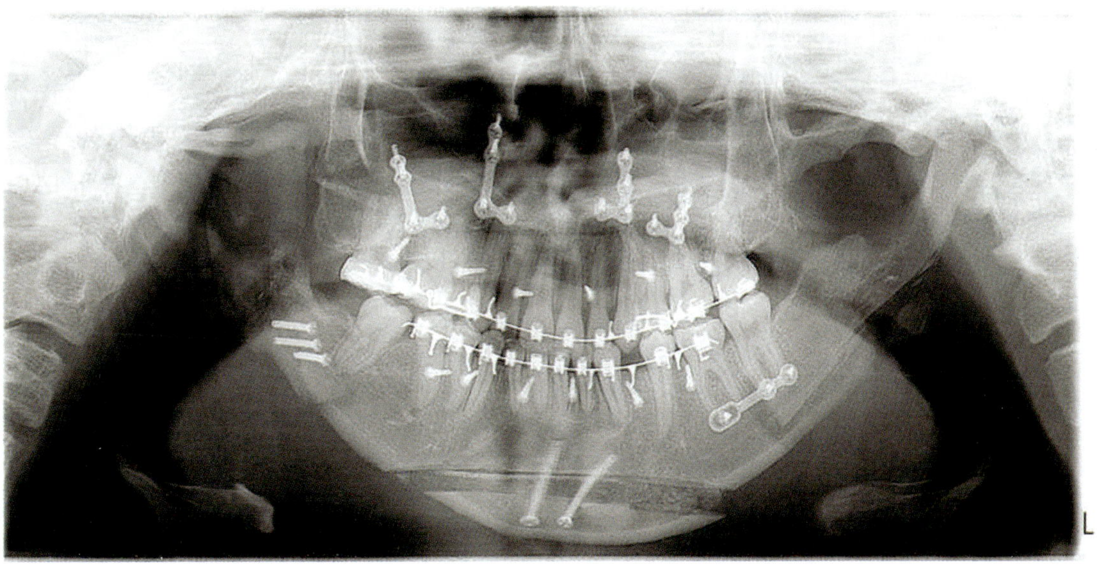

Figure Ⅲ-3-12. Postsurgical panoramic radiograph

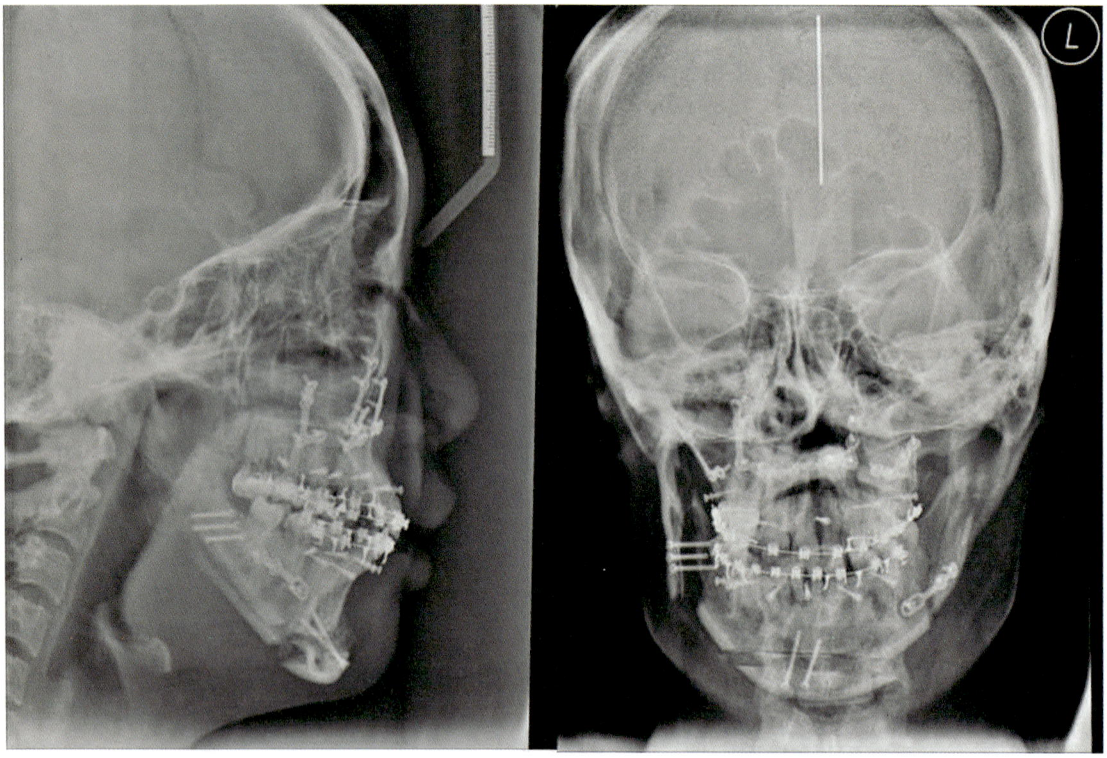

Figure Ⅲ-3-13. Postsurgical cephalometric radiograph

악교정 수술 후 하악 좌측 견치 후방의 screw를 이용해 좌측 구치부들을 전방이동 하여 잔존된 하악 제 1소구치의 발치 공간을 폐쇄하였다. 하악 우측 제 2대구치에 장치 부착하여 L-loop을 통해 직립시켰다. 상악 우측 제 2대구치의 구개측 교두가 과도하게 발달하여 하악 우측 제 2대구치 위치가 약간 낮은 상태에서 치료를 종결하였다(Figure Ⅲ-3-14). 치료 종결 후 3년이 지난 후에 정기 검진 결과 별다른 재발 소견 없이 안정적으로 유지되고 있었다(Figure Ⅲ-3-15~Ⅲ-3-17).

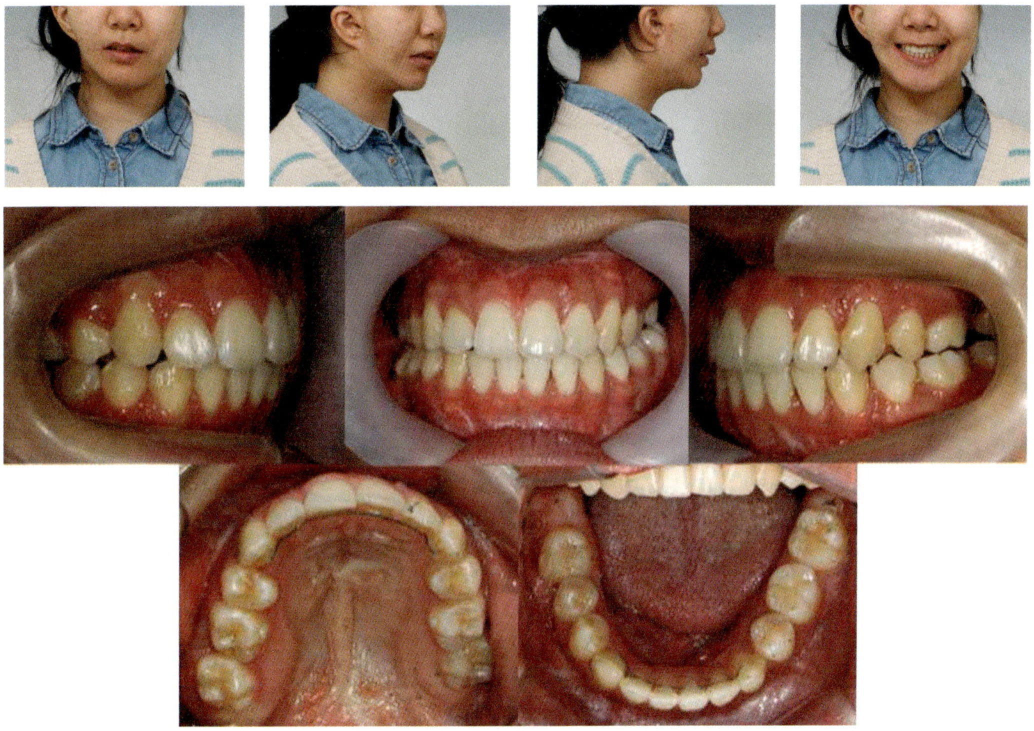

Figure Ⅲ-3-14. Posttreatment facial and intraoral photographs (22Y)

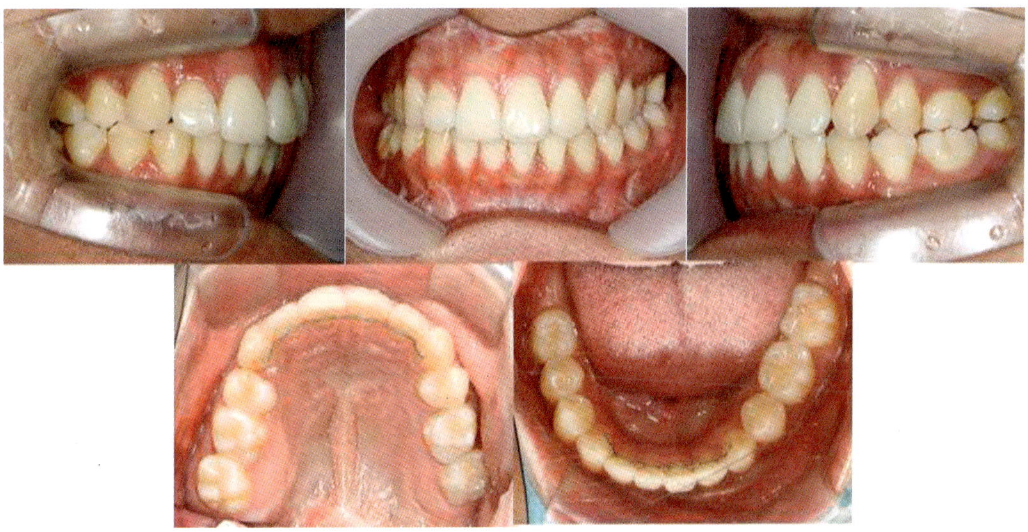

Figure Ⅲ-3-15. Retention period intraoral photographs (25Y)

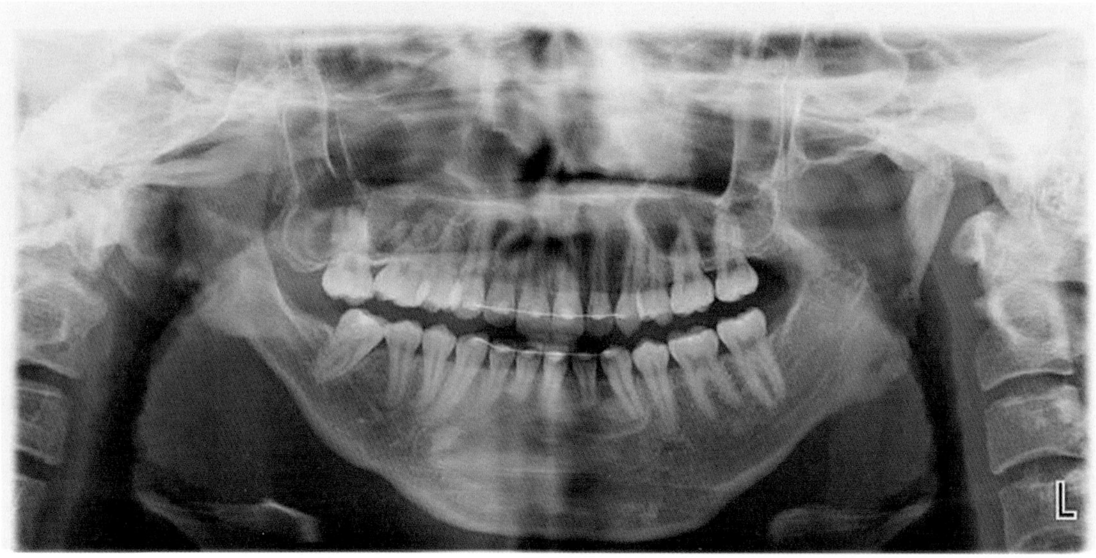

Figure Ⅲ-3-16. Retention period panoramic radiograph (25Y)

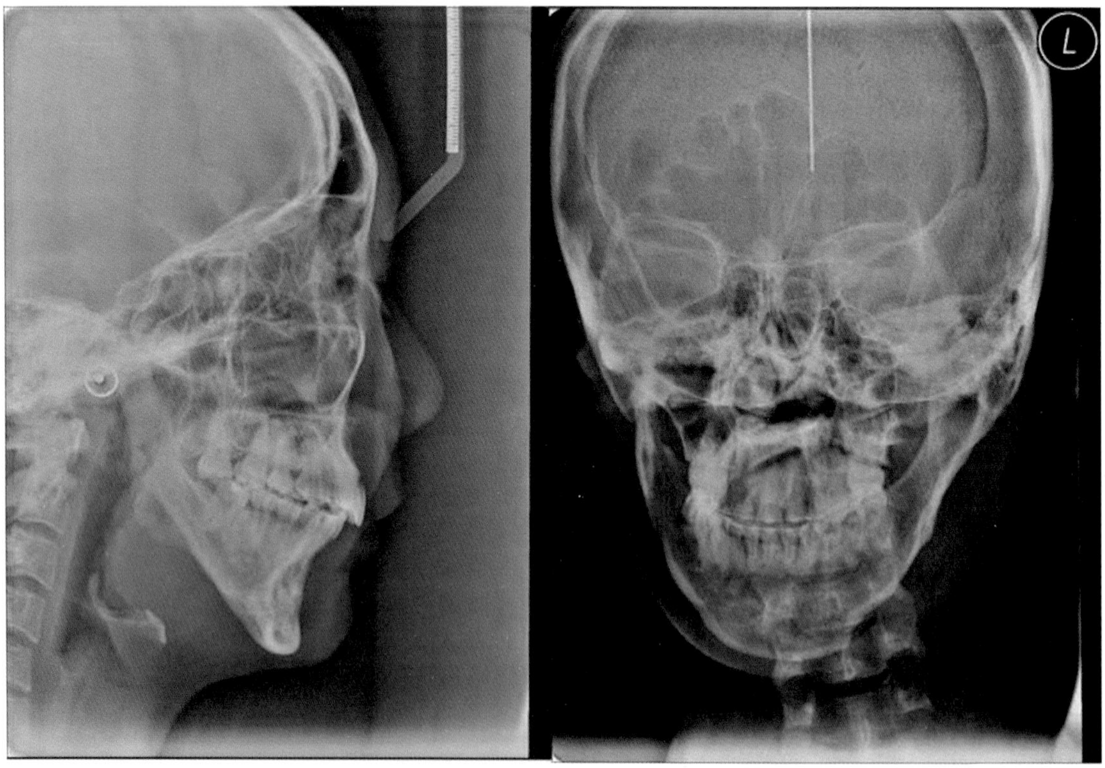

Figure Ⅲ-3-17. Retention period cephalometric radiograph (25Y)

Table Ⅲ-3-4. Cephalometic analysis

Measurment	Initial	After surgery	Final
SNA(°)	73.3	72.3	71.7
SNB(°)	69.0	68.0	66.4
ANB(°)	4.3	4.3	5.3
PFH/AFH	56.5	43.9	49.7
Gonial angle(°)	138.0	145.1	148.1
SN-GoMe(°)	52.9	57.8	59.8
FMA(°)	46.9	46.5	51.7
FH-Occlusal(°)	23.5	18.5	23.7
U1-SN(°)	101.8	94.7	95.3
IMPA(°)	99.9	86.7	85.7

증례 2: 반안면왜소증으로 안면비대칭이 있지만 치아만 배열한 증례(Type II B)

18세의 남자로 치아 배열이 불량한 것을 주소로 내원하였다. 반안면왜소증으로 비대칭이 관찰되나 환자는 이를 개선하기 위해 수술을 하는 것은 원하지 않았고 다만 치아를 가지런히 배열해 주기를 원하였다. 기능적으로도 큰 불편이 없어 현 상태에서 최소한의 교정치료만 하기로 하였다. 우측만 총생이 심하여 상악 우측 견치와 하악 우측 제 2소구치만 뽑고 고정식 고정장치를 이용하여 치아를 배열하였다(Figure Ⅲ-3-18~Ⅲ-3-22).

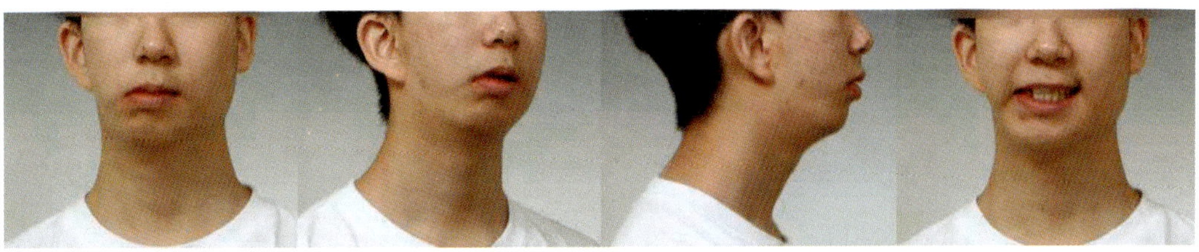

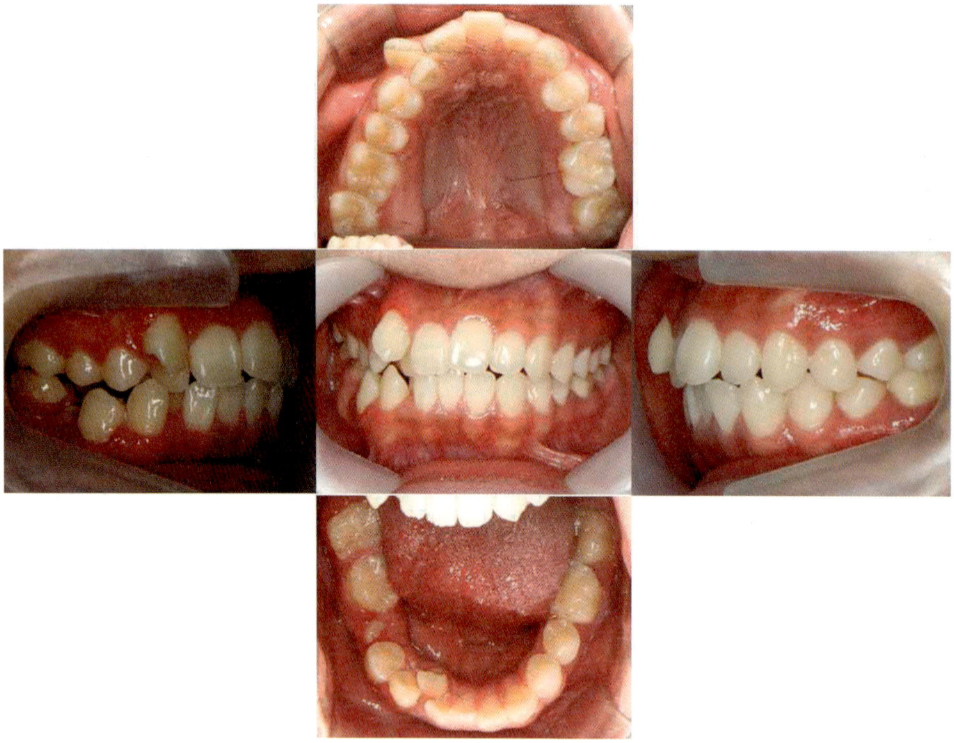

Figure Ⅲ-3-18. Facial and intraoral photographs

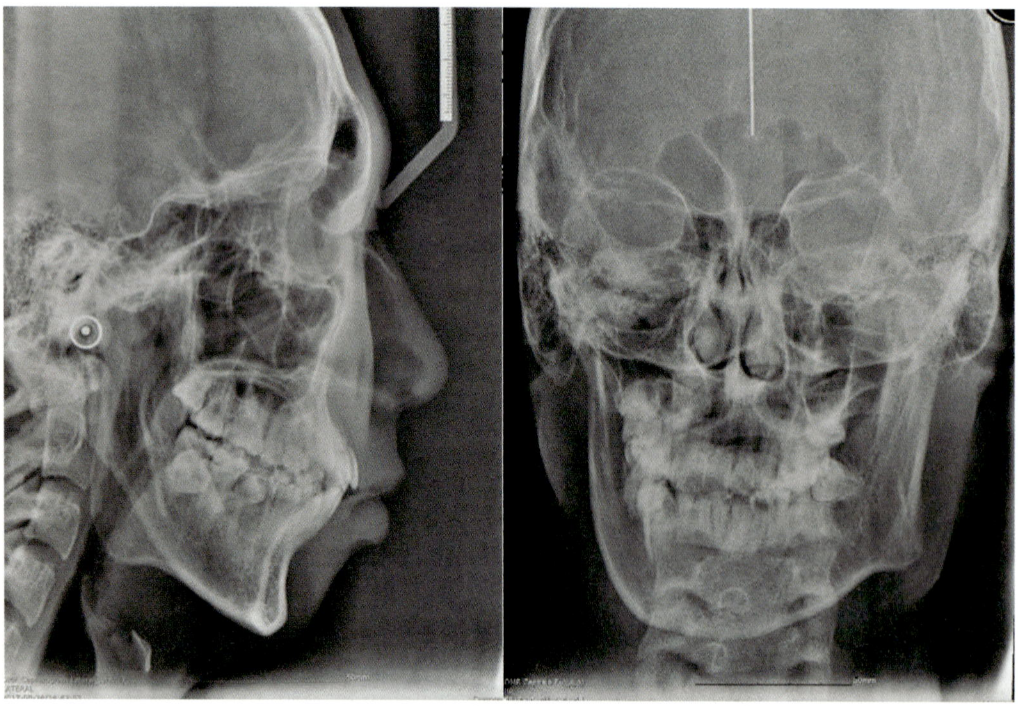

Figure Ⅲ-3-19. Cephalometric radiograph

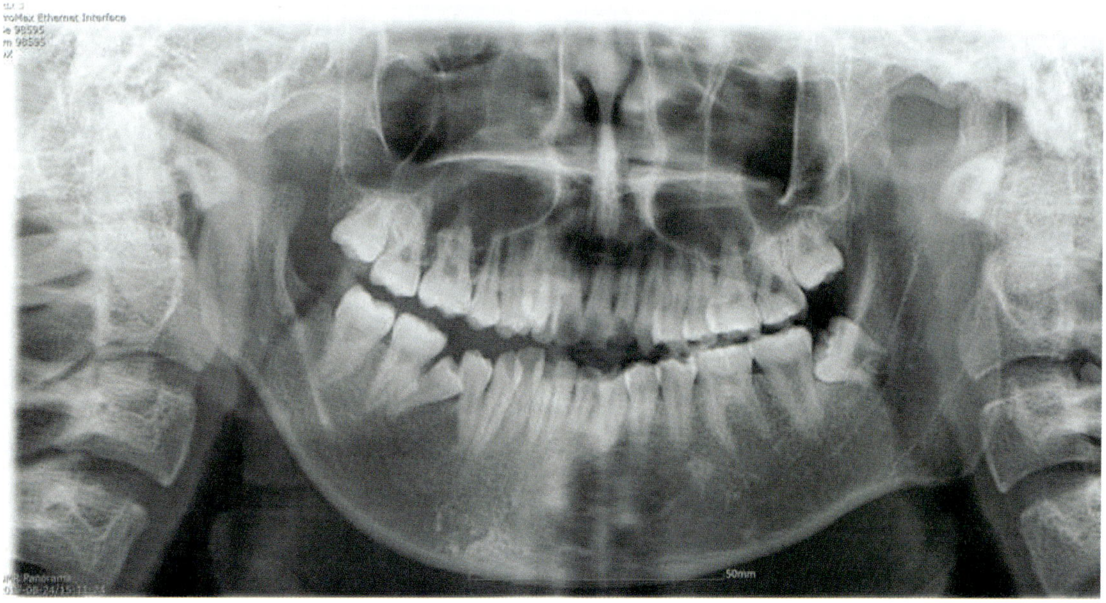

Figure Ⅲ-3-20. Panoramic radiograph

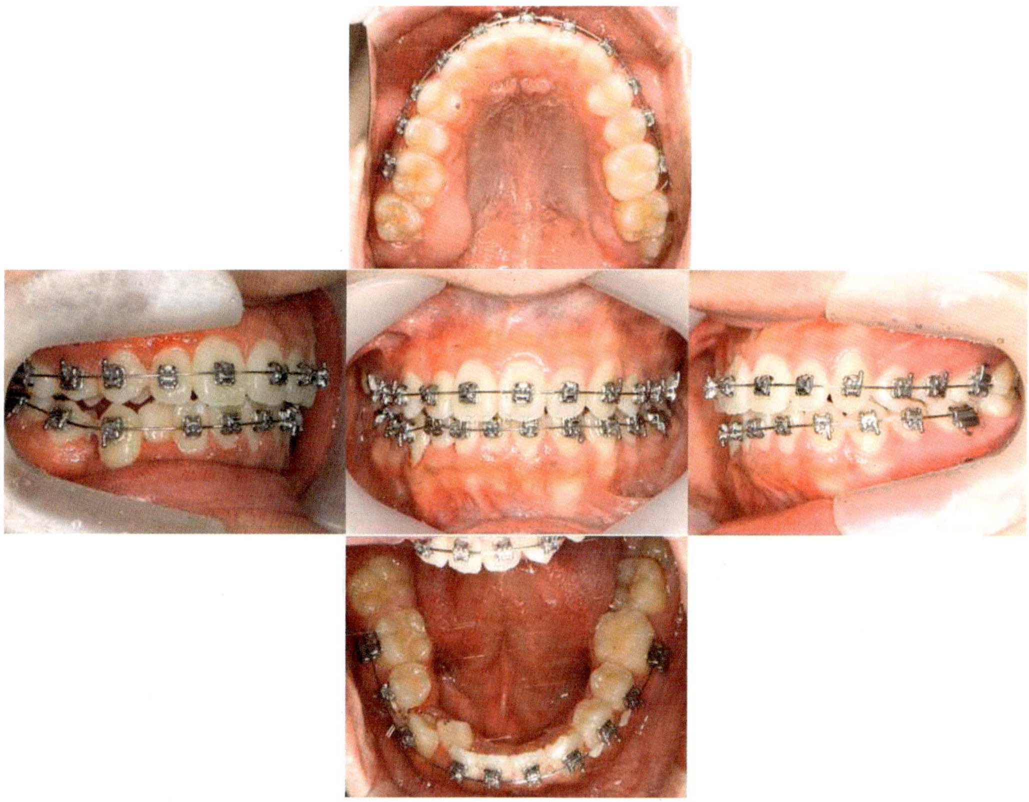

Figure Ⅲ-3-21. Progress intraoral photographs

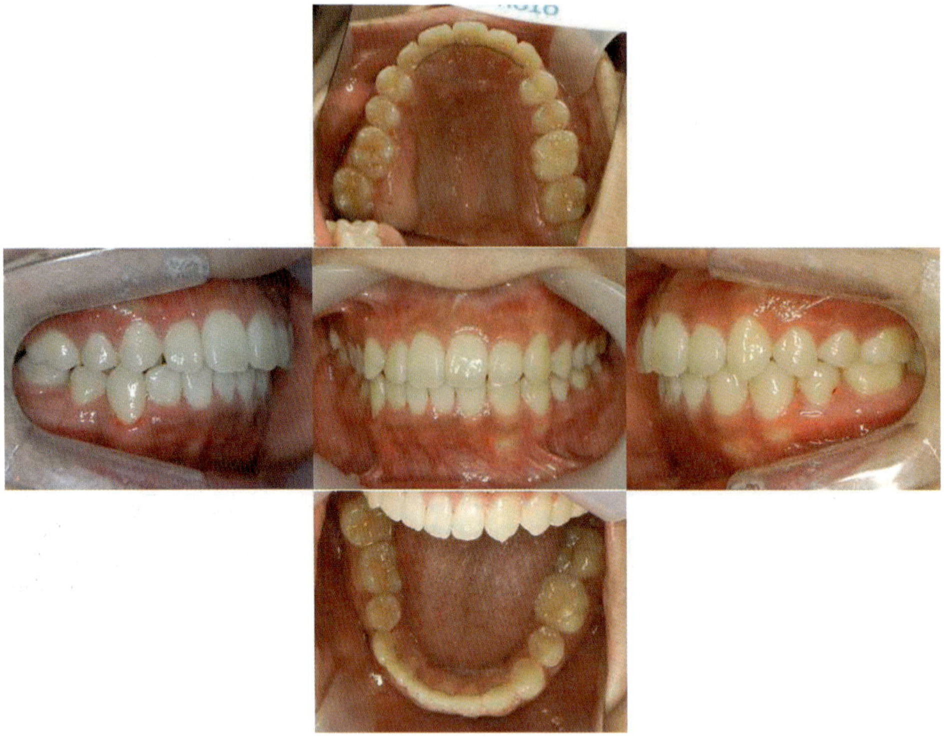

Figure Ⅲ-3-22. Intraoral photos after debonding

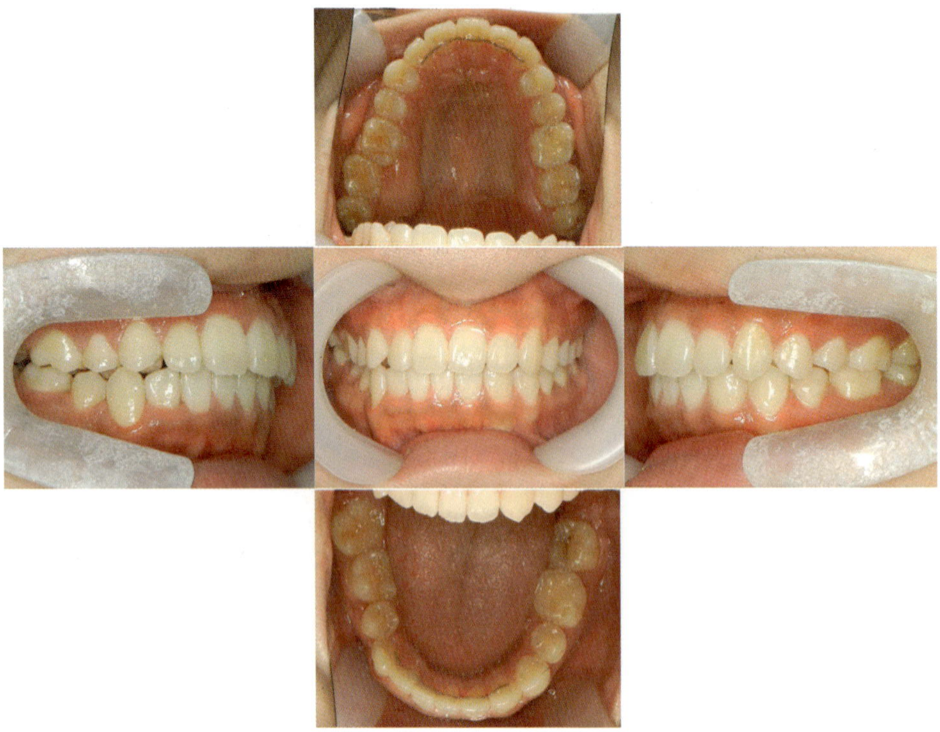

Figure Ⅲ-3-23. Intraoral photos after post-treatment 1 year.

고찰

반안면왜소증 환자의 치료는 여러 분야의 팀이 통합된 치료 계획에 따라 장기간에 걸쳐 하는 것이 필요하다. 각 환자들을 성형외과, 치과교정과, 이비인후과, 청각학, 발음 및 언어 치료, 안과, 소아과, 유전학, 심리학 등의 관점에서 평가하여야 한다. 두개안면 영역에서는 최적의 기능(청력, 언어, 저작, 연하, 그리고 호흡)과 심미(대칭 및 균형)를 달성하는 것을 목표로 하며 교합은 기저가 되는 골격 상태에 기반하여 고려하여야 한다.

교정 치료는 가철성 교정 장치(기능성 장치)로 교합 평면을 개선하는 것으로 시작하여 영구치열기로 교환되면 고정식 교정 장치로 정밀한 배열을 한다. 안면 비대칭을 줄이기 위해 하악지와 하악체를 신장하려면 외과적 개입이 필요하다. Table Ⅲ-3-5는 시기와 type에 따른 일반적인 치료 과정을 나타낸 것이다.

Table Ⅲ-3-5. General assessment principles by age and skeletal type

Skeletal type	Deciduous	Mixed	Permanent
Type Ⅰ	Skin tag removal	Fuctional appliance Mandibular elongation osteotomy/distrcation Creation of posterior open bite	Presurgical orthodontics Bimaxillary surgery
Type ⅡA	As above	As above Functional appliance Mandibular distraction	As above
Type ⅡB	As above	Construction of ramus. condyle, glenoid fossa Creation of posterior open bite	Presurgical orthodontics Bimaxillary surgery Construction of temporomandibualr joint
Type Ⅲ	As above	Level occlusal plane Construction of ramus. condyle, glenoid fossa Creation of posterior open bite	As above

수술적 개입의 시기에 대해서는 논란이 있다. 종전에는 성장 완료 이전의 수술은 수술로 인한 잔여 성장 방해와 상처, 잔존 연조직의 비대칭 및 성장 완료 후 추가적인 보정을 위한 수술의 필요성 등으로 인해 비난받았었다. 하지만 근래에 들어서는 특정 상황에서 조기의 수술적 개입을 옹호하게 되었다. 성장기의 하악 재건은 상악과 반안면왜소증 반대편 하악의 이차적인 성장 기형을 감소시

킬 수 있으며, 교합 평면을 수정하고, 치아 발육을 최적화시키며, 저형성된 저작 근육을 개선할 수 있다는 장점이 있다고 한다.

수술적 개입은 성장 중 또는 성장 완료 후에 모두 가능하다. 초기에는 일반적인 수술 혹은 골신장술을 시행할 수 있으며 후기에는 악교정 수술 혹은 골신장술을 시행할 수 있다. 일반적인 수술 과정에서 하악의 결손 부위에 자가 늑연골 이식을 할 수 있다. 자가 늑연골 이식은 성장 잠재력이 있어 추가적인 하악지의 성장이 가능할 뿐만 아니라 관절도 대체할 수 있다고 한다. 따라서 자가 늑연골 이식은 최대 성장기 이전에 시행하여야 한다. 골신장술은 골편을 안정적으로 신장시킬 수 있으며 또한 주변 부위의 근육 및 연조직을 함께 신장시킬 수 있다. 이러한 장점으로 인해 골신장술을 일반적인 외과적 수술의 대안으로 시행할 수 있지만 관절의 정상적인 성장과 기능을 회복 할 수는 없기 때문에 관절의 재건이 필요한 경우는 적용하지 않는 것이 일반적이다. 불충분한 성장을 교정하기 위해 추가의 턱수술이 필요할 수 있다. 반안면왜소증을 치료하기 위한 수술의 시기는 심도에 따라 다르다. Type I의 경우 성장이 완료될 때까지 외과적 개입을 연기한다. 그러나 Type I 보다 더 심한 경우에는 교합 평면의 경사와 안면비대칭을 개선하기 위해 성장기 동안에도 외과적 개입이 필요할 수 있다.

첫 번째 환자는 Type IIB에 해당하는 경우였으며 7세에 성형외과에서 골신장술을 시행하였었다. 골신장술을 시행하기 전에 교정과와 미리 상의하여 신장 방향과 양을 협의하고, 골신장술이 끝난 직후부터 기능성 장치(hybrid appliance)를 사용하고 고정식 장치를 부분적으로 이용하여 신속하게 교합을 이루어 주었으면 재발을 줄이고, 양호한 성장을 유도하여 더 좋은 치료 결과를 얻을 수 있었을 것이다. 2020년에 원광대학교에서 대한치과교정학회에 발표한 참고문헌(8)을 참고하면 좋겠다. 성장 완료 후에는 공간 부족을 해소하기 위해 발치를 동반한 포괄적 교정치료를 시행하였으며 악교정 수술을 통해 골격적 부조화를 해소하였다. 그럼에도 불구하고 입술의 경사(canting)와 이환측의 연조직 부족으로 아쉬움이 남는다. 반안면왜소증은 골격만이 아닌 신경과 근육에도 문제가 있어 비대칭과 이환측의 결핍이 잔존된다. 연조직의 결핍이 심하여 골격적으로는 대칭성이 많이 개선되어도 외모에서는 미흡한 결과였다. 지방 삽입 등 다른 보정 방법을 모색할 수 있겠으나 환자는 현재의 상태에도 만족하였다. 치료 종결 후 장기간 경과 관찰을 하였으며 심한 재발은 보이지 않고 기능적으로도 문제가 없었다.

두 번째 증례는 Pruzansky-Kaban Type IIB로 분류되나 환자가 턱수술은 하지 않겠다고 하며 치열을 가지런히 배열해주기만을 원하였다. 현재의 상태를 가급적 변화시키지 않으려고 총생이 집중된 부위에 인접한 치아만 발치하여 배열하고 유지하였다. 사실 모든 치료는 완벽하지는 않고 늘 부족한 부분이 있을 수 밖에 없다. 특히 두개안면기형이 있는 경우에는 현저히 좋아지나 미흡한 부분이 남게 되고, 치료 과정에서 환자가 고생을 많이 하므로 전문가는 객관적인 비교를 할 수 있게 자료를 준비하여 잘 설명하고 환자의 의견을 존중하여야 하겠다.

[참고문헌]

1. Poswillo D. The aetiology and pathogenesis of craniofacial deformity. Development 1988;103:207-212.
2. Bennun RD, et al. Microtia: a microform of hemifacial microsomia. Plastic and reconstructive surgery 1985;76(6):859-865.
3. Monahan R, et al. Hemifacial microsomia: etiology, diagnosis and treatment. The Journal of the American Dental Association 2001;132(10):1402-1408.
4. Stark RB, et al. The first branchial syndrome: the oral-mandibular-auricular syndrome. Plastic and Reconstructive Surgery 1962;29(3):229-239.
5. Converse JM, et al. On hemifacial microsomia: the first and second branchial arch syndrome. Plastic and reconstructive surgery 1973;51(3):268-279.
6. Chung JH, et al. Distribution, side involvement, phenotype and associated anomalies of Korean patients with craniofacial clefts from single university hospital-based data obtained during 1998-2018. Korean Journal of Orthodontics 2020;50:383.
7. Yang IH, et al. Treatment modalities for Korean patients with unilateral hemifacial microsomia according to Pruzansky-Kaban types and growth stages. Korean Journal of Orthodontics 2020;50:336.
8. Chung NH, et al. Growth observation and orthodontic treatment of a hemifacial microsomia patient treated with distraction osteogenesis. Korean journal of orthodontics 2020;50:136.
9. Yang IH, et al. Distribution and phenotypes of hemifacial microsomia and its association with other anomalies. Korean journal of orthodontics 2020;50:33.
10. Chang YI, et al. Analysis of the primary and the permanent teeth dimension in Korean hemifacial microsomia patients. The korean journal of orthodontics 2000;30:43-52.
11. 백승학. 반안면왜소증 환자의 하악골 신장술시 치료결과의 차이에 기여하는 인자. 대한구순구개열학회지 2004;7:77-91.

B 태아 알콜 증후군 (Fetal Alcohol Syndrome)

임신 도중 다량의 알콜 섭취는 정상적인 배아 발달을 저해하여 아기의 심각한 선천적 결함이 발생할 수 있다. 태아 알콜 스펙트럼 장애(Fetal Alcohol Spectrum Disorder, FASD)는 태아가 알콜에 노출된 결과로 태아 알콜 증후군(Fetal Alcohol Syndrome, FAS), 부분적 태아 알콜 증후군(Partial Fetal Alcohol Syndrome, PFAS), 알콜 관련 신경 발달 장애 및 알콜 관련 선천 결함을 포함하고 있다. 이중 태아 알콜 증후군이 가장 심한 후유증이다. 태아 알콜 스펙트럼 증후군은 1,000명 출생 시 약 10명의 아기에게서 발생하며 이중 태아 알콜 증후군은 1,000명 출생 시 0.5~2명 정도 발생한다고 추정된다. 이는 현재 다운 증후군과 자폐증보다도 높은 발생률이다.

태아 알콜 증후군은 두개안면부의 전구 세포, 특히 두개신경세포에 많은 영향을 미친다. 태아 알콜 증후군은 두개신경능선에서 유래한 조직(안면골과 연골, 치아, 심장, 흉선)에 많은 영향을 준다. IQ 장애, 기억력, 언어, 주의력, 반응시간, 시공간 능력, 인지 기능, 소근육 및 대근육 운동, 그리고 사회적 적응력 저하 등의 광범위한 결함을 가지게 된다. 태아 알콜 증후군에서 가장 흔히 관찰할 수 있는 기형은 성장 지연이다. 적절한 영양섭취에도 불구하고 임신기간 동안 태아의 체중이 감소되고, 출생 후에도 성장 지연이 일어난다. 두개안면부의 특징으로는 눈 이상, 짧은 눈가 주름, 짧은 인중과 얇은 윗입술, 불분명한 인중 등이 관찰된다. 청각 및 전정 장애와 심장 기형 또한 태아 알콜 증후군에서 자주 발생한다.

골격적으로 두개골 기저부가 후방으로 경사져서 중안면부 발달이 저하되며, 가장 빈번하게 발생하는 구강 내 이상소견은 전치부 총생, 큰 수평피개와 전치부 개방교합이다. 임신 중 알콜 섭취는 구순열이나 구순구개열의 원인이 될 수 있다. 또한 치아 발육 속도가 느리며 법랑질 이형성이 관찰된다. 구개열, 구순열, 그리고 치열 이상 이외에도 코의 기형과 귀의 변형도 존재한다.

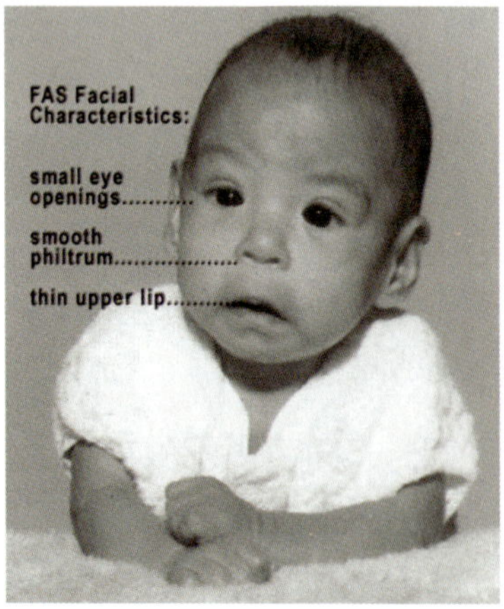

Figure III-3-24. Facial photos iin the patient with fetal alcohol syndrome
(from wikipedia)

[참고문헌]

1. Hoyme HE, et al. Updated clinical guidelines for diagnosing fetal alcohol spectrum disorders. Pediatrics 2016;138:e20154256.
2. Chaudhuri JD. Alcohol and the developing fetus-a review. Medical Science Monitor 2000;6:1031-1041.
3. Ahlgren SC, et al. Sonic hedgehog rescues cranial neural crest from cell death induced by ethanol exposure. Proceedings of the National Academy of Sciences 2002;99:10476-10481.

4. 후천성 유전 질환

A 가드너 증훈군(Gardner Syndrome)

1951년 미국의 의사 E. J. 가드너가 처음 보고하였기 때문에 그의 이름을 따서 명명되었다. 종양 억제역할을 하는 APC 유전자 돌연변이로 인해 발생하며, 상염색체 우성으로 유전한다. 대장 전체에 용종이 나타나는데 특히 S상 결장 및 직장에 걸쳐서 1㎝ 미만의 선종성 용종이 100개 이상 나타나, 대장 전체 점막을 다 덮을 정도로 많이 발생할 수도 있다. 일반적으로 사춘기 이전에는 증세가 나타나지 않다가 20~30대가 되면 증상이 나타난다. 적절한 시기에 제대로 치료하지 않으면 40대에는 용종이 대장암으로 진행한다.

치과 영역에서는 다발성 골종이나 과잉치가 있는 경우 대장의 증상을 청취하여 의심이 되면 반드시 의과에 의뢰하여 가드너 증후군인지 판단해야 한다.

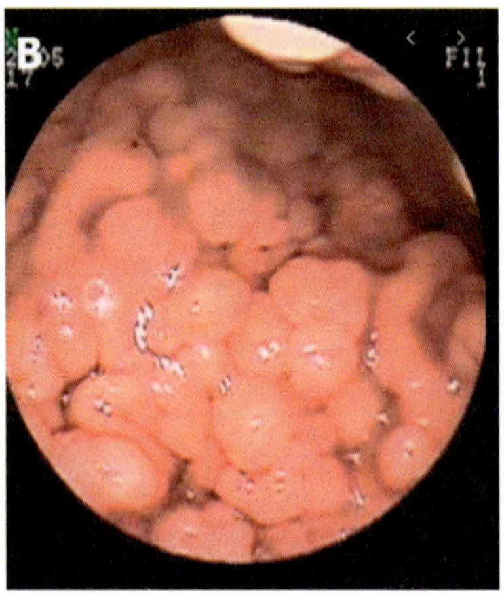

Figure Ⅲ-4-1. Gardner syndrome with gastric polyposis

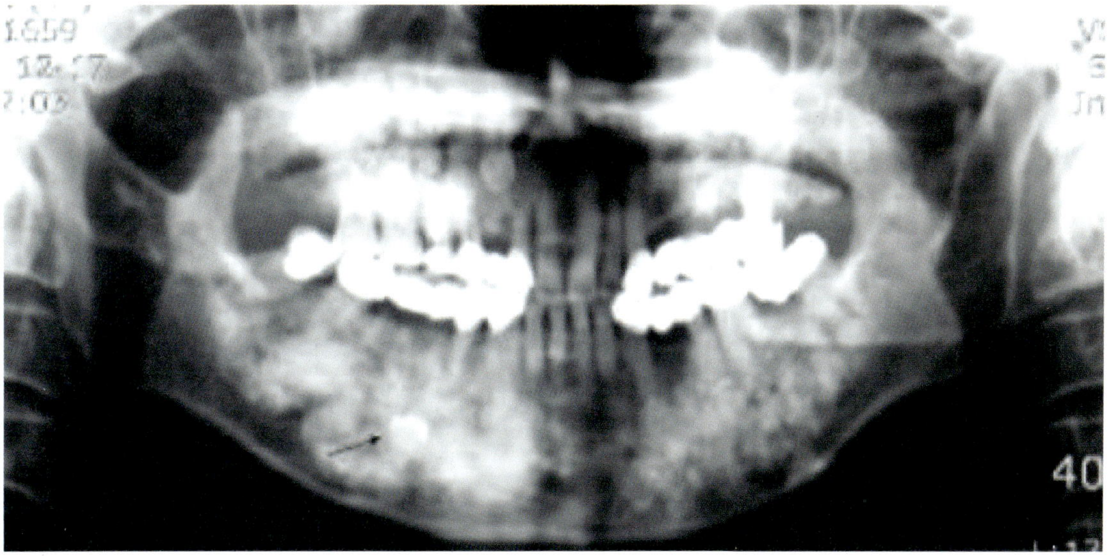

Figure Ⅲ-4-2. Panoramic film in the patient with Gardner syndrome(from Reference 6)

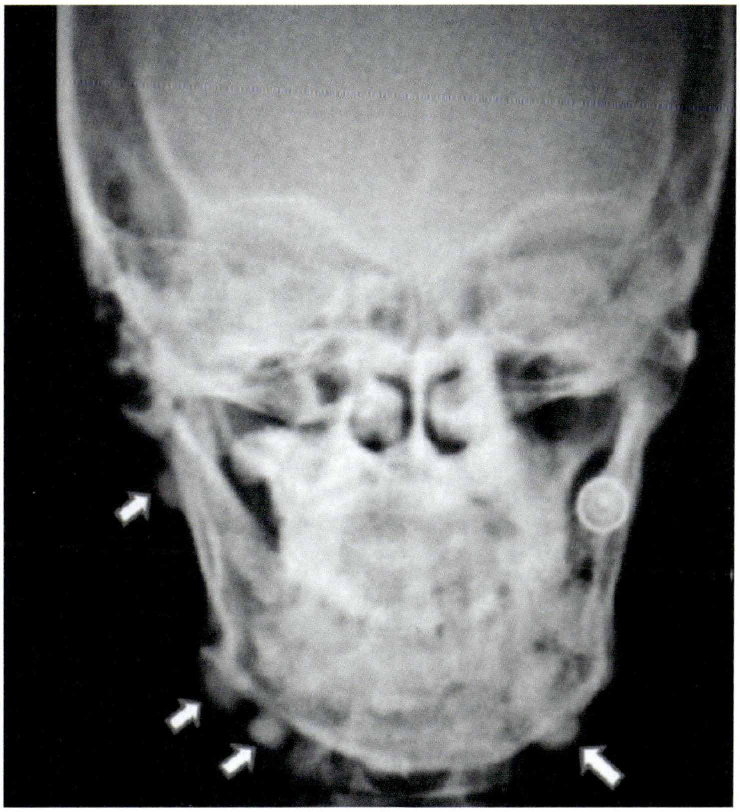

Figure Ⅲ-4-3. Osteoma on surface of mandible in Garner's syndrome(from Reference 8)

[참고문헌]

1. Bisgaard ML, Fenger K, Bulow S, Niebuhr E, Mohr J. Familial adenomatous polyposis (FAP): frequency, penetrance, and mutation rate. Hum Mutat 1994;3:121-125.
2. Leppert M, Burt R, Hughes JP, Samowitz W, Nakamura Y, Woodward S, et al. Genetic analysis of an inherited predisposition to colon cancer in a family with a variable number of adenomatous polyps. N Engl J Med 1990;322:904-908.
3. Knudsen AL, Bisgaard ML, Bulow S. Attenuated familial adenomatous polyposis (AFAP): a review of the literature. Fam Cancer 2003;2:43-55.
4. Van Meir EG. "Turcot's syndrome": phenotype of brain tumors, survival and mode of inheritance. Int J Cancer 1998;75:162-164.
5. Gardner EJ. Follow-up study of a family group exhibiting dominant inheritance for a syndrome including intestinal polyps, osteomas, fibromas and epidermal cysts. Am J Hum Genet 1962;14:376-390.
6. Smith WG. Multiple polyposis, Gardner's syndrome and desmoid tumors. Dis Colon Rectum 1958;1:323-332.
7. Lee DB, et al. A case report of Gardner syndrome with hereditary widespread osteomatous jaw lesions. Oral Surgery, Oral Medicine, Oral Pathology, Oral Radiology, and Endodontology 2009;107(3):e68-e72.
8. Dinarvand P, Davaro EP, Doan JV1et al. Familial Adenomatous Polyposis Syndrome: An Update and Review of Extraintestinal Manifestations. Arch Pathol Lab Med. 2019;143:1382-1398.
9. Panjwani S, Bagewadi A, Keluskar V, Arora S. Gardner's Syndrome. Clin Imaging Sci. 2011; 1:65.

5. 후천성 비유전 질환

A 피에르-로뱅 연쇄(Pierre-Robin Sequence)

1891년 Lannelongue와 Menard는 두 명의 환자에게서 작은 턱, 구개열, 그리고 혀가 목 속으로 처지는 설하수증을 보고하였다. 이후 1926년에 Pierre Robin에 의해 Pierre Robin Sequence로 자세히 알려지게 되었다. 이 질환의 특징은 아래턱이 매우 작은 '소악증'이며, 그 외에도 설하수증과 일부 영아에서는 구개열이 있어, 이로 인해 호흡곤란이나 음식물 섭취에 어려움이 있으며 성장에도 장애가 생기는 것이다.

이 질환의 정확한 원인은 밝혀지지 않았으며, 여성과 남성에서 동일한 비율로 나타나고, 신생아 8,500명에서 30,000명 중 한명 꼴로 발생한다고 한다. 태아 때 초음파 검사를 통하여 발견할 수도 있으며 아기가 태어난 이후에는 철저한 임상 평가, 신체 소견상의 특징들, 그리고 정밀 검사를 통하여 확진한다.

치료는 증상에 따라 달라진다. 호흡에 문제가 있는 경우는 기도 내에 관을 삽입하거나 기관절개술을 하기도 한다. 대부분의 신생아들은 출생 직후 수유에 어려움을 겪기 때문에 구개열이 있는 아이들에게는 특수젖병을 사용하거나 농축우유를 먹이는 등 적절한 방법을 사용하여 영양을 공급해 주어야 한다. 구개열 수술의 경우는 일반적으로 12개월에서 18개월 사이에 시행하게 되며 구개열이 있는 어린이는 귀에 액체가 축적되어 중이염이 자주 재발하고, 이로 인해 청력에 나쁜 영향을 끼칠 수 있기 때문에 이비인후과 전문의의 검진이 필요하다. 교정학적으로는 기도가 작기 때문에 성장 중일 때는 악정형 장치를 이용한 성장 조절 치료를 하게 되고, 성장 완료 후에는 하악을 전진시키는 수술을 하게 된다. 최근에는 하악의 골신장술도 많이 적용되고 있다.

증례

12세 여아로 총생과 작은 하악을 주소로 내원하였다. 생후 1년 6개월에 구개열 수술한 기왕력이 있었다. 하악이 극히 작아 측모 두부방사선사진에서 기도가 많이 좁은 것으로 보였지만 문진과 임상 평가에서는 호흡에 문제가 있지 않았다. 보호자가 원하지 않아 의과에 의뢰하여 Pierre Robin Sequence인지 확인을 하지는 못해 추정할 뿐이다. 상악 치열에서 공간부족이 심해 소구치 발치로 공간 확보하여 다른 치아들의 맹출이 가능하도록 하였고, 골격적 부조화가 커서 성장 완료 후 악교정 수술을 동반한 포괄적 교정 치료를 시행하기로 하였다.

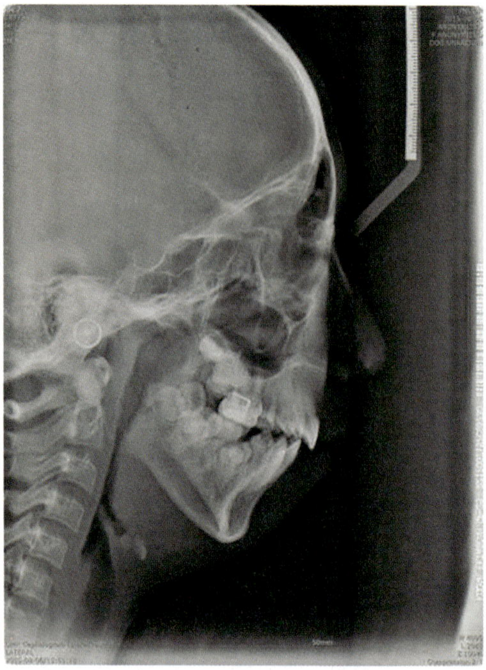

Figure Ⅲ-5-1. Lateral cephalogram

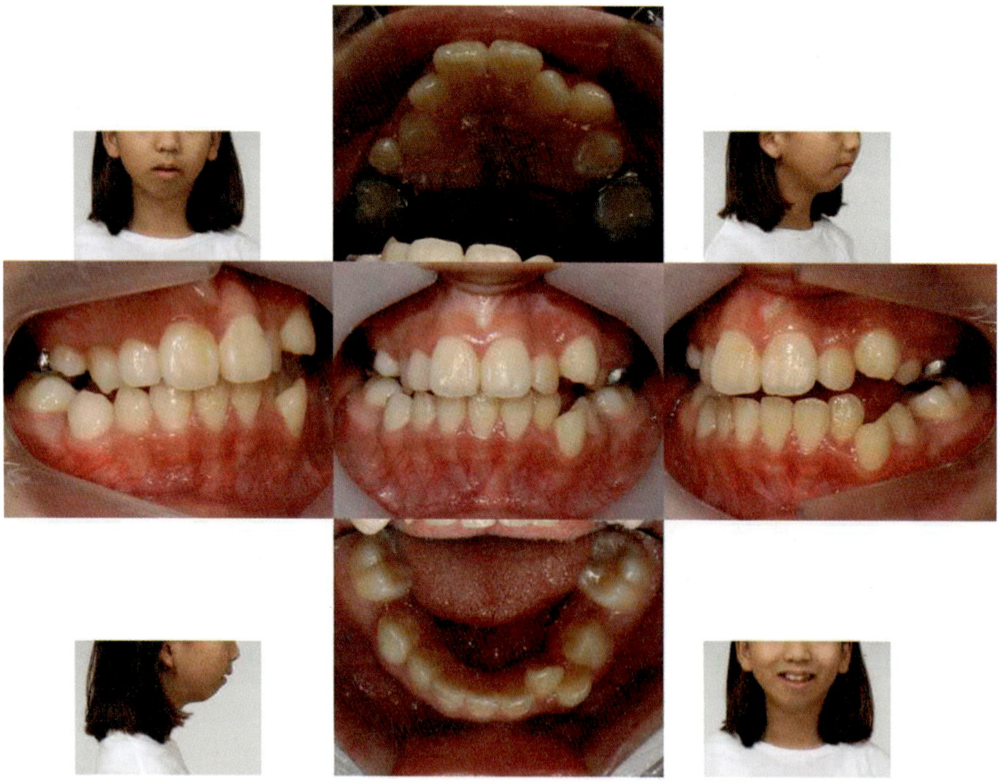

Figure Ⅲ-5-2. Facial & intraoral photos

[참고문헌]

1. Edwards JR, Newall DR. The Pierre Robin syndrome reassessed in the light of recent research. British Journal of Plastic Surgery 1985;38(3):339-342.
2. Gangopadhyay N, et al. Pierre Robin Sequence. Seminars in Plastic Surgery 2012;26(2):76-82.
3. Jakobsen LP, et al. The genetic basis of the Pierre Robin Sequence. The Cleft Palate-Craniofacial Journal 2006;43(2):155-159.

B 림프관종(Lymphangioma)

림프관종은 림프관이 과다하게 증식하는 양성 종양으로, 모든 연령에서 나타날 수 있으나 신생아와 유년기에 많이 발병한다. 보통 림프관종의 50%는 출생 시에 인지되고, 대략 90%가 2세 이전에 진단된다. 자주 발생되는 부위는 두경부로 전체의 50~75% 정도를 차지한다. 혈관종과 같이 대부분의 림프관종은 아동기 동안 증식이 일어난다. 림프관종 발생의 원인은 아직 명확히 밝혀지지 않았으나, 그 원인으로 림프 성장이 중단되는 것, 림프계(lymphatic system)가 정맥환류(venous drainage)에 도달하지 못하는 것, 발생 과정 중 림프채널의 위치가 불규칙해지는 것 등이 제시되고 있다.

림프관종의 분류에는 명확한 표준이나 보편적 적용 기준이 존재하지 않는데, 이는 림프관종의 임상병리학적 특성에 원인이 있다.

현미경적 관찰 특징을 기반으로 3가지 아형(subtype)인 모세관림프관종(Capillary lymphangioma), 해면림프관종(Cavernous lymphangioma) 그리고 낭성림프관종(Cystic hygroma)으로 분류한다. 모세관림프관종은 모세혈관 크기의 작은 림프관으로 구성되며 표피에 위치하는 특징을 보인다. 해면림프관종은 확장된 림프관으로 구성되며 주변 조직을 침범하는 특징을 보인다. 낭성림프관종은 큰 풍선같은 낭종(Macrocystic lymphangioma)으로 담황색을 보이는 단백질이 풍부한 액체로 채워져 있다.

낭의 크기를 기준으로 microcystic, macrocystic, 그리고 mixed lymphangioma의 3가지 아형으로 구분하기도 하는데, microcystic lymphangioma의 경우 각 낭종(cyst)의 부피가 $2cm^3$ 이하이고, macrocystic lymphangioma의 경우 $2cm^3$ 이상이며, mixed lymphangioma의 경우 microcystic과 macrocystic의 두 가지 요소를 모두 포함한다.

림프관종의 위치에 따라 단계(stage)적으로 구분하기도 하는데, 설골(Hyoid bone)을 기준으로 상방(suprahyoid)에 있는 경우와 하방(infrahyoid)에 있는 경우, 편측(unilateral)으로 있는 경우와 양측(bilateral)으로 있는 경우를 구분하여 다음과 같이 다섯 단계로 분류한다.

Stage Ⅰ: Unilateral infrahyoid

Stage Ⅱ: Unilateral suprahyoid

Stage Ⅲ: Unilateral suprahyoid and infrahyoid

Stage Ⅳ: Bilateral suprahyoid

Stage Ⅴ: Bilateral suprahyoid and infrahyoid

두경부에서는 발생 부위에 따라 구강점막과 목 측방에서 발생하는 것으로 나눌 수 있다. 구강점막의 종양은 어느 정도 크기가 되면 더 이상 커지지 않으나, 목 측방의 종양은 대부분 낭성 림프관종으로 상당히 크고 목의 바깥이 많이 붓는다. 목 측방의 종양은 대개 정상으로 보이는 피부로 덮여 있고, 상당히 유동적이며 지름이 수 cm에 이른다. 이러한 증상은 1~2세에 발생하고 촉진 시 출렁거린다. 증식하는 림프관은 근섬유와 근막 사이로 확산되며, 이때 외과적 절제는 문제를 일으킬 수 있어 추천되지 않는다.

구강점막 림프관종은 아동의 혀에서 발생하는데 사춘기에 자발적으로 사라지거나 더 이상의 성장 없이 남아있기도 한다. 임상적으로 특히 혀의 등쪽에 발생되는 림프관종은 포도송이와 같이 뭉쳐져 있으며 노란색을 띠고 촉진 시 부드럽다. 구강 내 림프관종은 혀 전방 2/3에서 호발하며, 종종 거대설을 야기한다. 림프관종으로 인한 혀의 기능 이상이나 거대설 또한 개방교합의 원인 요소가 될 수 있다.

다음의 두 증례는 혀에 림프관종이 있는 개방교합 환자이나 그 유형이 달랐다. 치료과정과 치료 후의 예후를 검토하여 언제 어떠한 치료를 해야 하는지 치료계획 수립에 도움이 되고자 한다.

증례 1: 구강 점막 림프관종

12세 11개월 남자 환자가 개방교합과 총생을 주소로 내원하였다. 림프관종으로 인해 4세경부터 여러 차례 수술을 포함한 치료를 받았다고 하였다. 구내사진과 파노라마, 두부방사선 계측사진에서 과발산형 골격형태로 심한 수직성장 경향과 전치부 개방교합(-4.5mm) 및 반대교합(-1.0mm)이 관찰되었다(Figure Ⅲ-5-3~Ⅲ-5-5, Table Ⅲ-5-1). 좌측에 비해 우측 하악체가 커 이부가 좌측으로 편위된 안면비대칭과 하악 치열 정중선의 좌측 편위(4.0mm)를 보였다. 상악 치열궁 폭경이 좁았으며, 구개가 깊었다. 상하악의 심한 총생(arch length discrepancy in Mx.: -25.0mm, in Mn.: -5.5mm)이 관찰되었고, 좌우측 II급 구치관계였다. 구강위생상태가 불량했으며, 전반적인 치은염이 관찰되었다. 혀에 수포가 관찰되나 심하지는 않았다. 초진 시부터 상악 절치의 치근이 짧았다. CVM stage상 3~4단계로 최대성장기에 해당하였다.

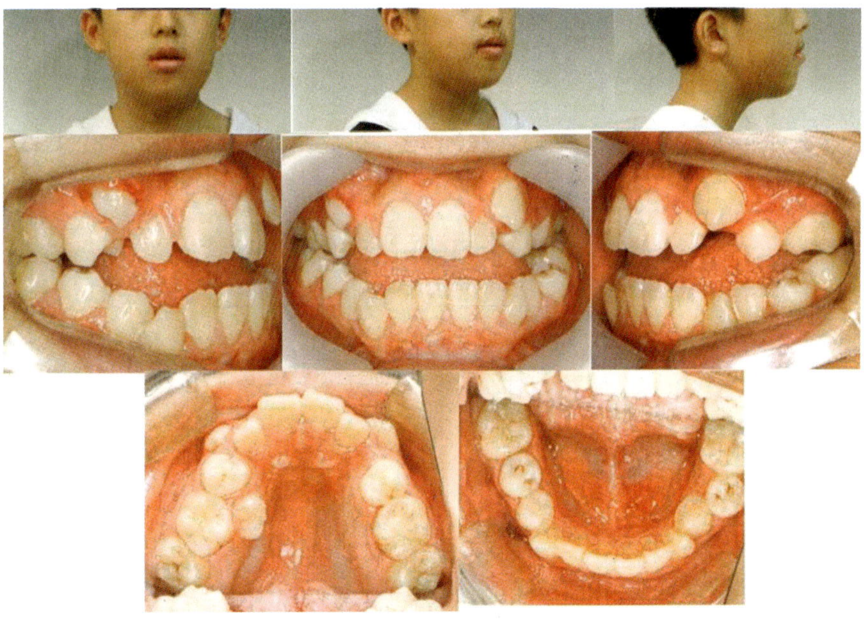

Figure Ⅲ-5-3. Pretreament facial and intraoral photographs

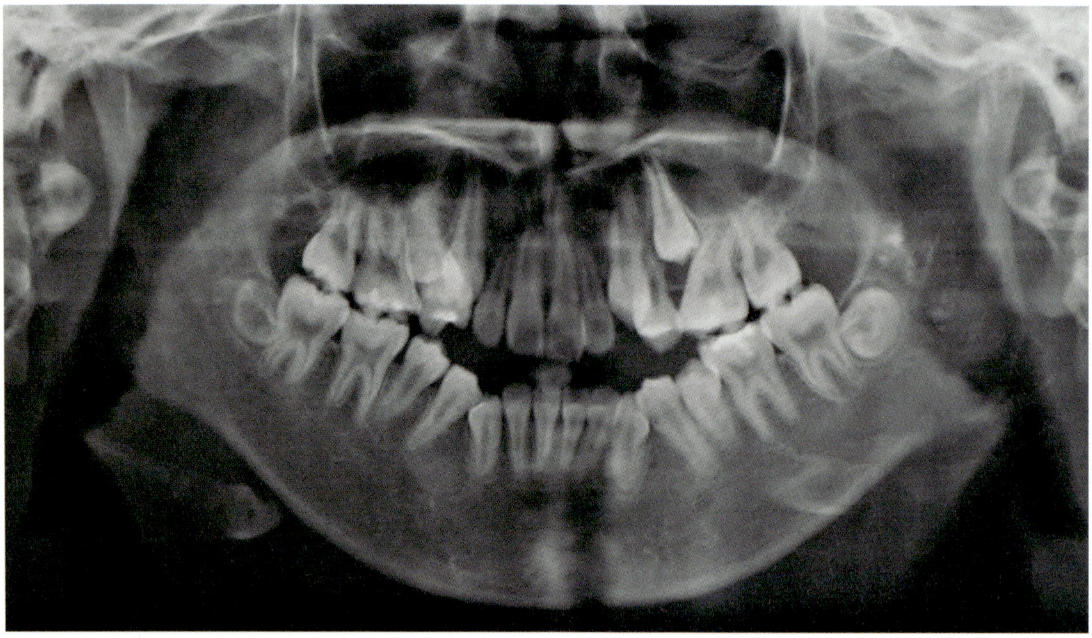

Figure Ⅲ-5-4. Pretreatment panoramic radiograph

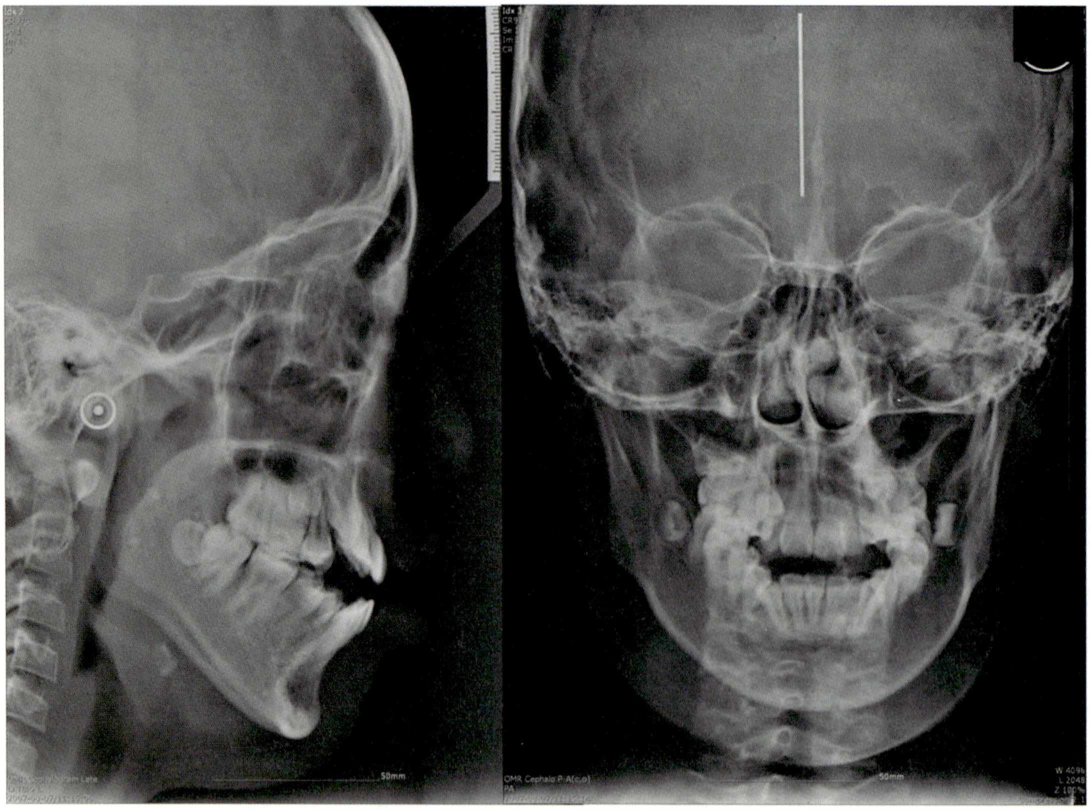

Figure Ⅲ-5-5. Pretreatment cephalogram

Table Ⅲ-5-1. Cephalometric analysis

Measurement	Mean	Initial	Final
SNA(°)	81.9	75.5	77.2
SNB(°)	79.5	73.0	73.9
ANB(°)	2.4	2.6	3.3
APDI(°)	84.1	85.0	83.3
AFH(mm)	130.6	146.8	153.5
PFH(mm)	89.1	89.5	97.1
AFH/PFH	68.3	61.0	63.2
FMA(°)	25.0	35.6	34.7
Gonial angle(°)	118.9	124.1	121.4
U1-SN(°)	107.9	99.5	95.4
IMPA(°)	96.7	93.0	90.8

점막 림프관종으로 입천장에 닿으면 아파 혀가 아래에 위치하고 입을 벌리고 있어서 상악 폭경이 좁고, 심한 총생,치성-골격성 개방교합이 초래된 것으로 추측하였다. 사춘기 이후에는 림프관종이 완화되고 재발도 줄어든다는 보고가 있어, 가능하면 고정식 교정장치로 정교한 치료를 하는 것은 성장 종료 후로 미루고 횡적 관계 개선 후 재평가하기로 하였다.

상악 폭경 확장은 Hyrax-type 확장장치를 이용했으며, 급속구개확장(2 turns/day)을 시행하였다. 구개 측에 위치하던 #15는 장치 제작 전에 발거하였다. 3주간 상악 폭경 확장 후 유지 시작했고, 3달 뒤에 구개확장장치를 제거하였다(Figure Ⅲ-5-6). 상악 폭경 확장 시행 후 유지 장치로 Class II activator를 이용하였다. 안면비대칭 및 골격적인 부조화가 심하고 최대성장기이므로 악교정수술을 포함한 포괄적인 교정치료는 성장 종료 후 시행하기로 하였다. 성장에 따라 골격적인 부조화가 더 심해질 수 있음을 설명하였다.

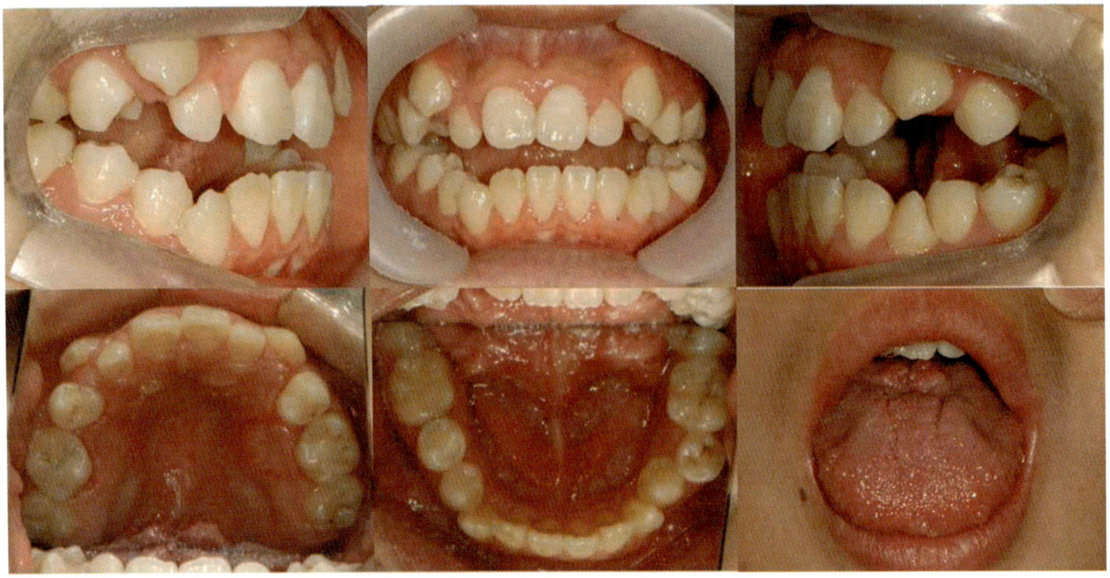

Figure Ⅲ-5-6. Intraoral photo after RPE

13세 9개월에 재평가 시행하였다. 치료과정 중 악골의 수직적 성장으로 인한 상악골 자체의 하방 이동 및 상악구치가 정출되면서 하악의 후하방회전이 야기되었다. 상하악치열궁의 공간부족이 여전히 존재하고 전치부의 개방교합 및 반대교합이 관찰되었다. 성장 종료 후 현 상태와 큰 차이가 없다면 하악의 소구치 발거와 하악구치부의 압하를 통한 보상치료를 고려할 수 있으며, 악골의 골격적 부조화가 더 심해진다면 악교정수술을 계획하여 진행하기로 하였는데, 최종적으로 소구치 3개를 추가 발치하고 배열하는 것이 바람직할 것으로 판단되어 상악 좌측 제 1소구치, 하악 좌측 제 2소구치, 하악 우측 제 1소구치를 교정치료 진행하였다.

좌·우측 상악 제 1대구치의 회전 개선을 위해 precision TPA 이용하였다. 치료 도중 전반적인 치근 흡수가 관찰되었으나, 보호자 동의하에 교정치료를 지속하였다. 14세 11개월에 개방교합이 개선되었으나 교합이 불안정하였다. Microscrew를 이용하여 상하악 구치부의 압하 시행하였고, MEAW와 수직고무줄을 이용하여 마무리 하였다(Figure Ⅲ-5-7~Ⅲ-5-8). 15세 10개월에 충분한 전치부 수직피개와 적절한 교두감합이 달성되지 못했으나 치근흡수 고려하여 장치를 제거하였다(Figure Ⅲ-5-9~Ⅲ-5-12). 상악 폭경의 감소를 방지하기 위하여 상악에 circumferential retainer를 장작하고 혀를 구개부에 접촉시키고 침을 삼키도록 교육하였다.

16세 6개월에 내원했을 때 혀에 수포가 재발하여 다시 개방교합이 된 양상을 볼 수 있었다(Figure Ⅲ-5-13). 성장완료 후 개방교합과 안면비대칭 개선하기 원하면 악교정 수술을 전제로 재치료를 시행하기로 했다.

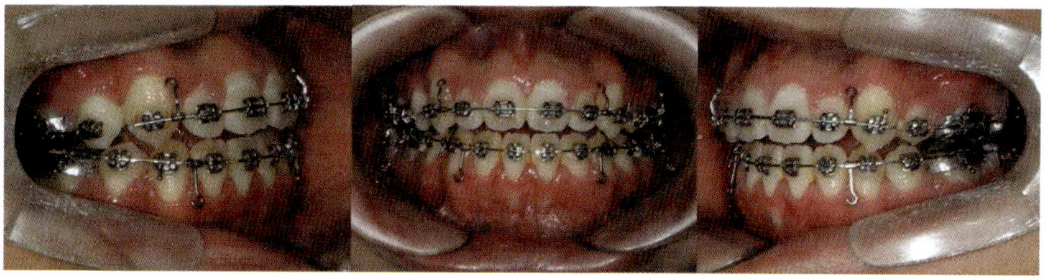

Figure Ⅲ-5-7. Upper and Lower molar intrusion with microscrew

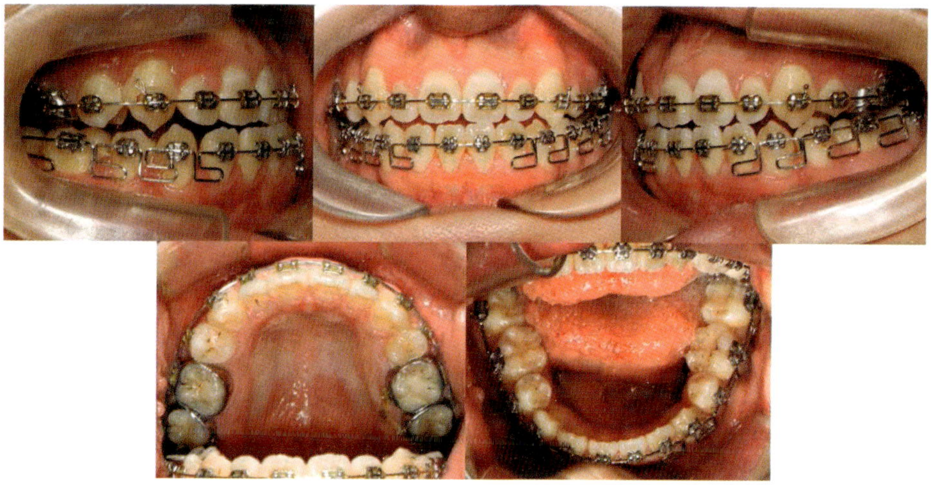

Figure Ⅲ-5-8. Finishing with MEAW

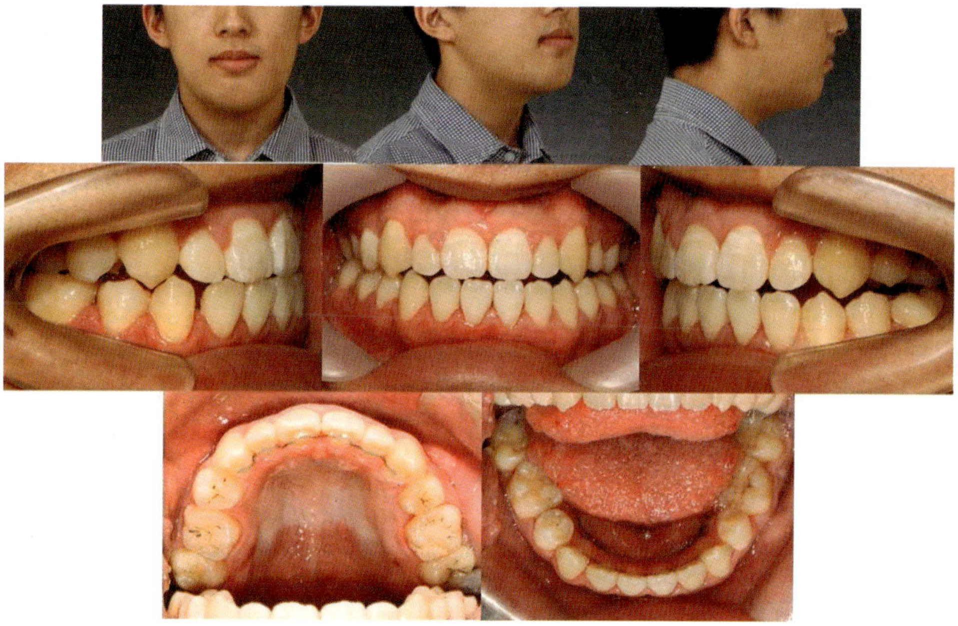

Figure Ⅲ-5-9. Posttreament facial and intraoral photographs

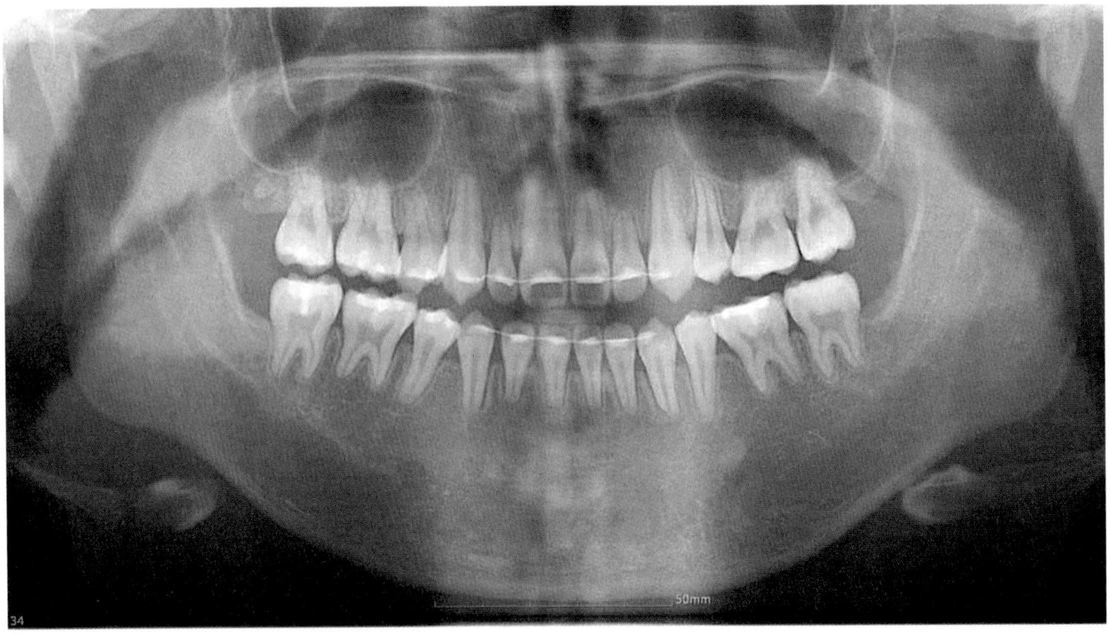

Figure Ⅲ-5-10. Posttreatment panoramic radiograph

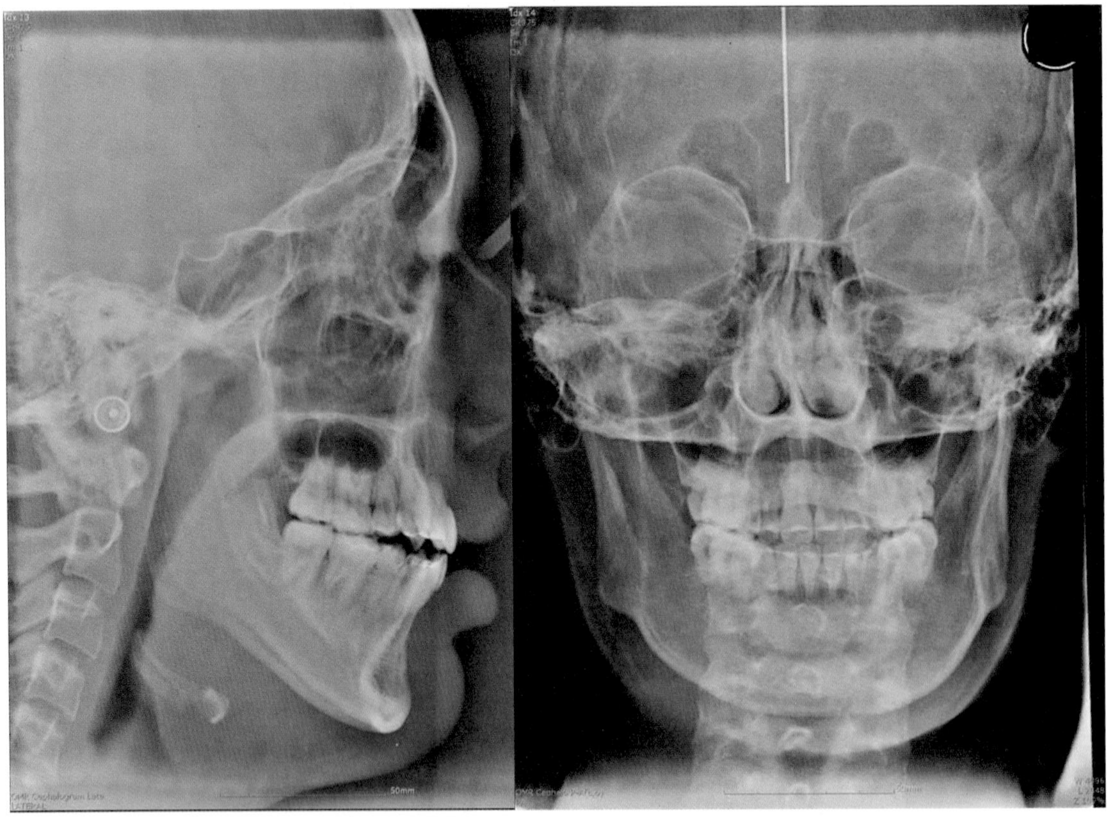

Figure Ⅲ-5-11. Posttreatment cephalogram

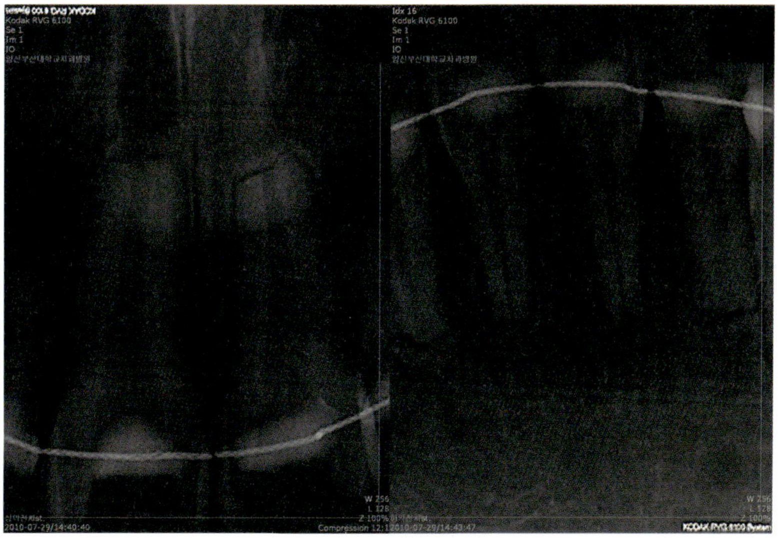

Figure Ⅲ-5-12. Posttreatment periapical radiograph

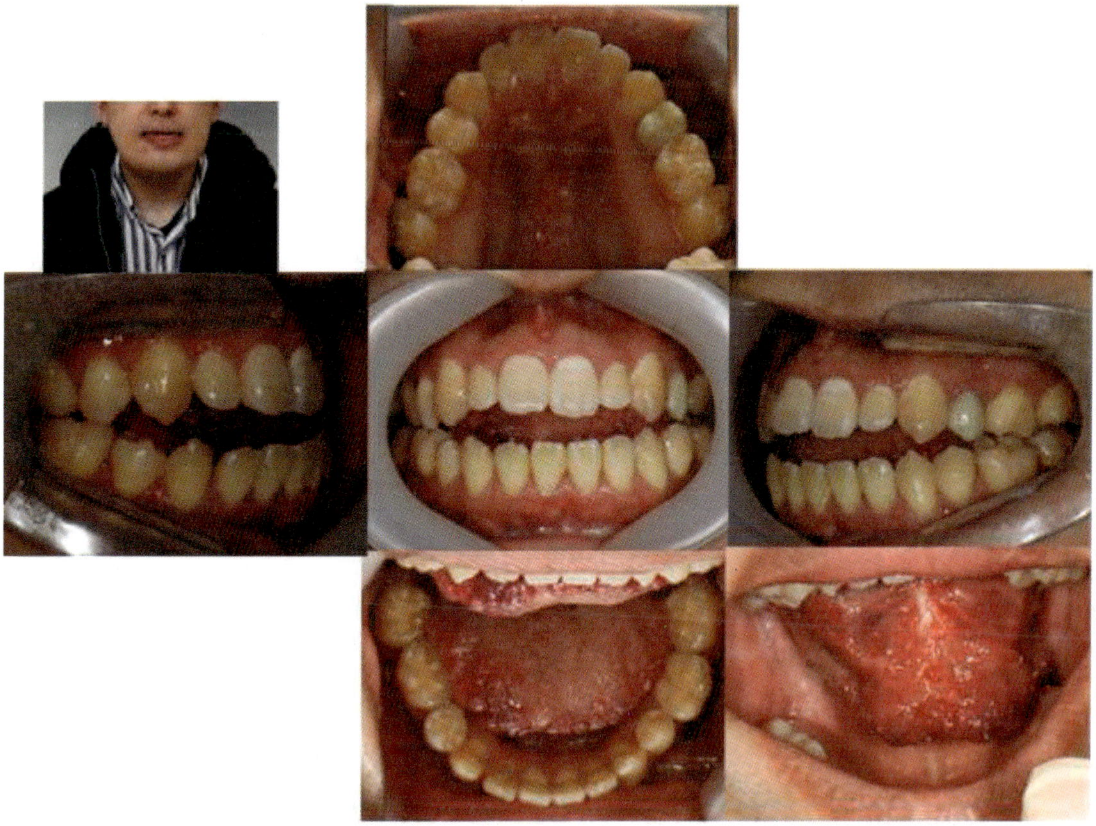

Figure Ⅲ-5-13. Posttreament facial and intraoral photographs (After 10 years)

10년이 지난 26세에 하악전치 설면의 유지호선이 떨어졌다고 내원하였다. 혀의 상태가 불량하고 개방교합과 구치폭경부조화가 더 심해졌다. 혀의 림프종은 수술이나 레이저로 걷어내는 수밖에 없고 계속 재발할 것 같다고 하여 포기하고 그냥 살겠다고 하였다. 현재의 장안모와 개방교합, 상악폭경이 좁아지는 것의 근본적인 원인이 제거되지 않으면 다시 교정치료를 하여도 그 결과를 유지할 방법이 없을 것 같다. 또 치근흡수가 교정치료에 큰 부담이 된다. 미리 장기간의 결과를 예측하였으면 조기에 너무 적극적인 치료는 하지 않았을 것이다.

증례 2: 구강내 림프관종

이 환자는 6세에 부산대학교병원 구강악안면외과에서 설유착증(Ankyloglossia)으로 수술을 받았는데(Figure Ⅲ-5-14, Ⅲ-5-15), 조직검사 결과 림프관종으로 확인되었다. 거대설을 동반한 유형으로 성장기에 설절제수술을 시행하더라도 혀가 다시 커지는 경향이 있다고 하여 가능하면 사춘기가 지난 후 교정치료를 시작하고자 하였다. 15세 7개월에 개방교합을 주소로 본원 교정과에 다시 내원하였다(Figure Ⅲ-5-16). 구내사진과 파노라마, 측모두부방사선사진에서 하악지가 짧고, 하악각이 큰 과발산형 골격형태를 보였고, 하악이 후하방 회전되어 상악에 비해 후방에 위치하였다(Figure Ⅲ-5-17, Ⅲ-5-18, Table. Ⅲ-5-2). 좌측 하악과두가 우측에 비해 저형성되어 있으나 안면비대칭은 심하지 않았다. 전치부 개방교합으로 후방 대구치만 접촉을 이루고 있었고, 상악 대구치 전방으로 이중 교합평면을 보였다. 구순돌출감 존재하였으며 상하악 전치부가 전방에 위치하였다. 억지로 입술을 다물면 이부긴장감이 두드러져 보였다. 잔여 성장 가능성과 학업 문제로 대학 진학 후 치료를 시작하기로 의논하였다.

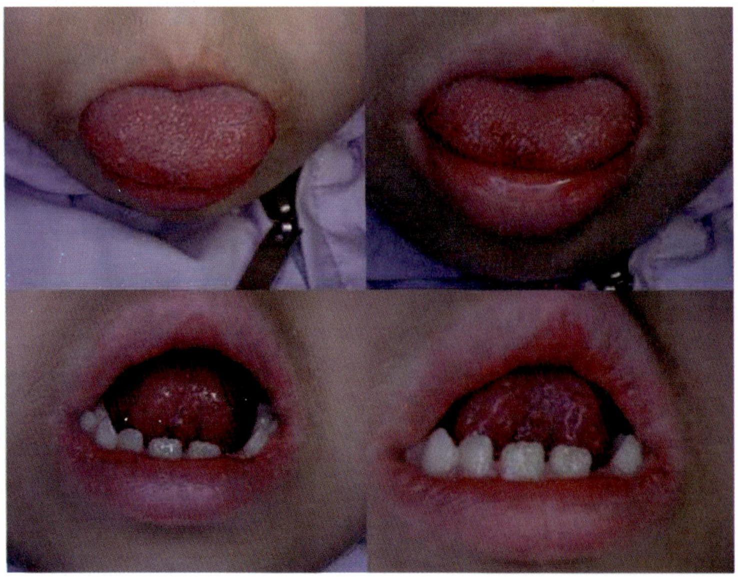

Figure Ⅲ-5-14. Photographs before lingual frenectomy

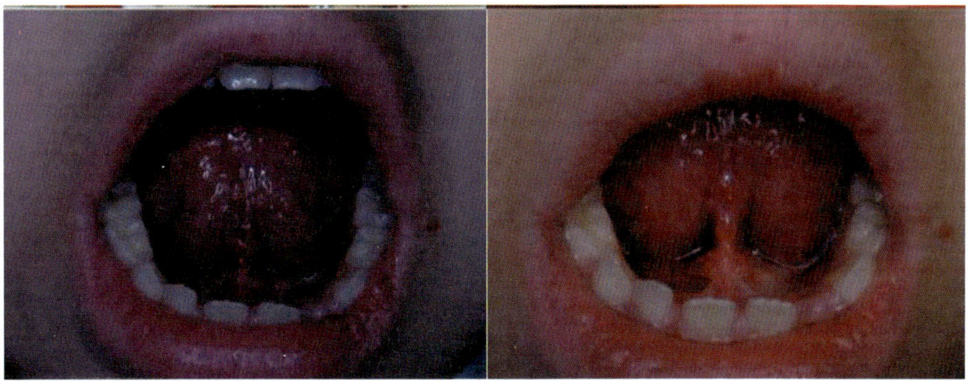

Figure Ⅲ-5-15. Photographs after lingual frenectomy

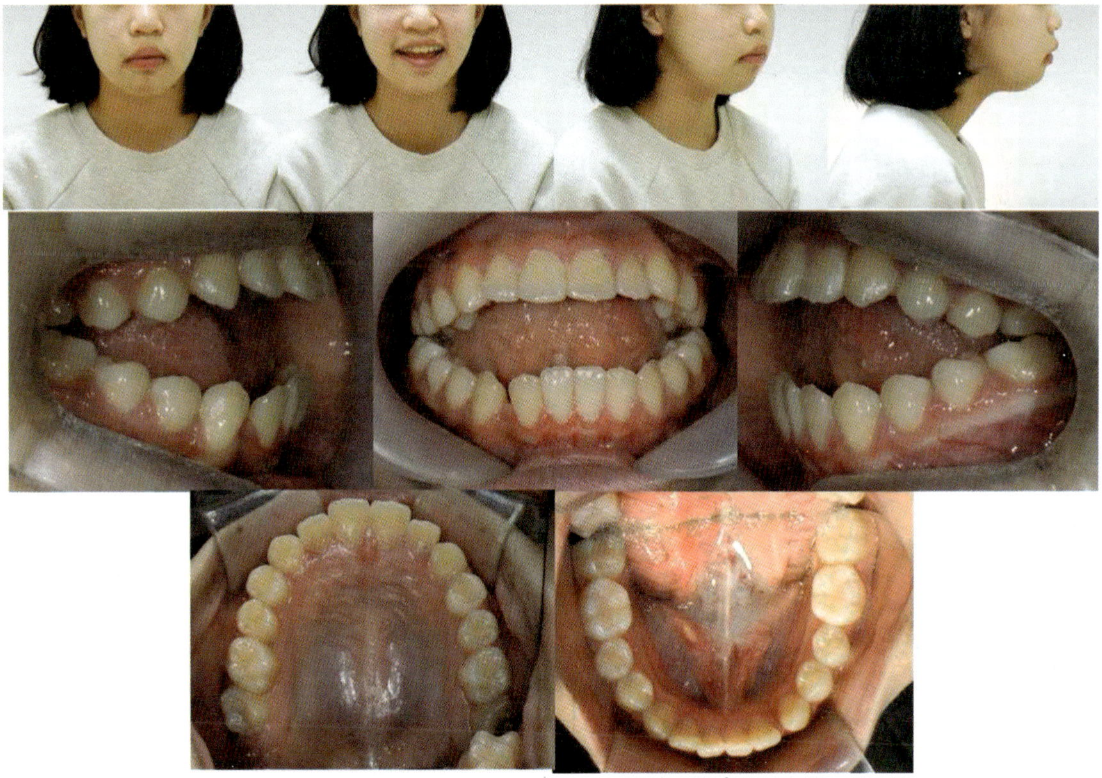

Figure Ⅲ-5-16. Pretreatment facial and intraoral photographs

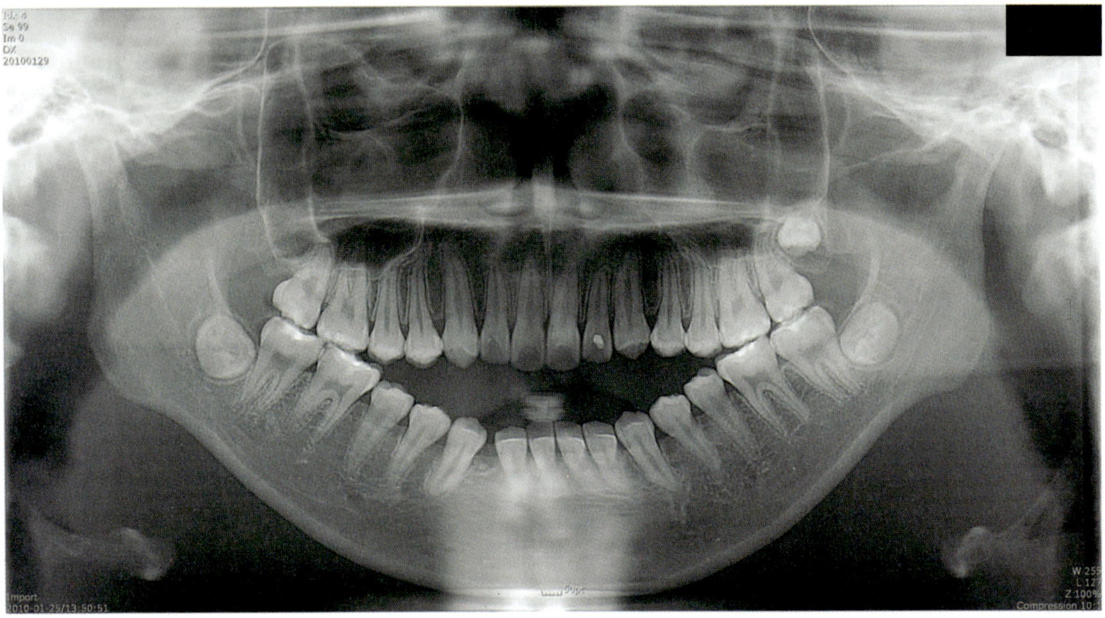

Figure Ⅲ-5-17. Pretreatment panoramic radiograph

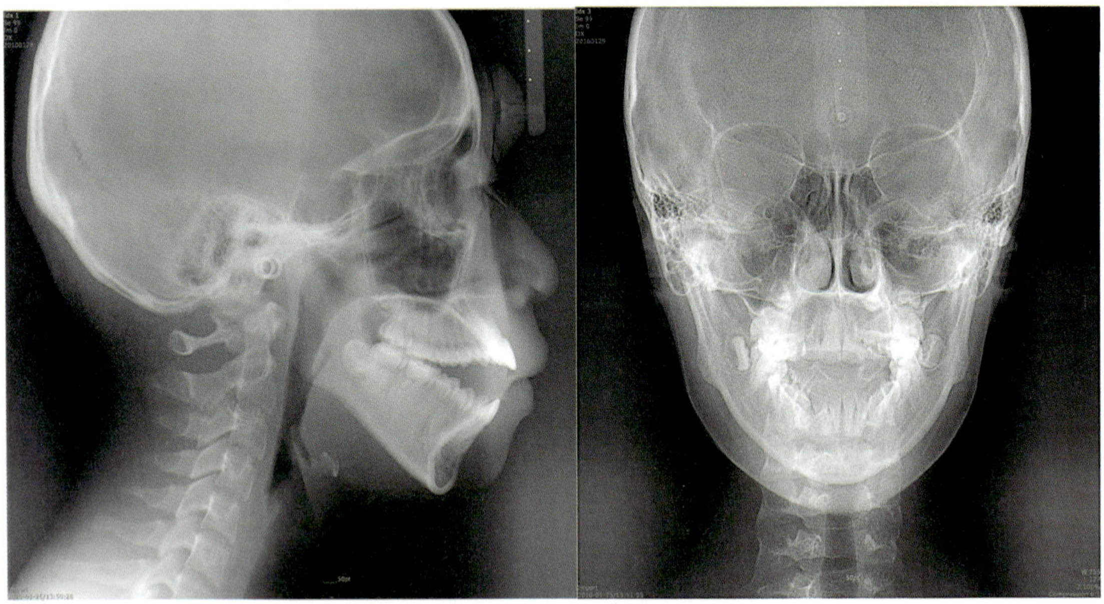

Figure Ⅲ-5-18. Pretreatment cephalogram

Table Ⅲ-5-2. Cephalometric analysis

Measurement	Mean	Initial	Final
SNA(°)	81.6	83.3	84.6
SNB(°)	79.1	75.0	78.5
ANB(°)	2.4	8.4	6.2
APDI(°)	85.7	76.7	86.9
AFH(mm)	127.4	130.1	127.8
PFH(mm)	85.0	68.3	73.7
AFH/PFH	66.8	52.5	57.7
FMA(°)	25.0	41.9	35.0
Gonial angle(°)	118.6	133.2	126.6
U1-SN(°)	107.0	110.3	100.9
IMPA(°)	95.9	99.0	103.5

수능시험을 치른 후(18세 4개월) 다시 내원하여 진단과 치료계획을 수립하였다. 악궁의 폭경 부조화가 심하지 않아 비교적 양호한 수술교합을 형성할 수 있어 악교정 수술을 먼저 시행했다. 상악은 Setback & Posterior Impaction Le Fort I osteotomy, 하악은 BSSO와 advancing genioplasty를 시행했고, 혀 절제술은 "keyhole" technique으로 시행했다. 악교정 수술 이후, 수술 시 식립한 측절치 후방의 미세나사를 이용하여 수직 악간고무줄을 걸게 하고, 마무리 교정치료를 시작했으며(Figure Ⅲ-5-19), 재발을 고려하여 혀끝을 상악절치 후방에 위치시킨 후 가볍게 다물도록(clenching)하는 등 근기능훈련(myofunctional therapy)을 시행하였다. 약 12개월의 술후 교정치료로 비교적 양호한 교합이 이루어져 5개월 후인 20세에 장치를 제거하였다(Figure Ⅲ-5-20~Ⅲ-5-22). 상·하악 전치부 설면에 유지호선을 부착하였고 상악에는 circumferential retainer에 tongue guide hole 포함시켜 혀 위치 개선훈련을 강조하였다(Figure Ⅲ-5-23). 장치제거 후 2년 정기 점검 결과 교합이 안정적으로 유지되고 있었다(Figure Ⅲ-5-24).

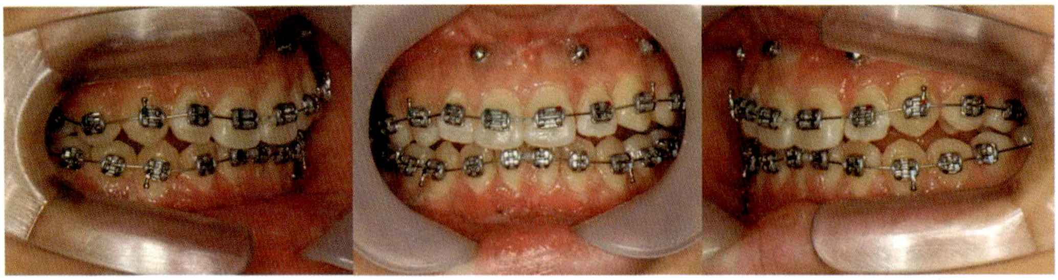

Figure Ⅲ-5-19. Intraoral photographs after surgery (1 month)

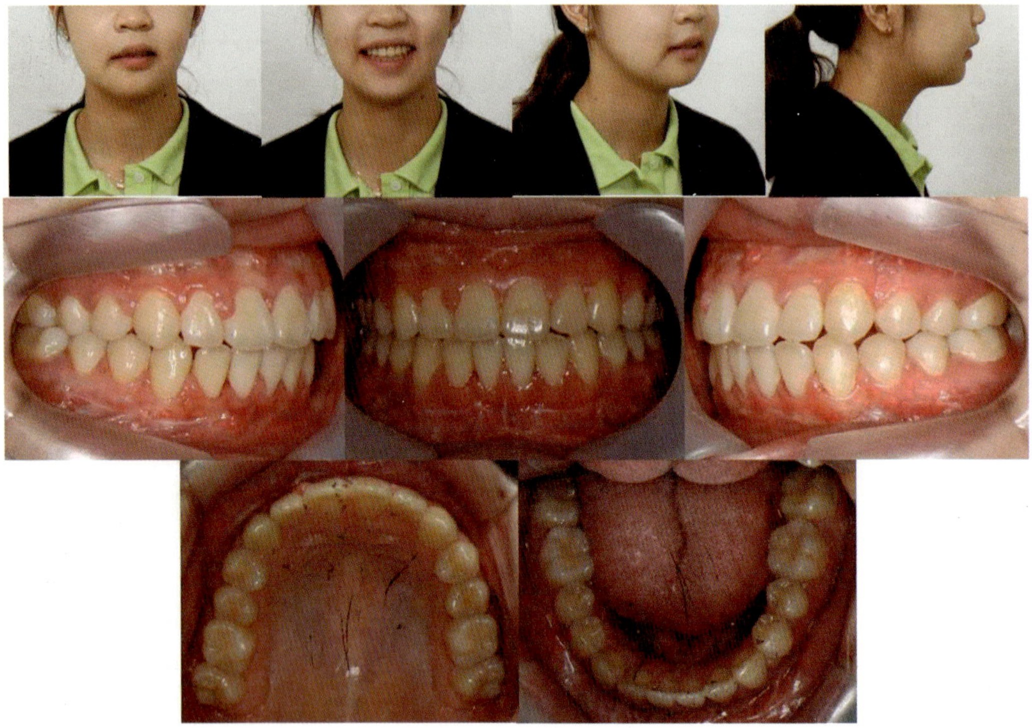

Figure Ⅲ-5-20. Posttreatment facial and intraoral photographs

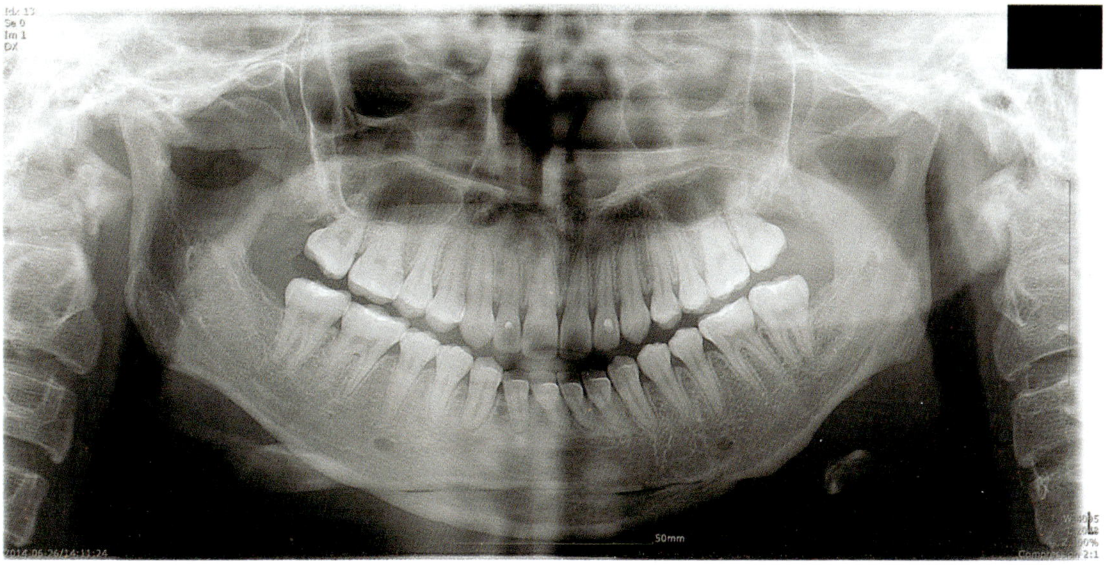

Figure Ⅲ-5-21. Posttreatment panoramic radiograph

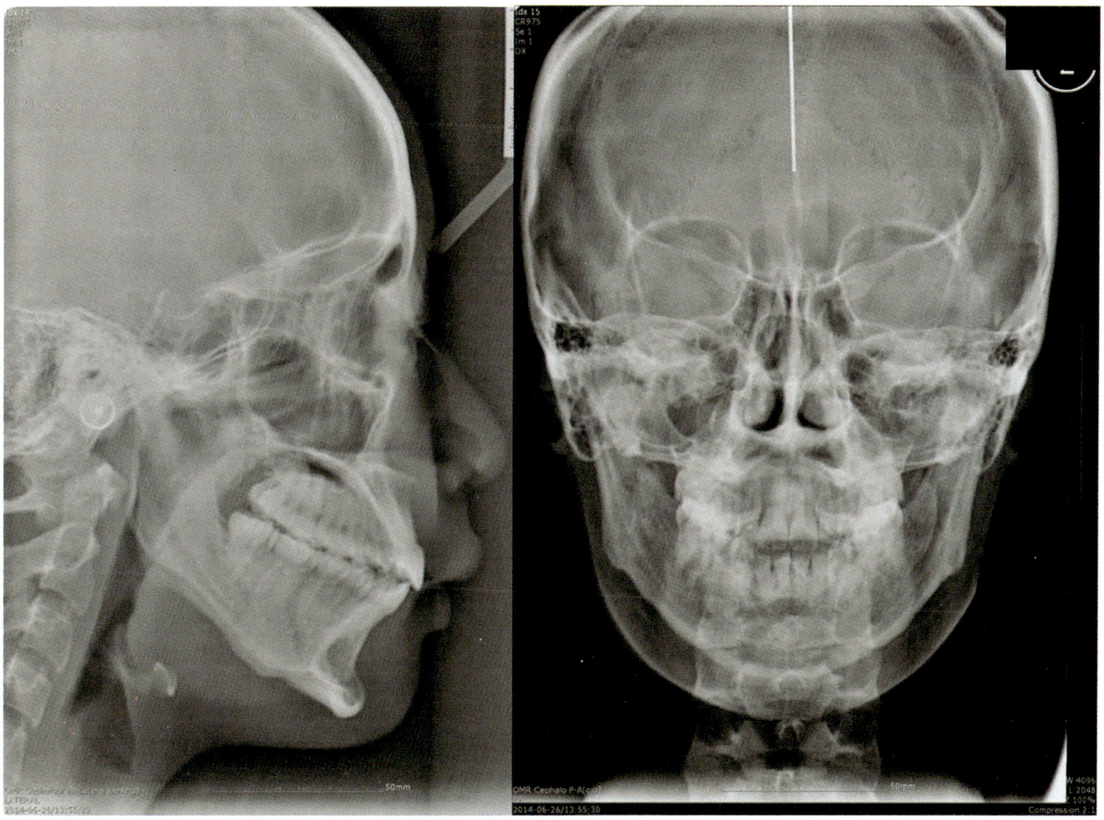

Figure Ⅲ-5-22. Posttreatment cephalogram

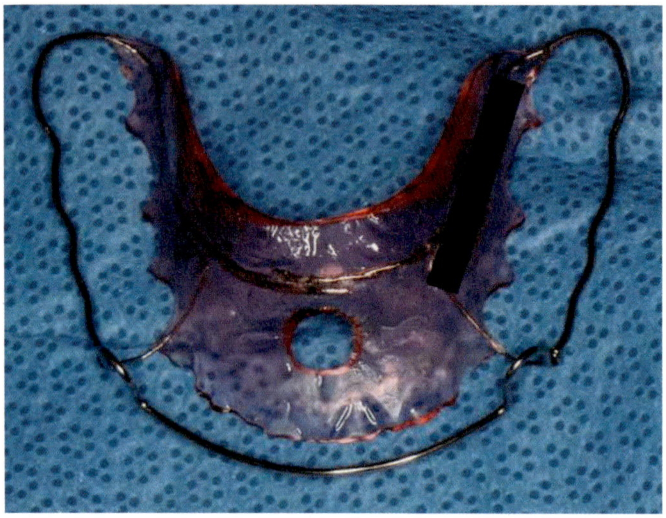

Figure Ⅲ-5-23. C-retainer with tongue guide hole

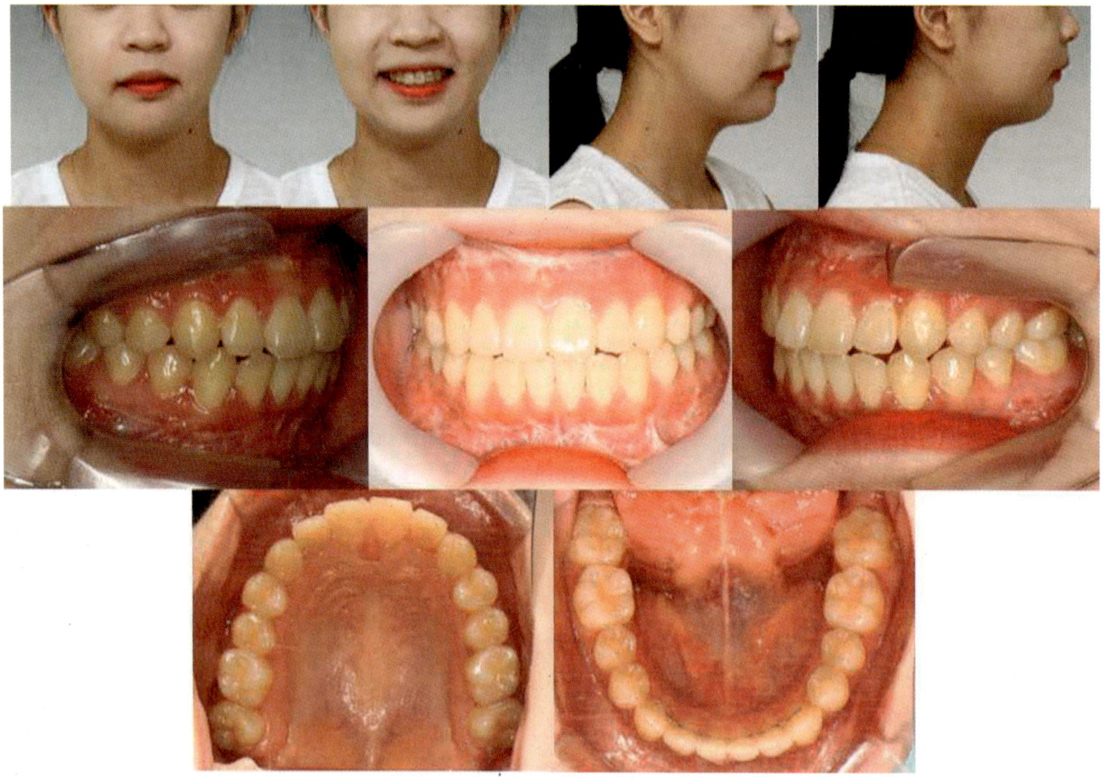

Figure Ⅲ-5-24. Post-treatment facial and intraoral photographs (2 year retention)

고찰

림프관종은 진성 종양이라기보다는 양성 과오종성 기형으로 예후는 양호한 편이다. 악성변이의 위험은 없는 반면 외과적 절제 후에도 다시 재발할 수 있으므로 이러한 점을 환자와 보호자에게 충분히 설명해야 한다. 림프관종의 일반적인 치료는 외과적 절제지만 병소의 크기나 위치에 의해 영향을 받는다. 설골 하방 병소(Infrahyoid lesion)에 비해 설골 상방 병소(Suprahyoid lesion)는 높은 재발빈도, 질병 발생률, 수술합병증을 보인다. 재발은 또한 다발성 병소 및 확산되어 있는 병소의 특징으로 인한 불완전 절제 등과 연관되어 있다. 완전한 절제가 어려운 경우 외과적 절제 대신 경화치료(Sclerotheraphy)를 시행하기도 한다고 한다.

림프관종 치료의 주된 목표는 기능과 심미적인 회복, 유지이다. 목숨을 위협하는 기능적 손상이 없는 경우가 대부분이어서 치료는 영아기가 지난 이후로 연기될 수 있다. 림프관종의 치료는 기능적 손상을 고려하여 계획을 세워야 한다.

치료 시기는 환자마다 달라질 수 있지만, 다소 논란의 여지가 있는 부분이다. 기능적 또는 심미적 손상이 없는 작은 크기의 림프관종의 경우는 치료가 필요 없을 수 있다. 낮은 단계(stage)의 림프관종에서는 자발적인 퇴행을 보일 가능성이 있으므로 증상이 없는 경부 림프관종을 보여도 크기에 상관없이 주기적 짐검만을 하는 것이 적절할 수도 있다. 하지만 작은 크기의 림프관종이라도 림프관종 내 출혈이나 감염 또는 외상에 의해 갑자기 크기가 커질 수 있다. 광범위한 두경부 림프관종은 호흡기의 폐쇄를 초래할 수 있고, 장기적으로 하악의 변형이나, 치아의 부정교합 그리고 발음문제 등이 생길 수 있다.

특히 림프관종이 있는 사람에서는 혀의 위치와 크기가 개방교합을 일으키는 원인이 되므로 이에 대한 고려가 특별히 중요하다. 혀의 조기 절제를 통해 혀의 부피를 줄일 경우 과도한 개방교합의 개선에 도움은 되지만 그 자체가 개방교합성 골격형태를 바꿔주는 것은 아니다. 또 혀가 구개와 접촉하면 아파서 혀의 위치가 낮아지는 것도 상악의 협착과 개방교합을 초래할 수 있다. 개방 교합을 개선하기 위해 MEAW와 수직 고무줄을 이용하여 치료하면 전치는 정출되고, 전체 치아의 원심 경사를 통해 구치의 직립이 수반된다. 그러나 장안모나 상악 전치가 정출된 개방교합 환자에서는 심미적으로 불리할 수 있다. 이 경우 전치부의 정출을 방지하고 구치부의 압하를 얻기 위해 microscrew를 이용하는 것이 필요하다.

개방교합의 재발은 전치부의 재함입에 의해 발생하기보다는 구치부의 정출에 의해 나타난다. 또한 악안면의 수직적 성장과 구치부의 맹출이 10대 후반에서 20대 초반까지 계속될 수도 있음을 고려할 때, 치료 후 개방교합의 재발을 방지하기 위해서는 함입시킨 구치부의 유지를 위해 별도의 관리가 필요하다.

두 증례에서 모두 림프관종은 사춘기 이후에는 재발이 줄어든다는 보고에 근거하여 가급적 치아이동은 늦은 시기에 시작하였으나 구강점막 림프관종에 해당하며 혀에 수포가 계속 생기는 증례

1에서는 치근흡수의 진행으로 정밀한 교합을 달성하지 못한 상태에서 장치를 제거하였다. 유지기간 동안 혀 표면에 통증을 동반한 수포가 다시 발생되었다. 이로 인한 통증을 회피하기 위하여 혀가 아래에 위치하였으며, 상악 구치부의 설면에 대한 혀의 압력이 감소함과 동시에 하악 구치부의 설면에 대한 혀의 압력이 증가되어 상하악 치열궁 폭경에 영향을 주었을 것이다. 이에 더불어 구치 정출이 초래되어 개방교합이 재발된 것으로 추측한다. 전반적으로 치근흡수가 진행되고 있어 치료를 종결하였으며, 악교정 수술을 전제로 다시 치료하는 것으로 의논하였다.

증례 1에서는 초진 시에도 상악절치의 치근이 짧았으며, 상악 폭경 확장 후 재평가 시 촬영한 파노라마 방사선사진에서 치근흡수가 조금 더 진행된 것이 보였다. 구내 방사선 사진에서도 치근흡수가 점진적으로 진행되는 양상을 보였다. 또한 치료 전후의 측모두부방사선사진의 비교 시 초진에 비해 하악 턱뼈결합(Symphysis menti) 부위의 수직적 길이는 증가하고, 치조골 폭은 좁아지는 것을 볼 수 있으며, 그로 인해 치근과 피질골이 더 근접해진 것을 볼 수 있다. 그로 인해 교정적 치아 이동 시 치근이 피질골과 접촉할 가능성이 증가하여 치근흡수에 영향을 주었을 가능성도 있다. 개방교합자에서 치근흡수가 많은 이유로 혀에 의해 반복적인 자극이 가해지는 것과 치근막의 기능 결여(hypofunction)가 언급되기도 한다.

증례 2는 구강내 림프관종으로 거대설을 동반한 성장이 종료된 후 악교정 수술을 시행하였으며 이때 혀절제술을 통해 거대설의 크기를 줄여주었다. 혀가 다시 자라는지 유의해서 관찰하고 있으며, 재발을 줄이기 위해 내원 시마다 혀와 저작근 기능훈련을 교육하였다. 다행히 치료 종료 후 2년이 지나서도 교합이 큰 변화 없이 유지 되는 것을 볼 수 있었다. 앞으로도 장기적으로 관찰이 필요할 것이지만 비교적 안정적일 것으로 추측된다.

구강 및 혀에 림프관종이 있는 환자에서 구강위생관리 및 유지는 매우 중요하다. 가장 기본적인 구강위생관리를 위한 행동도 연조직의 출혈과 자극을 유발할 수도 있다. 또한 구강위생관리가 불량하여 치아우식이나 치주염과 같은 문제가 있는 경우 혀와 구강저의 림프관종에 영향을 주어 기도폐쇄를 유발할 수도 있다. 부정교합 치료를 위해 교정장치가 사용되었을 경우 일반적으로 혀의 림프관종 염증이 동반된다. 이러한 문제들을 조절하기 위해 자주 치과를 방문하여 기본적인 수복치료를 하고, 문제가 되는 치아가 있으면 뽑는 것이 필요하다. 부정교합 치료 시 가능한 간단한 장치를 이용하여 구강연조직의 자극을 줄이고, 환자가 적절한 구강위생을 관리할 수 있도록 하는 것이 치료 결과의 유지에 도움이 될 것이다.

구강악안면영역에서 림프관종의 발생 시 가장 호발하는 부위가 혀인데, 이로 인해 거대설과 혀의 수포가 발생될 수 있고, 이것은 개방교합을 동반한 부정교합을 유발할 수 있다. 사춘기가 지나면 자발적인 퇴행을 보일 가능성이 있으므로 심각한 불편이 없다면 성장이 완료될 때까지는 주기적으로 점검만 시행하며 치료를 연기하는 것이 바람직하다. 림프관종이 있는 사람의 교정치료는 그 개입 시기 결정이 중요한 것으로 판단된다.

혀의 표면에 통증을 유발하는 수포가 생길 수 있으므로 각별한 구강위생 관리가 필수적이다. 림프관종으로 거대설과 개방교합을 보이는 환자에서는 혀의 크기를 줄여주는 것이 필요하고, 림프관종의 재발에 대한 주기적인 관찰이 필요하다. 골격적인 부조화의 해소가 필요할 경우, 악교정 수술을 동반한 교정치료를 시행한다면 안정적인 치료 결과를 기대할 수 있겠다.

[참고문헌]

1. Schefter RP, Olsen KD, Gaffey TA. Cervical lymphangioma in the adult. Otolaryngol Head Neck Surg. 1985;93(1):65-69.
2. Chi AC, Damm DD, Neville BW, Allen CM, Bouquot J. Oral and maxillofacial pathology. Elsevier Health Sciences;2008.
3. Neville BW, Damm DD, Allen CM. Oral and Maxillofacial Pathology. Saunders Elsevier, 6th edition, 2009.
4. Schwartz RA, Lymphangioma: Background, Pathophysiology, Epidemiology, Medscape, 2016
5. Giuere CM, Bauman NM, Smith RJ. New treatment options for lymphangioma in infants and children. Ann Otol Rhinol Laryngol. 2002;111:1066-1075.
6. J.P. Sapp, L.R. Eversole. 최신 구강악안면병리학. 대한나래출판사, 2005.
7. Chung CJ, Hwang S, Choi Y, Kim K. Treatment of skeletal open-bite malocclusion with lymphangioma of the tongue. American Journal of Orthodontics and Dentofacial Orthopedics. 2012;141(5):627-640.
8. Sarver DM, Weissman SM. Nonsurgical treatment of open bite in nongrowing patients. American Journal of Orthodontics and Dentofacial Orthopedics. 1995;108(6):651-659.
9. Lentini-Oliveira DA, Carvalho FR, Rodrigues CG, et al. Orthodontic and orthopedic treatment for anterior open bite in children. Cochrane Database Syst Rev. 2014;9.
10. Cozza P, Mucedero M, Baccetti T, Franchi L. Early orthodontic treatment of skeletal open-bite malocclusion: A systematic review. Angle Orthod. 2005;75(5):707-713.
11. 손우성, et al. 혀의 림프관종이 동반된 개방교합 환자의 교정 치료. 대한구순구개열학회지. 2017;20:1-20.

C 가와사키 증후군(Kawasaki Disease)

가와사키 증후군은 급성 전신성 혈관염으로, 주로 관상동맥에 동맥류로 나타난다. 1967년 일본 의사 가와사키 토미사쿠가 50여 명의 환자 증례를 처음 보고하고 진단기준을 마련하였다. 1만 명에서 1명 정도 발생하는 것으로 알려져 있으며, 일본이나 한국과 같은 동아시아 사람에서 서양인에 비해 10~20배 정도 많이 발생하는 것으로 알려져 있다. 대부분은 합병증 없이 급성 증후만 나타난다. 혈관내피세포와 평활근 세포의 염증과 부종으로 관상동맥류가 형성되고 이로 인해 손상된 혈관이 섬유화되면서 혈관의 협착 혹은 폐쇄가 나타나게 된다. 원인은 정확하게 밝혀지지 않았지만 바이러스나 다른 감염균이 유전적으로 취약해진 소아에게서 비정상적인 면역반응을 촉발하여 생기는 것으로 추정된다. 소아에서 열이 최소 5일 이상 지속되고 혈관염을 동반한 증상이 나타나는 경우 가와사키 증후군을 의심할 수 있다. 분비물이 없는 눈의 충혈, 붉고 메마른 갈라지는 입술과 딸기 모양의 적색 혀, 손과 발이 붓고, 변이 붉으며, 피부 벗겨지고, 몸통 위의 고르지 않은 적색 발진, 목의 림프절 비대, 심장 잡음, 단백뇨, 설사나 구토와 같은 다른 증상이 동반된다. 급성기에는 첫 2주간 고열이 나타나며, 아급성기인 2~4주간 혈소판 수가 증가하고 동맥류 발생의 가능성이 있다. 1~3달의 회복기에 모든 검사 결과가 정상으로 회복된다. 대체로 예후가 좋아서 성장하면서 정상적인 생활 가능하다. 심장 침범이 없는 경우 일상생활에 큰 제약은 없다.

증례

7세 여자아이가 우측의 구순구개열과 이에 따른 전치부 부정교합으로 내원하였다. 병력 청취하여 가와사키증후군으로 치료받은 것이 확인되었으며, 생후 100일경 입술성형수술, 7세경 코성형수술을 시행하였다. 초진 시 전후방적 골격관계는 양호하고, 상악 전치부 총생이 있었다(Figure Ⅲ-5-25). 구개정중부에 매복된 치아가 있고, 상악 우측 측절치가 보이지 않았다. 매복된 치아의 형태로 보아 과잉치로 중절치는 선천결손으로 판단하였다. 하악에는 공간부족으로 하악 좌측 측절치의 맹출이 어려울 것으로 예상되었다(Figure Ⅲ-5-26, Ⅲ-5-27).

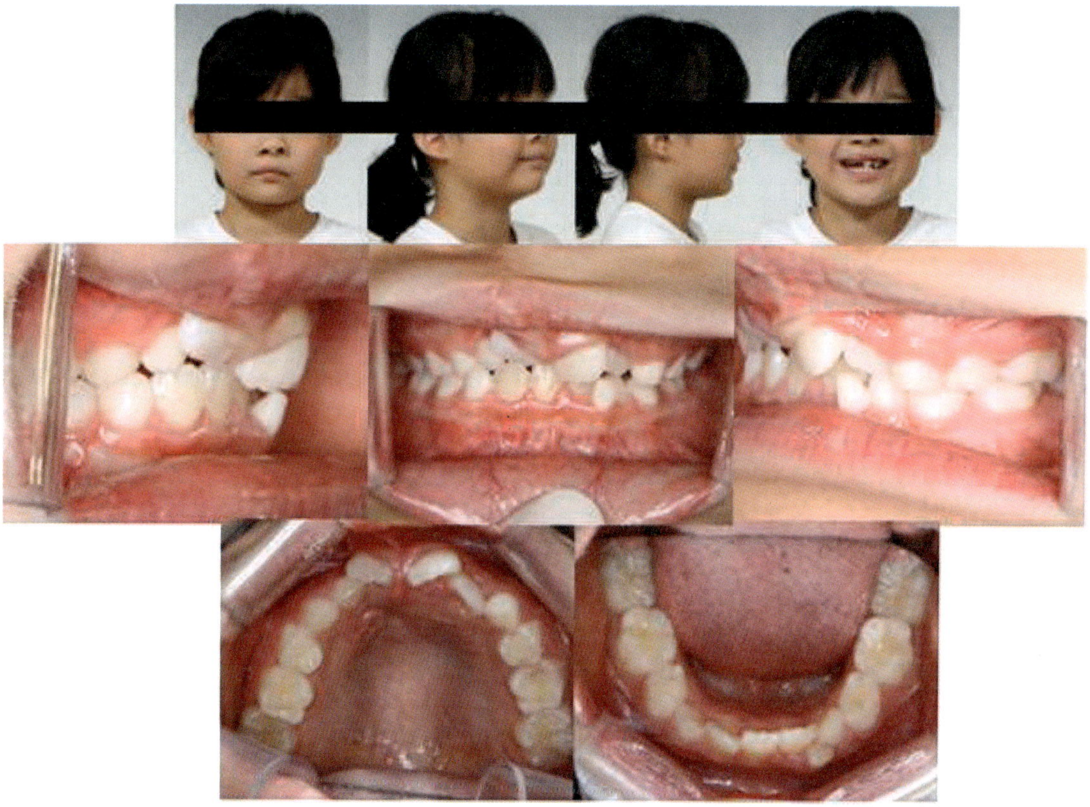

Figure Ⅲ-5-25. Pretreament facial and intraoral photo

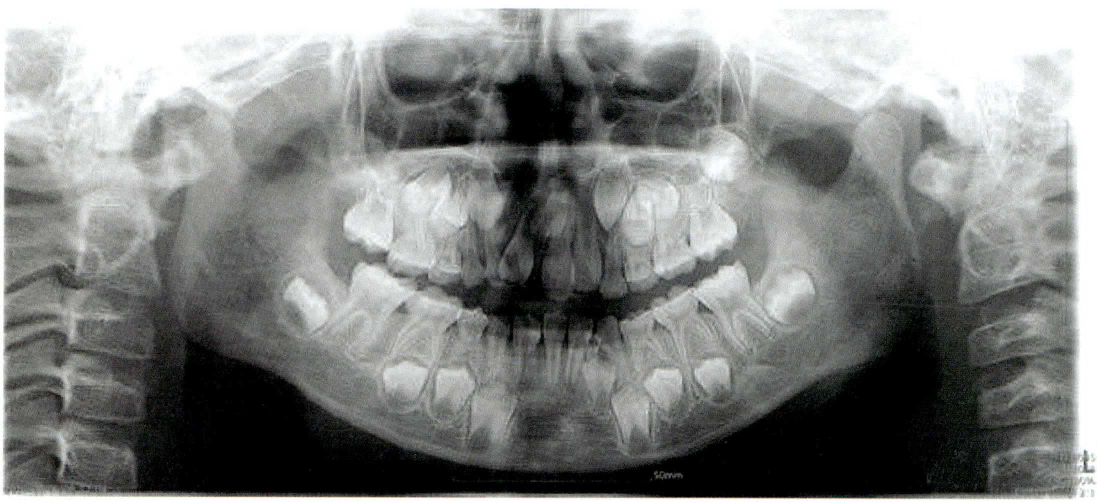

Figure Ⅲ-5-26. Pretreatment panoramic radiograph

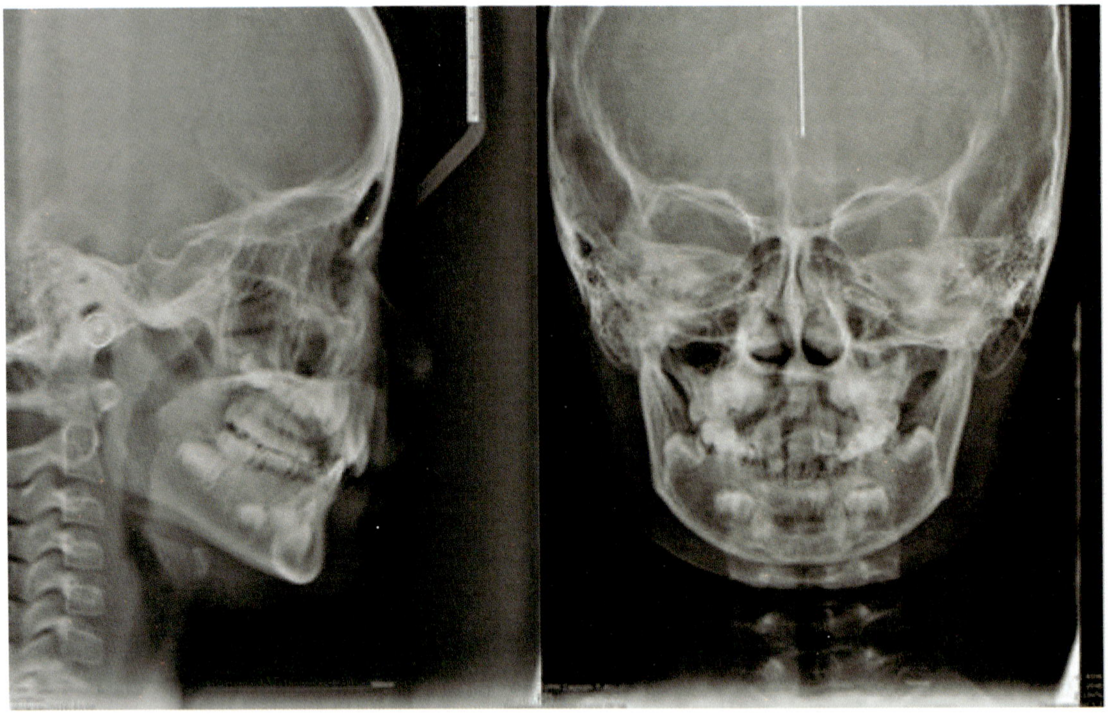

Figure Ⅲ-5-27. Pretreatment cephalogram

상악 우측에 구순구개열 존재하였으므로, 골이식 시기에 맞추어 과잉치를 뽑기로 하고 현재 3년 경과관찰 중이다(Figure Ⅲ-5-28).

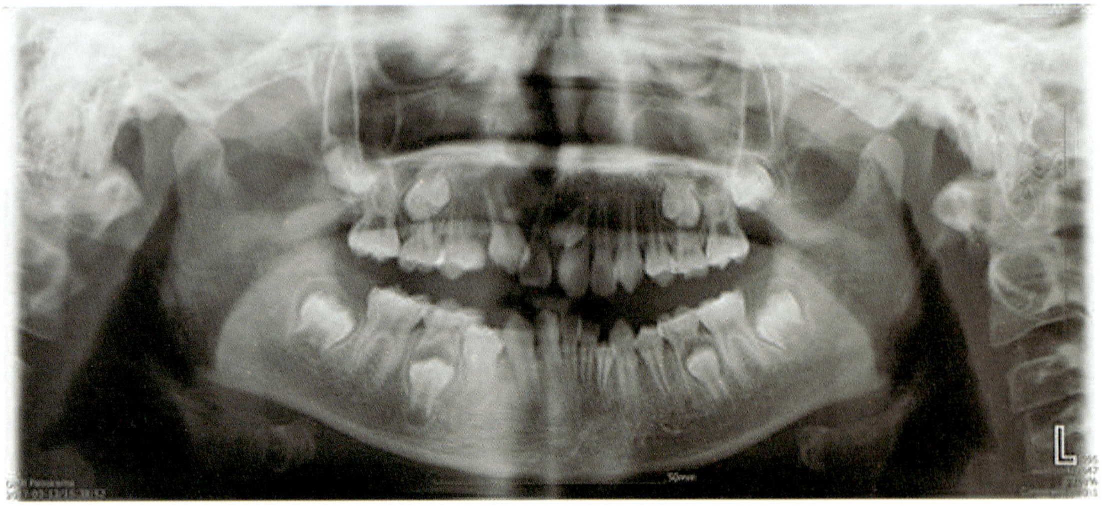

Figure Ⅲ-5-28. 3-year follow-up panoramic radiograph

고찰

가와사키 증후군 환자의 경우 구강 내 특징으로는 점막에 적색 때로는 고르지 않은 발진이 나타나며, 인후는 붉고, 입술이 빨갛게 변하며 메마르고 갈라지며, 혀는 딸기 같은 적색으로 관찰된다. 가와사키 증후군 환자에서 심장 질환이 동반된 경우는 치과치료에 있어서도 특별한 주의를 기울여야 한다. 이 환자는 현재 의과적으로 관리가 잘 되고 있어 특별한 문제는 없으나 차후 치조열 부위의 골이식이 필요하므로 그때는 의과의 주치의와 상의하여 진행해야 하겠다.

[참고문헌]

1. Kato H, Ichinose E, Kawasaki T. Myocardial infarction in Kawasaki disease: clinical analyses in 195 cases. The Journal of pediatrics. 1986;108(6):923-927.
2. Ahmad Siadati M, Farah Sabouni M, Parisa Saleh Anaraki M. Kawasaki Disease. Jpn. J. Allergology. 1967;16(3):178-222.
3. Koren G, Lavi S, Rose V, Rowe R. Kawasaki disease: review of risk factors for coronary aneurysms. The Journal of pediatrics. 1986;108(3):388-392.
4. Rowley AH, Shulman ST. Kawasaki syndrome. Pediatric Clinics. 1999;46(2):313-329.
5. Burns JC, Mason WH, Hauger SB, et al. Infliximab treatment for refractory Kawasaki syndrome. The Journal of pediatrics. 2005;146(5):662-667.
6. Rowley AH, Shulman ST. Kawasaki syndrome. Clinical microbiology reviews. 1998;11(3):405-414.
7. Hicks RV, Melish ME. Kawasaki syndrome. Pediatric clinics of North America. 1986;33(5):1151-1175.
8. Takahashi M, Mason W, Lewis AB. Regression of coronary aneurysms in patients with Kawasaki syndrome. Circulation. 1987;75(2):387-394.
9. Levin M, Tizard E, Dillon M. Kawasaki disease: recent advances. Archives of disease in childhood. 1991;66(12):1369.
10. Burns JC, Glodé MP. Kawasaki syndrome. The Lancet. 2004;364(9433):533-544.
11. Park AH, Batchra N, Rowley A, Hotaling A. Patterns of Kawasaki syndrome presentation. International journal of pediatric otorhinolaryngology. 1997;40(1):41-50.
12. Newburger JW, Takahashi M, Burns JC, et al. The treatment of Kawasaki syndrome with intravenous gamma globulin. New England Journal of Medicine. 1986;315(6):341-347.

D 진행성 편측 안면 위축증(Hemifacial Atrophy, Parry-Romberg Syndrome)

안면의 피부, 연조직, 근육, 근막, 연골, 뼈 등을 침범하여 위축성 병변이 진행되는 질환으로, 드문 후천성 질환이다. 1825년 Parry가 처음 설명하였고, 1846년 Romberg가 추가적인 특징을 보고하면서 패리-롬버그 증후군으로 불렸고, 1871년에 Eulenberg가 현재의 이름인 진행성 편측 안면 위축(Progressive hemifacial atrophy)이라고 명명하였다.

편측 안면 위축 질환은 10대에 주로 발병하고 안정화되기까지 수년(2~20년)에 걸쳐 천천히 진행하다가 멈춘다. 일반적으로 얼굴의 절반 부위에 제한되어 진행되지만 안면 이외에도 같은 쪽의 목, 어깨, 몸통이나 사지로 확대되기도 한다. 여성에서 더 흔하게 나타나며 가족이 연관된 사례가 드물게 보고되고 있다.

원인은 명확하지 않으나 현재는 자가면역과 관련된 염증성 변화라는 가설이 가장 지지받고 있다. 또 외상, 감염, 두개골 혈관기형, 지방대사장애, 교감신경 기능 장애 등도 원인으로 언급된다. 자가면역에 의해 편측 안면 위축이 일어난다는 가설은 다른 면역질환과의 연관성을 시사한다. 편측 안면 위축 환자의 혈청에서 반 이중가닥 DNA, 항히스톤 항체, 류마티스 인자와 같은 자가면역 항체가 존재하는 것에 의해 뒷받침된다. 이 질환을 갖는 환자의 24~34%에서 외상의 기왕력이 있는 것으로 알려져 있는데 우발적 외상, 갑상선 절제술과 같은 수술에 의한 외상, 치아 완전 탈구, 출산 시 사용하는 겸자나 진공 기구의 사용 시 발생하는 외상 등이 보고된다.

일부 학자들은 편측 안면 위축이 유전적 요인과 관련이 있어 불완전한 침투에 의한 상염색체 우성으로 유전된다고 주장한다. 편두통 및 두개내 동맥류와 함께 나타나는 안와 신경종(Orbital neuromas), 하악 치성 섬유종(Mandibular odontogenic fibromas) 및 과오종(Harmatoma-유방에 생기는 혹으로 정상세포의 비정상적인 수의 증가와 크기 증가에 의함)과 같은 양성 종양은 두개안면부의 연골 및 뼈, 평활근, 두개골 내의 혈관이 유래하는 신경 능선(Neural crest) 이동의 장애를 일으킬 수 있고 이로 인해 편측 안면 장애가 발생될 가능성을 높인다고 보고된다. 그러나 아직 정확한 병인이나 발생 과정은 알려지지 않았다.

동반된 부위에 따라 피부 증상, 신경학적 기능 이상, 안구 이상 등 다양한 증상이 발생할 수 있다. 증상은 삼차신경의 가닥에 영향을 미치는 편측 안면 위축의 정도에 따라 피부, 연조직, 근육 및 뼈 구조와 관련하여 나타난다. 편측 안면의 진행성 위축 외에도 뇌실질 변형을 동반하기도 하는데, 주로 두개내 혈관의 기형이나 대뇌 반구의 위축이 보고되었다. 또 다양한 눈의 증상이 동반될 수 있는데, 안구함몰, 포도막염, 동공 이상, 제한성 안근병증(Restrictive ocularmyopathy), 홍채 이색증(Iris heterochromia) 등이 보고된다. 피부 변색 및 두피 탈모증도 관찰될 수 있다. 국소형 피부경화증이 동반되는 경우, 보통 편측으로 이마에서 전두부에 세로 방향으로 함몰되며 위축된 선상 피부경화증(Linear scleroderma)이 동반되는 경우가 많으며 이를 칼자국 모양(en coup de sabre)이라고 한다. 피부 병변은 경계가 뚜렷한 경화성 판으로 나타나며 이로 인해 반흔성 탈모를 나타낸다. 그 외에 동반되는 증상으로 탈모, 과다색소침착, 백반 등의 피부 질환이 흔하다고 보고된다.

패리-롬버그 증후군은 피부, 근육, 근막, 연골, 뼈 등을 오랜 기간 침범하여 안면 불균형을 유발한다. 안면 불균형이 주요 증상이지만, 두개골의 성장은 3세경에 완성되므로 두개골의 위축은 거의 없으며, 안면골의 성장이 끝난 20대 이후에 발생한 경우에는 안면골의 위축도 심하지 않다. 점진적인 수축과 변형이 발생하여 편측의 안면 위축, 그리고 입과 코가 위축의 영향을 받는 쪽으로 편향된다. 최종 변형 정도는 질병의 지속 시간에 따라 달라진다. 동반 질환으로는 뇌전증, 편두통, 중추신경 이상 등의 신경학적 질환이 가장 빈번하다.

패리-롬버그 증후군의 근본적인 치료는 아직 없으며 증상의 개선을 목표로 한다. 일부 환자에서, 특히 뇌 부위까지 침범한 경우 면역 억제제가 고려될 수 있다. 병의 진행이 안정화된 이후에 위축 부위의 재건 및 안면 비대칭의 수술적 개선을 고려할 수 있는데 편측 안면 위축이 안정되고 1~2년 이후 위축된 영역의 증강 및 얼굴 대칭의 재건을 위한 심미적 치료를 시작할 수 있다. 특히 사춘기 전이나 취학 전에 이환된 환자는 기형의 정도가 더 심하게 나타난다. 얼굴의 한쪽이 작으며 성장하면서 위축이 더 진행되면 섣불리 치료를 시작한 치과의사는 크게 당황하게 된다. 이런 경우가 극히 드문 것이 다행이다.

재건 방법에는 악교정 수술, 뼈 또는 연골 이식 등이 포함된다. 상악골과 하악골의 상당한 편차가 있는 환자는 연조직 이식 전에 안정적인 골격과 이상적인 교합관계를 확립하기 위해 악교정 수술과 교정 치료가 필요하다. 또 안면 윤곽을 재건하기 위해 실리콘 보형물을 이용한 수술적 재건, 뼈와 연골 및 지방이식, 필러 삽입술 등을 고려할 수 있다. 안면부 연부조직 위축에 대하여 유리 피판술을 시행할 수 있으나 상대적으로 긴 수술시간이 걸리고, 얼굴신경 마비 가능성, 장기적으로 피판 늘어짐 등의 제한점이 있어 최근에는 지방세포에서 추출한 줄기세포와 함께 지방이식술이 시도되고 있다.

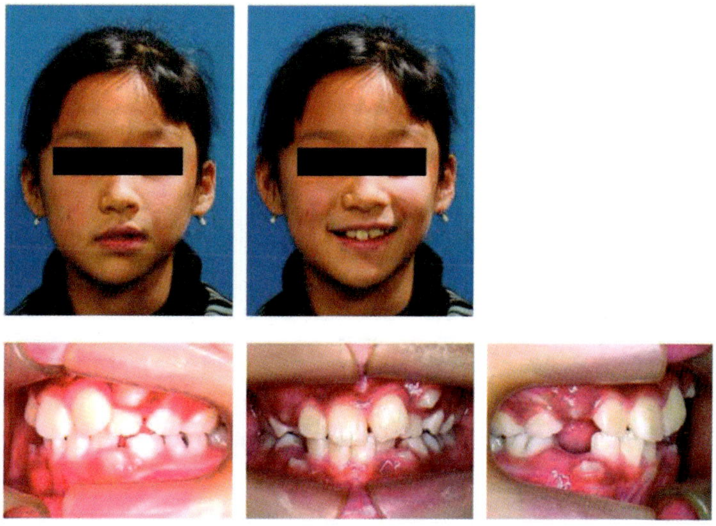

Figure Ⅲ-5-29. Facial an intraoral photo in the patient with Parry-Romberg syndrome
(연세대학교 백형선 교수님 논문에서 인용)

[참고문헌]

1. Kini TA, Prakash VS, Puthalath S, Bhandari PL. Progressive hemifacial atrophy with ciliary body atrophy and ocular hypotony. Indian J Ophthalmol 2015;63:61-63.
2. Eulenberg A. Hemiatrophia facialis progressiva (in German). Lehrbuch der functionellen nervenkrankheiten auf physiologischer basis. Berlin: Verlag von August Hirschwald; 1871;712-726.
3. Longo D, Paonessa A, Specchio N, Delfino LN, Claps D, Fusco L, et al. Parry-Romberg syndrome and Rasmussen encephalitis: possible association; clinical and neuroimaging features. J Neuroimaging 2009;20:1-6.
4. Duymaz A, Karabekmez FE, Keskin M, Tosun Z. Parry-Romberg syndrome: facial atrophy and its relationship with other regions of the body. Ann Plast Surg 2009;63:457-461.
5. Romberg HM. Krankheiten des nervensystems (IV: Trophoneurosen) (in German). Klinische Ergebnisse. Berlin: Forrtner;1846;75-81.
6. 유국호, 백형선. Parry-Romberg Syndrome 환자에서 악정형 및 교정 치료. 대한구순구개열학회지 2012;15:1-10.
7. 정유진, et al. Parry-Romberg syndrome 환자의 교정치료와 성장관찰. 대한구순구개열학회지 2006;9:27-36.

E 근무력증(Myasthenia Gravis)

이 병은 근육에 있는 아세틸콜린 수용체에 대한 항체가 생겨서 아세틸콜린이 수용체에 부착되는 것을 방해하여 발생하는 것으로 알려져 있다. 신경전달물질인 아세틸콜린은 근육의 아세틸콜린 수용체에 부착되어 근육의 운동을 일으킨다. 이 과정에서 흉선이 중요한 역할을 하게 된다.

연령에 상관없이 발생할 수 있으나 여자에게는 20~30대에 많고 남자에게는 50~60대에 발병하는 경우가 많다. 이 병을 가진 환자 중 많은 사람들에서 흉선에 이상이 발견된다. 그 외 소수이기는 하나 갑상선 기능 항진증, 홍반성 낭창, 류머티스 질환, 다발성 근염 등 복합된 교원성 질환이 동반되는 경우도 있다.

환자의 약 50%에서 초기 증상으로 안검하수를 호소하고, 병이 완전히 진행된 후에는 약 90%의 환자에서 안검하수 및 복시를 호소한다. 이 병은 원래 서서히 진행하나 정신적 타격, 감염 등이 있는 경우 갑작스럽게 발병될 수도 있고, 임신, 산후 혹은 마취 후 처음으로 증상이 나타날 수도 있다. 처음에는 환자들이 안과에 가서 진료를 받게 되는 일이 흔하다. 이외에도 안면근육의 장애, 저작근의 약화, 연하곤란 등의 증상이 나타나고 전신으로 이행되어 근력의 약화를 나타내게 된다. 환자 중 극히 소수이기는 하나 처음부터 호흡 마비와 전신의 근력 약화를 원인으로 병원을 찾는 경우도 있다.

이 병의 특성은 증상의 호전과 악화에 변동이 있다는 것이다. 즉 자고 일어난 아침에 증상이 호전되는데 이것은 쉬면 좋아지는 이 병의 특성 때문이다. 일을 하면 시간이 경과할수록 증상이 악화되므로 오후에 증상을 심하게 호소한다.

위에 기술한 임상 증상과 근전도검사의 일종인 졸리검사법(Jolly Test), 항콜린에스테라아제 약물 주사에 의한 검사, 수용체에 대한 항체검사, 흉선의 이상 유무를 확인하기 위한 흉부전산화단층촬영, 갑상선기능검사, 혈액검사로 확진할 수 있다. 치료에는 주로 항콜린에스테라아제 약물을 사용하며, 스테로이드와 면역억제제를 사용할 수 있다. 그 외에도 흉선제거술, 혈장교환 및 면역글로블린 등을 사용하는 경우도 있다.

이 병의 경과는 매우 다양하다. 증상이 생긴 지 몇 달 만에 저절로 호전되는 경우도 있고, 흉선제거술 후 증상이 없어지는가 하면 시간이 갈수록 점점 증상이 악화되는 경우도 있다. 초기에는 항콜린에스테라아제를 사용하면 증상이 호전된다. 대개 발견된 지 1년 이내와 4~7년 사이에 호흡마비로 위기를 맞을 수 있는데 입원하여 집중 처치를 해야 한다. 흉선에 병리소견이 있는 경우 흉선제거술을 시행한다. 지금은 흉선종이 없더라도 흉선을 제거하는 것이 병의 호전을 기대하는 데 효과적이므로 이 방법을 많이 사용한다. 소아에서 발병한 경우 저절로 증상이 좋아지는 경우가 많으며 흉선종이 동반된 경우 예후가 좋지 않은 것으로 알려져 있다.

안면근육의 장애, 저작근의 약화, 연하곤란 등의 증상이 빈번하게 나타나므로 치과적으로도 문제가 된다.

증례

근무력증으로 진단된 어린이로 얼굴이 길고 좁으며, 구강 내에서는 심한 개방교합이 관찰되었다. 부정교합의 원인인 근무력증이 조절되지 않으면 교정치료의 결과도 좋지 않을 것으로 예측되어 일단 근무력증에 대한 전신적인 치료의 경과를 보고 교정치료 여부를 결정하기로 하였다.

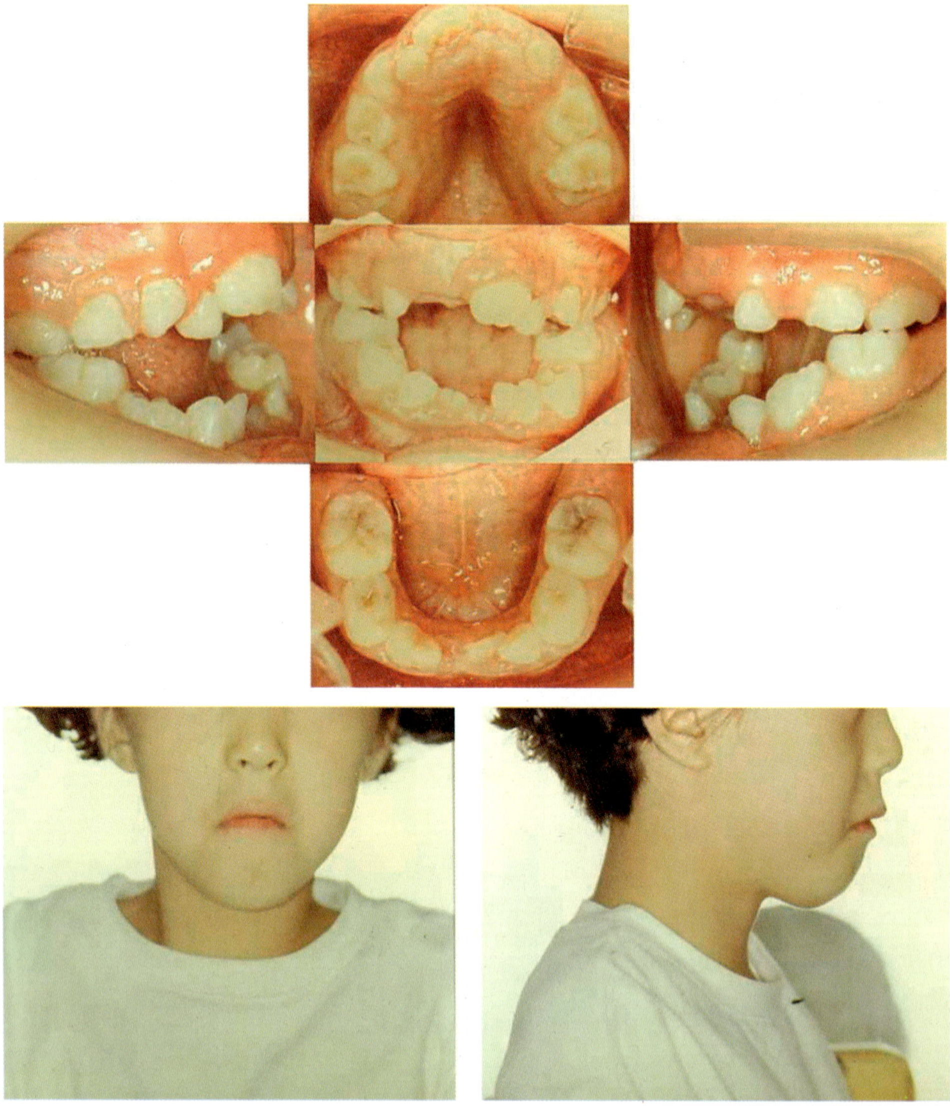

Figure Ⅲ-5-30. Facial and intraoral photos in the patient with Myastenia gravis

[참고문헌]

1. Conti-Fine BM, Milani, M, Kaminski HJ. Myasthenia gravis: past, present, and future. The Journal of clinical investigation 2006;116(11):2843-2854.
2. Vincent A. Unravelling the pathogenesis of myasthenia gravis. Nature Reviews Immunology 2003;2(10):797-804.

F 말단비대증(Acromegaly)

말단비대증(Acromegaly)은 성장판이 닫힌 후 성장호르몬의 과다 분비로 인해 발생한다. 발생률은 10만명중 6명이며, 일반적으로 중년기에 진단된다. 남성과 여성에서의 발생 빈도 차이는 없다. 말단비대증이라는 의학적 용어는 Nicolas Saucerotte에 의해 1772년에 처음 사용되었으며 그리스어로 '말단'을 의미하는 Acron과 비대를 의미하는 mega의 합성어이다.

말단비대증은 일반적으로 뇌하수체의 문제로 발생한다. 95% 이상의 증례에서 뇌하수체 선종으로 불리는 양성종양으로 인해 성장호르몬의 과다 분비되어 나타나고, 드물게는 다른 부위의 종양으로 인해 발생하기도 한다. 이는 유전질환이 아니며, 대부분의 뇌하수체 종양은 단일 뇌하수체 세포의 유전적 변이로 인해 세포 분화가 증가되어 인해 발생한다. 이러한 변이는 출생 시에는 발생하지 않으며, 살면서 발생한다.

초기 증상은 전형적으로 손과 발의 비대로 나타난다. 전두부가 커지고(frontal bossing), 악골과 코의 비대도 나타난다. 치과적으로 중요한 증상으로는 하악 전돌, 거대설과 이로 인한 치아사이 공간(spacing)을 들 수 있다. 일부 증례에서는 뇌하수체 종양의 비대로 인해 시신경이 압박을 받아 시각 이상 및 두통이 나타나기도 한다. 합병증으로는 2형 당뇨병, 수면무호흡증, 고혈압, 뇌하수체 종양으로 인한 시력의 이상 등이 있다.

말단비대증의 진단은 포도당 용액 섭취 후 성장호르몬의 수치 혹은 혈중 IGF 1(Insulin-like Growth Factor 1)의 수치를 측정하여 진단하게 된다. 그 후 뇌하수체에 종양이 존재하는지 영상촬영을 하게 된다. 측모두부방사선사진에서 뇌하수체를 담는 sella turcica가 정상에 비해 과도하게 큰 경우에는 내분비내과에 의뢰하여 진단을 받아보는 것이 필요하다. 말단비대증의 예후는 얼마나 빨리 진단되는지와 큰 관련성을 가진다. 즉, 말단비대증의 진단이 되기 전 시간이 많이 흐를수록 치료의 결과도 좋지 않으므로 빠른 진단이 중요하다. 치료 방법은 종양을 수술적으로 제거하는 방법, 약물치료, 방사선치료가 있다.

증례

전치부 반대교합을 주소로 내원한 32세 11개월 남성으로 뇌하수체 종양으로 수술한 기왕력 존재하였고 코골이 수술 기왕력도 존재하였다. 구강 내 상태는 전치부 뿐만 아니라 구치부에서도 반대교합 관찰되었다.또 혀가 크고 교합으로 인한 흔적(indentation)도 보였다. 방사선 사진 소견상 전두개저에 대한 하악의 전방위로 골격성 III급 부정교합으로 진단하였다. 상하악골의 횡적부조화로 인한 치성보상으로 상악구치의 협측경사를 보였다. 뇌하수체 종양으로 인한 sella turcica부위가 확장된 양상을 볼 수 있었다. 악골의 전후방적 부조화가 심하여 악교정 수술을 동반한 교정치료를 계획하였으나 초진 시 뇌하수체 종양 수술 후 3개월밖에 경과되지 않았고, 하악의 성장 가능성이 있으므로 하악 성장 가능성이 배제되었을 때 재평가하기로 계획하였다.

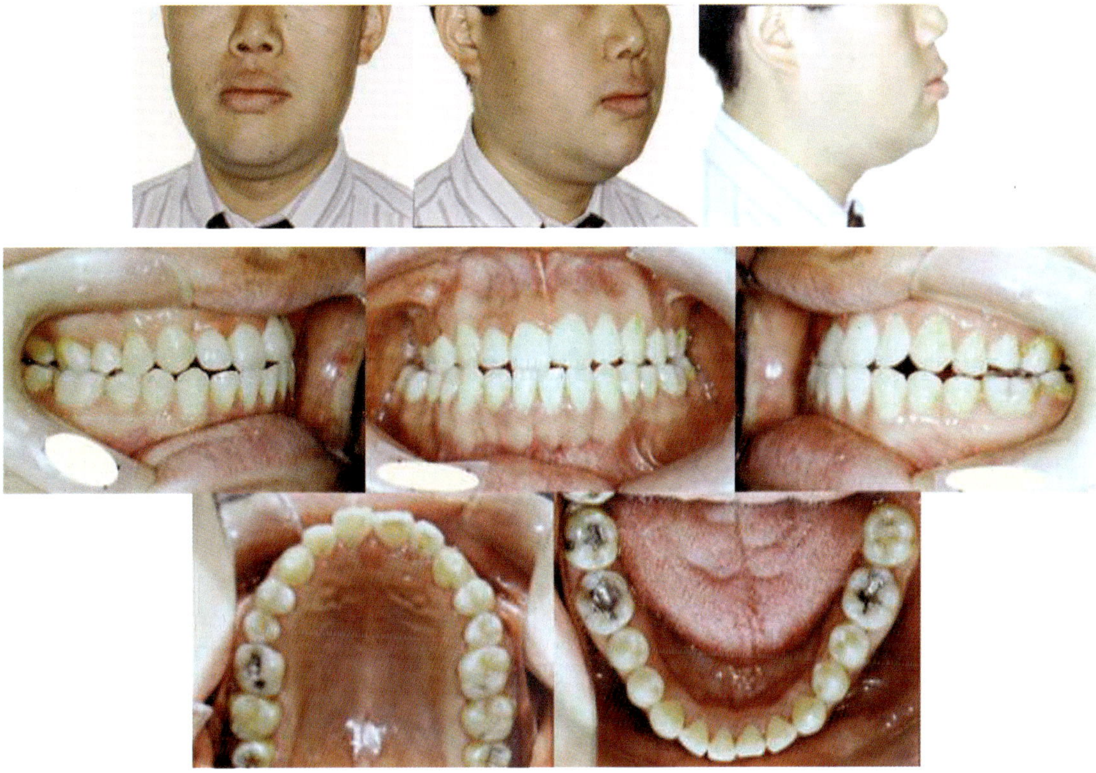

Figure Ⅲ-5-31. Facial and intraoral photo of the first visit

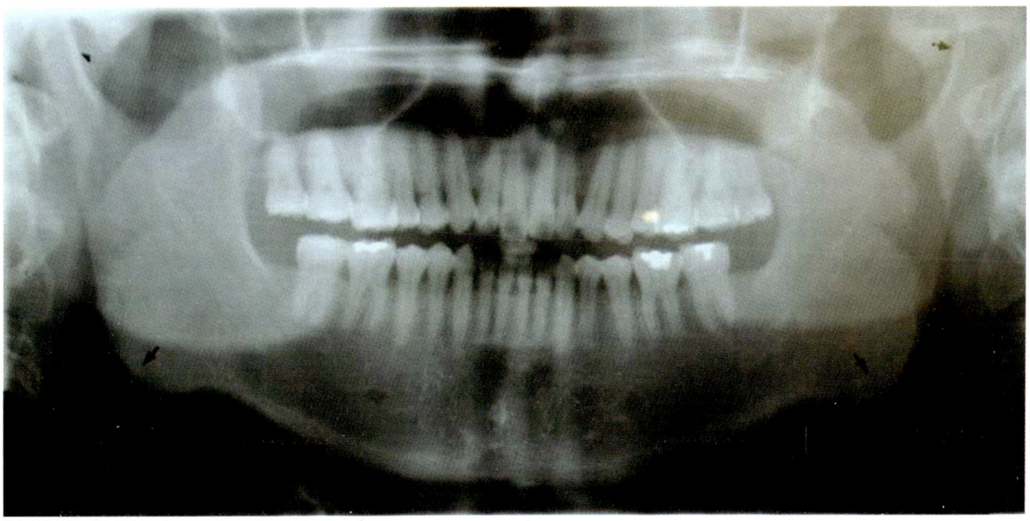

Figure Ⅲ-5-32. Panoramic radiography of the first visit

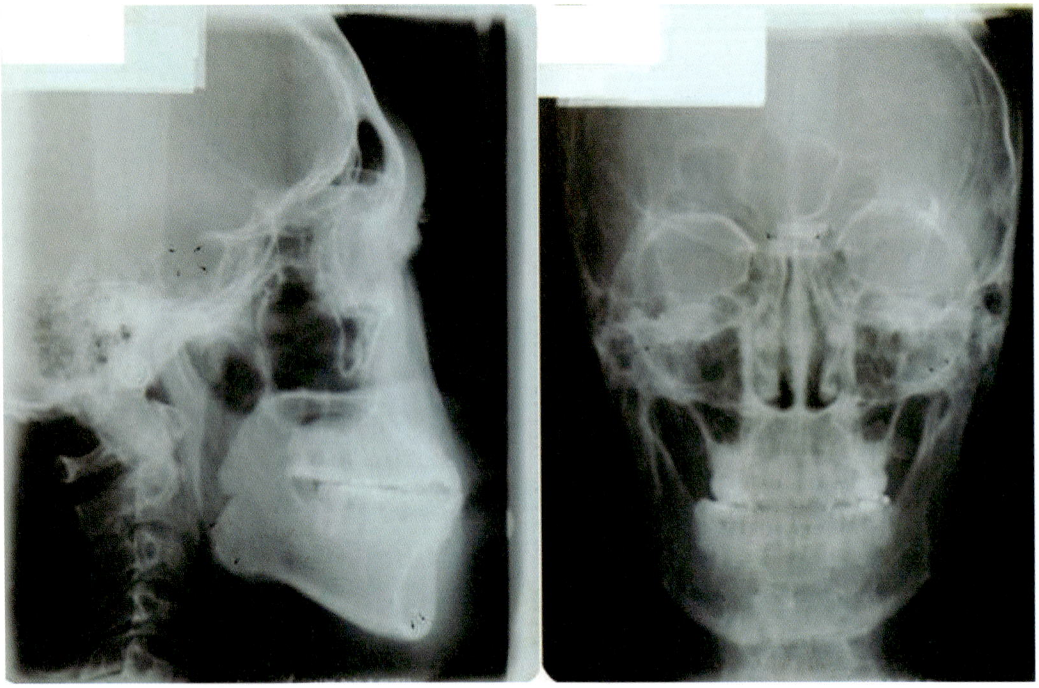

Figure Ⅲ-5-33. Lateral & posteroanterior cephalogram of the first visit

Table Ⅲ-5-3. Cephalometric analysis

Measurement	Mean	First visit
Articular angle	147.1	142.6
Gonial angle	117.1	129.7
Y-axis	70.9	72.9
SNA	82.4	82.3
SNB	80.4	83.3
ANB	2.0	-1.0
APDI	81.0	95.1
ODI	73.3	58.8
U1-SN	109.0	108.9
L1 to facial	5.0	13.6
IMPA	96.5	94.5

[참고문헌]

1. Pearce JM. Nicolas Saucerotte: Acromegaly before Pierre Marie. Journal of the History of the Neurosciences 2006;15(3):269-275.

G 악관절 강직에 의한 소악증(Micrognathia due to TMJ Ankylosis)

하악이 극히 작아 얼굴이 새 모습처럼 보이는 것은 피에르 로뱅 증후군이나 반안면왜소증 같은 선천성 기형이 아니어도 겸자 분만 등 출산 시의 외상이나 중이염, 유양돌기염, 하악골염 등에 의해 악관절의 강직이 일어나면 하악골의 발육이 억제되어 초래될 수도 있다. 악골의 부조화와 치아가 맹출할 공간이 부족해져 심한 총생이 초래되기도 하는데 호흡에 어려움이 있어 어린 나이에 하악골 신장술을 시행하기도 하고, 성장이 종료되면 교정 치료와 악교정수술을 하기도 한다.

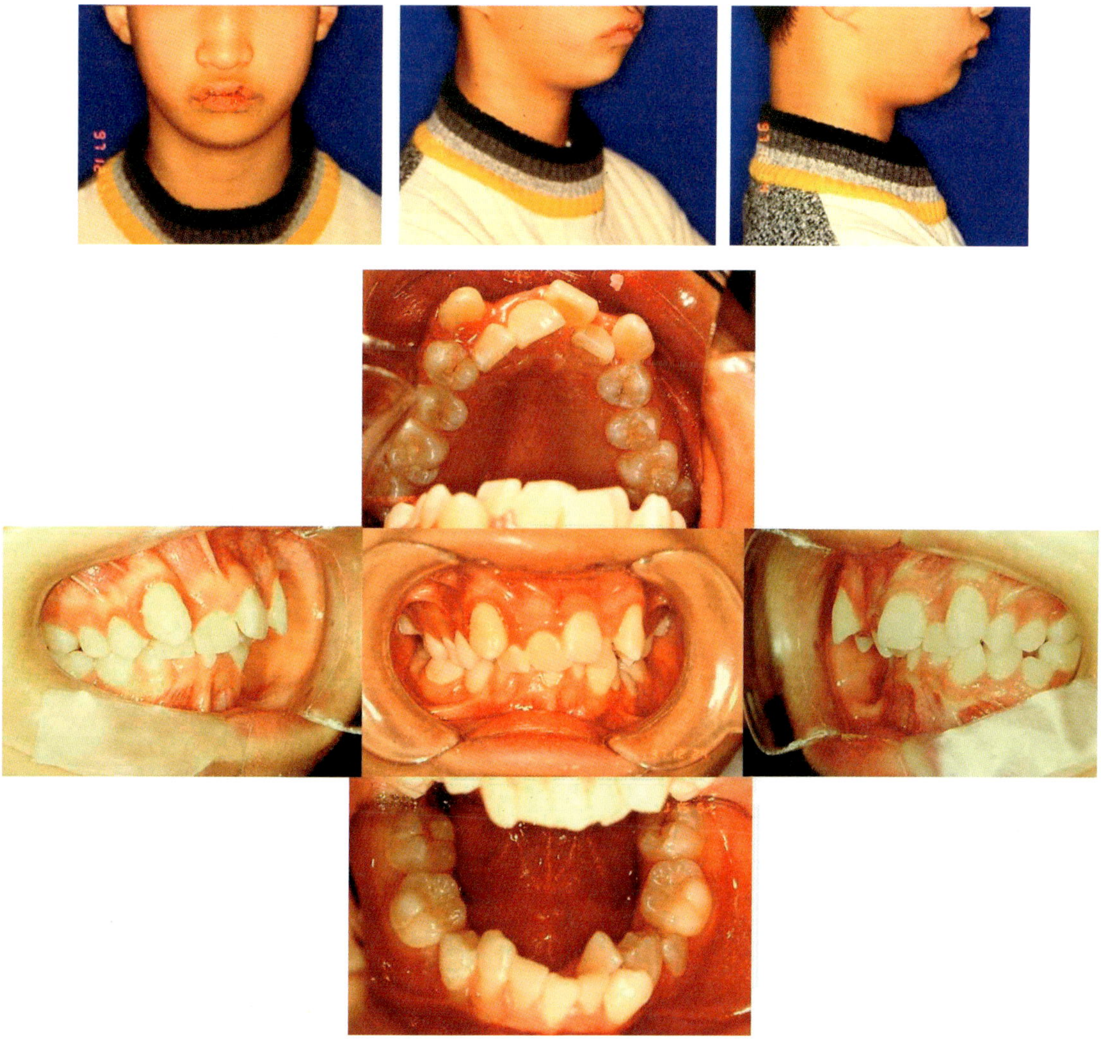

Figure Ⅲ-5-34. Facial & intraoral photo in the patient with micrognathia

[참고문헌]

1. Balaji SM. Bilateral pediatric mandibular distraction for micrognathia with temporomandibular joint ankylosis and sleep apnea. Indian Journal of Dental Research 2017;28(5):588.
2. Li J, Zhu S, Wang T, Luo E, Xiao L, Hu J. Staged treatment of temporomandibular joint ankylosis with micrognathia using mandibular osteodistraction and advancement genioplasty. Journal of oral and maxillofacial surgery 2012;70(12):2884-2892.

6. 사고

A 전기 화상(Electric Burn)

구강악계는 무수히 많은 근육에 의해 기능을 발휘한다. 구륜근(Orbicularis oris), 협근(Buccinator), 익돌하악봉선(Pterygomandibular raphe)에서 기시된 상인두수축근(Superior pharyngeal constrictor) 등이 연속된 띠를 이루며 치열에 외압을 가하고, 이에 대항하여 안쪽에서는 설근(Lingual muscle)이 기능을 한다. 힘들이 균형을 이루는 환경에서 치열이 위치되고 형태를 유지한다. 따라서 치열을 둘러싼 혀와 입술, 뺨 사이의 압력의 균형이 깨지면 치열의 형태가 변화하고 치아가 이동하게 된다. 이러한 맥락에서 입술의 외상으로 인해 반흔 조직이 형성되고 연조직의 수축이 일어난다면 그 부위의 전치들은 설측으로 이동하게 될 것이고, 반면에 입술의 지지조직이 제거된다면 치열궁 안쪽의 혀의 힘으로 인해 치아는 순측으로 경사지게 될 것이다.

소아에서의 전기에 의한 화상 중 가장 호발하는 부위가 구강이다. 아직 전류가 흐르는 상태의 전기 코드를 빨거나 콘센트 부위에 젓가락과 같은 전도체를 끼웠을 때, 또는 벗겨져 있는 전선을 씹는 과정 등을 통해 사고가 발생한다. 이러한 구강 주위의 전기 화상은 차후 반흔 조직을 형성하여 수축되거나, 그 부위의 감염으로 인해 조직이 결손 될 수 있다. 이로 인해 발음, 표정, 섭식, 구강 위생, 치과적 관리, 더 나아가 안면부의 성장에서의 어려움 등이 보고되고 있다. 하지만 체계적인 치료 방법은 확립되지 않은 실정이고, 특히 치과 영역에서는 입술 형태의 재건을 위한 구강악안면외과학에서의 연조직 수술 증례만 보고되고 있고 치열 및 교합에서의 관리를 위한 보고는 드물다.

본 증례는 어린 시절 구순부에 전기 화상을 입고, 하순에 반흔 조직이 형성되어 치열궁 형태의 변화가 온 환자를 교정적인 방법으로 접근하여 치료한 증례이다.

증례

11세 5개월의 남자 어린이가, 이가 삐뚤하다는 것을 주소로 내원하였다. 생후 6개월에 외국에서 전깃줄을 깨물어 아랫입술에 화상을 입었다. 상, 하순 좌측부의 반흔 조직으로 인해 하순의 힘이 강하고 입술이 매우 작았다. 측모에서는 전안모 고경이 길고, 하순이 얇고 편평하였다(Figure Ⅲ-6-1).

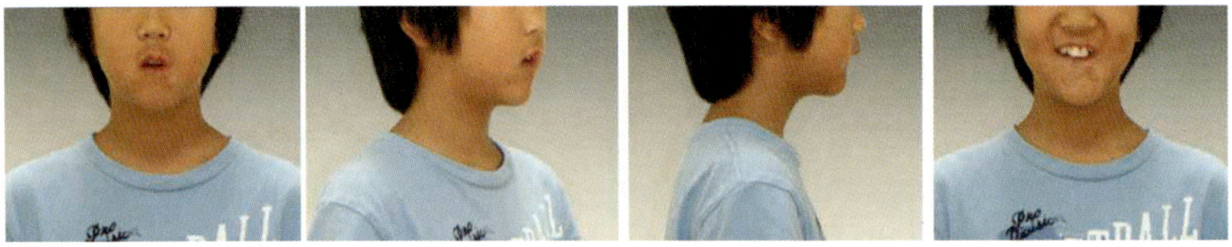

Figure Ⅲ-6-1. Pretreatment facial photos.

구강사진을 촬영할 때 전체 악궁을 촬영하기 어려울 정도로 입이 작았고(小口症, Microstomia), 하순의 압력으로 인해 하악 전치가 설측 경사되었고, 큰 수평 피개(7mm)를 보였다. 하악에서는 총생이 심해 본원 내원 전, 이미 좌·우측 제 1소구치를 발거했음에도 불구하고 상하악 전치부의 심한 총생이 관찰되었다. 구강 위생이 불량하여 다수 치아들(#16,24,26,36,41,46)이 탈회되어 백색 반점(white spot)이 보였다. 좌우측 제 1대구치는 Angle I급 관계이며, 손톱 깨물기 습관이 있었다(Figure Ⅲ-6-2).

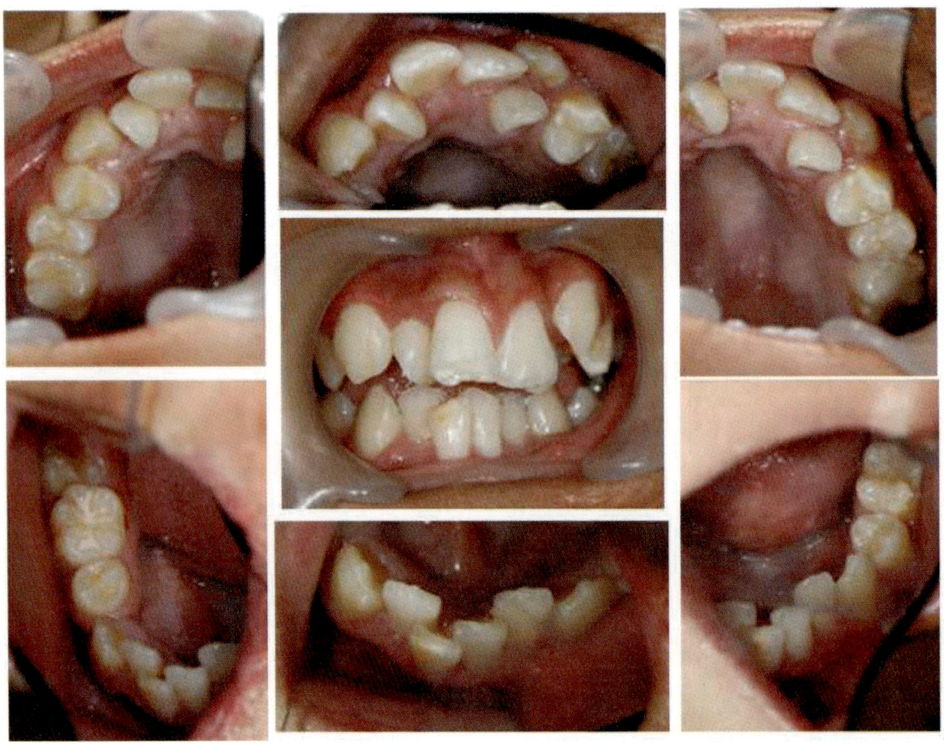

Figure Ⅲ-6-2. Pretreatment intraoral photos.

파노라마 방사선사진에서 보면 상하악에서 좌우측 제 1소구치 발거로 인해 제 2소구치 치축이 근심으로 경사되어 있었다. 측모두부방사선사진에서는 하악각이 크고, 하악체가 짧은 발산형 골격

관계를 보였다. 하악 전치가 IMPA 75.5°으로 심하게 설측 경사되어 있으나 상하악골의 전후방적 관계는 양호하였다. 성장 단계는 CVMI(Cervical Vertebrae Maturation Indicator) 2 단계로 상당한 양의 사춘기 성장이 남아있는 시기였다(Figure Ⅲ-6-3, Table Ⅲ-6-1).

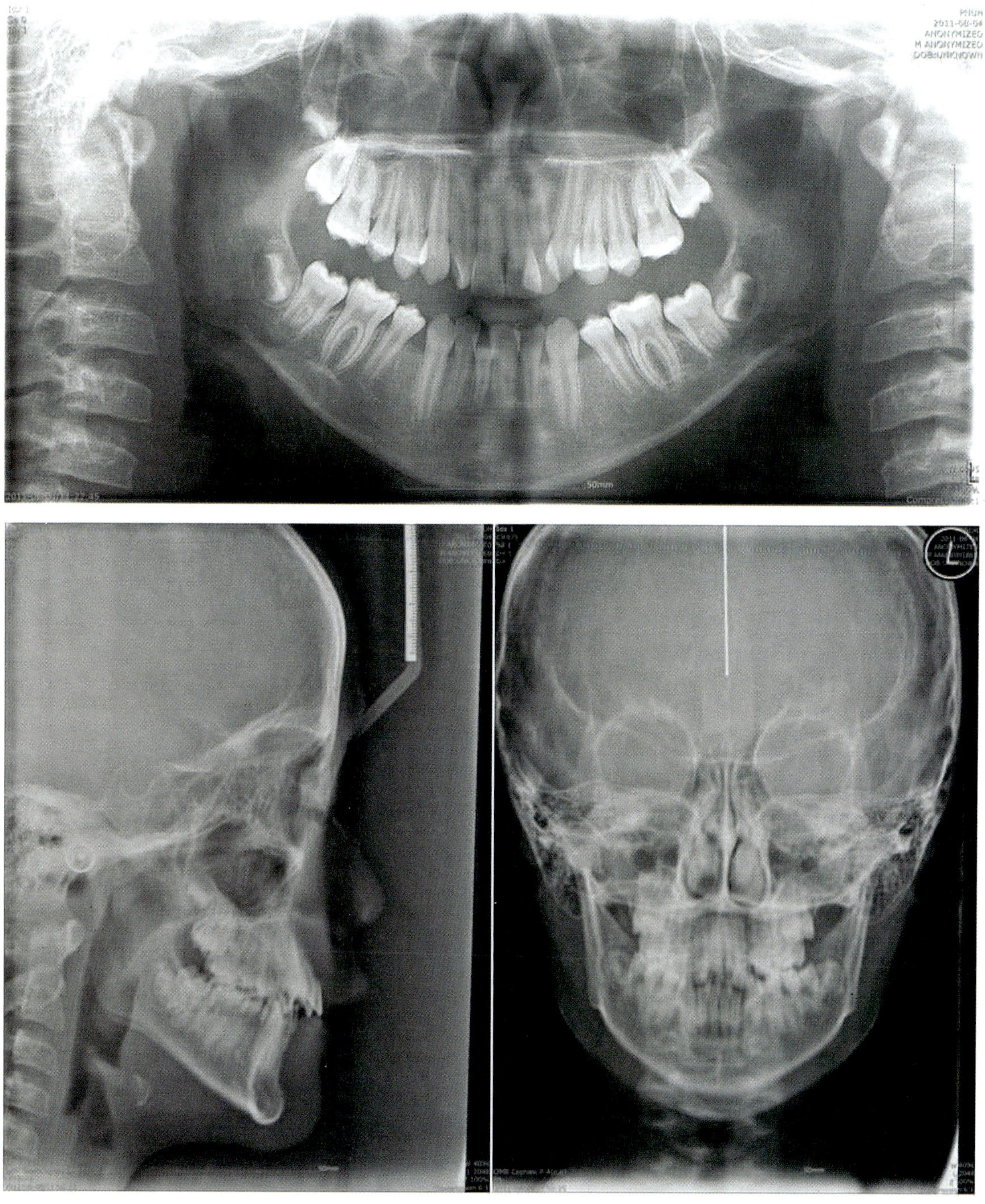

Figure Ⅲ-6-3. Pretreatment panoramic radiograph and lateral & PA cephalograms.

Table Ⅲ-6-1. Cephalometric measurements of pretreatment.

	Mean	Pretreatment
SNA	81.6	80.8
SNB	77.0	76.7
ANB	3.0	4.1
APDI	80.0	76.0
ODI	69.4	65.6
Gonial angle	122.3	**132.1***
FMA	25.0	**32.8*****
U1 to SN	105.6	104.4
IMPA	94.4	**75.5*****

* indicates 1 SD (standard deviation)

심한 소구증이었기 때문에 트레이를 이용한 모형 채득이 불가능하였고, 따라서 Cone Beam Computed Tomography(CBCT)를 분석하여 치아-공간 부조화를 평가하였다. 상악에서는 8.5mm, 하악에서는 4.7mm(좌우측 제 1소구치가 이미 발거되었음에도)의 공간이 부족하였다(Figure Ⅲ-6-4). 같은 분석 결과에 따라, 수직적 안모를 갖는 골격성 Ⅰ급 부정교합, 심한 총생으로 진단하였다.

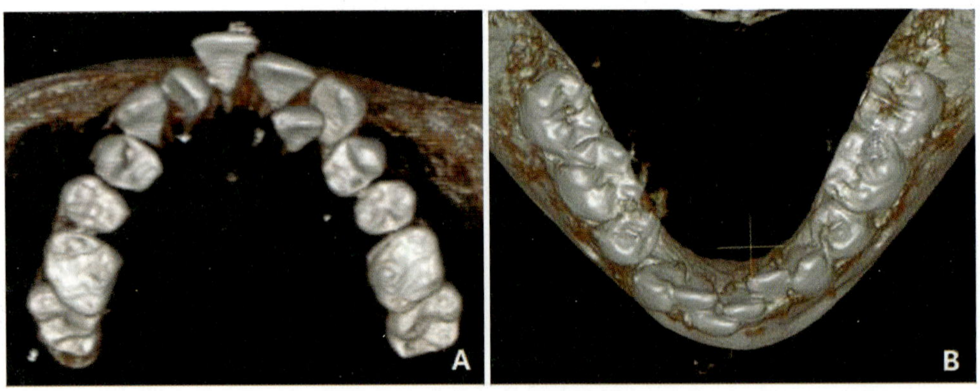

Figure Ⅲ-6-4. Arch-length discrepancy for Cone Beam Computed Tomography.

수직적인 골격 부조화는 현재 치료 단계에서는 수용하기로 하였다. 치성 문제인 하악 전치의 설측 경사, 상하악 전치부에 집중되어 있는 총생, 그리고 불량한 구강 위생 등은 하순의 반흔 조직으로 인한 비정상적인 압력 때문이라고 생각되었다. 따라서 하악에서 lip bumper 사용하여 하순의 힘을 차단하기로 하였다. 하악에서는 이미 #34,44 발거된 상태여서, 전치가 심하게 설측으로 경사되어 있어 순측 경사를 통해 확장 배열하기로 하였다. 상악에서는 총생 개선을 위해서 좌우측 제 1소구치를 발거하고, 이를 통해 정상적인 전치의 수평 피개를 확립하기로 하였다. 환자가 가지고 있는 한계점으로 인해 치료 결과가 이상적이지 않을 수 있고, 치료 과정 중에 어려움이 있다는 것을 보호자에게 알렸다.

상악에서는 좌우 제 1소구치를 발거하고 좌우측 측절치를 제외한 모든 치아에 K-Smart 브라켓 (Daeseung Medical Co., Seoul, Korea)을 부착하여 초기 레벨링을 시행하였다. Lace-back 및 elastic module 이용하여 #13,23을 원심으로 이동시켰고, 측절치를 배열하기 위한 공간을 마련한 후에 이 치아들에도 브라켓을 부착하였다(Figure Ⅲ-6-5).

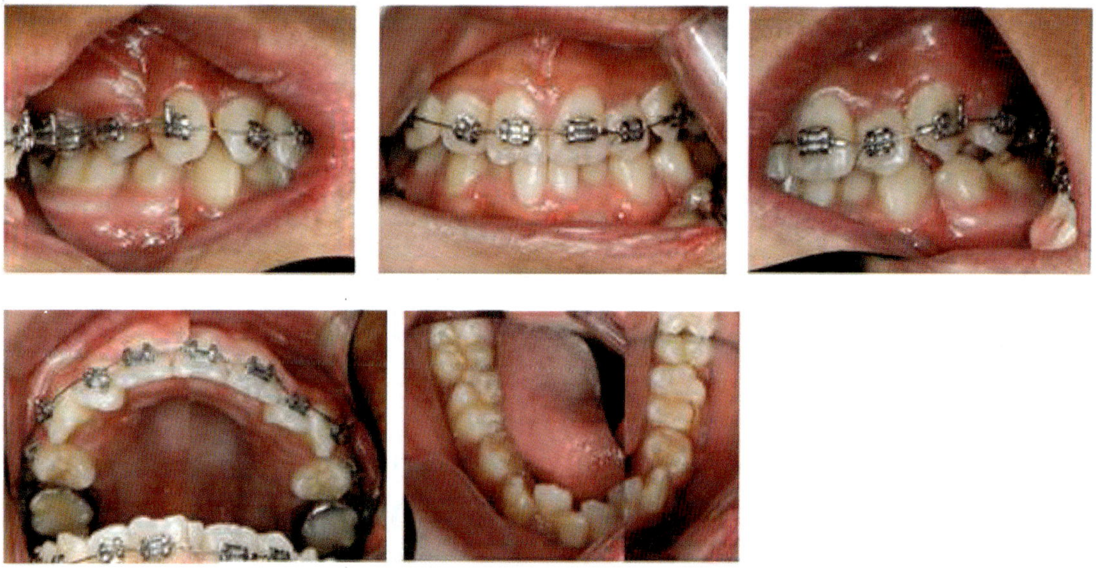

Figure Ⅲ-6-5. 6 months progress

하악에서는 설측 경사된 전치의 확장배열 및 치료 후 유지를 위해 하순의 힘을 줄이는 것이 관건이었다. 계획대로 치료 초기 단계에서 하순의 힘을 차단하기 위하여 lip bumper를 착용하였다 (Figure Ⅲ-6-6). 하지만 구내로도 형성된 하악 순측 전정의 반흔 조직으로 인해 가동 조직이 부족하였고, 상처가 생겨 포기하였다. Lip bumper까지는 아니더라도 하악 전치부의 브라켓 부착을 위해 하악 순측 전정부의 가동성의 조직이 필요하였다. 이에 구개 치은을 공여부로 하는 유리 치은 이식술(free gingiva graft)을 통해 반흔 성형술(scar revision)을 시행하였다(Figure Ⅲ-6-7).

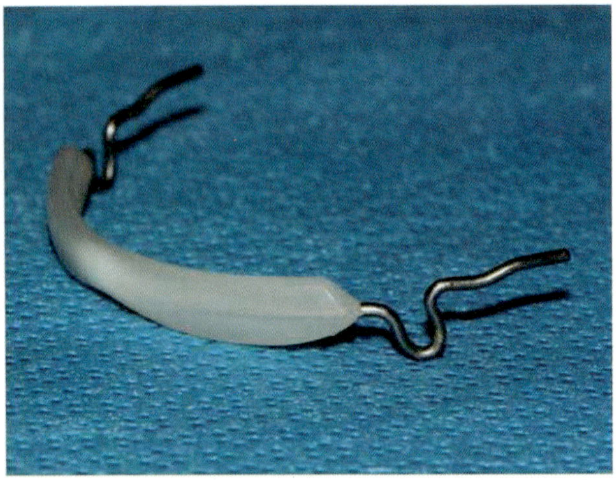

Figure Ⅲ-6-6. Lip bumper

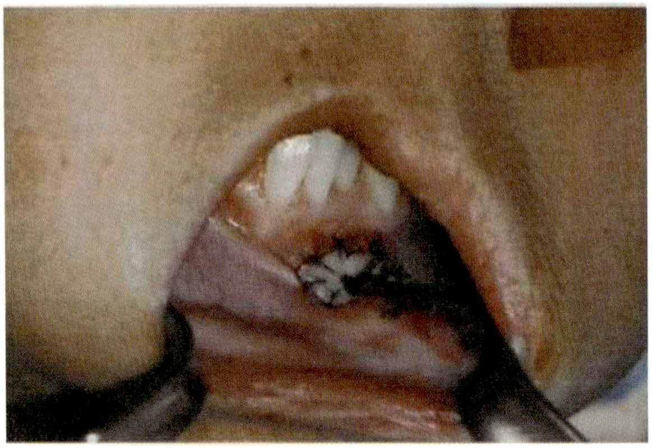

Figure Ⅲ-6-7. Scar revision on mandibular vestibule.

수술 6개월 후 하악 우측 측절치(#42)를 제외한 치아에 브라켓 부착하여 초기 레벨링 시작했다. 설측 경사된 하악 전치의 확장 배열 통해 #42 배열 공간 마련 후, 장치 부착하였다(Figure Ⅲ-6-8). 상하악 치열의 총생 해결되었고, 하악에서는 전치의 순측 경사를 통해 전치피개가 확립되어 치료 시행 1년 10개월 만에 치료를 종료하였다.

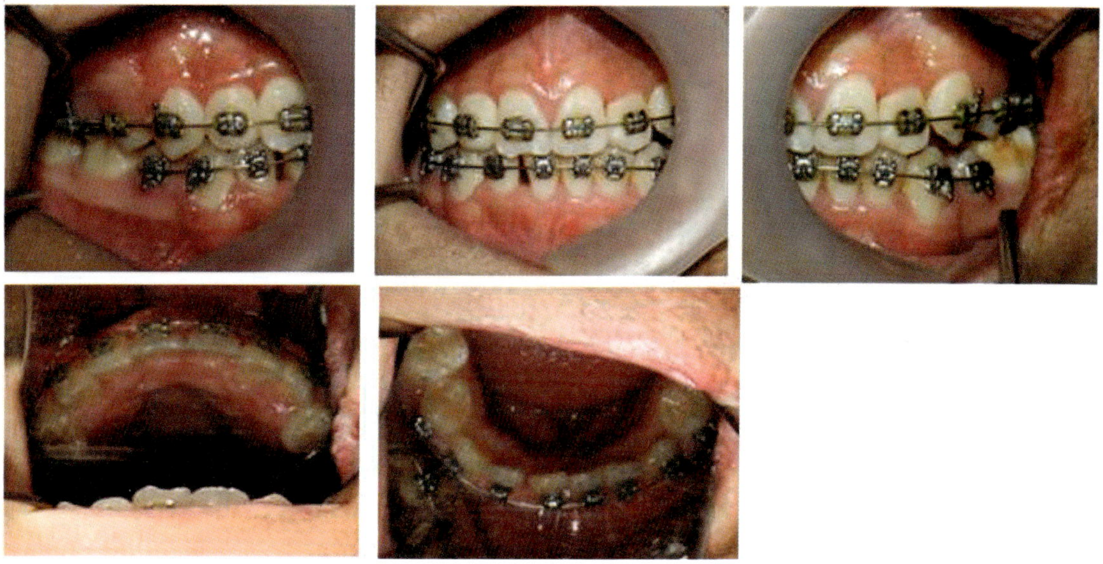

Figure Ⅲ-6-8. 19 months progress

유지장치는 구순의 힘에 의한 치아 배열의 재발을 막고, 구강 위생 관리를 용이하게 할 수 있도록 디자인하였다. 따라서 가철식 보정 장치가 아닌 고정식 보정 장치를 계획하였다. 상악 전치에서는 심미성까지 고려해야 했으므로 설측으로, 하악 전치에서는 잇솔질을 위해 순측으로 고정식 보정장치를 부착하였다. 상악 전치의 설측 및 하악 전치의 순측에 고정식 보정 장치 부착하였다(Figure Ⅲ-6-9).

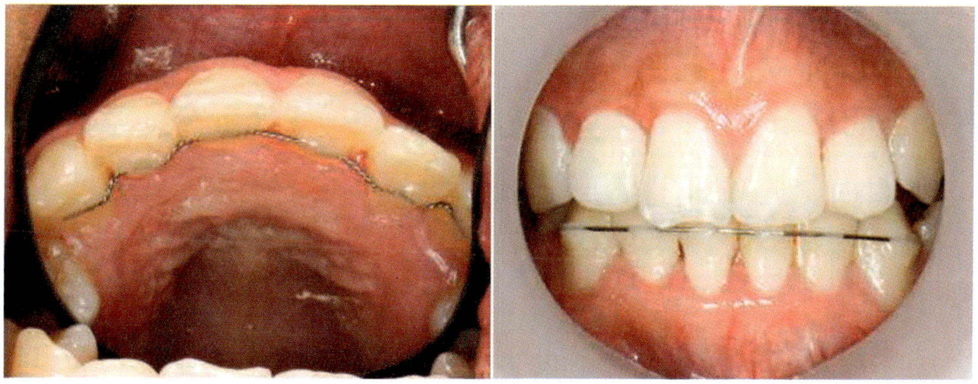

Figure Ⅲ-6-9. Fixed retainer on maxillary and mandibular incisors

구외 연조직은 추가적인 수술 시행하지 않았기 때문에 주목할 만한 안모 변화는 보이지 않았다 (Figure Ⅲ-6-10).

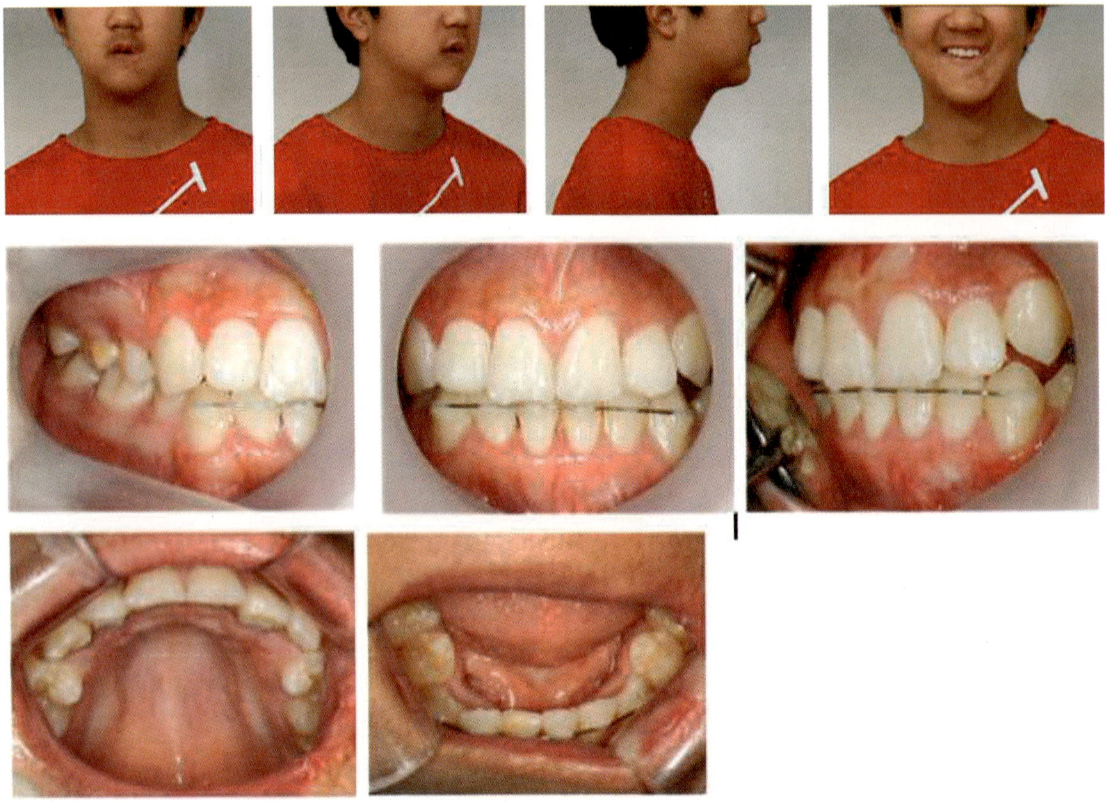

Figure Ⅲ-6-10. Post-treatment extraoral and intraoral photos.

치료 종결 후 파노라마 방사선 사진상, 4개의 제 2대구치 맹출 완료되었다. 하악에서는 제 2소구치 까지만 브라켓 부착하여 배열하였기 때문에, 하악 좌우측 제 2소구치의 치축이 완벽히 조절되지 못하여 아쉬움이 남았다. 측모두부방사선사진을 초진과 비교했을 때, 여전히 수직적으로 과발산 골격 패턴을 나타내지만 전후방적으로 Ⅰ급 골격 관계에는 변화가 없었다. 하순의 힘을 바꾸지 못하였기 때문에 하악 전치에서는 만족할 만큼 순측으로의 경사도를 회복하진 못했으나, 상악 제 1소구치 발거로 인해 상악 전치가 직립하면서 전치 피개는 많이 개선되었다(Figure Ⅲ-6-11, Table Ⅲ-6-2).

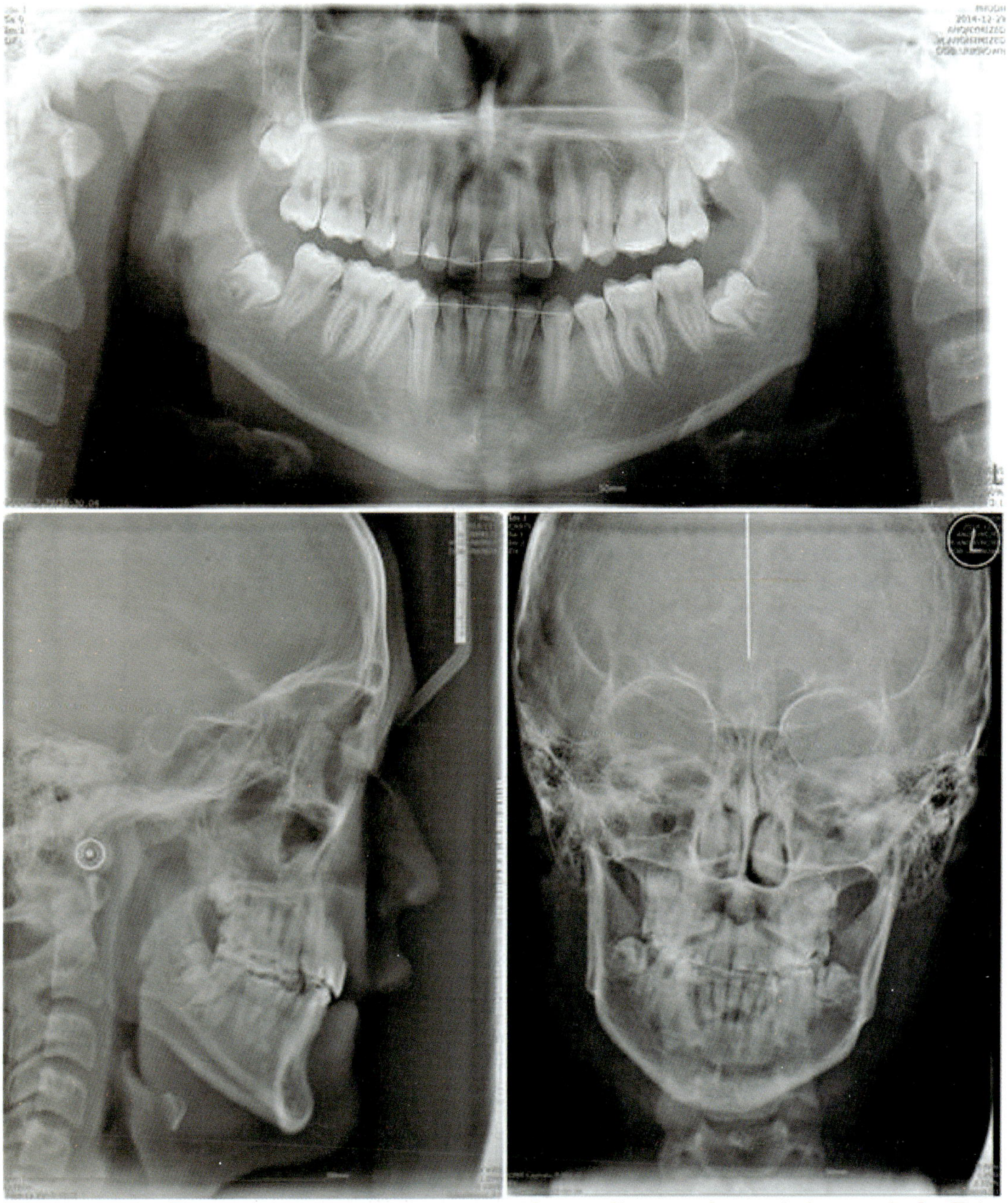

Figure Ⅲ-6-11. Post-treatment panoramic radiograph and lateral & PA cephalograms.

Table Ⅲ-6-2. Cephalometric measurements of pretreatment and post-treatment.

	Mean	Pretreatment	Post-treatment
SNA	81.6	80.8	80.1
SNB	77.0	76.7	78.4
ANB	3.0	4.1	1.7
APDI	80.0	76.0	79.6
ODI	69.4	65.6	66.4
Gonial angle	122.3	**132.1***	**130.1***
FMA	25.0	**32.8*****	**33.4 〉〉**
U1 to SN	105.6	104.4	**90.7****
IMPA	94.4	**75.5*****	**78.6****

* indicates 1 SD (standard deviation), 〉〉 indicates the outside 3 SD range.

치료 종료 17개월 후 경과 관찰했을 때, 치료 종료 시에 비해 하악 전치부가 약간 설측으로 경사된 듯 하지만 유의할만한 이상 소견 없이 치료 결과를 유지하고 있었다(Figure Ⅲ-6-12).

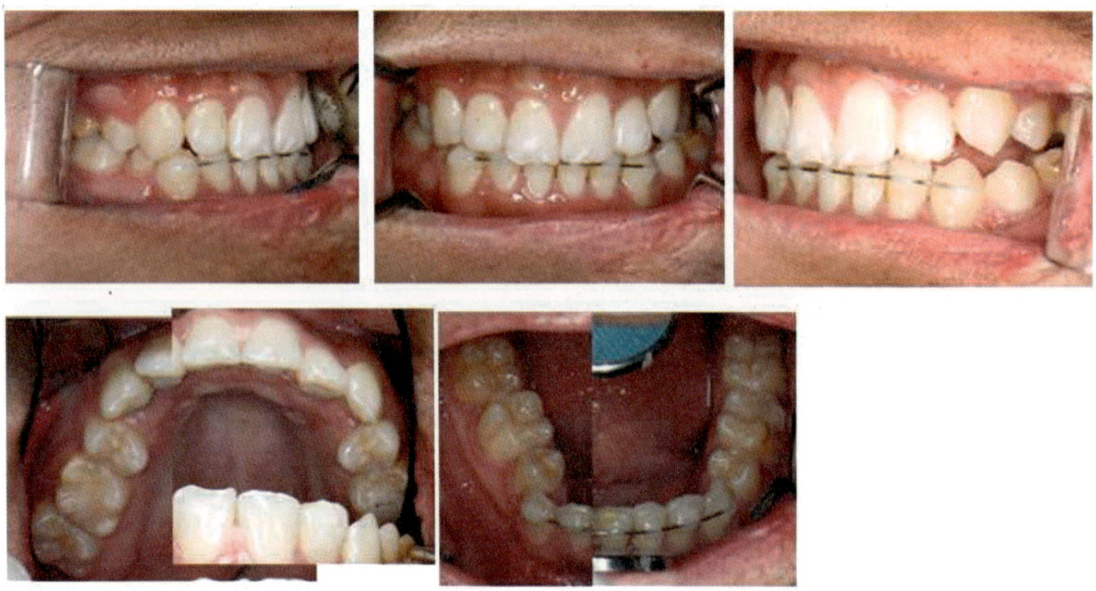

Figure Ⅲ-6-12. 17 months after post-treatment

치료 종료 7년 후 경과 관찰했을 때, 구강 위생 상태 불량한 것 이외에는 유의할만한 이상 소견 없이 치료 결과를 유지하고 있었다(Figure Ⅲ-6-13).

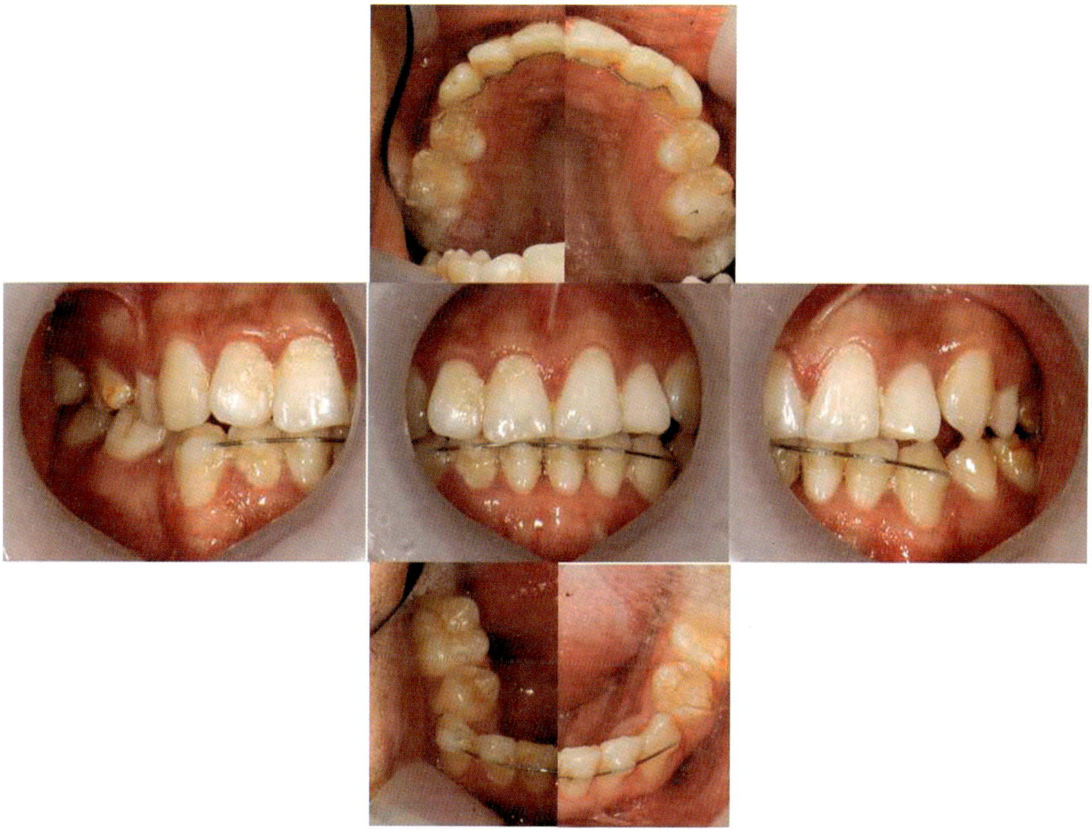

Figure Ⅲ-6-13. After 7 years retention

고찰

어린이에서 전기에 의한 화상은 구강 영역에서 가장 호발하며, 특히 구각부와 상하순에서 많이 발생한다고 보고되고 있다. 사고가 발생할 때 타액이 전도체의 역할을 하고, 두 개의 반대극 사이에서 아크가 형성된다. 소아의 세포질은 전해질의 농도가 높아 환아의 몸이 두 전극 사이를 연결하는 다리처럼 기능하여 전류가 체표면의 외부를 따라 흐른다. 이 과정에서 2500~3000°C 사이의 열이 발생하며 화상을 입는다.

화상 직후에는 손상 부위의 중앙이 꺼져 있고 회백색(grayish-white)을 띠며, 경계는 약간 융기된 홍반 조직(elevated erythematous tissue border)으로 둘러싸인다. 대부분 높은 열에 의해 감각신경이 파괴되어 통증을 느끼지 못하며, 이로 인해 음식이나 타액을 구강 외로 흘린다. 사고 발생 후

2~4주 동안 종창과 출혈을 반복하다가 2차 치유가 시작되는데 대부분이 교원섬유 결합조직(collagenous fibrous connective tissue)에 의해 대체 된다. 이렇게 반흔조직이 형성되어 안정되기까지는 대략 1년의 기간이 소요된다. 반흔 조직으로 인한 입이 작아지기 때문에 심미적, 기능적 문제를 일으킨다.

이 환자는 생후 6개월경에 발생한 구강에서의 전기 화상에 의해 좌측 하순부의 반흔 조직이 형성되어 있는 상태였다. 안정위시의 양 구각부의 평균 거리는 한국 성인 남성의 48.43mm보다 약 21mm나 작은 27.25mm 였다(Figure Ⅲ-6-14). 환자가 성장기임을 고려하더라도 이러한 차이는 매우 심한 microsomia 임을 보여주며 입술의 압력이 과도하게 증가되었을 것이라고 예측할 수 있다.

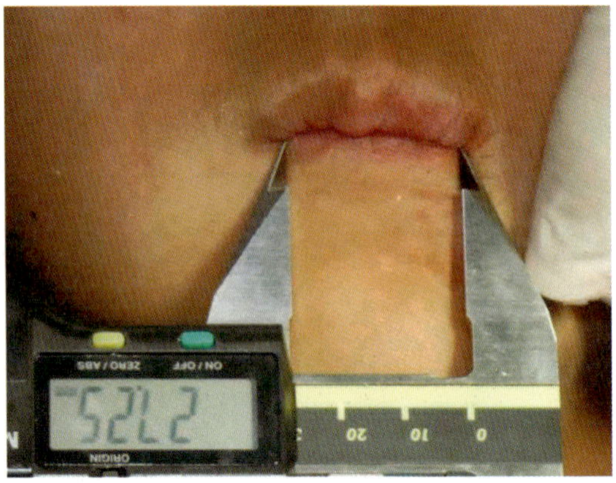

Figure Ⅲ-6-14. Mouth width at rest.

뉴턴의 운동법칙에 의하면 물체에 가해진 힘은 물체를 가속시키거나 또는 다른 위치로 물체를 이동시킨다. 만약 물체가 힘을 받고 있지만 그 속도가 변화하지 않거나 또는 위치의 변화 없이 제자리에 머물러 있다면 이 물체를 둘러싼 힘들이 평형상태에 있다고 할 수 있다. 이러한 면에서 생각해보면 치열을 둘러싼 힘들은 평형상태에 있고, 따라서 치열은 힘들이 균형을 이루는 위치에서 자리하게 된다. 치아의 위치나 치열의 형태에 대해 영향을 주는 요소로는, 저작, 연하, 발음 시에 발생하는 단기간의 압력보다는 평상시에 발휘되는 약하지만 계속되는 입술, 볼 및 혀로부터의 압력이 더 중요하다는 것이 알려져 있다. 압력의 변화가 나타나는 위치와 우세한 압력의 방향에 따라 변화가 나타나는 부위와 양상, 정도가 결정된다. 본 증례는 치열의 외측에 있는 입술의 압력증가로 인해 하악 전치가 심한 설측경사를 보였다.

반면 본원에 내원한 다른 환자로, 생후 3세 경 전기콘센트에 젓가락을 넣어 하안면부의 전기 화상을 입었다. 연조직 손상의 정도가 심하여 입술이나 볼에 의한 지지가 결여되면서 치열 안쪽의 혀에 의한 압력에 의하여 하악 전치의 심한 순측 경사가 관찰되었다(Figure Ⅲ-6-15).

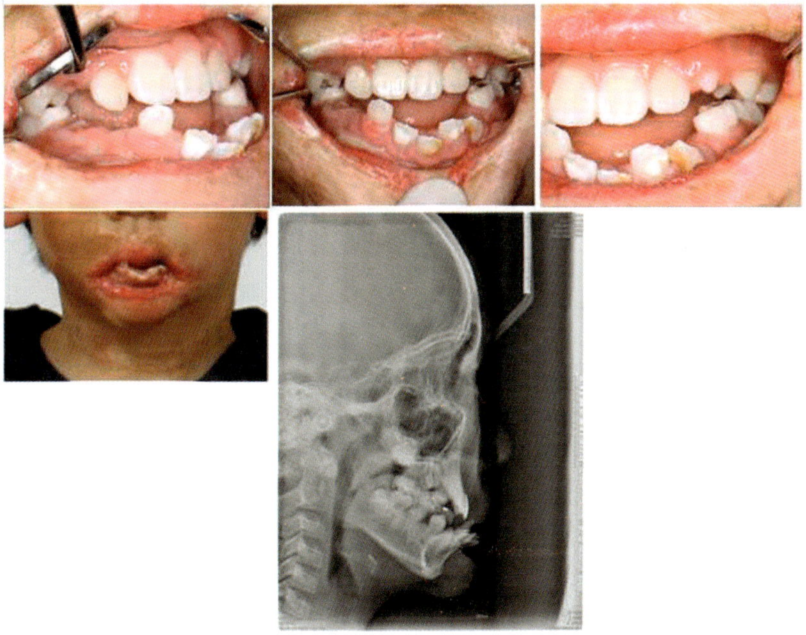

Figure Ⅲ-6-15. Facial, intraoral photos and lateral cephalogram.

변형된 근신경계의 압력을 균형적인 상태로 바꾸어 줄 수 없다면, 치료 후에도 지속적인 압력에 의해 재발이 일어난다. 치아의 위치가 불안정한 상태에 있다면 영구적인 보정을 할 수 밖에 없는데, 이 환자에서는 상악에서 통상적으로 적용하는 가철식 보정 장치가 아니라 전치부 설면에 고정식 보정 장치를 부착하여 유지에 주의를 기울였다. 또한 환자는 심한 소구증으로 구강 위생 관리의 어려움을 가지고 있었기 때문에 이를 고려하여 하악에서는 전치부 순면에 고정식 보정 장치를 부착하였다.

전기 화상을 입은 환자는 선천적 기형을 가지고 있는 환자처럼 신체적, 생리적 상황에서의 제한 요소가 많다. 따라서 통상적인 방법이 아닌 환자의 상황에 맞추어 치료에 접근해야 하며 그 과정에서의 치료 계획의 수정도 불가피하다. 본 환자에서는 반흔 조직으로 인해 입술이 매우 작아서 트레이를 이용한 모형의 채득이 어려웠는데, 이에 CBCT를 이용하여 치아 공간 부조화를 분석할 수 있었다. 또한 치료계획 수립 시, 하순의 힘을 차단하기 위하여 lip bumper를 장착하기로 하였으나 하악 전정부의 가동 조직이 부족하여 환자가 심히 고통스러워하였고, 이를 개선하기 위하여 교정 치료 과정에서 전정부의 반흔 성형술을 실시하였다. 치료의 아쉬움으로 남는 하악 좌우측 제2소구치의 근심경사 또한, 제 1대구치까지 브라켓을 부착했을 때의 환자의 고통과 비교했을 때 수용해야 하는 부분이었다.

전기 화상을 입은 환자를 치료하는 경우는 교정치과의사들에게 매우 드문 일이며, 예상치 못한 어려움에 맞닥뜨릴 수 있다. 그럼에도 불구하고 이런 환자들에게 있어 교정적 치료를 통한 치열의 회복은 기능과 심미, 두 가지 측면에서의 분명한 개선을 가져올 수 있을 것이다.

어린이에서 구강 영역의 전기 화상은 그 주위를 둘러싼 연조직의 손상을 가져오며, 이로 인해 치열을 둘러싼 구강악계의 힘의 평형은 깨지게 된다. 환자가 성장하는 동안 약하지만 계속되는 입술, 뺨, 혀로부터의 무너진 힘의 평형은 치아의 위치를 결정하는 요소이며, 압력의 변화가 나타나는 위치와 그 방향에 따라 변화가 나타나는 부위와 양상, 정도가 결정된다.

전기 화상을 입은 환자는 선천적 기형을 가지고 있는 환자와 마찬가지로 환자가 처해있는 상황에서의 제한 요소가 많지만 교정치료로 치열을 회복하면 기능과 심미의 개선을 가져올 수 있다. 이 경우 변형된 근신경계의 힘의 균형을 고려하여 치료 후 유지에도 특별한 노력을 기울여야 한다.

[참고문헌]

1. Brodie AG. Muscular factors in the diagnosis and treatment of malocclusion. Angle Orthod 1953;23:71-77.
2. Dado DV, Polley W, Kernahan DA. Splinting of oral commisure electrical burns in children. J Pediatr 1985;107:92-95.
3. Swain FR, Pinkham JR. Treatment of lip commissure burns with a commissural stabilizing splint. Quintessence Int 1983;8:789-798.
4. Young TL, Rcisinger KS. Wall socket electrical burns: Relevance to health education. Pediatrics 1980;65:825-827.
5. Heinle JA, Kealy GP, Cram AE, Hartford CE. The microstomia prevention appliance: 14 years of clinical experience. J Burn Care Rehabil 1988;9:90-91.
6. Yeroshalmi F, Sidoti EJ Jr, Adamo AK, Lieberman BL, Badner VM. Oral electrical burns in children-a model of multidisciplinary care. J Burn Care Res 2011;32(2):e25-30.
7. Canady JW, Thompson SA, Bardach J. Oral commissure burns in children. Plast Reconstr Surg 1996;97:738-744.
8. Ackerman AB, Goldfaden GL. Electrical burns of the mouth in children. Arch Dermatol 1971;104:308-311.
9. Linebaugh ML, Koka S. Oral electrical burns: etiology, histopathology, and prosthodontic treatment. J Prosthodont 1993;2(2):136-141.
10. 지국섭, 김광원. 정상교합자의 미소시 구순 형태에 관한 연구. 대치교정지 1996;26(2): 197-204.
11. Proffit WR, Fields HW, Sarver DM. Contemporary Othodontics. 5th ed. St. Louis, Missouri: Elsevier/Mosby 2013.

B 교통 사고(Traffic Accident)

교통사고에 의한 악골 골절과 치아의 파절, 연조직 손상은 심각한 부정교합과 기능의 장애를 초래할 수 있다. 사고가 난 시기, 부위와 정도, 치료의 적합도에 따라 다양한 양상을 보이게 된다. 대학병원 교정과에는 이러한 환자들이 많이 내원하고 있는데, 단순한 치료 외에도 가해자와의 보상 문제, 자동차 보험에서의 적용 범위 등으로 치료에 어려움을 겪을 수 있다. 특징적인 세 증례를 소개한다.

증례 1

12세 여자 어린이가 "이가 안나요, 이가 바르게 펴졌으면 좋겠어요."를 주소로 교정과에 왔다. 6세에 트럭과 충돌하여 상악골 골절을 포함하여 얼굴을 다쳤다고 하였다.

상악골이 약간 전방에 위치하나 상악 전치는 설측경사되어 오히려 반대교합이고, 발산형(hyperdivergent) 골격 패턴이었다. 턱끝(이부, menton)이 발달되지 못하고 후방위치하며 입을 다물지 못하였고 억지로 다물게 하면 이부 긴장(mentalis action)이 관찰되었다. 상악골이 틀어져(yawing) 좌측이 우측보다 전방으로 위치하였다. 앞에서 보면 눈(동공)은 오른쪽이 낮고, 입술은 오른쪽이 낮은 경사를 보였다. 구강 사진에서 아직 다수의 유치가 남아있어 치아교환이 또래에 비하여 현저히 늦었나. 상악 좌측 중절치가 보이지 않았는데 방사선사진에서는 상악 좌측 측절치의 상방, 순측에 위치한다. 하악좌측 제 1소구치는 유치의 하방에 협측으로 기울어져 수평 매복되어 있었다. 상악 우측 측절치가 왜소치이며, 좌측 측절치는 치근 만곡이 있으며 설측으로 위치하였다. 상악에서 6.0mm의 공간 부족을 보였다.

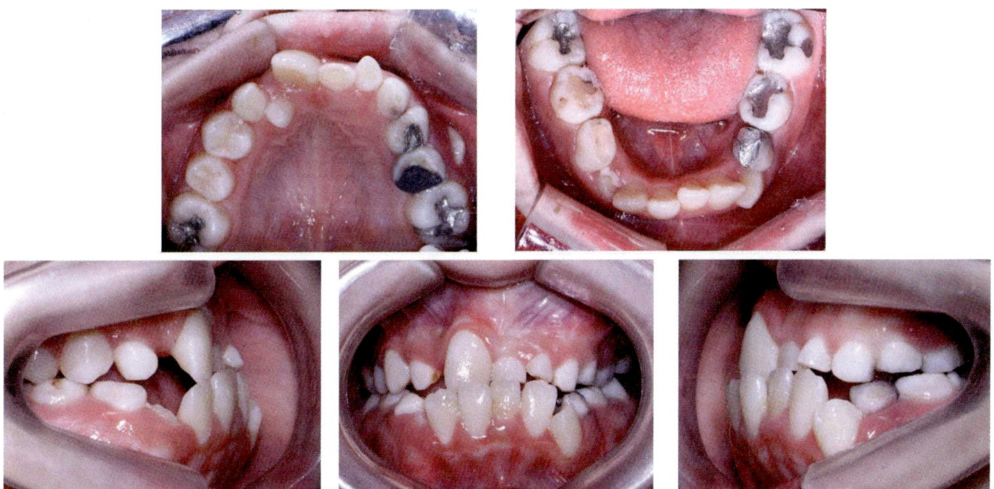

Figure Ⅲ-6-16. Pretreatment intraoral photos

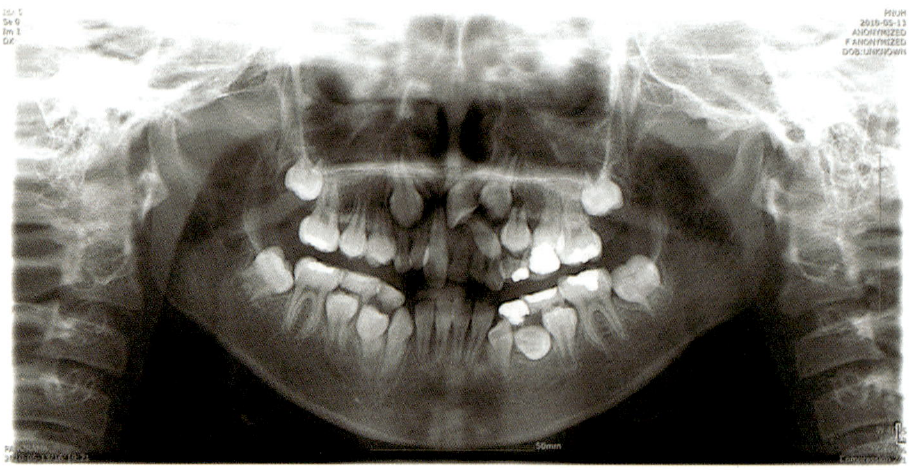

Figure Ⅲ-6-17. Pretreatment panoramic radiography

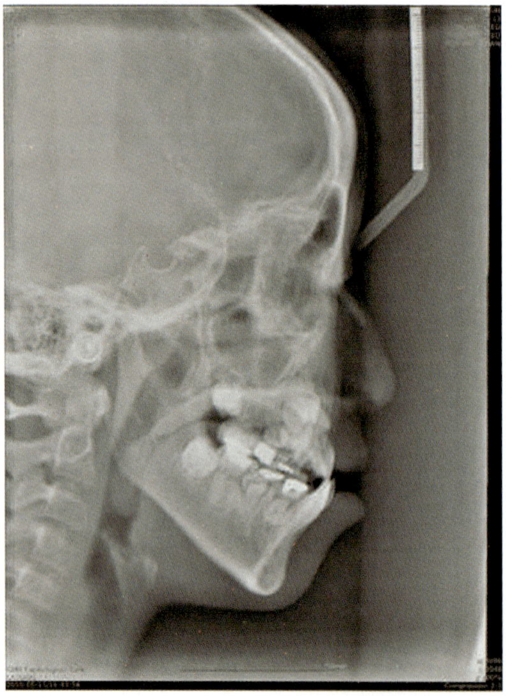

Figure Ⅲ-6-18. Pretreatment lateral cephalogram

약간의 입술 돌출과 안면 비대칭이 있으나, 여러 개의 치아가 매복되어 있어 일단 유치부터 발치하고 영구치 맹출을 관찰 후 공간부족 고려하여 발치를 결정하기로 했다. 3년 후에 공간이 부족하여 상악에서는 결함이 있는 좌·우측 측절치를, 하악에서는 악간관계 개선 위해 좌우측 제 1소구치를 뽑기로 하였다. 상악 좌·우측 제 1소구치와 제 1대구치에 밴드를 맞추어 설측호선으로 연결해 고정원을 보강하고 매복된 상악 좌측 중절치와 견치를 견인하였다.

하악에서는 전치를 후방으로 경사시키고 잔존 공간으로 구치를 전방이동시켜 발치공간을 폐쇄하였다. 약 5년 간의 교정치료로 비교적 양호한 교합을 얻고 적극적인 치료를 마쳤다. 교정장치 제거 후 2년 6개월까지 치료 결과가 양호하게 잘 유지되고 있다.

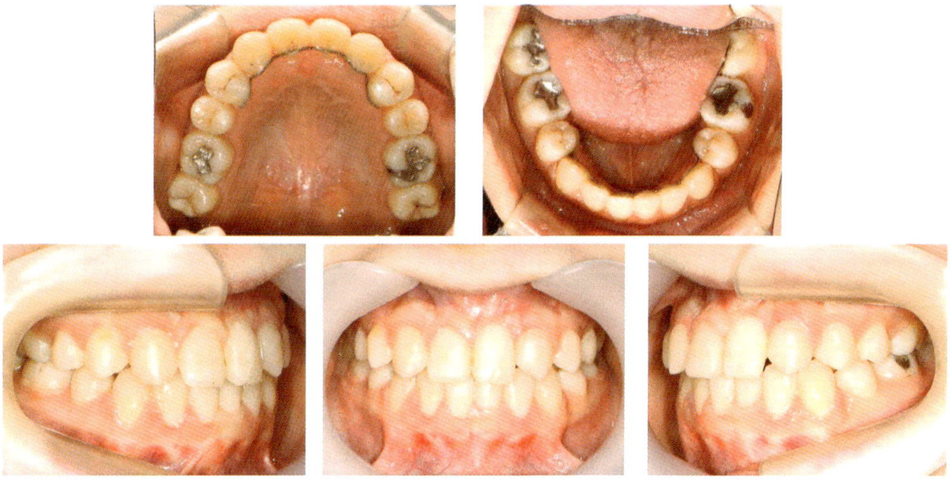

Figure Ⅲ-6-19. Intraoral photo after debonding

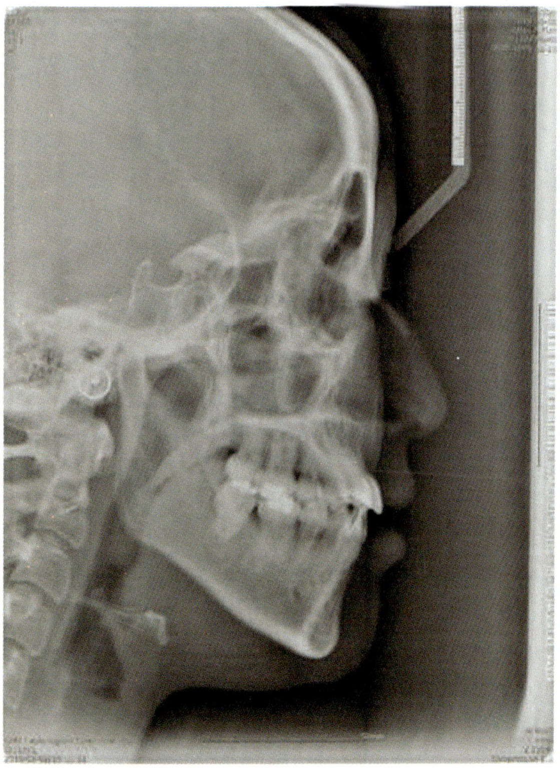

Figure Ⅲ-6-20. Lateral cephalogram after debonding

고찰

이 환자는 교통사고 후유증으로 다수 치아가 매복되어 있었을 뿐 아니라, 심한 아토피, 빛에 대한 과민으로 무영등을 켜면 눈물을 흘리는 등 치료에 어려움이 많았다. 자동차보험의 치료비 지원 여부, 가해자와의 배상 문제 등 치료 외적인 문제도 있었다. 매복된 치아의 맹출 때문에 치료가 상당히 길어졌으나 그런대로 양호한 교합을 달성할 수 있었다.

증례 2

18세 여성이 "이가 삐뚤삐뚤해요, 그리고 턱이 나오고 비대칭이어요."를 주소로 내원하였다. 6세에 어머니가 몰던 승용차를 타고 가다가 정지된 컨테이너와 충돌하여 안와 하연을 포함하여 여러 군데가 골절되었다고 하였다. 상악골이 후퇴되었고, 구치부는 우측은 III급, 좌측은 II급이었다. 눈, 코, 상악, 하악이 모두 비대칭이고 구개에 반흔 조직이 있었으며 상악궁이 협착되었다. 심한 총생(상악에서는 24mm, 하악에서는 10.1mm)이 있다. 다수 치아에서 법랑질 형성에 문제가 있었고 하악 좌측 중절치는 치은 퇴축이 심하다. 상악 제 2대구치는 치관이 부분적으로 파절되어 있었다. 악관절장애의 증상도 있었으며 입을 벌릴 때 턱이 오른쪽으로 틀어지며 벌어지는 것이 관찰되었다. 상악골 후퇴로 인한 골격성 III급 부정교합으로 폭경부조화와 안면비대칭이 있었다.

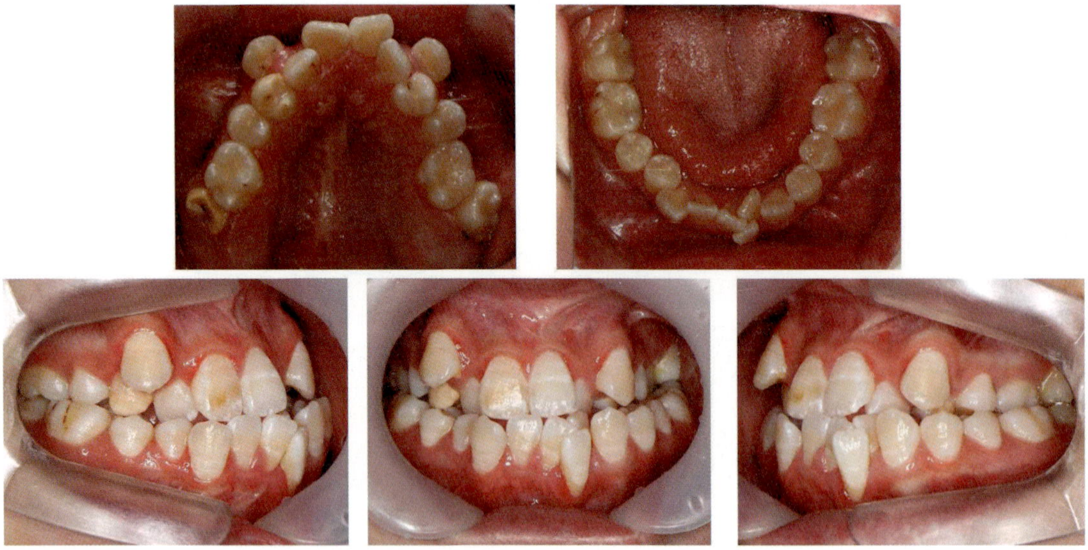

Figure III-6-21. Pretreatment intraoral photos

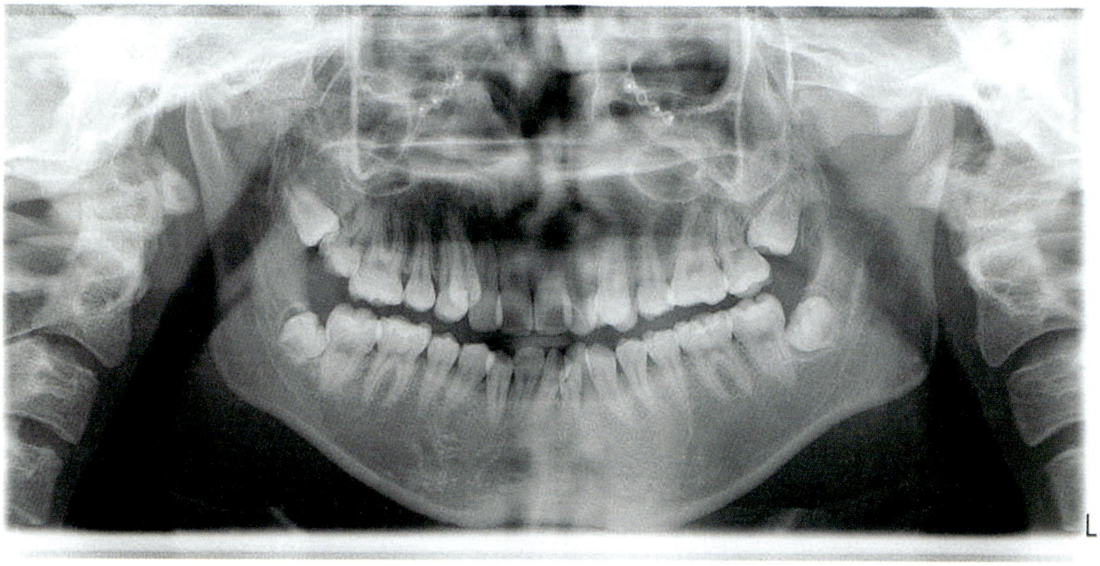

Figure Ⅲ-6-22. Pretreatment panoramic radiography

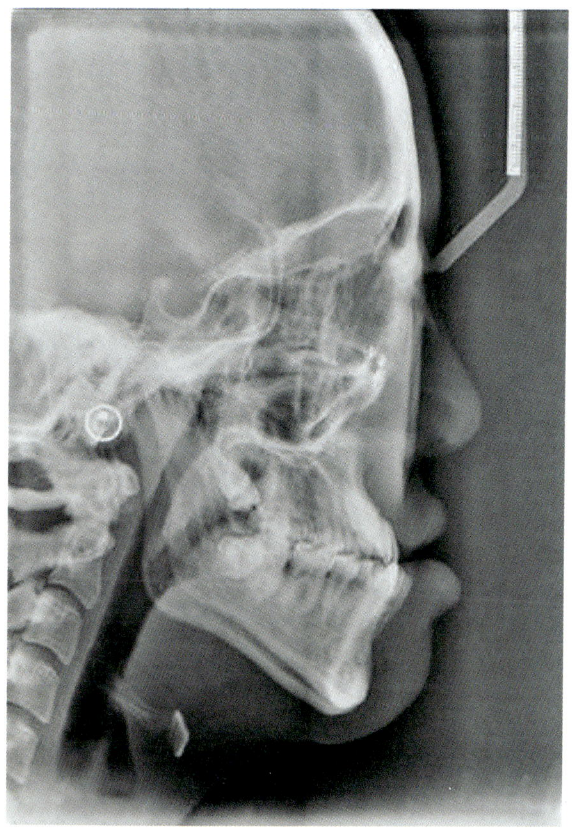

Figure Ⅲ-6-23. Pretreatment lateral cephalogram

좁은 상악 폭경의 개선과 공간 확보를 위해 상악골 급속확대(Rapid Palatal Expansion)로 8mm 확장 후, 상·하악에서 제 1소구치 4개를 발치하고 치아배열을 하였다. 그후 상악은 Le Fort I osteotomy하여 후방부를 함입하고(posterior impaction), yawing을 개선하기 위해 회전시킨 후 이를 기준으로 하악을 후방위치 시켜 골격 관계를 개선하고 교합을 안정시키고자 하였다.

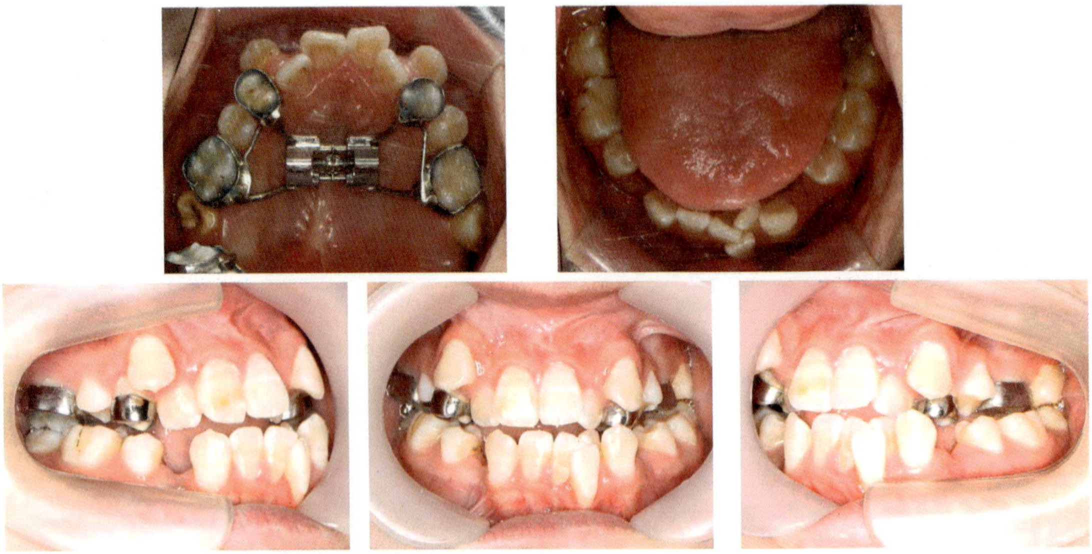

Figure III-6-24. Treatment progress

대체로 치료 계획대로 진행되었으나 수술을 위한 구강악안면외과와의 최종 협의에서 상악골도 3mm 전진시키며, 앞에서 보면 오른쪽 턱이 더 커 보이고 턱끝이 비대칭이므로 이부성형술(genioplasty)과 하악우각부 다듬기(angle reduction)도 하기로 결정하였다. 수술전 교정 1년 10개월 후 수술을 하였고, 한 달 후 내원하였을 때 여전히 얼굴의 오른쪽이 좀 더 커 보이며 턱을 벌리기 불편하다고 하여 수술을 한 구강악안면외과 교수와 의논하였으나 이부의 상처 때문에 그렇게도 볼 수 있으나 관점을 바꾸면 다르게 보이는데 여하튼 더 이상은 못하며, 턱관절 문제는 개구 훈련을 하는 수 밖에 없다고 하였다. 수술 후 9개월에 걸쳐 교합을 더 정밀하게 맞추고 교정장치를 제거한 후 유지 단계에 돌입하였다. 상악의 가철식 유지장치를 잘 끼지 않은 때도 있고 구강위생도 좋지 않았으나 수술과 교정치료의 결과는 비교적 잘 유지되고 있다.

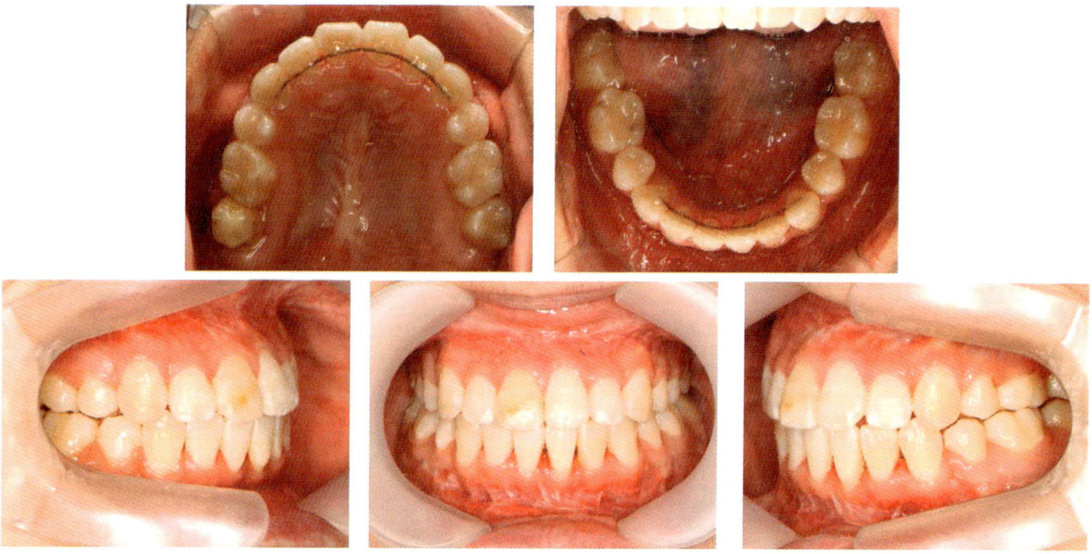

Figure Ⅲ-6-25. Intraoral photo after debonding

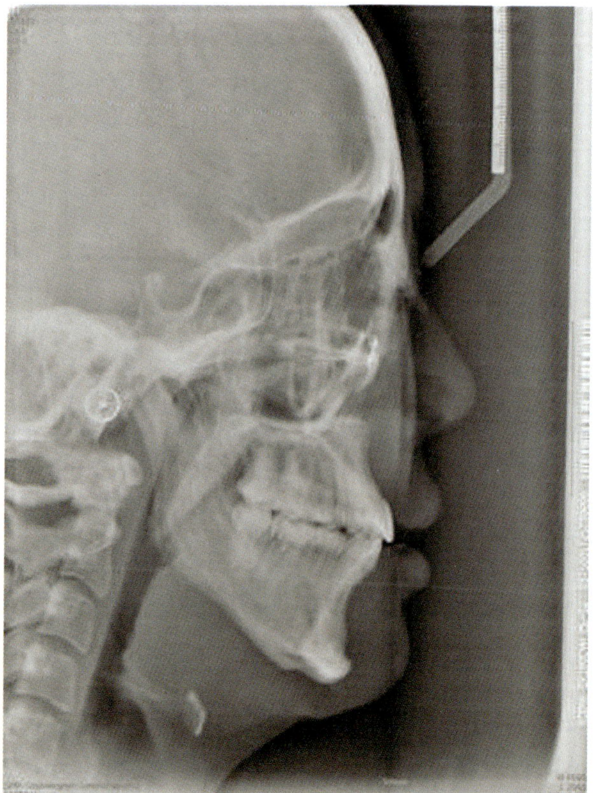

Figure Ⅲ-6-26. Lateral cephalogram after debonding

고찰

상악골을 포함한 안면부의 골절을 경험한 환자는 구순구개열 환자에서와 비슷한 문제들이 있다. 사고 후 골절된 상악골은 근육에 의해 당겨져 후퇴된다. 이런 환자에서는 교정치료에서 사용하는 상악골 전방견인이 도움이 될 수 있으나 응급 상황에서 적용하기는 쉽지 않겠다. 골절의 치료 후에는 반흔조직의 영향으로 성장기에 악골 성장의 부전, 삼차원적으로 왜곡된 얼굴 형태, 조직의 결손 등이 문제가 된다. 이 환자도 그러한 양상을 보였다. 처음에 비해서는 많이 개선되었는데도 환자와 보호자가 잔존된 문제들에 대해 계속 불만을 제기하였다. 또 2017년 10월에 수술을 하였는데 이 당시 구순구개열과 안면기형 환자는 악교정수술이 건강보험의 도움을 받을 수 있었으나 교통사고로 인한 후천성 악안면변형은 해당되지 않았다. 환자의 보호자는 수술 직후 자동차보험이 아니면 건강보험 적용을 받게 해 달라고 여러 경로를 통하여 민원을 제기하였다.

증례 3

26세 6개월의 여성 환자가 전치부 개방교합을 주소로 내원하였다. 2년 전 교통사고로 인해 우측 상악골에 금이 가고 상악 전방 치조골과 치아가 파절되었다. #12 발거되고 #11, 21, 22 신경치료를 시행한 뒤 #11-13 splint 상태였다. 전치부 개방교합, 발산형 골격 형태 및 안면비대칭 개선에 있어 양악수술을 추천하였으나 환자가 악교정 수술은 원하지 않아 상하악 치아 배열 및 구치 압하를 통해 주소를 개선하기로 하였다.

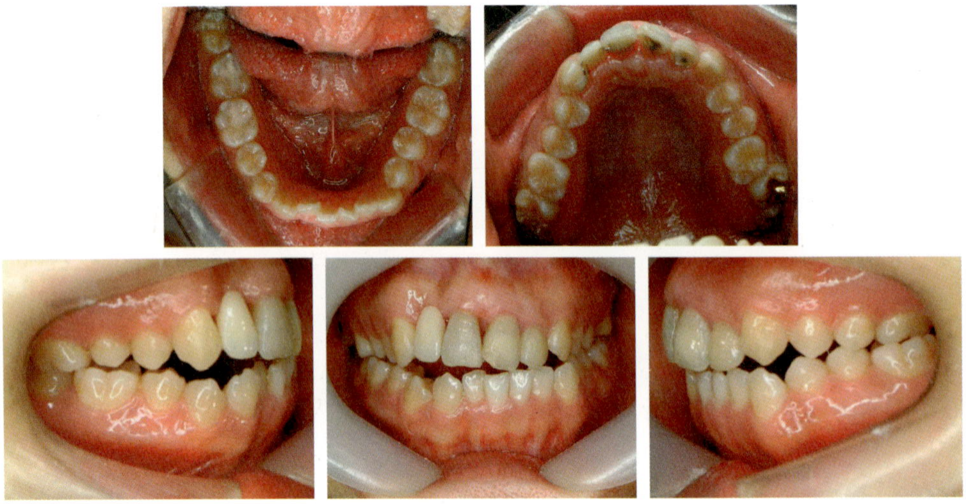

Figure Ⅲ-6-27. Pretreatment intraoral photo

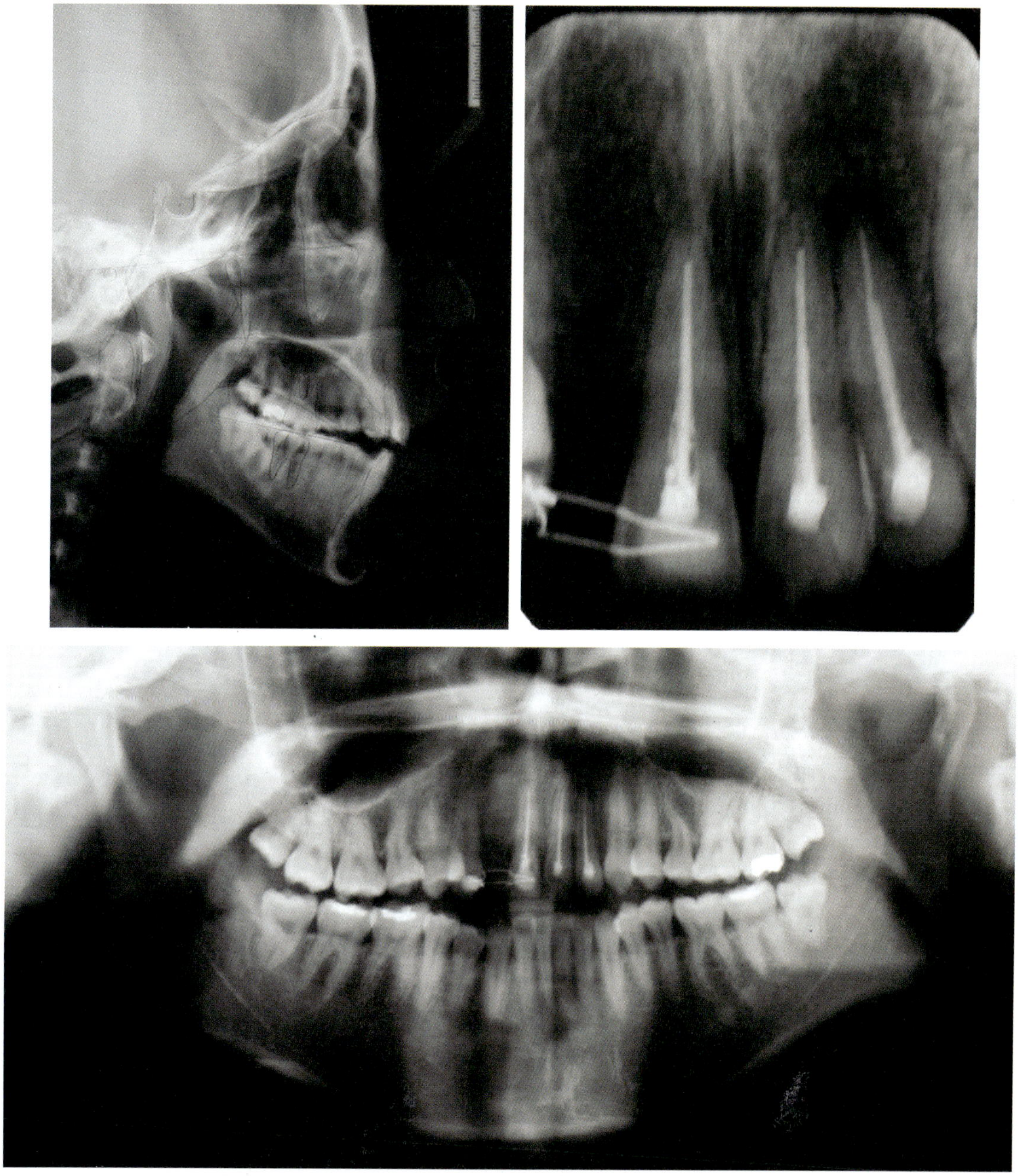

Figure Ⅲ-6-28. Pretreatment x-ray

구치를 압하하고 악간 고무줄을 통해 교합을 안정시키고 안면비대칭에 따른 상하악 치열정중선 편위의 개선을 위해 고무줄을 비대칭적으로 걸었다. 치료 완료 후 상실된 #12 및 변색된 상악 전치부 개선을 위해 보철치료를 시행하였고 주기적 점검을 시행하고 있다.

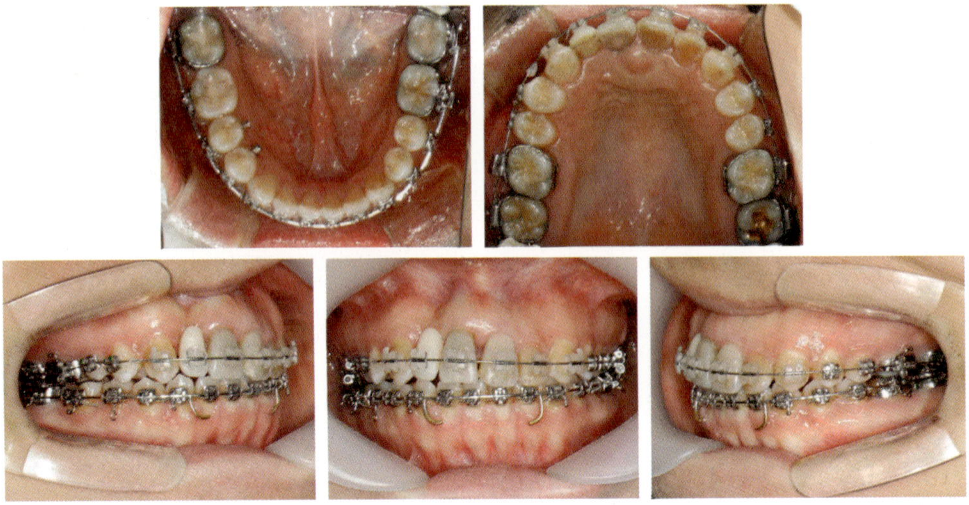

Figure Ⅲ-6-29. Treatment progress

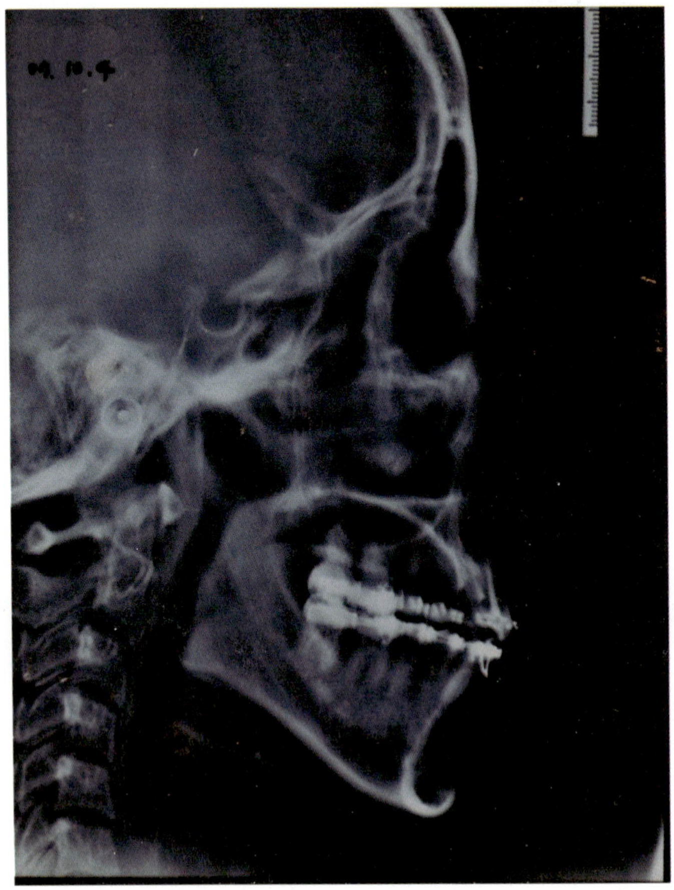

Figure Ⅲ-6-30. Treatment progress

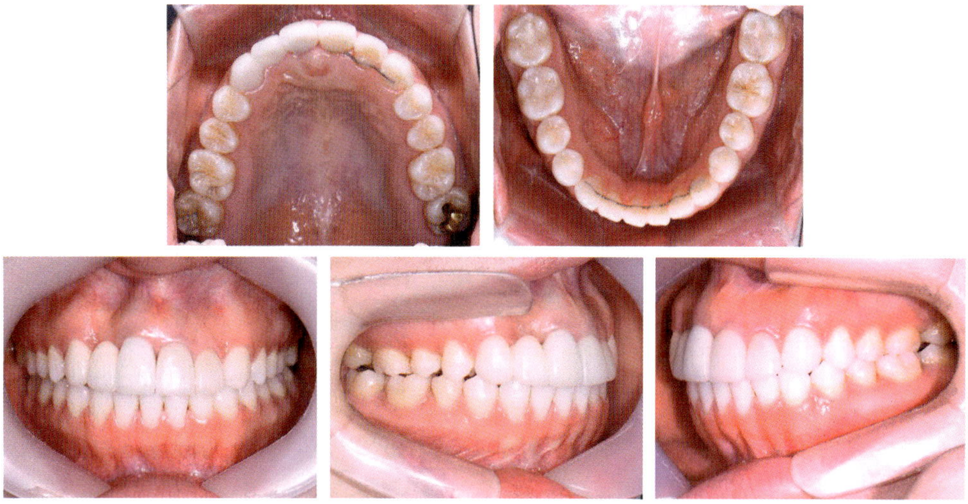

Figure Ⅲ-6-31. Intraoral photo after debonding

고찰

오래전에 치료한 환자이다. 지금 치료하면 골성고정원의 사용으로 더 좋은 결과를 얻을 수 있을 것 같으나, 그 시점에서도 비교적 양호한 교합과 심미적 개선이 달성되어 환자는 매우 만족하였다. 사고로 많이 다쳐 병원에서 고생한 환자들은 수술에 대해 더 부정적으로 생각하는 사람도 있음을 알게 되었다. 치아가 외상을 받은 경우 심한 치근흡수가 발생할 수 있으니 반드시 잘 설명하고 동의서를 받아야 한다.

[참고문헌]

1. Fujimoto M, Otsuka Y, Suda N. Orthodontic intervention to a patient injured in a traffic accident. Orthodontic Waves 2019;78(1):39-48.
2. Nakamura Y, OginoTK, Hirashita A. Orthodontic treatment for oral rehabilitation after multiple maxillofacial bone fractures. Am J Orthod Dentofacial Orthop 2008;134:447-455.
3. Hanada K, Shimizu Y, Abe JL, Fukuhara T. Orthodontic treatment of malocclusions caused by facial trauma. Angle Orthod 1976;46:182-186.
4. Janson G, Valarelli DP, Valarelli FP, de Freitas MR, Pinzan A. Atypical extraction of maxillary central incisors. Am J Orthod Dentofacial Orthop 2010;138:510-517.

C 외상(Trauma)

20세 남성 환자가 "입이 돌출되었다."를 주소로 상·하악 제 1소구치 4개를 발치하고 교정치료를 시작한 지 얼마 되지 않아(2개월 후), 잇솔질 중 친구가 머리를 밀어 수도꼭지에 부딪혀 입술이 찢어지고 하악 우측 측절치, 중절치, 좌측 중절치가 탈구되고 치조골도 손상을 입었다. 즉시 재식을 하였으나 좌·우 중절치는 예후가 나빠 발치하였다고 하였다. 교정치료를 하던 선생님은 치아와 치조골이 상실되어 자기는 더 이상 교정치료를 할 수 없으니 큰 병원으로 가라고 했다고 한다. 본원 교정과에 내원 했을 때 아버지가 치료받은 치과에서 하악 중절치의 임플란트에 대해 상의를 한 상태였다. 발치와 교정장치 부착 외에는 거의 치료가 진행되지 않은 상태였으며, 하악 우측 측절치는 칼슘하이드록사이드로 충전을 한 것으로 보이고 중절치들이 상실된 부위는 상당한 치조골의 수직적인 결손이 있었다. 전안모고경이 조금 길지만 골격적으로는 큰 문제가 없고 상·하악 전치가 전돌되었다.

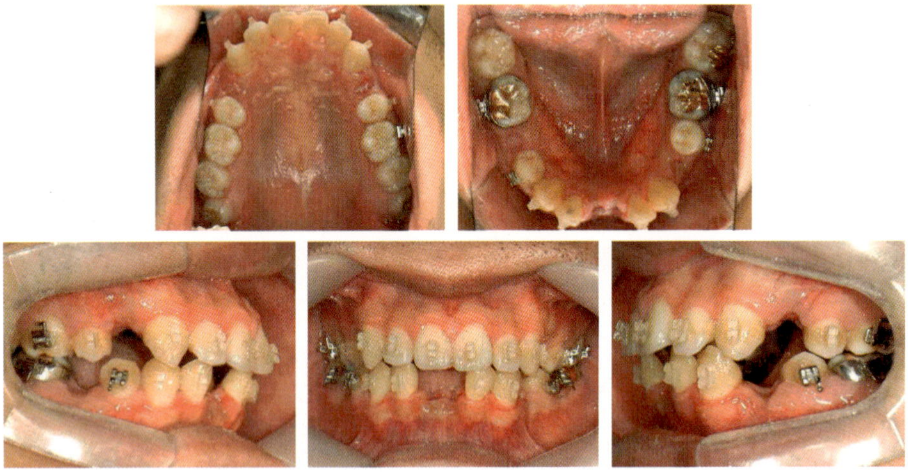

Figure Ⅲ-6-32. Pretreatment intraoral photo

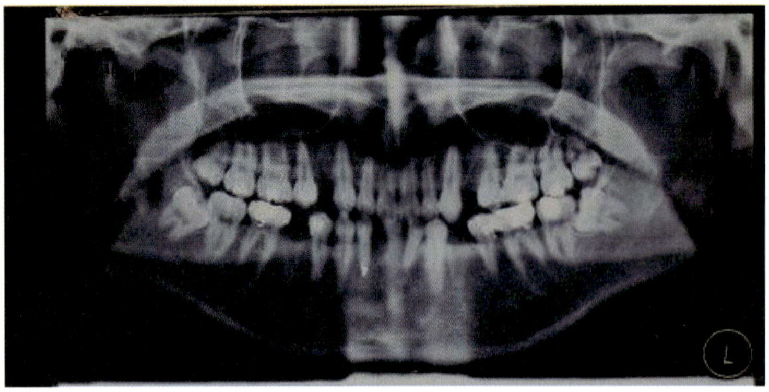

Figure Ⅲ-6-33. Pretreatment panoramic radiography

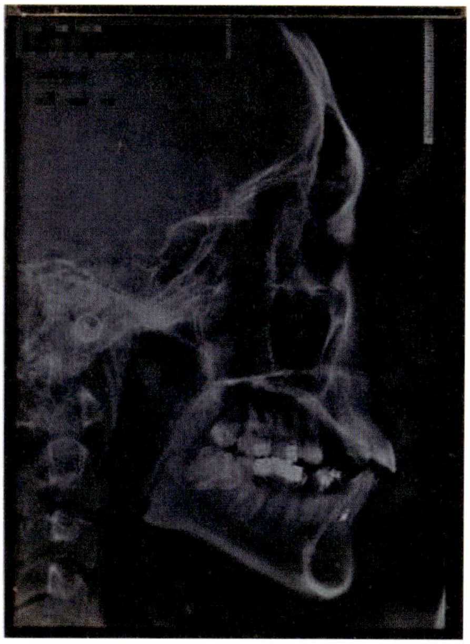

Figure Ⅲ-6-34. **Pretreatment lateral cephalogram**

상악과 하악 치열을 leveling한 후 중등도의 고정원의 개념으로 전치부의 후방견인하면서 구치부의 전방 이동을 허용하여 발치 공간을 폐쇄하면 될 것 같았으나, 결손부를 너무 오래 방치하면 치조골이 더욱 소실될 것이고, 근관치료 중인 하악 우측 측절치도 치근흡수가 일어날 수 있어 고심하게 되는 환자였다. 현재의 상태와 예후의 불확실함을 설명하고 동의를 얻어 치아이동을 시작하였다.

상악 전치부를 우측으로 이동할 필요가 있어 제 1대구치와 제 2소구치 사이의 협측에, 하악에서는 구치부를 전방이동시키기 위해 좌우측 견치 후방에 micro-implant를 심어 고정원을 보강하였다. 하악전치부의 치조골의 상실을 막기 위해 교정치료 후의 위치를 예상하여 implant fixture를 먼저 식립하고 교정치료를 계속 진행하였다. 약 4개월 후 하악중절치부에 임시로 상부구조물을 만들었다. 교정치료 5개월 후부터 017*025 각형 스틸 호선에 reverse curve를 부여하여 전치의 과도한 설측경사와 구치부의 근심 경사를 조절하면서 공간 폐쇄를 진행하였다. 치료 도중 하악전치부의 임플란트 부위가 비심미적인 것은 물론 부착치은이 부족하여 염증 관리에 어려움이 있었다. 1년 11개월만에 치료가 거의 끝났으나 하악 좌측 제 2대구치가 근심경사와 회전이 있었고 공간도 있어 이를 해결하느라 1년의 기간이 더 걸렸다. 치료 도중 치주과와 협조하여 하악 전치부의 염증 관리에 각별히 유의하였다.

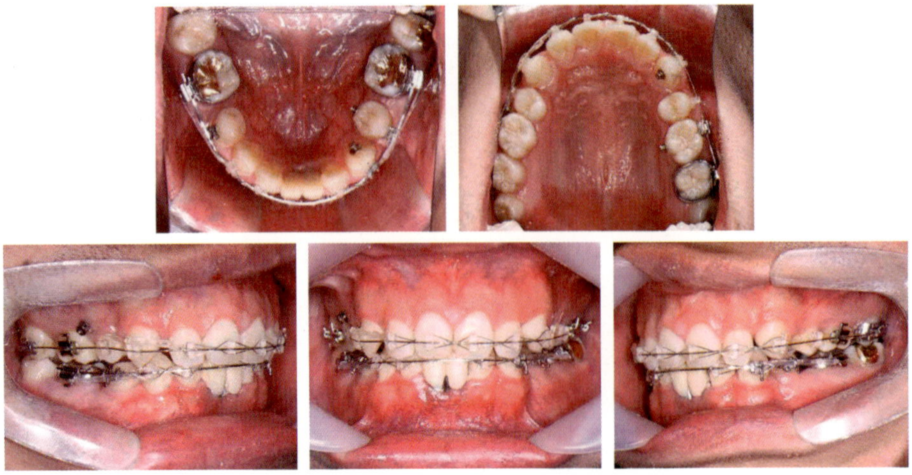

Figure Ⅲ-6-35. Treatment progress

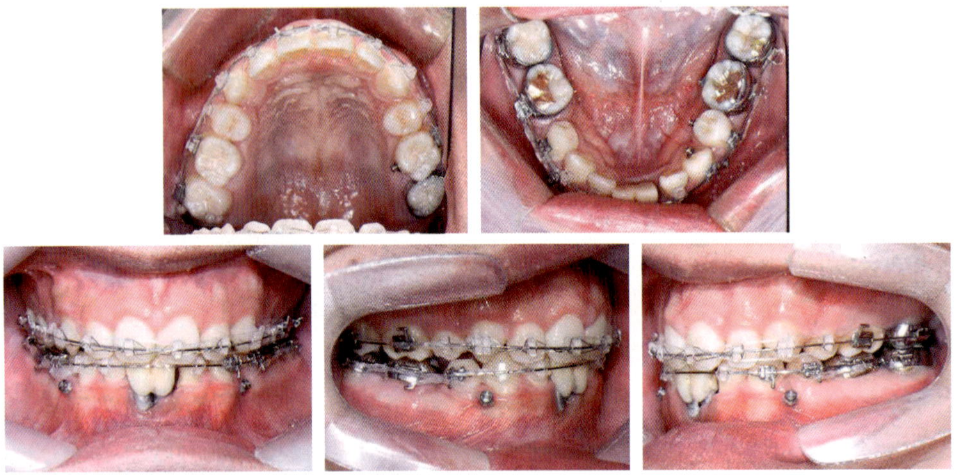

Figure Ⅲ-6-36. Treatment progress

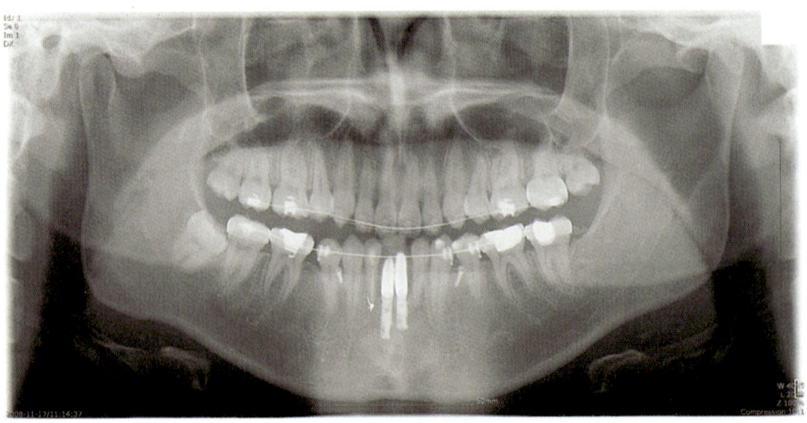

Figure Ⅲ-6-37. Treatment progress

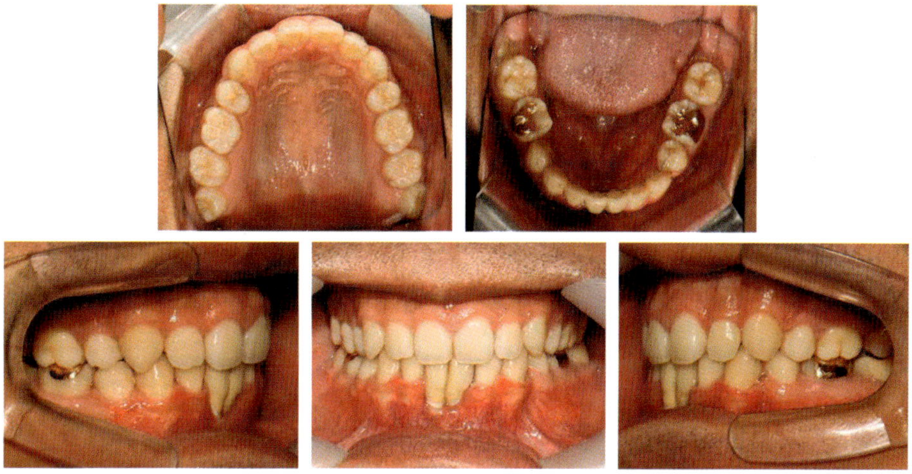

Figure Ⅲ-6-38. Intraoral photo after debonding

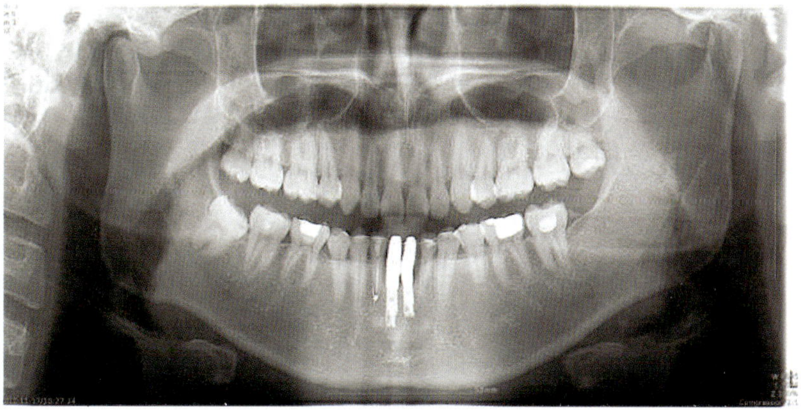

Figure Ⅲ-6-39. Panoramic radiography after debonding

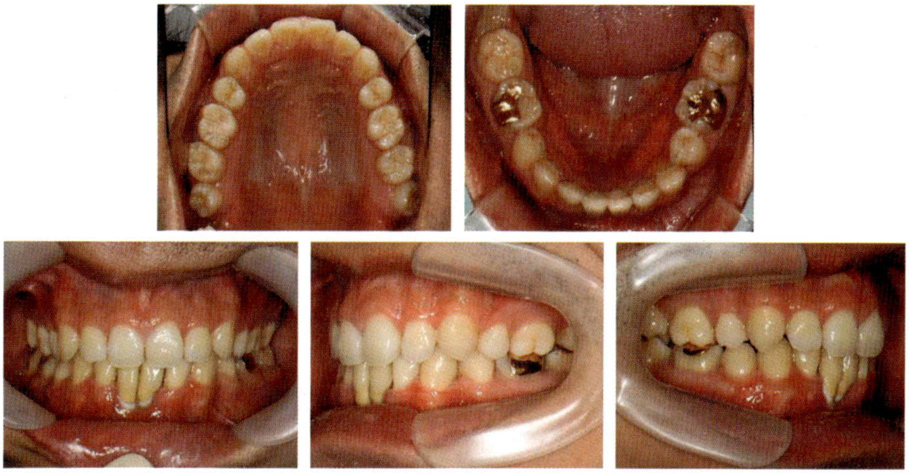

Figure Ⅲ-6-40. 3 years follow-up

적극적인 교정치료가 끝난 후 6개월 간격으로 내원하여 교정과와 치주과에서 임플란트 주위염이 생기지 않도록 관리하고 있다. 10년 이상 추적 평가(follow-up)하고 있으나 다행히 하악 중절치 임플란트도 탈이 나지 않고, 교정치료 결과도 잘 유지되고 있다. 하악전치부의 임플란트가 탈락되면 다음의 대안이 막막하다고 계속 이야기하여 환자가 구강위생관리를 극히 잘하며 주기적으로 교정과와 치주과에 들러 필요한 조처를 취하고 있다.

고찰

다른 치과의사가 치료하던 환자를, 그것도 타인에 의해 상해를 입은 환자를 치료하는 것은 대단히 조심스럽다. 치료 자체도 만만하지 않은데 법적 다툼에 휘말리게 되고, 먼저 치료한 치과의사와의 의견 불일치도 예상해야 하기 때문이다. 그러나 환자가 치료를 원하는 이상 거절할 수는 없다. 미리 이런 문제에 대비하여 언행을 조심하고 기록도 정확하게 남기고, 상해진단서 발급은 경험이 있는 동료 치과의사와 법률적 자문을 거치는 것이 바람직하다. 치아의 상실만이 아닌 하악 전치부 치조골의 상당량이 소실되어 본원 보철과와 구강악안면외과 교수와 논의 중이었는데 아버지를 치료한 용감한 개원 치과의사가 임플란트를 시술하였다. 계속 미루고 방치하면 골소실이 더 진행될 수 있어 다행이었으나, 하악 전치에 교합하여야 하는 상악 전치의 위치는 식립된 임플란트의 위치를 기준으로 결정되었다. 각화치은이 없는 부위에 식립한 임플란트라서 염증이 발생될 수 있어 많이 걱정하였는데 환자가 철저히 관리를 잘해서 오랜 기간 동안 잘 유지되고 있다.

[참고문헌]

1. Hanada K, Shimizu Y, Abe JL, Fukuhara T. Orthodontic treatment of malocclusions caused by facial trauma. Angle Orthod 1976;46:182-186.
2. Janson G, Valarelli DP, Valarelli FP, de Freitas MR, Pinzan A. Atypical extraction of maxillary central incisors. Am J Orthod Dentofacial Orthop 2010;138:510-517.

IV.

맺음 말

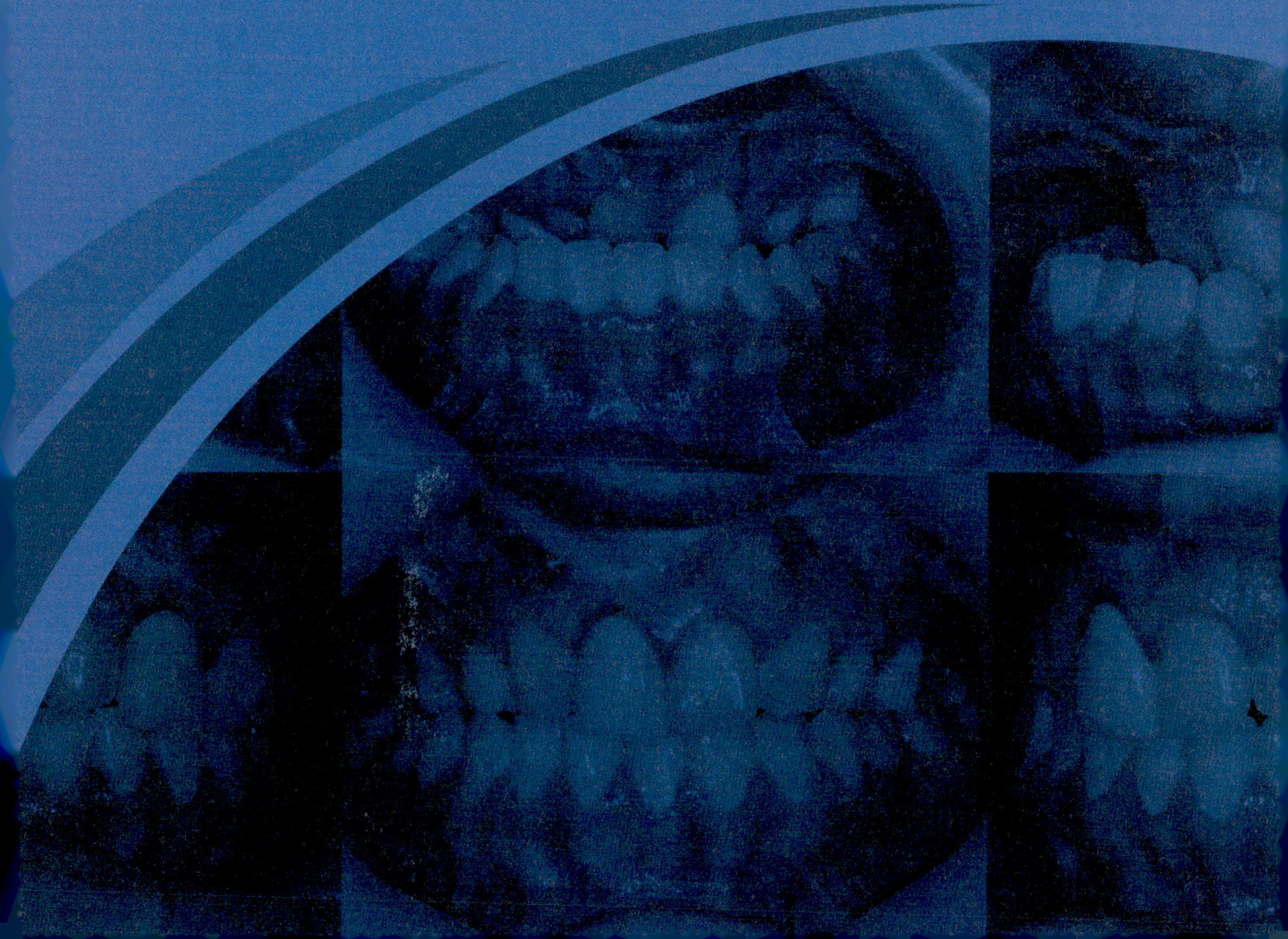

IV 맺음말

두개안면 기형 치료에서 교정의 역할을 요약하면 다음과 같다.

1. 두개안면 기형은 그 양태가 매우 다양하여 원인 요소도 불명확한 것이 많고, 형태적인 문제에만 국한된 것이 아니라 내분비 문제, 근기능 이상 등이 관여된 경우 치료에 대한 반응이 예상한 것과 다르며 치료 후의 결과도 불안정할 수 있다. 이를 고려하여 치료는 여러 분야의 전문가들이 참여하는 팀의 형태로 이루어지는 것이 바람직하다.

2. 자신의 전공 분야에만 집착하지 말고 전체적인 관점에서 파악하고 협진해야 한다.

3. 환자의 특별한 요구를 해당 분야에서 특정 시기에 적절히 수행할 수 있도록 조정해 줄 사람이 필요하다.

4. 치료계획 수립 시에 달성 가능한 결과를 심사숙고하여 치료 여부와 치료의 범위를 결정하게 하는 것이 중요하다. 치료의 범위와 치료 목표를 명확히 설정하고 이를 환자나 보호자에게 사전에 충분히 설명하고 서면으로 동의를 받은 후 치료를 시작하여야 한다.

5. 개인 맞춤형 교정(personalized orthodontics) : 환자의 의학적/유전학적 질환을 이해하고, 환자가 무엇을 기대하는지와 특별한 위험을 잘 파악하여 진단과 치료계획을 세워 개인에게 최적화된 의학적 접근을 해야 한다.

6. 특이한 외모에 의한 사회심리적 문제를 고려하여 환자와 보호자를 격려하고 협조를 얻는 것이 대단히 중요하다.

7. 유전적 요인에 대한 설명이 필요한 경우 정확하게 설명을 하면서도 환자에게 위로를 줄 수 있도록 미리 대비해야 하고, 더 적절한 전문가에게 의뢰하는 것도 필요하다.

8. 두개안면교정학(Craniofacial orthodontics)으로 특화하는 것이 필요하다.

V.

부록

1. 악안면 재건수술의 역사
2. 구순구개열 신생아 악정형 치료의 역사
3. 구순구개열 치조골 이식의 역사

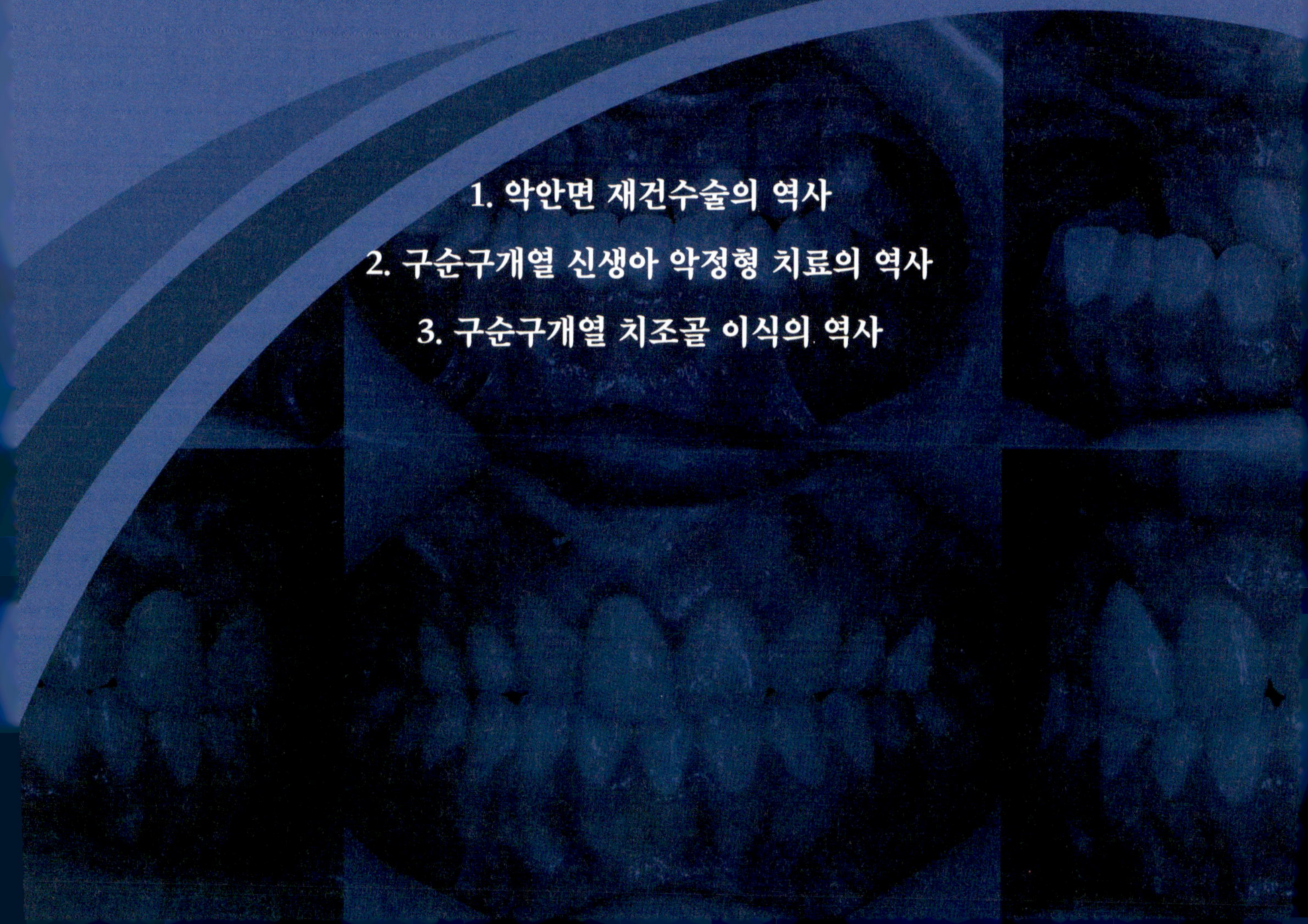

V 부록

1. 악안면 재건수술의 역사

가. 성형의 역사

성형(plastic)이란 말의 어원은 그리스어 낱말 고대 그리스어인 plastikos로 '형태를 만든다'는 뜻이다.

우리 몸의 얼굴과 구강에 해당하는 악안면 부위는 생명유지를 위한 기능뿐만 아니라 의복으로 가리지 않는 노출되는 부위여서 심미적으로도 극히 중요하며, 사회심리학적으로도 큰 의미를 가진다. 인류 역사의 초기부터 범법자나 포로의 신체를 훼손하는 일이 행해졌으며, 특히 인도에서는 죄인들에게 "저 자의 코를 베어 평생 자신의 죄를 부끄러워하게 만들어라."고 형벌을 행하였는데 이는 신체의 기능과 외모의 불량만이 아닌 사회적 낙인이었다. 코를 베인 이들에게 코를 재건해 주는 수술은 단순히 미학적인 이유만이 아니라 죄인의 낙인을 없애고 새 삶을 되찾아주는 면죄부와도 같은 것이었다. 안모추형을 치료하기 위해 약 4천년전 인도에서는 오늘날의 성형수술에 해당되는 조비술(코를 만들어 주는 수술)이 행해진 기록이 있다고 한다.

이집트에서도 오늘날의 성형수술에 해당하는 수술들이 행해진 기록이 많이 남아 있는데 이 지식들은 알렉산드리아와 로마로 이어졌다. 특히 로마의 검투 경기는 성형수술을 더욱 활발하게 했는데, 결투를 통해 상처를 입은 전사들은 의사에게 성형수술을 받았다. 대부분 흉터를 지우는 수술이었다고 하는데 특히 등에 난 상처는 도망가다 입은 상처이기에 비열함의 상징으로 여겨졌고 이를 부끄러워한 검투사는 의사에게 치욕의 흔적을 지워달라고 부탁했다고 한다.

Gaspare Tagliacozzi(스페인, 1545~1599)는 이탈리아의 볼로냐에서 발간한 De Curtorum Chirurgia per insitionem(1597)에서 다른 부위의 피판을 이용하여 코를 재건하는 방법에 대해서 기술했는데 이 책이 아마도 최초의 성형외과 기록일 것이다(그러나 이 방법은 인도에서 Sushruta Samhita에 의해 기원전 800년경 이마에서 피판을 만들어 재건한 것이 기술된 바 있어 후에 Indian method of rhinoplasty라고 불렸다). 그는 "우리는 선천적으로나 사고로 인해 잃은 신체 부위를 비록 멋지게까지 만들지는 못해도 이로 인해 고통을 받는 사람들에게 살아갈 용기를 줄 만큼은 복원할 수 있다."는 말을 남겼다.

1816년 런던의 젊은 의사 Joseph Constantine Carpue는 고대 인도 의서에 따라 이마의 피부를 이용하여 코를 만들어 주는 수술을 재현하였는데 이 방법은 현재도 코의 재건 방법의 하나로 여겨지고 있다.

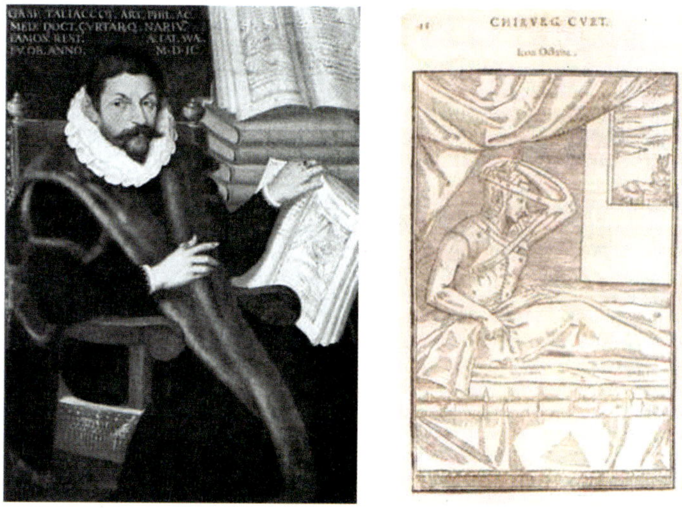

Figure V-1-1. Gaspare Tagliacozzi(1545~1599), De Curtorum Chirurgia per insitionem.

미국 시민전쟁(1861~1865)과 보불전쟁(Franco-Prussian war, 1870~1871)은 특히 연조직 외상의 치료에 대해서 새로운 외과적 기술의 발전을 가져다준 중요한 계기가 되었다. 여기에 기여한 사람은 Langenbeck(1776~1850), Von Graefe(1787~1840), Dieffenbach(1795~1847)와 미국의 Hamilton 등이다. 1809년 베를린의 Von Grafe는 안검성형술을 시도하였고 성형외과의 아버지라 불리는 뉴질랜드 태생의 영국인 Gillies는 재건수술과 미용수술에 큰 업적을 남겼으며 미국의 Ferris Smith, 뉴질랜드의 Risdon 등은 근대 성형외과학의 발전에 중요한 역할을 하였다.

1, 2차 세계대전은 외과학을 크게 발전시키는 계기가 되었고 성형외과도 그 필요성이 증가함에 따라 급속한 발전을 하게 되었다. 두 차례에 걸친 큰 전쟁 동안 영국으로 살아 돌아온 사람들 중 많은 수가 얼굴과 턱 부분에 심각한 외상을 입었다. 이런 이유로 영국 정부는 당시의 저명한 의사들인 Harold Gillies(원래는 이비인후과 의사임), Kelsey Fry, Pomfret Kilner 등의 지휘 아래 성형 및 턱 유니트(Plastic and Jaw units)를 창설하였다. 1939년에는 Gillies, Mowlem, McIndoe에 의해 또 다른 유니트가 개설되었다. 이러한 많은 유니트들은 전쟁이 끝이 나고부터는 교통사고 환자들의 치료에 일조를 하게 되었다.

공식적으로 최초의 성형수술을 받은 사람은 영국 해병 'Walter Yeo'로 기록되어 있다. 1차 세계대전에서 미사일에 의해 눈 주위 피부를 모두 잃게 되었는데 1917년 8월 8일 '성형수술의 아버지'라 불리는 Gillies에 의해 피부이식 수술을 받아 새 얼굴을 가지게 되었다.

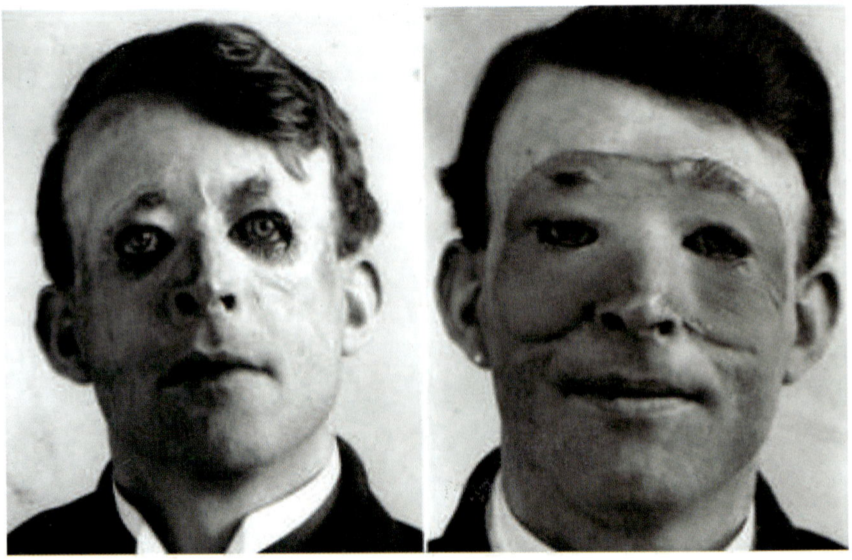

Figure V-1-2. First plastic surgery on Walter Yeo

20세기 후반에는 미세수술(Microsurgery)과 두개안면성형수술(Craniofacial Surgery)이 발전하였고 Gillies의 제자였던 이스라엘의 Issac Kaplan 교수가 이산화탄소 레이저를 만들어 성형외과 분야에 도입함으로써 레이저외과가 시작되었다. 그 영향으로 인하여 최근에는 레이저 성형수술의 새로운 전성시대를 맞이하고 있으며 여러 분야에 그 응용이 기대되고 있다.

나. 구강악안면외과의 역사

최초로 문서화되어 기술된 구강외과(Oral surgery)에 관한 증거는 기원전 1600년 경 고대 이집트 파피루스에 적혀 있다고 한다. 여기에는 턱 빠짐(하악 과두 탈구)과 턱, 얼굴뼈 부러짐(악안면골 골절)에 대한 처치에 대해서도 언급되어 있다. 기원전 400년 경 Hippocrates는 만성 자극이 설암의 원인임을 지적하고 코와 입술 등의 구강악안면부위가 암이 자주 발생하는 부위라고 언급하였다. 또한 턱 골절과 턱 탈구에 대한 처치에 대해 언급하고 있다.

15세기경 대항해 시대가 열리고 화약이 사용되면서 턱, 얼굴에서 폭발과 관련된 연조직과 경조직 외상에 대한 새로운 치료기술이 발달되기 시작했다. 이발외과의(Barber-surgeon) 출신으로 나중에 프랑스 왕실의 외과의사가 된 Ambrose Pare(1510~1590)는 턱 골절에 대한 임시 처치, 턱 탈구, 코뼈 골절과 연조직 치료, 코와 눈 부위의 보철 등에 대해 기술하였다. 18세기와 19세기에는 의사와 치과의사에 의해 악안면외과의 눈부실만한 발전이 있었다. 1825년 Edinburgh에서 일했던 치과의사 Nasmyth는 금속으로 스플린트(metallic cap splint)를 만들어 위턱에 대해 아래턱을 고정하고 아래턱에서 종양을 제거했다. 19세기 중반에는 미국의 Buck이 은으로 만든 trans-osseous wire의 사용에 대해 기술했다. 구강외과는 1차 세계대전 때 영국에서 치과에 기반한 기술(dentally based skill)로 나타났고 이어서 2차 세계대전을 거치면서 더 빠르게 발전했다.

성공적인 턱 골절의 치료를 위해서는 교합(이의 물림)을 잘 맞추어 주는 것이 중요한 열쇠라 생각하게 되었고 이에 따라 구강외과의사(Orall surgeon)가 이러한 유니트에 참여하게 되었다. 외상수술의 한 부분으로 발전된 기술은 유럽 본토에서 시작되어 발전된 악교정수술의 분야에 널리 이용되게 되었다.

외과학이 발전하면서 그 영역을 넓혀감에 따라 수술을 담당하는 전문분야들이 세분화되면서 일반외과, 귀·코·목 부분의 외과, 성형외과 등의 분과가 이루어졌으며 이러한 전문 외과분야는 해부학적인 분류에 기초를 두게 되었다. 그 결과 전의 구강외과(Oral surgery)는 구강악안면외과(Oral and maxillofacial surgery)로 바뀌게 되었고 구강악안면외과는 시술에 있어 의과적인 능력과 치과적인 능력을 동시에 필요로 하는 전문과로 인식되게 되었다. 많은 나라에서는 이러한 시술을 하는 사람에게는 의사와 치과의사의 면허를 모두 가지도록 하고 있다. 1960년대와 70년대의 선구자들은 타액선수술과 구강암 분야가 전문분야로 인식됨에 따라 타액선(침샘)수술과 경부(목)수술을 시작하게 된다. 이렇게 초기에 수술을 하는 치과의사(Surgical dentists)들은 의술을 발전시키고, 그들의 수술영역을 넓혀갔다. 결국에는 의료 분야에서 구강외과가 독특하고 분리된 분과임을 인식되게 되었고 종합병원에서 구강외과의사를 자문의로 임명하게 되었다. 이리하여 구강악안면외과는 지난 60년에 걸처 치아와 치조골의 수술(Dentoalveolar surgery) 및 두개안면부의 외상 치료에서 중요한 역할을 하게 되었다.

다. 악교정수술(Orthognathic Surgery)의 역사

악교정수술의 적응증인 악안면변형은 상당한 기능 장애, 외모의 불만 그리고 이에 따르는 사회심리적인 문제를 야기하기는 하지만 생명을 위협하는 질병은 아니다. 따라서 반드시 해야 하는 치료가 아닌 대표적인 선택적 치료(elective surgery)에 해당되며, 모든 수술을 위해서 해결되어야 했던 통증, 감염, 출혈, 부종의 조절이 가능하지 않았던 19세기 중반까지는 거의 행해지지 않았다.

미국 최초의 구강외과의사이며 미국 구강외과의 아버지라고 불리기도 하는 Simon P. Hullihen은 다섯 살 때 얼굴 아래쪽과 목 부위의 화상으로 머리가 전하방으로 당겨져 턱이 흉골의 1인치 내에서만 움직이고 하악골은 약간 하방으로 굽어지며 길어져 상악골보다 3.5cm나 돌출된 스무 살 여자환자를 수술하여 그 결과를 1849년 발표함으로써 악교정수술의 길을 열었다. 환자에 대한 인간적인 연민 속에 이를 극복하기 위해 연구에 매진한 결과 역사적으로 초석이 된 술기를 창안하게 되었으나 전신마취가 개발되기도 전에 시행한 수술이라 환자의 고통은 상상할 수도 없을 정도였을 것으로 추측된다.

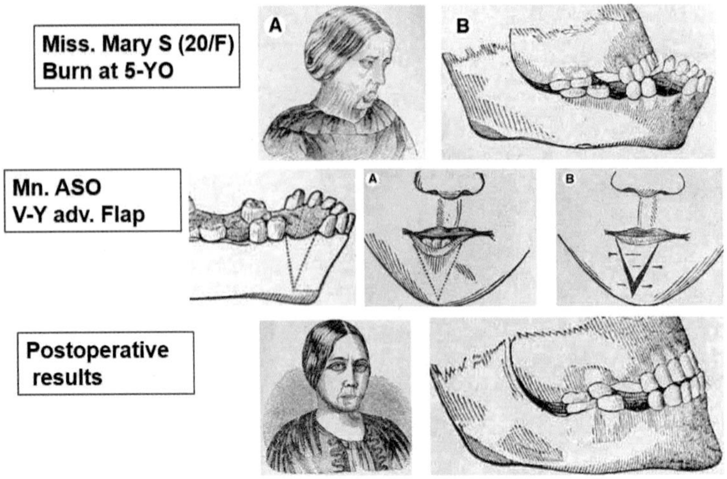

Figure V-1-3. Simon P. Hullihen's surgery

1842년을 기점으로 전신마취술(Long 에테르 1842, Wells 웃음가스 1844, Morton 에테르 1846, Simpson 클로로포름 1900)이 개발되었고 이어서 수혈을 가능하게 한 혈액형의 발견(란트슈타이너 1901), 항생물질 사용(플레밍 페니실린 1929, 플로리와 체인 사람에 페니실린 적용 1941) 등에 힘입어 보다 안전하고 덜 고통스럽게 수술을 할 수 있게 되고, 염증을 조절할 수 있게 되면서 악교정수술도 비약적으로 발전하게 되었다.

턱의 형태를 바르게 하기 위한 초기의 수술은 혈류 공급 유지 때문에 하악에서만 시행되었다. 세인트루이스에서 활동한 외과의사인 Blair는 초창기 악교정 수술에서 두각을 나타내었으며 1897년에 하악체 절단(mandibular body osteotomy)을 시행하였고, 1906년에는 Angle로부터 교정치료만으로는 개선하기 힘든 주걱턱인 의과대학생을 의뢰받아 턱수술(double mandibular resection)을 하였다. 이 방법은 소위 "St Louis operation"이라고 불렸는데 시카고 출신인 Talbot가 이 보다 몇 년 전에 자신이 제안하였다고 우선권을 주장하여 소위 "Battle of Priority"가 진행되었으나 결국 Blair 등의 세인트루이스 그룹이 승리하였다. Blair는 최초로 악안면변형을 하악 전돌, 하악 후퇴, 상악 치조골 돌출, 하악 치조골 돌출, 개방교합 다섯 가지로 분류하였으며, 이들의 치료에 교정치료의 도움이 필요함을 인식하였다. 그는 1907년에는 "Operation on the jaw-bone and face"라는 제목의 논문에서 악안면변형의 치료를 위한 몇 가지 수술 방법을 기술하였고 1912년에는 최초의 교과서를 출판하였다. 또한 1차 세계대전 중 미국 육군의 자문의로 많은 경험을 하고 전쟁이 끝난 후 Ivy와 같이 미국 최초의 성형외과교수가 되었다. 그는 "이상적인 교합이 항상 최상의 얼굴을 수반하지는 않는다."는 명언을 남겼다고 한다.

유럽에서는 Berger(1897)가 하악전돌을 개선하기 위해 하악과두돌기 절제술(condylar osteotomy)을 시행하였다는 기록이 있고, Kostecka(1928)는 이탈리아의 산부인과의사 Gigli(1890)가 발명한 철사로 만든 수술용 톱(wire saw)을 턱 수술에 사용하였다. 이는 소위 "blind surgery"라고 하여 간편

하나 수술 결과는 그리 만족스럽지 못하였다고 하는데, 정확한 수술이 힘들고,골 절단 부위의 수술 후 접촉면이 적어 근육의 잡아당기는 힘에 의해 골편이 변화되므로 재발이 많이 되고 개방교합이 초래되는 것으로 알려져 있다. 프랑스의 LeFort는 사체의 두개골을 피아노 다리로 가격하여 골절된 양상을 보고하였는데 이 용어가 상악골의 수술에서 적용되었다(Le Fort classification).

하악지의 수평절단(horizontal osteotomy)은 1907년에 처음 보고되었다. 개방교합의 치료를 위해 하악지에 수술을 한 최초의 사람은 Babcock(1909)으로 알려져 있다. 아르메니아 출신인 Kazanjian(1879~1974)은 어릴 때 철사공장에서 일한 후 하버드치과대학을 졸업하였는데, 그때의 경험을 살려 분쇄된 턱과 틈이 벌어진 두개골을 치료하는 보철물을 만들었다. 그는 1차 세계대전 당시 '서부전선 기적의 사나이'로 불렸으며 의과학위를 받고(1921) Ivy를 도와 성형외과를 전문분야로 확립시켰다. 치과의사이면서 의사였던 베를린 출신 Cone-Stock(1921)은 상악골전방분절술을 개발하여 '턱교정수술의 아버지'로 일컬어진다. 그도 1차 세계대전 중 얼굴을 다친 병사들의 치료를 많이 하였으며 1939년 나치를 피해 영국으로 도피하였다. 그에게 영향을 받은 Wassmund(1927)는 상·하악골의 수술 기법을 개발하였는데(Total maxillary osteotomy and inverted "L" ramal osteotomy) 개방교합을 치료하기 위해 처음으로 Le Fort I osteotomy(1927)를 하였고, 지금도 사용되고 있는 상악골전방분절술도 개발하였다. 그는 1927년 German School을 열었다.

1928년에는 하악골 수술을 많이 한 Pichler가 Viennna School을 설립하였는데 이곳에서 20세기 중반을 대표하는 외과의사가 많이 배출되었다.

그의 제자 Trauner는 왜소악(micrognathia)의 수술법을 개발했고, Schuchart(1942)는 전치부 개방교합을 고치기 위해 상악골 후방부 골절제술과 구강내 접근 하악지 수평절단술을 시행하였다. Trauner의 제자 Kole은 치조골의 위치를 변화시키는 수술법을 최초로 개발하였다. 즉 돌출된 입을 고치기 위하여 양악 치조 수술(bimaxillary alveolar surgery)을 처음으로 하였으며, 심피개교합(deep bite, short face), 개방교합의 수술법과 이부성형술(genioplasty)에도 기여하였다. 또 1959년에는 하악골 전방부에서 치근첨하 골절단술(subapical dentoalveolar osteotomy)을 소개하였다. 1964년에는 'Surgical orthodontics'에 대한 교과서 발간에 기여하였다.

또 다른 Trauner의 제자 Obwegeser(1955)는 구강내로 접근하는 하악골시상분할법(sagittal split ramus osteotomy)을 개발하였으며 1956년부터 취리히대학의 악안면외과 책임자가 되었다. 그는 최초로 Le Fort I osteotomy(1969)에 대하여 기술하였다.

미국에서는 하악골수술 시의 하치조신경 손상을 피하기 위한 방법의 개발에 노력하였는데 미시간의 Dingman(1944)은 수술 기법, 고정법, 합병증 감소에 업적을 남겼다.

제2차 세계대전 후 외과의들은 X-ray를 이용하여 악교정 수술량을 결정하고, 교정치료를 함께 함으로써 더 양호한 교합을 달성할 수 있음을 인식하게 되었다.

1950년대에 들어 악교정 수술은 비약적인 발전을 하였다. Caldwell과 Letterman(1954)이 하치조신경의 손상을 줄이기 위하여 하악지수직절단술(vertical ramus osteotomy)을 보고하여 하악이 큰 사람에서 시행되던 하악체절단술(body osteotomy)을 대체하였다. 비엔나(Vienna School of

Maxillofacial Surgery)의 Trauner와 Obwegeser(1957)는 양측 하악지 시상분할술(bilateral sagittal split ramus osteotomy)을 보고하여 골이식 없이 3차원적인 악골 이동을 가능하게 하였다. Robinson과 Moos는 구강 외 접근법으로 하치조신경 후방의 하악지 수직 절단술을 시행하여 하악전돌을 개선하였다. 중안면부 변형의 치료에는 1960년대와 1970년대에 프랑스의 Tessier가 많은 기여를 하였다. Obwegeser는 1960년부터 상악골에서의 수술을 시작하여 1969년에는 치열안모변형의 치료에서 신기원을 이룩하였다. 전에는 중안면이 결핍되어도 가급적 하악에서 수술하였으나 그 후부터 Le Fort I osteotomy를 통하여 개선하게 되었다. 1970년에는 처음으로 양악수술을 하였다. 이 기간 동안 하악의 수술도 더욱 발전되어 intraoral vertical oblique osteotomy, total mandibular subapical osteotomy, lower border osteotomy 등이 이루어졌다.

1972년 Tessier가 뉴욕을 방문하여 수술 시범을 보이기 전에는 미국에서는 혈액 공급, 골편의 소실을 염려하여 중안면부의 수술이 행해지지 않았다. 1974년에 유럽의 문헌에서 104건의 Le Fort I 증례에서 안정성과 예지성이 있었다는 보고가 발표된 후 Bell과 Epker가 중안면부의 수술을 시작하였다. 이 시기에 외과의들은 수술 전 교정치료가 턱교정수술의 결과 향상에 도움이 된다는 것을 인식하고 교정치과의사와 함께 치료하기 시작했다. 그전에는 전·후방적인 면(sagittal)에만 치우쳤으나 1975년부터 횡적(transverse)인 부조화도 다루기 시작했다. 악골 분절을 금속판(plate)을 이용하여 고정하는 술식이 1983년부터 적용되어 재발을 줄이고 악간 고정 기간을 단축하게 되었다. 1990년대에는 견고고정(rigid fixation)이 전반적으로 사용되어 정밀한 수술 결과가 얻어지고 환자의 불편이 감소되었다(6~8주의 악간고정, 유동식, 잇솔질 못함, 밀실공포증과 유사한 심리적 문제 등). 최근에는 플레이트의 제거를 위한 2차 수술이 필요 없도록 흡수가 되는 재질이 개발되었다. 또 디지털 기술의 도움으로 개인 맞춤형 플레이트를 사용함으로써 더 정교하게 수술을 하고 견고한 고정을 가능하게 하였다.

이 외에도 냉동건조골, 인공골, 생분해물질, 저혈압전신마취(출혈 감소), 작은 기구의 개발, 컴퓨터를 이용한 치료계획, 3차원 컴퓨터 단층 촬영 등이 개발되어 악교정 수술을 발전시켰다.

라. 무엇이 악교정 수술의 발전을 가능하게 하였나?

A. Medical Advance: 통증과 합병증(Complication)의 경감

통증조절을 위한 마취법이 개발된 시기는 19세기 중반으로 의사인 Long(1842)이 에테르를 이용하여 마취를 하였으나 공식적인 보고는 하지 않았고, 콘네티컷 주의 치과의사 Wells(1844)가 소기(nitrous oxide)를, 또 다른 치과의사인 Morton(1846)이 수술을 위한 마취 목적으로 에테르를 이용한 것을 발표하였다. Chloroform을 최초로 사용한 사람은 Simpson(1900)으로 알려져 있다. 마취학은 단순한 통증의 조절뿐만 아니라 수술 중의 위험을 관리하여 외과의가 안심하고 시술할 수 있게 하였다. 2000년대에 들어서는 저혈압마취(hypotensive anesthesia)가 턱교정수술에도 적용되어 수술 시 출혈을 감소시켜 시야를 좋게 하고 복잡한 수술을 동시에 시행할 수 있게 되었고, 수혈의 필요성을 줄이고, 수술 후 회복에도 도움이 되어 입원기간을 단축할 수 있게 되었다.

수술 후의 부종(edema control)도 큰 문제였는데 수술 기법의 발달로 수술 시의 손상을 줄이고, 수술 시간을 단축하며, 지혈을 효과적으로 하고 스테로이드를 비롯한 약제를 적절히 사용하여 덜 붓게 하여 호흡 곤란과 불편을 줄이고 사회로 복귀를 빨리할 수 있게 되었다.

전신마취에 따르는 구역질(nausea)의 조절, 항생제 사용을 통한 감염 관리(infection control) 등으로 턱교정수술에 따르는 합병증과 위험을 많이 감소되어 더 많은 사람들이 턱수술을 받아들이게 되었다. 하악골의 수술에서 가장 빈도가 높은 합병증은 하치조신경의 손상에 의한 감각 장애이며 상악골의 수술에서는 과도한 출혈의 조절이 문제였다.

B. 수술-교정 협진 체계의 확립

악교정 수술은 대표적인 선택적 치료(elective treatment)이며 따라서 환자의 동의(informed consent)를 구하는 것이 매우 중요한데 이를 위해서 초기부터 치료의 결과를 예측하여 설명하는 것이 필요하다. 1960년대 말부터 악교정 수술을 하는 환자에서 교정치료와의 협진이 일반화되었다. 현재는 수술-교정 협진 치료의 순서와 각 분야의 책임에 대하여 잘 정립이 되었다. 수술 전 교정치료로 악안면변형을 보상하기 위해 이루어진 보상적 부정교합을 해소(decompensation)하여 골격 관계의 부조화를 드러나게 하고 상하악 치열궁의 조화로운 관계를 확립한 후 수술을 하면 결과의 예측과 안정성에 큰 도움이 된다. 또 교정장치에 안정화 호선(surgical arch wire)을 삽입하여 수술함으로써 종래의 arch-bar에 의한 치주조직의 손상을 줄이게 되었다. 누부방사선 규격사진 싱에시 모의 수술을 해보고(surgical treatment objective, STO), 이를 토대로 모형수술을 시행한 후 여기에서 수술용 스플린트(surgical splint, surgical wafer)를 제작함으로써 정확한 수술과 술후 안정(immobilization)의 확보가 가능하게 되었다. 교정장치는 수술 후 회복기에 시행되는 악골기능 재활에 유용하게 사용되며, 그 후 마무리 교정치료를 통하여 정교한 교합이 이루어지게 되어 악구강계의 기능 회복이라는 턱교정수술과 교정치료의 목표를 달성하게 되었다.

C. 수술기법의 발전

최근 수십년간 환자들의 다음과 같은 요구를 충족시키기 위하여 악교정 수술의 기법은 비약적인 발전을 하였다.

: 수술의 안전성(Safety of technique)
: 수술 후 병적 상태의 감소(Reduced morbidity)
: 수술 후 안정성(Stability of procedure)
: 치유의 촉진(Enhanced rate of healing)
: 마취 하 수술시간의 단축(Reduced surgical time under anesthesia)
: 선수술, 후교정(Surgery First Orthodontics)

하악의 수술에서 가장 큰 문제는 하치조신경 등의 신경손상, 골절 후 접촉 면적이 적은 것, 근육의 영향으로 골편이 움직이는 것 등이었다. 하악지 시상분할이 정립되면서 이러한 문제는 많이 경감되었다. 상악의 수술에서 가장 큰 문제는 수술 중에 출혈이 심하다는 것이었다. Bell은 원숭이를 이용한 실험에서 상악 절제 후의 혈류 공급에 대한 연구를 한 후, 1975년에 Le Fort I osteotomy의 방법을 보고하였고, Epker 등도 같은 해에 중안면부의 기형을 치료하기 위해 상악에서 수술한 방법을 보고하였다.

D. 견고고정법(Rigid Skeletal Fixation)

견고고정법이 적용되기 전에는 악교정수술 후의 회복기에 골편이 움직이지 않도록 상·하악치열의 악간고정과 안와하연(Inferior orbital rim)이나 관골궁(Zygomatic arch) 등에 wire로 묶어 최소 6주 이상 유지하였다. 이렇게 입을 못 벌리게 하면 음식섭취 제한으로 체중 감소, 식욕 감퇴, 턱관절 통증, 안면근 통증 등의 신체적 문제와 함께 심리적으로 심한 침체(depression)가 초래될 수 있었다. 1980년대 초부터 견고고정법이 사용되기 시작하여 조기에 말을 하고 음식을 섭취할 수 있게 되었고 구강위생과 정신 건강에도 도움이 되게 되었다. 이 방법이 사용되면서 상·하악 동시 수술도 더 많이 시행되게 되었고, 최근에 시도되고 있는 선수술-후교정 치료법도 가능하게 되었다. 최근 IT 기술의 발달로 개인 맞춤형 플레이트를 미리 준비하면 정밀한 수술과 견고한 고정에 도움이 된다.

E. 정확한 진단과 치료 계획의 수립: 악교정 수술의 예지성과 안정성의 확보

악교정 수술의 양과 방법을 결정하기 위하여 두부방사선 규격사진이 이용되었으며 특히 기존의 교정치료 목적이 아닌 수술을 위한 환자를 위한 분석법(Burstone, 1978)들도 개발되었다. 경조직 뿐만 아니라 실제적으로 외모에 더 큰 영향을 주는 연조직에 대한 고려가 더 중요하다고 하여 Stoner(1955), Burstone(1967, 1980), Ricketts(1968), Merrifield(1996), Sarver 등(1988)의 연구가 이루어졌다. 이러한 진단법들은 컴퓨터를 이용한 진단과 치료 계획의 수립(Ricketts 등)으로 발전되어 많은 상업 프로그램이 개발되었다. 이를 이용하여 환자의 형태를 다각적으로 분석하고 모의수술을 시행하여 치료 목표(STO)를 수립한 후 환자에게 설명하고 의견을 수렴한 후 동의를 얻는 절차가 간편하게 되었다.

Proffit과 Akerman(1985)은 악교정 수술이 꼭 필요한지를 판단하는 객관적인 기준으로 유용하게 적용할 수 있는 "부조화의 범주(Envelope of discrepancy)"를 제시하였다.

최근에는 IT 산업과 의료 장비의 급속한 발전으로 치과에서도 컴퓨터 단층촬영 영상(CT)을 이용하게 되었다. 특히 Cone Beam computed tomography(CBCT)가 널리 보급되어 악골의 변형을 삼차원적으로 더 잘 이해할 수 있게 되었고 가상 시술(virtual surgery)과 surgical splint 제작(stereolithographic model)이 가능해져서 악교정 수술 분야에도 많이 활용되고 있다. 이에 따라 적응증이 되는 환자는 턱수술을 먼저 하여 환자의 외모를 신속히 개선하고 교정치료에 더 유리한 조건을 만든 후 교정치료로 마무리하는 선수술, 후교정 치료법도 많이 행해지게 되었다.

[참고문헌]

1. Norman W. Orthodontics in 3 millennia. Chapter 13: The temporomandibular joint and orthognathic surgery, Am J Orthod Dentofacial orthop 2007;131;263-267.
2. Norman W. Orthodontics in 3 millennia. Chapter 14: Surgical adjuncts to orthodintics, Am J Orthod Dentofacial orthop 2007;131;561-565.
3. Proffit WR,White RP. Surgical orthodontic treatment, St Louis, Mosby, 1992.
4. 박재억. 악교정수술학, 군자출판사, 2003;267-317.
5. 황상익. 역사 속의 의인들, 서울대학교출판부, 2004;229-254.
6. Sarver DM et al. Video imaging in planning and counseling in orthognathic surgery, J Oral Maxillofac Surg 1988:46:939-945.

2. 구순구개열 신생아 악정형 치료의 역사

구순구개열은 입술, 잇몸, 입천장이 갈라진 선천성 기형으로 우리나라에서는 약 500~1,000명 중 한 명 꼴로 태어나며 머리와 목에 발생하는 선천성 질환 중 가장 발생 빈도가 높다. 발생 원인은 유전(상염색체 열성/우성, 성염색체 관련)이나 환경적인 요인(감염, 고열, 독성물질, 호르몬 불균형, 인슐린, 엽산 결핍, 산모의 나이, 흡연, 술, 약물 등)으로, 임신 6~12주경에 입술, 구개의 좌우측 돌기가 융합되지 못하여 발생한다.

구순열은 갈라진 입술로 인해 보기에 흉하며 구개열은 구강과 비강이 서로 연결되어 있어 젖을 빨 힘이 약하고, 입으로 음식을 먹으면 코로 나오게 된다. 그리고 입천장 근육도 갈라져 있기 때문에 구개음을 제대로 발음할 수 없어 언어장애가 발생한다. 또한 잇몸이 갈라진 치조열은 측절치가 없거나 왜소치인 경우가 많고, 영구 견치가 제대로 맹출 되지 않아 부정교합이 발생하게 된다. 신체는 정상적으로 성장하지만 안면골의 성장은 정상보다 더디게 되는 경우가 많은데 그 이유는 파열이 있는 상악골 자체의 성장 능력이 작고, 구순구개열 수술로 인한 반흔조직으로 상악골 성장이 제한되기 때문이다. 그 결과 상악의 성장이 하악보다 작아 교합이 맞지 않게 되고, 보기 싫은 얼굴 형태를 가지게 된다.

구순구개열 환자는 태어나면서부터 성인이 될 때까지 안면형태 회복, 저작, 연하, 발음의 정상화, 정상적인 악골 발육, 정신적 안정을 이루기 위해 여러 분야 전문가들에 의한 치료를 받게 되는데 생후 1~2년 사이의 첫 수술이 아주 중요하며, 이를 더 잘하기 위해 신생아 악정형술이 필요한 경우가 있다.

가. 신생아 악정형술(Presurgical Infant Orthopedics)

입술 수술을 하기 힘들 정도로 파열부의 크기가 큰 편측성 구순구개열이나 전상악골이 심하게 전방으로 돌출된 양측성 구순구개열에서는 신생아 악정형술이 필요하며, 생후 1~4주경에 비정상적인 위치로 이동되었던 구개 분절을 정상적인 위치로 이동시키는 술식이다. 이 시술의 목적은 수술 전에 파열부의 크기를 줄이고, 수술 시 조직박리를 줄여서 입술 수술을 시행하기 쉽게 하며, 수술 후 봉합부위에 견인력이 작게 가해지도록 함으로써 수술 후 흉터가 작게 남도록 하는 것이다. 추가적인 장점으로 치료 기간 동안 구개 파열부를 막아줌으로써 우유나 모유 먹이기가 쉬워지고, 후방부열 폭경의 감소, 수술 후 초기 붕괴의 방지, 반대교합의 예방, 비중격의 직선화, 흡기 시의 위험성 감소, 발음의 개선, 중이 상태의 심각성 감소, 그리고 부모의 긍정적 사회심리학적 효과 등이 있다고 한다. 그러나 이러한 장점 중 대부분이 과학적으로 증명되지는 않았다.

신생아 악정형술은 16세기경 소개되었으며 그 당시는 양측성 구순구개열에서 전방으로 돌출된 전상악골을 제거하는 술식이 주로 행해졌었다. 전상악골 절제술은 장기간의 예후를 관찰했을 때 상악절치 결손, 상악골 저성장으로 인한 중안모 함몰감, 부정교합 등 만족스럽지 못한 결과들이 발생해서 치과의사들과 외과의사들은 더 나은 치료방법을 모색했다. 1561년 구순구개열 수술의 아버지로 불리는 Pierre Franco는 돌출된 전상악골을 후방으로 견인하는 head-cap 형태의 구외 장치를 고안했다. 1686년 Hoffmann은 전상악골을 압박해서 파열 부위를 좁힐 수 있도록 볼과 입술까지 연장된 head cap을 제안했다(Figure V-2-1). Louis(1768), Chaussier(1776) 그리고 Desault(1790)는 전상악골을 압박해서 근육을 후방으로 견인할 수 있도록 앞입술을 가로지르는 붕대를 신생아들에게 사용했다. 1844년 미국 치과의사 Hullihen은 구순구개열 신생아가 태어나서 1개월 정도까지 파열부 간격을 좁히기 위해서 접착성 반창고를 사용하는 것이 성공적인 구순열 수술을 위해서 필요하다고 주장했다. 그 외에도 Von Bardeleben(1868)은 bonnet(모자의 덮개)에 연결된 압박 반창고를, Thiesch(1875)는 고무밴드를 이용했으며 Von Esmarch와 Kowalzig(1892)는 모자에 연결된 탄성밴드를 사용했다. Brophy(1927)는 앞서 소개한 방법들과는 달리 구강 내 접근을 시도했는데 양쪽 치조골에 와이어를 관통시키고 천천히 조여 줌으로써 파열부 간격을 좁혀서 구순열 수술을 용이하도록 했다.

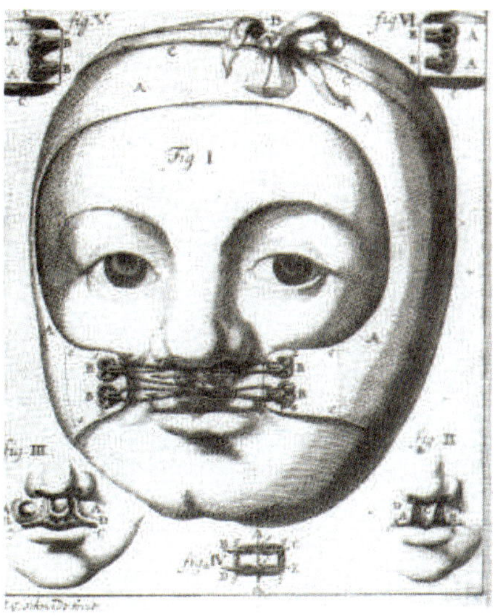

Figure V-2-1. Head cap devised by Hofmann in 1686

현대적 개념의 술전 신생아 악정형술(Presurgical infant orthopedics)은 McNeil(1950)이 개발했다. 석고 모형에서 치조분절을 점진적으로 재위치시켜서 연속적으로 가철식 장치를 사용하여 구순구개열 수술 전에 거의 모든 구개 파열부를 제거할 수 있다고 주장했으며, 연조직과 경조직의 연속성을 얻을 수 있기 때문에 치조골과 구개의 봉합 수술이 필요하지 않다고 주장했다. 또 이 방법을 사용하면 향후 교정 치료의 필요성을 감소시킬 수 있다고 주장하였다. 이 개념은 Burstone(1958)으로 이어져 신생아 악정형술의 대중화에 이바지했다. 그러나 McNeil의 과장된 주장은 신뢰성을 잃었고 논란이 지속적으로 제기되었으며 Pruzansky와 Berkowits는 구순열 수술 후 연결된 근육의 힘에 의해 전상악골이 자연스럽게 후방 위치되기 때문에 신생아 악정형장치가 필요하지 않다고 주장하였다.

신생아 악정형장치는 술전/술후, 능동(active)/반능동(semi-active)/수동(passive) 또는 구외/구내 장치로 분류할 수 있다. 능동 장치는 스프링이나 스크류 등의 힘을 전달할 수 있는 별도의 장치를 이용하여 원하는 방향으로 상악의 절편에 힘을 가할 목적으로 제작되며 이때 핀에 의해서 추가적인 고정이 얻어진다(Figure V-2-2). 반능동 장치는 McNeil 타입의 장치로서 석고 모형을 잘라서 상악의 절편을 유리한 위치로 재위치시키는 과정을 통해서 제작되고, 장치는 재구성된 모형을 이용해서 제작되며 이 장치를 구내에 착용하면 정해진 방향으로 힘을 가하면 성장하는 동안 악궁의 배열을 유도하며, 장치의 아크릴의 삭제를 통해서 절편이 적절히 성장할 수 있도록 해준다.

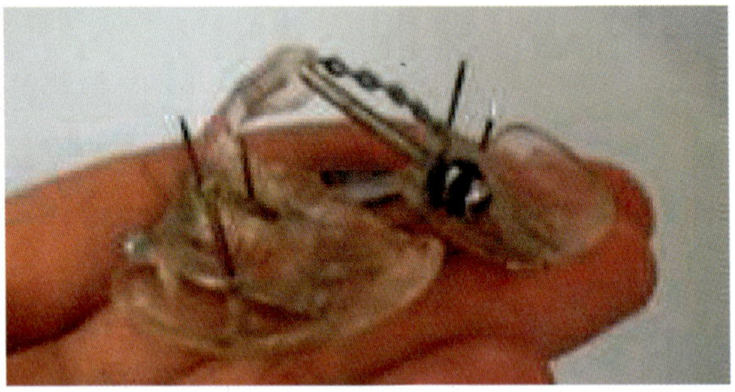

Figure V-2-2. Active orthopedic appliance (Lantham appliance)

이런 전통적인 신생아 악정형장치는 치조분절만을 치료하며, 구순구개열 환자의 짧은 비주를 비수술적으로 신장시키거나 비첨의 연골 기형을 수정할 수는 없었다.

나. 술전 비치조 정형장치(Presurgical Nasoalveolar Molding Appliance, PNAM)

1993년 미국 성형외과의사 Grayson과 Cutting은 Cartilage paradigm을 기반으로 하는 술전 비치조 정형장치(presurgical nasoalveolar molding appliance, PNAM)를 개발했다(Figure V-2-3).

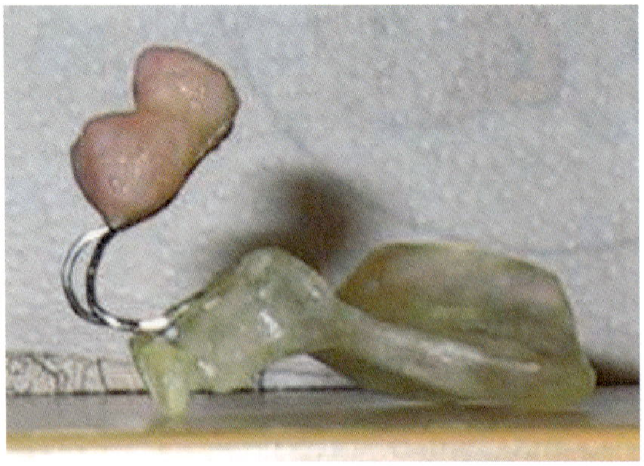

Figure V-2-3. Presurgical Nasoalveolar Molding Appliance

Cartilage paradigm이란 태생 직후 신생아 연골은 estrogen과 hyaluronic acid가 다량 함유되어 높은 가소성과 낮은 탄성력을 가지기 때문에 비연골의 정형이 가능하다는 것이며 출생 후 시간이 지나면 비연골의 가소성이 점차 감소하기 때문에 능동적인 비연골 정형 치료는 생후 2~3개월까지 가능하다는 것이다.

술전 비치조 정형장치의 목적은 첫째, 치조분절을 정상적인 위치로 배열하고 파열부 간격을 축소해서 기형의 심각도를 줄이는 것이며 둘째, 비연골의 위치를 정상적으로 수정하고 인중과 비소주를 이상적인 위치로 조정하여 코의 대칭성을 얻고자 함이다.

술전 비치조 정형장치는 hard acrylic resin으로 만들어지는 alveolar molding plate와 taping 그리고 nasal stent로 구성된다. Nasal stent는 치조분절 간격이 5mm 이하로 감소했을 때 적용한다.

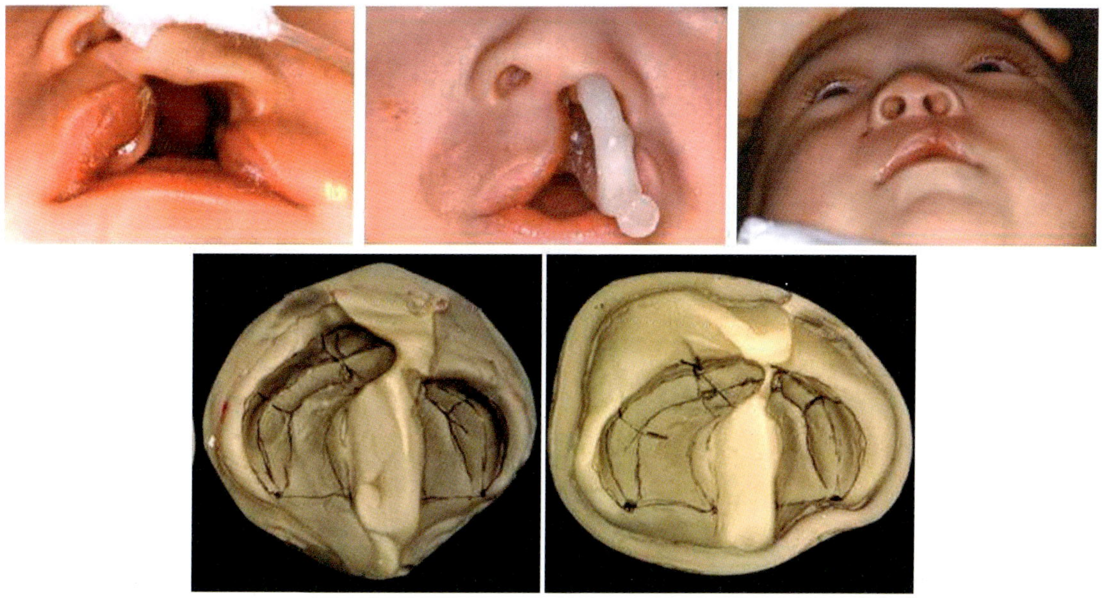

Figure Ⅴ-2-4. Nasoalveolar molding appliance (서울대학교 백승학 교수 제공)

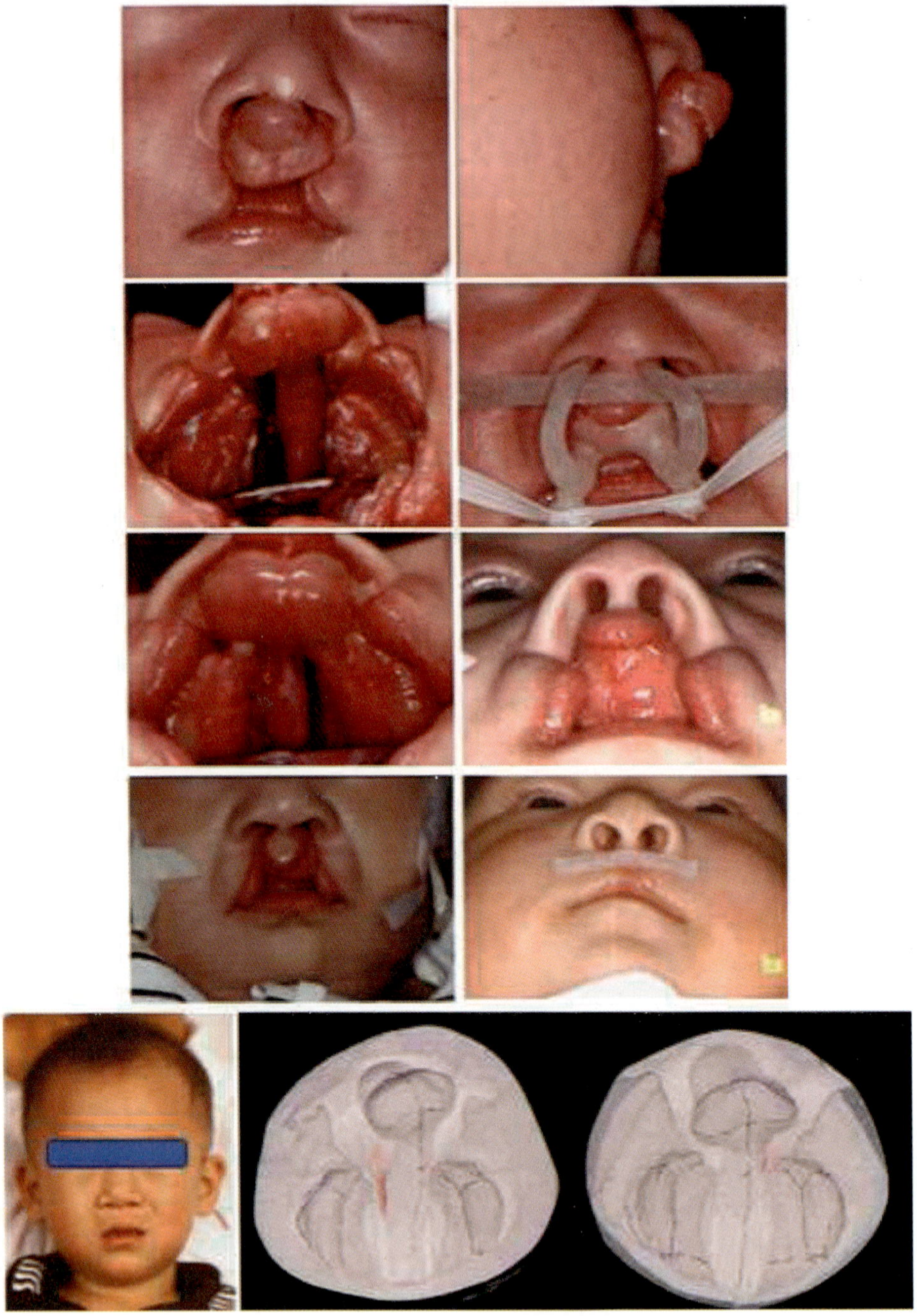

Figure Ⅴ-2-5. Nasoalveolar molding appliance (서울대학교 백승학 교수 제공)

많은 종류의 유아기 악정형 장치가 개발되어 사용되었으나 구순구개열 환자의 치료가 유아기 악정형 장치 하나로만 이루어지는 것이 아니기 때문에 장치별로 치료 결과를 비교하기는 어렵다. 현재까지 하나의 무작위 임상실험이 행해졌으며 'Dutchcleft'라고 명명된 이 연구는 세 기관에서 완전 편측성 구순구개열 환자를 대상으로 6년 동안 수동 장치의 사용 결과를 종합한 것으로, 유아기 악정형술은 환자의 섭식과 영양 상태, 부모의 만족, 안모, 얼굴의 성장, 교정적 이유 등을 위해서 필수적인 것은 아니라는 결론을 내렸다. 발음 측면에서는 긍정적인 효과가 있지만, 2.5세까지는 매우 제한적이며 여전히 구순구개열을 가지고 있지 않은 아이에 비해 부정확하였다. 이러한 제한적인 효과가 유아기 악정형 치료를 정당화할 수 있는지에 대해서는 여전히 의문으로 남는다.

양측성 구순구개열 환자에서는 유아기 악정형 치료의 결과에 대한 무작위 임상 실험 연구가 존재하지 않지만 치료를 하는 경우 상악 절편의 좋은 배열이 이루어지며 이것은 입술 수술을 용이하게 한다. 보다 쉬운 접근은 입술 수술 전에 장치 없이 lip taping만을 하는 것으로도 전상악의 편향을 줄일 수 있다는 주장도 있다.

Grayson과 Cutting에 의해 개발된 비치조(nasoalveolar) 장치는 이전의 장치와는 명백히 구분되는데 플레이트는 치조골 분절을 대략적으로 위치시키고 코의 기형을 줄여주고, 스텐트를 이용하여 더 정확한 조절이 가능해서 현재 가장 많이 사용되고 있다.

구순구개열 신생아 환자들에게 악정형 장치를 사용한지 500년 정도 지났지만 여전히 치료의 필요성에 대한 논란은 있다. 완진 편측성 구순구개열 환자를 대상으로 한 무작위 실험에서도 장치 사용에 대한 당위성을 얻지는 못했다. 하지만 장치의 다양성, 환자의 심각성 정도, 수변 환경 등 너무나 다양한 요소들이 치료 결과에 영향을 미치기 때문에 몇 가지 항목에 대해 평가를 하고 치료 효과가 없다고 단정하기는 무리가 있다고 여겨진다. 좀 더 체계적이고 과학적인 연구가 시도되어야 한다고 생각한다.

[참고문헌]

1. 양원식, 손우성, 백승학. 알기 쉬운 순·구개열 이야기. 서울:지성출판사, 2001:24-26, 70-75.
2. Richard A. Hopper, Court Cutting, Barry Grayson. Grabb and Smith's Plastic Surgery, 6th Edition: Lippincott Williams & Wilkins, 2007:1-44.
3. 김나영, 이신재, 백승학. 완전 편측성 순구개열 신생아 환자의 술전 비치조 정형장치의 구순열 수술이 치조골 정형에 미치는 효과. 대치교정지 2003;33(4):235-245.
4. Baek SH, et al.. Presurgical Naso-Alveolar Molding Appliance for Unilateral Cleft Lip and Palate: Korea J. Orthod 1998;28(6): 905-914.
5. Grayson BH, et al. Nasoalveolar Molding for Infants Born with Clefts of the Lip, Alveolus, and Palate: Seminars in Plastic Surgery 2005;19(4):294-301.

3. 구순구개열 치조골 이식(Alveolar Bone Graft)의 역사

구순구개열자에서 열(Cleft)은 근본적으로 조직의 결손이다. 치조(alveolus)는 이를 담는 그릇(tooth cavity 혹은 socket)이며 치주인대로 치아와 연결되어 있다. 파열로 치조골이 결여되면 이 부위에 치아가 맹출할 수 없고, 인접치도 충분한 뼈의 지지를 받을 수 없으며, 치조골이 협착되고, 코와 입술도 지지를 받지 못해 형태적, 기능적으로 결함을 보이게 된다. 그러므로 파열에 의해 초래된 치조골의 결손을 채우려는 필요성이 오래전부터 있었으나 기술적인 어려움으로 시도되기가 힘들었을 것이다.

구순구개열자에서 치조골을 이식한 최초의 보고는 1901년에 Von Eiselsberg가 구개의 결손을 메우기 위하여 막대 모양 피부 피판(pedicled osteocutaneous flap)을 시도한 것으로 알려져 있다. 지금의 관점에서 보면 당연히 예후가 좋지 못하였을 것이고, 특히 어린 나이에 시행했으면 이식이 성공하였더라도 비상악복합체의 성장에 나쁜 영향을 미쳤을 것이다. 치조골의 결손부에 성공적으로 골이식을 한 것을 최초로 보고한 사람은 Drachter로 1914년에 정강이뼈(tibial bone)를 골막과 함께 이식하여 좋은 결과를 얻었다고 보고하였다. 그러나 Veau는 1931년에 정강이뼈를 분쇄하여 골이식을 하였으나 결과가 성공적이지 못하였다고 보고하였다. Millard에 의하면 1950년대까지는 골이식이 많은 관심을 받지 못하였다고 한다. 1950년대에 들어 많은 외과의들이 치조골 이식을 시도하였으며, 1960년대 초까지는 생후 1개월 이내에 일차 골이식(Primary bone grafting)을 채택하는 외과의가 많았다고 한다(1955년의 Nordin과 Johanson, 1961년의 Backdahl과 Nordin의 보고). 1961년에 Johanson과 Ake Ohlsson이 일차 골이식을 위한 3단계의 수술 방법에 대하여 기술하였다.

치조골 이식에서 논쟁의 쟁점은 언제 할 것인가? 어느 부위의 뼈를 사용할 것인가? 어떤 순서로 할 것인가? 결과 평가는 어떻게 할 것인가? 등이었다.

가. 치조골 이식 언제 할 것인가?

생후 1년 이내에 갈비뼈(rib)를 이식하는 일차 골이식(Primary bone graft)이 오늘날 많이 이용되는 2차 골이식(혼합치열기인 8세에서 12세 사이에 시행)보다 먼저 시도된 것으로 추정되는데, 1차 골이식에서는 골이식이 안면성장에 미치는 나쁜 영향이 큰 문제였다. 1차 골이식을 많이 한 Robertson과 Jolleys(1968), Friede와 Johanson(1981)이 장기간 예후를 평가하였더니 중안면부의 열성장이 심하였다고 보고함에 따라 1차 골이식은 하지 않는 것이 대세가 되었다. 그러나 시카고 소아병원의 Rosenstein과 Kernahan 팀은 이는 수술 시기보다 광범위하게 박리하여 성장에 영향을 미치는 부위인 vomeromaxillary suture를 손상시킨 것과 치조골의 범위를 넘어서는 광범위한 골이식을 시도한 것이 원인이며 자신들의 프로토콜에 따라 치료한 증례들은 장기간의 추적 조사에서 성장에 나쁜 영향이 없었다고 계속 주장하고 있다.

2차 골이식(Secondary bone graft)을 선호하는 사람들은 이 시기에 골이식을 하면 중안면 성장에 큰 영향이 없으며, 특히 상악골의 횡적 성장이 거의 완료되어 폭경부조화를 악화시키지 않는다고 주장한다. 상악 측절치가 결손된 경우 상악 견치의 치근이 1/2~2/3 정도 형성되었을 때 골이식을 하면 많은 경우 견치가 이식한 골을 통해 자발적으로 맹출하면서 새로운 뼈를 형성하여 결과가 좋아진다. 측절치가 잔존하는 경우 그 치아가 맹출하기 전에 조금 일찍 골이식을 하는 것이 추천된다. 3차 골이식 혹은 지연 골이식(Delayed alveolar bone graft)은 현재 추천되지 않는다. 다만 체계적으로 적절히 관리 받지 못해 2차 골이식을 안한 경우, 누공이 있거나 치아이동을 위한 뼈가 없는 경우 시행하게 되는데 예후가 그다지 좋지 않아 실망스러운 경우가 많았다.

증례 1

11세 남자 어린이가 반대교합과 상악전치 배열이 좋지 않다고 다른 병원 성형외과의 권유로 내원하였다. 생후 100일 입술성형술, 1세에 구개성형술, 8세에 치조골 이식술을 받았다. 우측 편측성 구순구개열로 파열부에 과잉치가 있고, 측절치는 왜소치였다. 특이하게 상악 좌측 제 1소구치가 왜소치였다.

혼합치열 초기에 이미 치조골이식을 하고 내원하였다. 과잉치와 왜소치인 소구치, 유치 발치 후 상악 전치를 배열하고 각형 호선을 이용하여 상악골 전방견인으로 반대교합 해소하였다. 하악골 잔여성장 종료되면 재평가하여 재치료하기로 하였으며 악교정수술 가능성도 언급하였다. 4년 후(17세)에 다시 와서 평가하였는데 골이식한 부위는 새로운 뼈로 대체되어 측절치와 견치를 잘 지지하고 있었고 골격관계도 심하게 나쁘지 않아 교정치료만으로 비교적 양호한 교합을 달성할 수 있을 것으로 판단되었다.

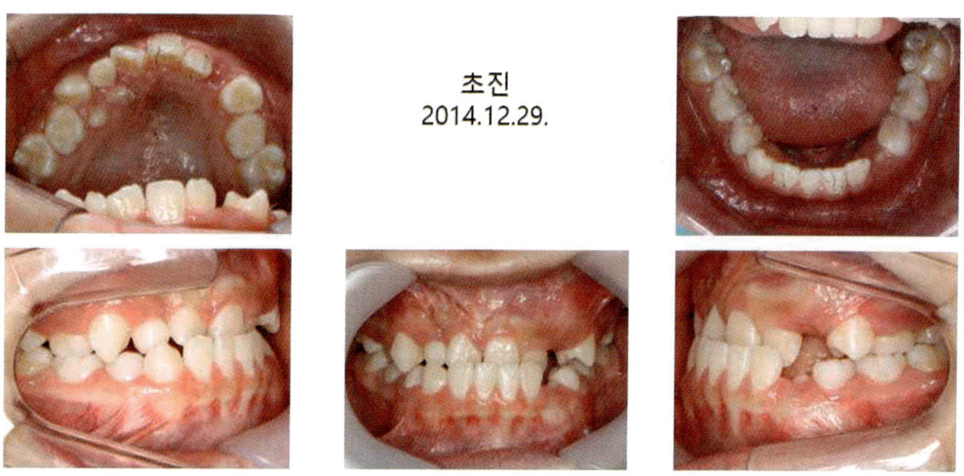

Figure V-3-1. Pretreatment intraoral photo

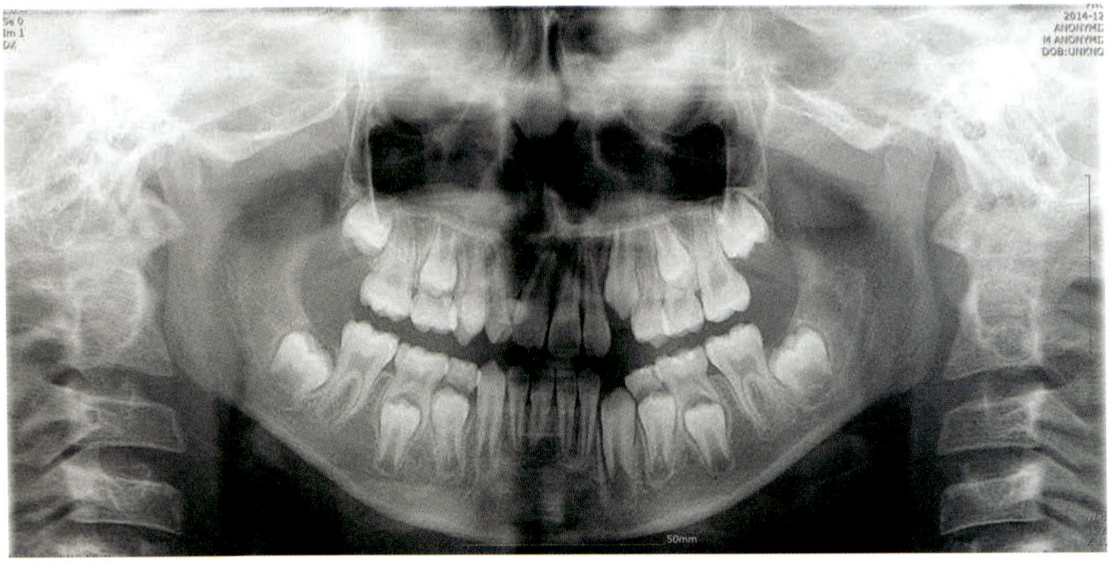

Figure V-3-2. Pretreatment panoramic radiography

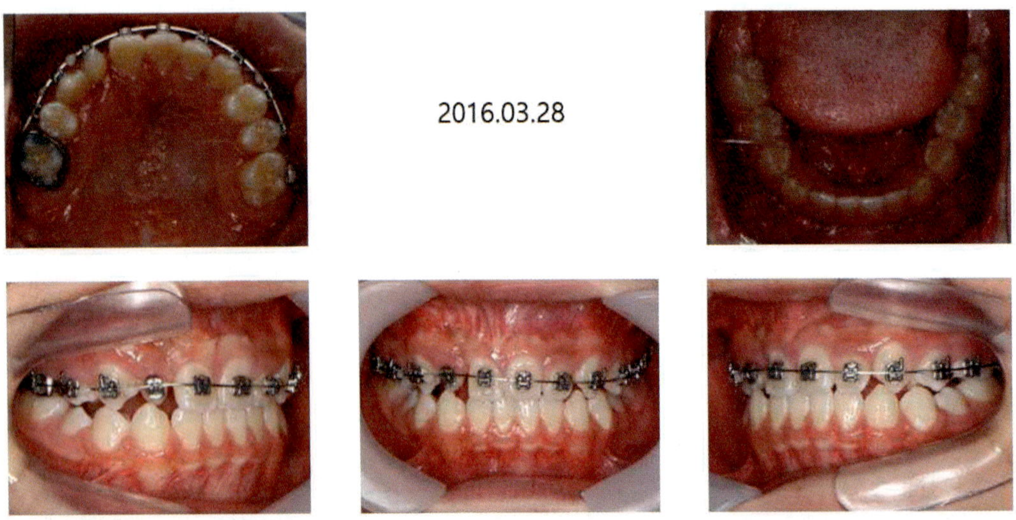

Figure V-3-3. Treatment progress

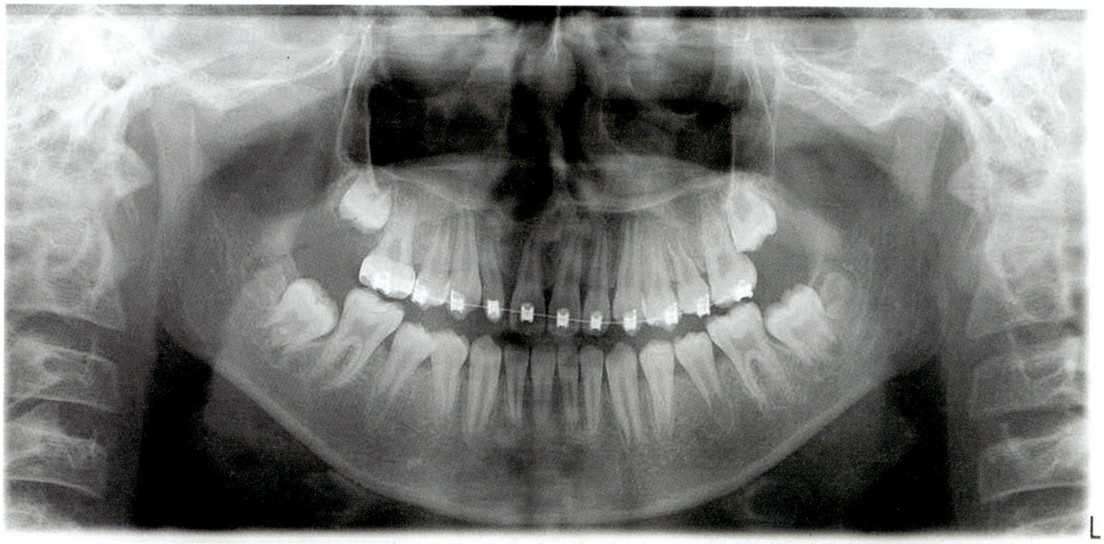

Figure Ⅴ-3-4. Treatment progress

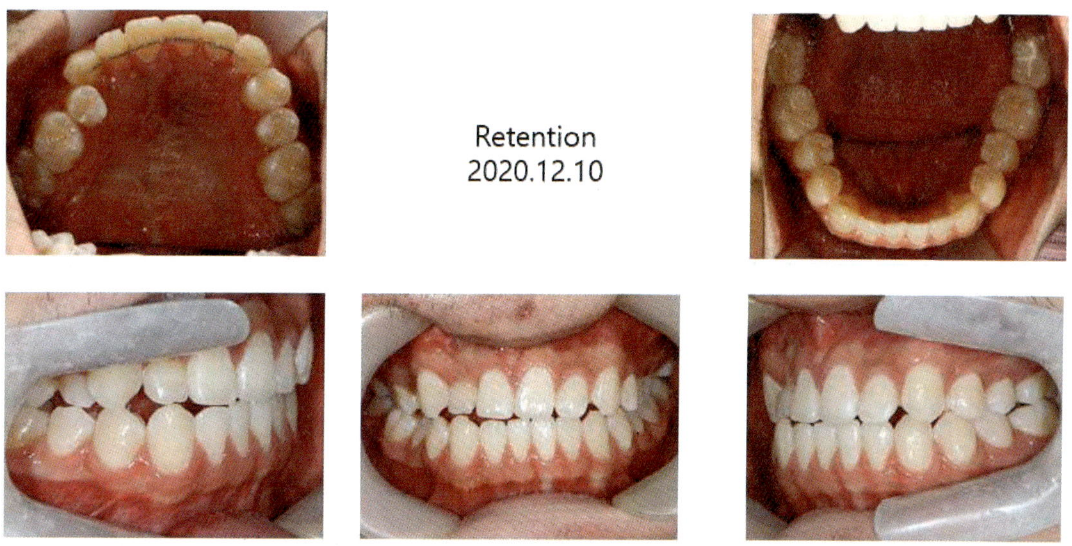

Figure Ⅴ-3-5. 4 years follow-up

증례 2

적절한 시기에 골이식을 하지 않고 19세에 처음 교정과에 내원한 구순치조열 환자다. 파열부가 크고 상악 중절치 치근과 근접하였다. 골이식 6개월 경과 관찰시 골이식 결과가 양호하지 못했다.

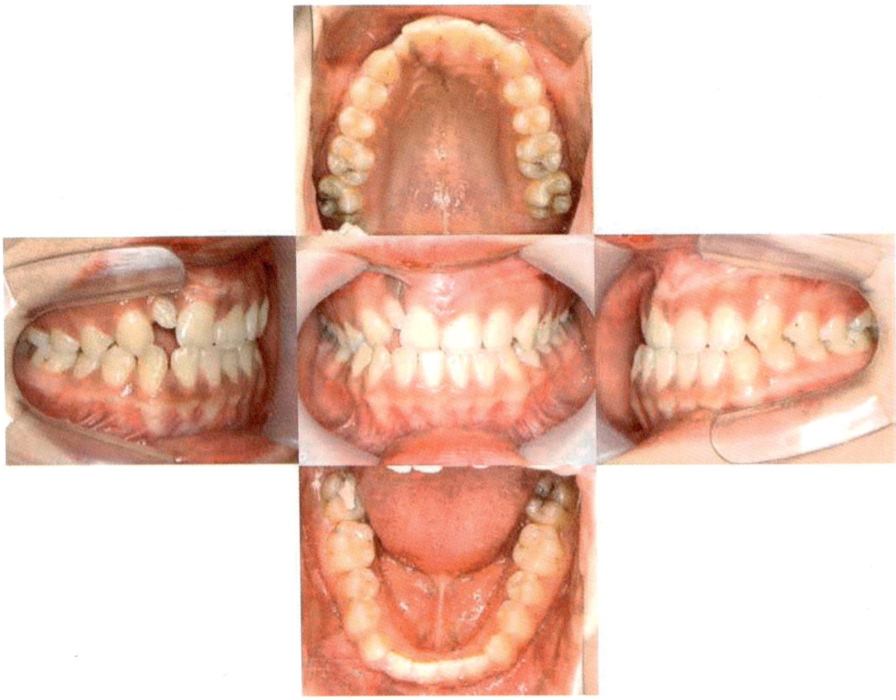

Figure V-3-6. Pretreatment intraoral photo

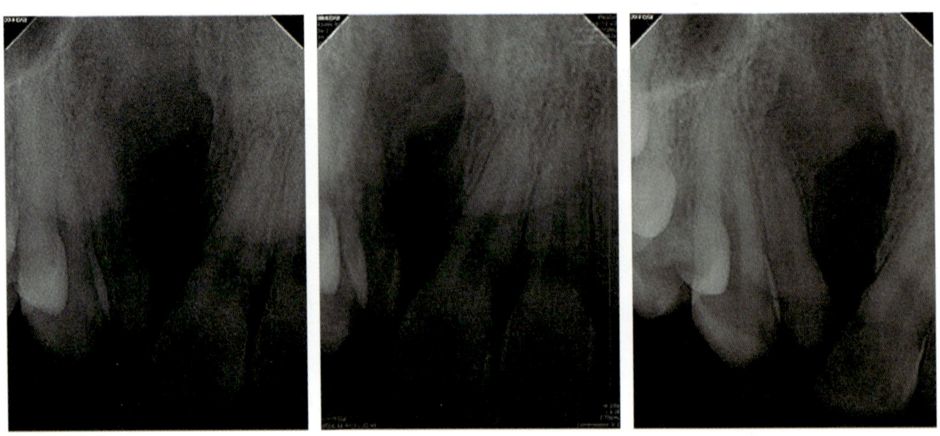

초진 시 | 골이식 3개월 후 | 골이식 6개월 후

Figure V-3-7. 6 months follow-up after bond graft

결과적으로 결손된 측절치의 수복을 하기에는 조건이 좋지 못하였다. 파열부의 치조골이식의 결과는 파열부의 크기, 시술자의 능력 등이 영향을 미친다. 그러나 무엇보다 적절한 시기에 골이식을 해 주는 것이 중요한 것 같으며, 그렇게 하기 위해서는 어린 나이부터 체계적으로 관리가 되어야 한다.

나. 어느 부위의 뼈를 사용할 것인가?(Graft Sources)

치조골 이식에 필요한 뼈로서 이상적인 조건은 이식 후 잘 유지되어야 하며, 채취하기 쉬워야 하고 공여부의 불편과 후유증이 적어야 한다. 처음에는 정강이 뼈(tibia)가 사용되었으나, 곧 어린 나이 환자에서는 갈비뼈가 사용되었고, Boyne과 Sands(1972)가 이차 골이식에 대해 이론을 정립한 1970년대 이후에는 장골(iliac bone)의 앞부분이 사용되고 있다. 처음에는 골 조각을 이식하였으나, 현재는 주로 떼어 낸 뼈를 분쇄하여 골결손부에 채워 넣으며 바깥 부분은 피질골로 덮기도 한다. 그러나 장골의 앞부분에서 뼈를 채취하면 드물게 신경 손상이 오기도 하고, 상당 기간 보행에 지장이 있어, 머리뼈나 하악골에서 뼈를 채취하기도 한다. 이식할 골의 양이 많으면 장골을 앞부분에서 채취하는 것으로 부족한 경우가 있는데 이 경우 장골의 뒷부분에서 뼈를 채취하기도 한다. 여러 연구에서 골막성 뼈가 연골성 뼈보다 적합한 것으로 알려져 있다. 또한 골이식의 결과를 향상시키기 위하여 hydroxy apatite를 첨가하는 시도도 이루어졌다. 자가 골이식(Autogenous bone graft)을 하는 것은 결국 공여부의 상당한 불편이 예상되므로 사체의 동결건조골(Freeze-dried bone)을 비롯한 동종 골이식(allograft)에 대해서도 많은 연구가 시도되었는데 아직은 자가 골이식이 주로 이루어지고 있다.

다. 어떤 순서로 할 것인가?

시기만이 중요한 것이 아니라 골이식을 하는 상황도 고려되어야 한다. 분리된 치조골편이 배열되고 두 분절이 살짝 닿는 상황이 바람직한데 파열부가 너무 넓으면 골이식에 문제가 생기게 된다. 파열부를 줄이기 위하여 치조골편의 골신장술(Internal distraction osteogenesis) 적용을 주장하는 사람도 있으나 매우 힘든 술식이다. 골이식 전에 치조골편들을 배열하고 골이식을 한 후 신생 혈관이 이식한 곳으로 침투하여 새로운 뼈로 대체되면서 그 부위로 치아가 자발적 맹출을 하는 것이 가장 좋은 치료 과정이다. 파열 인접부의 치아가 심하게 회전되고 기울어진 경우 외과의가 치아 배열을 먼저 해 줄 것을 요청하기도 하는데 파열부에 치근이 닿으면 치수의 생활력을 잃을 수 있으므로(devitalization) 조심해서 판단하여야 한다. 상악골의 협착으로 폭경부조화가 있어 치열궁의 확대가 필요한 경우 가능하면 골이식 후 확대하는 것이 추천되고 있다.

라. 결과 평가는 어떻게 할 것인가?

종전에는 구강 내 엑스레이로 이식한 부위의 치조골의 높이를 평가하였다. Bergland의 평가법이 많이 사용되었는데 근래에는 3차원 영상을 쉽게 사용할 수 있어 단순히 높이만이 아닌 폭경과 형태, 심지어 골질을 평가하는 것도 가능해 졌다.

마. 구순구개열 치조골 이식의 미래

자가골 이식은 치조골 이식의 완벽한 재료가 아니다. 그러므로 이를 대체할 재료들에 대하여 끊임없이 연구가 이루어지고 있다. 그 중 하나가 Human Bone Morphogenic Protein(BMP)을 섞어서 사용하는 것이다. 공여부의 불편을 야기하지 않도록 이종골이나 다른 재료들도 더 발전할 것이며, 골 이식의 결과를 향상시키는 보다 나은 술식들도 개발될 것이다.

[참고문헌]

1. Skoog T. A double-layered periosteal flap repair of cleft of the primary palate. J Am Med Women's Assoc. 1966;21:1001-1005.
2. Friede H, Johanson B. A follow-up study of cleft children treated with primary bone grafting. I. Orthodontic aspects. Scand J Plast Reconstr Surg. 1974;8:88-103.
3. Friede H, Lilja J. Dentofacial morphology in adolescent or early adult patients with cleft lip and palate after a treatment regimen that included vomer flap surgery and push back palatal repair. Scand J Plast Reconstr Surg. 1994;28:113-121.
4. Friede H. The vomero-premaxillary suture- A neglected growth site in mid-facial development of unilateral cleft lip and palate patients. Cleft Palate J. 1978;15:398-404.
5. Lilja J, Friede H, Lauritzen C, Petterson LE, Johanson B. Bone grafting at the stage of mixed dentition in cleft lip and palate patients. Scand J Plast Reconstr Surg. 1987;21:73-79.

Ⅳ.

에피소드

1. Lancaster Cleft Palate Clinic 이야기
2. Chicago Children's Memorial Hospital 방문기
3. 큐슈대학 치학부 방문기
4. 부산대학교병원 구순구개열팀

VI 에피소드

1. Lancaster Cleft Palate Clinic 이야기
(H.K. Cooper Institute for Oral-Facial Anomalies and Communicative Disorders)

Herbert K. Cooper는 1928년에 엘리자베스타운에 있는 Pennsylvania Hospital for Crippled Children의 치과 자문의(Dental consultant)가 되면서 얼굴 부위의 장애를 가진 어린이들에 대해 무거운 책임감을 가지게 되었다. 그 당시 미국에서는 치아와 구강 영역의 장애에 대해서는 무관심하였고 이에 따라 건강보험이나 국가의 지원을 받지 못하고 있었다. 그는 정상적으로 교육을 받고 자신의 삶(education and self-support)을 영위하기 위해서는 제대로 말할 수 있어야 하고 사회적으로 받아들여질 수 있는 외모가 필수적인데 구순구개열을 비롯한 얼굴의 기형을 가진 어린이들이 이를 위한 지원을 받지 못하는 것을 개탄하며 평발과 구순구개열, 어느 편이 더 심한 장애인가? 라고 문제를 제기하여 사회적 지원을 모색하는 한편, 구순구개열은 여러 전문분야가 관여하게 되는 복잡한 문제들이 있으니 제대로 작동하는 팀을 만들어 다학제적으로 접근(Multidisciplinary approach)해 보려고 노력하였다.

Pennsylvania Hospital for Crippled Children과 Pennsylvania 대학에서 의과, 치과, 언어 분야를 아우르는 팀을 만들고자 노력하였으나 협조를 얻지 못해, 1938년에 독자적인 진료 팀을 조직하여, 오래된 붉은 벽돌집에서 Lancaster Cleft Palate Clinic을 시작하였다. 그 후 여러 분야의 전문가들이 참가하여 진정한 팀을 만들기 위해 노력하였는데 3C(Communication, Cooperation, Coordination of effort)라는 슬로건 아래에서 아이디어와 의견을 폭넓게 수렴하고 각 단계와 각 환자에 따라 의사결정을 주도하는 분야를 달리하면서도 리더십을 유지하였다. 이러한 노력의 결과 종전의 수술 위주의 치료에 의한 반복된 실패와 재수술을 현저히 감소시키고 장기적으로 양호한 결과를 얻는 관리 지침을 수립하였다.

미국에서 성형외과가 전문의 과정으로 인정된 것이 1941년이었는데, 종전에는 여러 외과의들이 부적절한 시기에 성장에 대한 개념을 모르고 너무 광범위한 수술을 하였던 경향이 있었다. Lancaster Cleft Palate Clinic에서는 의과와 치과 분야의 틈을 극복하여 협조적인 프로그램을 만들고 언어 치료를 포함하여 양호한 치료결과를 얻는 노력을 하는 한편 치과보철물도 의료보험에서 지원하도록 만들었으며, 장기적으로 치료 결과를 평가하고 연구하는 시스템을 갖추었다.

Lancaster Cleft Palate Clinic에서는 출생 직후부터 상담을 하고, 가능하면 모유 수유를 권장하여 아기와 엄마의 유대관계를 형성하고, 일찍부터 언어 치료와 유전에 대해 상담하며, 수술의 원칙들을 정립하였다. 입술 수술은 Rule of 10s(10파운드의 체중, 헤모글로빈 수준이 10g/100ml,

백혈구 수치가 10,000 이상)에 의해 생후 약 3개월에, 구개의 봉합은 언어, 구개와 귀의 유스타키안 튜브 근육의 재건, 치아의 기능과 외모를 고려하여 너무 서두르지 않고 생후 약 18개월경에 시행하는 원칙을 정립하였다. 또 여름학교(Summer Residence Program)를 개최하여 전문가 외에도 구순구개열자인 자원봉사자들과 접촉하게 하여 어린이들의 자존감을 높이기도 하였다. 이 clinic은 암 환자들의 재활에도 관여하였고 다학제적 연구를 꾸준히 진행하고 있다. 1979년에 Lancaster Cleft Palate Clinic의 역사와 치료 지침을 소개한 책을 발간하였는데 Herbert K. Cooper(설립자, 치과교정과), Robert L. Harding(성형외과), Wilton M. Krogman(신체 인류학자, 성장발육 전문가), Mohammad Mazaheri(보철과), Robert T. Millard(언어치료전문가), Harry E. Canter(생물통계학)가 공동 저자로 참여하였다. Lancaster Cleft Palate Clinic에 꼭 가보고 싶었으나 아직 가지 못하여 아쉬움이 많다.

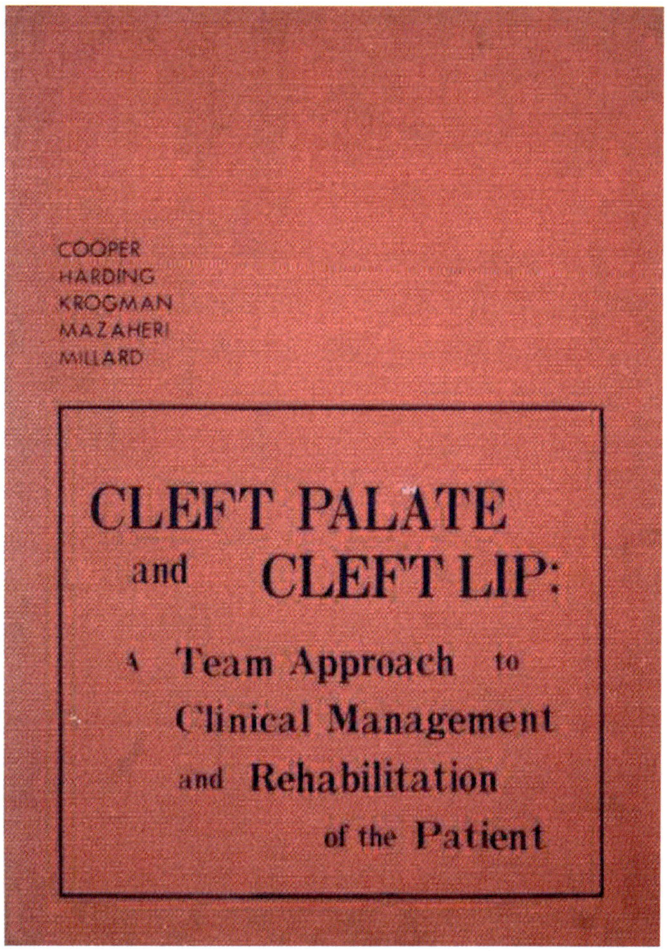

Figure VI-1-1. Book by Cooper

2. Chicago Children's Memorial Hospital 방문기

구순구개열의 교정치료를 하면서 때로는 너무 상태가 좋지 않아 교정치료에 한계를 느끼며 왜 이렇게 되었는지가 궁금하였다. 중안면 함몰이 심하고 치아 배열이 극도로 좋지 않은 증례들에서는 처음의 상태가 좋지 않고(cleft가 크고, 조직의 결손이 많은 등) 부모의 유전적 영향도 있었겠지만, 대부분의 경우 구개의 반흔 조직이 크고, 여러 차례의 수술을 반복한 경우가 많았다. 즉 많은 경우에서 부적절한 수술 기법, 경험과 역량이 부족한 외과의, 부적절한 수술 시기 등 수술의 영향이 지대한 것을 알 수 있었으며 저명한 외과의가 수술을 했어도 처음의 상태가 수술에 부적절한 경우 결과가 좋지 못했다. 어떻게 하면 이렇게 험한 상태로 교정과에 오지 않게 할 수 있을까? 하고 여러 가지로 궁리를 하고 문헌들을 찾아보던 중 시카고 소아병원의 Kernahan과 Rosenstein 선생님이 편찬한 "Cleft Lip and Palate: A system of Management"라는 책을 보게 되었다.

역량이 탁월한 외과의와 교정치과의사가 서로 의견을 나누어 수술을 하기에 좋은 조건을 만든 후 수술을 하면 훨씬 결과가 좋아진다는 것을 알게 되었고 이를 위해서는 일부 구순구개열 신생아에서는 수술 전에 악정형장치가 꼭 필요하겠다고 판단하였다. 책을 보고 이 시스템을 도입해 보고자 했으나 신생아에서 구강 내 인상을 채득해 본 경험이 없어, 혹시 호흡의 문제로 큰 사고가 발생할 수 있겠다는 생각이 들어 직접 시술하는 것을 꼭 보고 싶었다. 그래서 한국에도 많은 구순구개열 어린이들이 있는데 그들에게도 당신들의 좋은 시스템을 적용하여 좋은 결과를 얻을 수 있도록 하고 싶으니 시카고 소아병원에 방문하여 견학하고 공부할 기회를 주기 바란다는 내용으로 책에 나와 있는 주소로 편지를 보내었다. 치과과장인 Cooley 선생님으로부터 방문을 환영하며 Kernahan 선생님은 은퇴하셨고 Rosenstein 선생님은 상근하지는 않으나 만나게 해 주겠다는 답신을 받고 1989년 크리스마스 직전에 시카고 소아병원에 방문하여 약 2개월 동안 좋은 경험을 하였다. 시카고 소아병원은 좀 특이하게 시작한 병원으로 병원의 미션과 운영 방침도 남다른 곳이었다. 병원의 시작은 1882년에 Julia Porter라는 분이 13세 아들 Maurice를 병으로 잃은 후 다른 아이들을 돌보기 위해 Chicago's Halsted Street and Belden Avenue의 작은 집에서 8 병상으로 시작하였는데, 아픈 아이들을 가장 잘 돌볼 수 있는 사람은 엄마들이라는 생각으로 의료인이 꼭 필요한 치료를 해 주면 그 후는 Julia를 비롯한 자원봉사자 엄마들이 아이들을 돌보는 시스템이었다. 그 후 지역사회에서의 필요가 늘어나 Lincoln and Orchard Avenues에 20병상의 건물을 지었고 1890년에는 6명의 인력이 68명의 환자를 돌보게 되었다. 어린이와 가족들을 포괄적으로 돌보는 개념으로 모든 아이들은 자신의 잠재적 가능성을 달성하도록 기회를 주어야 한다는 비전을 세우고 무료로 치료와 간병을 해주었다고 한다. 여기에 필요한 막대한 경비를 마련하기 위하여 어머니들을 비롯한 자원봉사자들의 기금 모집이 필수적이어서 병원의 운영에 의료진이 아닌 자원봉사자들도 많이 관여한다고 하였다.

내가 방문한 1990년에는 특히 소아 심장병의 치료에서 탁월한 업적이 있어 우리나라의 부천세종병원에서 오신 심장내과 선생님도 만날 수 있었는데 당시의 나로서는 놀랍게도 심장수술을 한 아이를 2,3일 후에 퇴원시켜 아이의 어머니가 전문가들의 도움을 받아 보살핀다고 하였다. 시카고지역의 다른 대학 병원(Northwestern University 등)과 협약을 맺어 진료와 연구, 교육을 하고 있었다.

Children's Memorial Hospital은 현재는 Ann& Robert H. Lurie Children's Hospital of Chicago로 명칭을 바꾸고 72개 전문 분야에서 1,100명의 소아 전문가들이 아이들을 돌보고 있으며 소아암 환자의 진료에 치중하는 것으로 보인다.

이 기관은 아래의 역할을 수행하고 있으며, Mission과 Vision은 다음과 같다.

- Doctors, nurses and staff members trained in pediatrics
- Equipment designed specifically for kids
- An emphasis on treating the whole child and family
- Facility designs that appeal to children.

Our Vision

Children's Memorial Hospital is guided by the belief that all children need to grow up in a protective and nurturing environment, where each child is given the opportunity to reach his or her potential. We believe this vision can provide a brighter future for all children.

Our Mission

Children's Memorial Hospital is dedicated to the health and well-being of all children. As the pediatric teaching facility for Northwestern University's Feinberg School of Medicine, this commitment drives us to be a leader in:

- Pediatric healthcare delivery
- Research into the prevention, causes and treatment of diseases that affect children
- Education for physicians, nurses and allied health professionals
- Advocacy for the general well-being of all children
- As a charitable organization, we serve children and their families to the best of our abilities and to the limits of our resources

치과에서는 보통의 치과에서는 치료하기 힘든 전신질환이 있는 어린이들을 주로 전신마취 하에 치료하는 경우가 많아 다양한 환자, 특히 에이즈에 감염된 어린이들의 치료도 종종 볼 수 있었다. 치과 분야만이 아닌 소아과와 약사 등도 레지던트 교육에 참여하고 있었다. Cooley 선생님의 배려로 Rosenstein 선생님을 만나 의견 교환도 하고, 선생님이 외래교수로 나가시던 Northwestern University, Loyola University도 따라가 보았다.

Children's Memorial Hospital Chicago의 Cleft Palate Team의 특징은 수동적 신생아 악정형 장치를 사용하여 구순과 구개수술을 용이하게 할 수 있는 조건을 만들고 치조골 결손 부위는 생후 약 6개월경에 갈비뼈를 이용하여 이어주는 1차 골이식을 시행하는 것이었다. 이에 대하여 상악골을 비롯한 비상악복합체의 성장에 나쁜 영향을 주는 것이 아니냐는 논쟁이 계속되고 있는데 Rosenstein 선생님은 자신들이 시행한 30년 이상의 치료 결과를 계속 보고하며 악골성장에 나쁜 영향은 너무 광범위한 골이식을 했거나 수술 기법에 문제가 있어서라고 주장하고 있다. 경화시간이 짧은 특수한 알지네이트(Ortho-gel, Rocky Mountain Orthodontics, Denver, CO)와 트레이를 사용하여 신생아에서 구강을 인상 채득하여, 모형에서 악정형장치도 제작해 보고 귀국하여 부산대학교병원의 환자에게도 시행하였다.

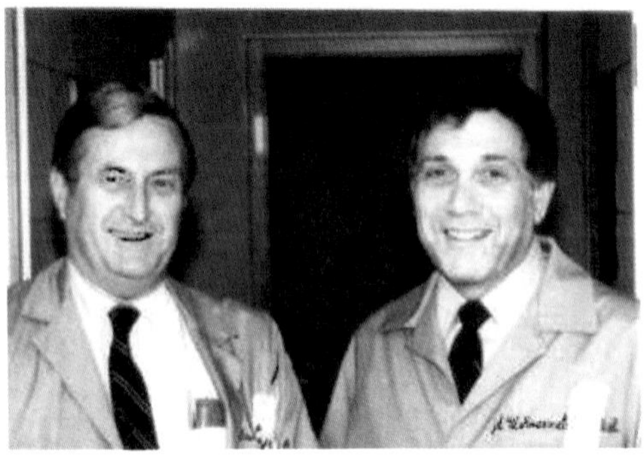

Figure VI-2-1. Kernahan & Resenstein

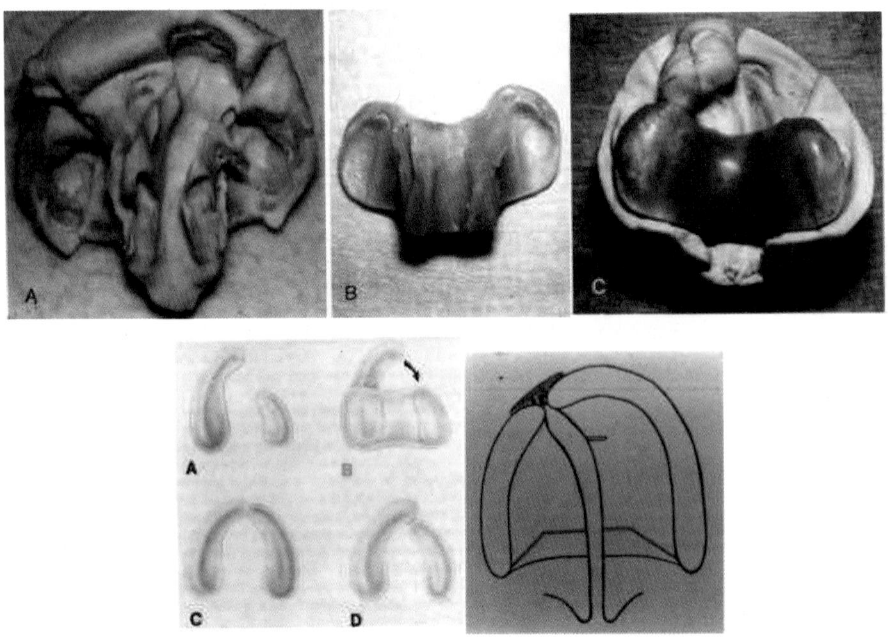

Figure VI-2-2. Infant orthopedic appliance and primary bone graft

3. 큐슈대학 치학부(Faculty of Dentistry, Kyushu University) 방문기

1992년 새해부터 2달간 부산대학교 치과대학과 자매결연이 되어 있던 큐슈대학 치학부를 방문하였다. 당시 일본은 세계에서 유일하게 구순구개열자의 교정치료에 의료보험이 적용되고 있었기에 환자 진료도 활발할 것이고 의료보험제도와 관련된 시스템을 알고 싶어서였다.

공교롭게도 이 시기에 큐슈대학의 교정학교실은 전임 다카하마 교수가 은퇴하고 새로 지명된 시미즈 교수가 갑자기 돌아가셔서 교수가 안 계시는 시기였는데 특이하게 교정학교실의 다음 선임자인 나카지마 강사(후에 교수로 임명됨)가 교실을 관리하는 것이 아니라 구강외과의 타시로 교수가 임시로 겸임하고 있었다. 나는 구순구개열환자의 진료와 연구를 많이 하는 스즈키 선생(조수)의 3연구실에 소속되었는데 이 연구실에는 유학을 온 한병주 선생(전북대학교 2회로 현재 대전에서 개원)이 있어서 많은 도움을 받을 수 있었다. 큐슈대학 교정학교실은 유전에 대한 연구를 많이 하고 있었는데 특이하게 환자의 진단준비 과정에 부모의 자료를 같이 채득하여 mid-parent data를 활용하고 있었다. 구강외과교실의 오이시 조교수가 구순구개열수술을 많이 하였는데 타시로 교수와 오이시 조교수는 치과의사이면서 의사면허도 같이 가지고 있었다. 아마도 치조골 이식 등 구강 외의 시술을 하는데 법적인 문제가 생기지 않도록 하기 위한 것으로 판단하였다. 신생아의 구순열 수술전부터 구강외과와 교정과가 같이 보았는데 필요하면 Hotz type의 신생아 악정형장치를 사용하고 있었고 큐슈대학의 프로토콜이 이미 오래 전에 정립되어 이에 따라 진료한 환자들의 자료로 성장과 교합 양상에 대한 연구를 하고 있었다. 구순구개열의 수술과 교정치료에 대하여 견학을 하고, 스즈키 선생과 많은 의견을 나눈 후 의료보험 책자 등 자료를 구하여 두 달 후 귀국하였다.

일본에서는 이미 구강외과, 성형외과, 교정과의 선생들이 참여하는 별도의 구순구개열학회가 있었다. 귀국 후 니이가타와 후쿠오카에서 하는 학회에 참가하여 식견을 넓혔고, 오스트레일리아의 골드코스트에서 개최된 세계 구순구개열학회에도 같이 참가하였다.

일본에서 구순구개열의 교정치료가 의료보험에 적용을 받게 된 계기는 여러 명의 구순구개열 아기를 가진 어머니가 경제적 도움도 받지 못하는 문제를 호소하며 자살을 한 사건을 계기로 쇼와대학의 후쿠하라 교수가 주도하여 일본의 정치권을 설득하여 이루어졌다고 한다. 보험수가가 일반 교정치료비보다 높게 책정이 되어 난이도가 높고 여러 단계의 많은 치료가 필요한 이 환자들의 치료를 기피하지 않도록 배려한 것에 감명을 받았다. 2019년부터 우리나라에서도 구순구개열의 교정치료에 건강보험이 적용될 때도 비교적 높은 수가가 책정 되었는데, 일본의 전례가 큰 영향을 미친 것으로 생각된다.

4. 부산대학교병원 구순구개열팀(1992~2009)
(Cleft Lip and Palate Team in Pusan National University)

1989년에 미국 시카고 소아병원, 1992년 일본 큐슈대학 방문 후 부산대학교병원에도 구순구개열팀을 조직하고자 시도하였다. 먼저 구강외과의 김종렬 교수도 내가 다녀 온 두 곳을 다녀와 수술과 교정치료 간의 기본적인 협진을 하였다. 이를 토대로 1992년에 성형외과의 배용찬 교수, 이비인후과에서 귀를 주로 진료하는 이일우 교수, 소아과의 박재홍 교수와 남상욱 교수, 소아치과 정태성 교수, 보철과 정창모 교수, 언어치료실 권순복 선생, 사회사업실 문시욱 선생이 참여해 주어 제대로 된 팀을 만들 수 있었다. 필요한 전공 분야는 대부분 참여하였으나 구순구개열의 치료에 경험이 없는 분도 있고, 팀으로서의 접근은 해보지 않은 상태라 모임 때마다 각 분야에서의 역할을 돌아가며 발표하고 미리 예약된 환자들을 같이 평가한 후 치료 방침에 대하여 논의하였다. 특히 출생 직후부터 구개수술까지의 시기와, 2차 골이식을 시행할 시기에 관련된 전문가들의 의견 교환이 필요하였다. 부산대학교병원 성형외과 배용찬 교수와 동아대학교병원 성형외과 김석권 교수에게 수술을 받은 환자들이 많았는데 이 두 곳의 보호자들은 이미 모임을 하고 있었다. 특히 동아대 성형외과 환아 보호자 모임의 방정복 회장께서 관심을 가지고 적극 협조해 주었다.

각 분야 간의 정보 교환과 환자 치료 경험을 공유하면서 치료의 결과 향상은 물론 전공의교육에도 큰 도움이 되었다고 자부한다. 특히 종전에는 널리 시행하지 않아 건강보험에서 지원하지 않던 치조골 결손부위의 골이식을 건강보험 혜택을 받을 수 있게 하였고, 경제적 형편이 어려운 환자에게는 사랑의 리퀘스트, 어린이 심장재단 등에 요청하여 치료를 지원했던 것도 보람으로 생각한다. 의료인과 환자 보호자들이 힘을 합쳐 노력한 결과 턱수술(2007년 4월 27일부터)과 교정치료(2019년 3월 25일부터)도 건강보험의 지원을 받게 되는 성과를 거두는데 힘을 보탠 것도 성과로 판단한다. 부산대학교 치과병원이 2009년에 양산으로 이전하여 독립하게 되면서 이 팀의 활동을 지속하지 못하게 되어 유감으로 생각하나, 그동안의 경험을 토대로 각 전문 분야의 협진은 잘 이루어지고 있는 것 같으며 조만간 새로운 팀이 아미동의 부산대학교병원과 양산부산대학교병원에서도 결성되기를 희망한다.

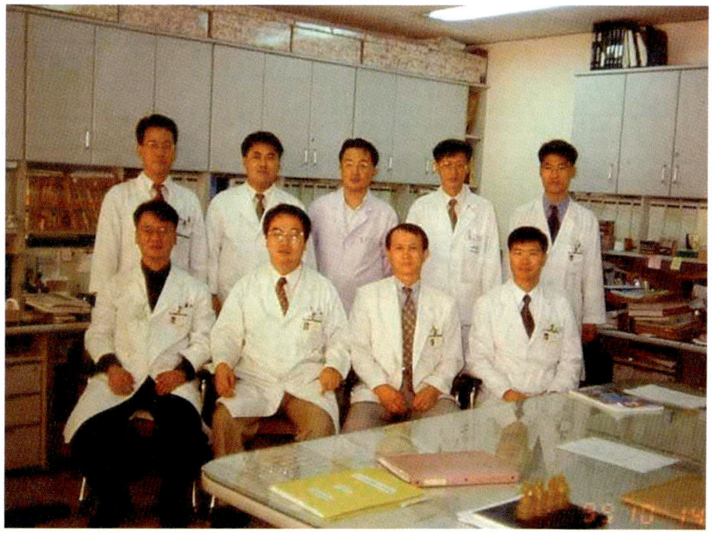

Figure VI-4-1. Cleft Lip and Palate Team in Pusan National University

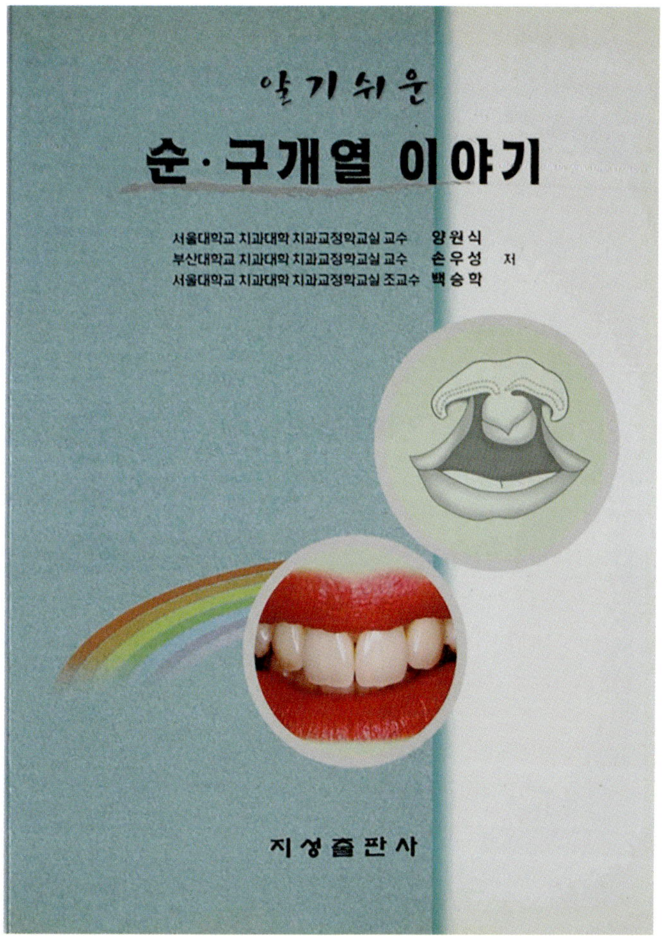

Figure VI-4-2. Book about cleft lip and palate by author

저 자

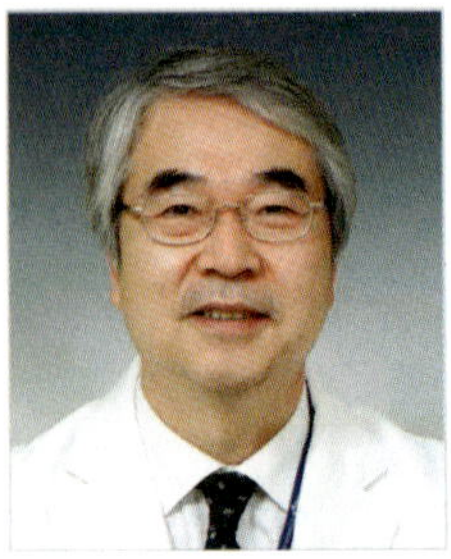

손우성

1981년	서울대학교 치과대학 졸업
1984년	서울대학교병원 치과교정과 전공의 수료
1990년	서울대학교 대학원 치의학박사(치과교정학)
1987년~현재	부산대학교 치과대학 치과교정학 교수
1990년	Chicago Children's Memorial Hospital방문, 연수(Cleft Palate Team)
1992년	일본 큐슈대학 치학부 방문, 연수(Cleft Palate Team)
2003년	부산대학교병원 치과진료처장
2005년	부산대학교 치과대학 학장, 치의학전문대학원장
2008년	대한치과교정학회 부산-경남-울산 지회장
2013년	대한구순구개열학회 부회장
2017년	치과의사학 교과과정개발을 위한 교수협의회 회장

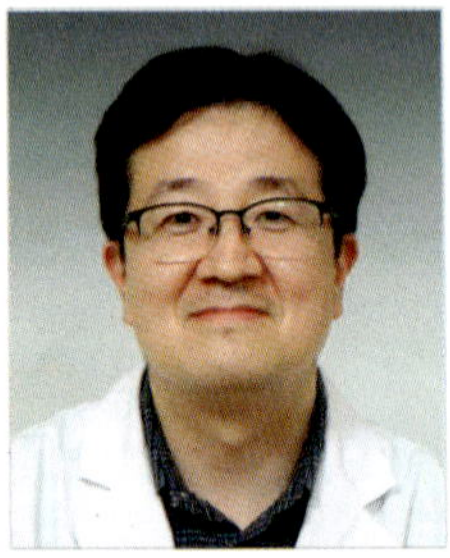

김성훈

1997년	KAIST 전기및전기공학과 학사 졸업
1999년	KAIST 전기및전기공학과 석사 졸업
2014년	부산대학교 치의학전문대학원 졸업
2017년	부산대학교 대학원 치의학박사(치과교정학)
2018년	부산대학교 치과병원 치과교정과 전공의 수료
2020년~현재	부산대학교 치과병원 임상조교수